生物材料科学与工程丛书

王迎军　总主编

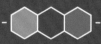

# 生物医用材料力学

樊瑜波　著

科学出版社

北　京

# 内 容 简 介

　　本书为"生物材料科学与工程丛书"之一。生物材料与生物活组织的相互作用是材料学、力学、化学、医学、物理学等多学科交叉耦合的研究领域，是当代科学最前沿的科研方向之一，具有很高的学术价值，所以本书试图把科学内容尤其是最前沿的研究成果（包括作者自己的部分成果）与生物材料和生物力学的基础知识兼顾，在保证知识体系全面系统的基础上，突出科学研究的前沿专题，如啄木鸟头骨材料等材料的仿生力学，可降解生物医用材料的力学，植入材料与宿主组织、细胞的相互作用等研究。

　　本书内容丰富，具有较高的学术价值，可作为生物医学工程专业的研究生和高年级本科生的学习资料，同时也对本领域的科研工作者具有参考价值。

**图书在版编目（CIP）数据**

生物医用材料力学 / 樊瑜波著. —北京：科学出版社，2023.1

　　（生物材料科学与工程丛书/王迎军总主编）
国家出版基金项目

ISBN 978-7-03-073686-4

　　Ⅰ. ①生… Ⅱ. ①樊… Ⅲ. ①生物材料－医用高分子材料－材料力学　Ⅳ. ①R318.08

中国版本图书馆 CIP 数据核字（2022）第 203660 号

丛书策划：翁靖一
责任编辑：翁靖一　孙静惠 / 责任校对：杜子昂
责任印制：师艳茹 / 封面设计：东方人华

科　学　出　版　社 出版
北京东黄城根北街 16 号
邮政编码：100717
http://www.sciencep.com
**北京九天鸿程印刷有限责任公司** 印刷
科学出版社发行　各地新华书店经销
\*
2023 年 1 月第　一　版　开本：B5（720 × 1000）
2023 年 1 月第一次印刷　印张：30 1/4
字数：608 000
**定价：258.00 元**
（如有印装质量问题，我社负责调换）

# ◼◼ 总　　序 ◼◼

------------------------------------------------

　　生物材料科学与工程是与人类大健康息息相关的学科领域，随着社会发展和人们对健康水平要求的不断提高，作为整个医疗器械行业基础的生物材料，愈来愈受到各国政府、科学界、产业界的高度关注。

　　生物材料及其制品在临床上的应用不仅显著降低了心血管疾病、重大创伤等的死亡率，也大大改善了人类的健康状况和生活质量。因此，以医治疾病、增进健康、提高生命质量、造福人类为宗旨的生物材料也是各国竞争的热点领域之一。我国政府高度重视生物材料发展，制定了一系列生物材料发展战略规划。2017年科技部印发的《"十三五"医疗器械科技创新专项规划》将生物材料领域列为国家前沿和颠覆性技术重点发展方向之一，并将骨科修复与植入材料及器械、口腔种植修复材料与系统、新型心脑血管植介入器械及神经修复与再生材料列为重大产品研发重点发展方向，要求重点开展生物材料的细胞组织相互作用机制、不同尺度特别是纳米尺度与不同物理因子的生物学效应等基础研究，加快发展生物医用材料表面改性、生物医用材料基因组学、植入材料及组织工程支架的个性化3D打印等新技术，促进生物材料的临床应用，并从国家政策层面和各种形式的经费投入为生物材料的大力发展保驾护航。

　　生物材料的发展经历了从二十世纪的传统生物材料到基于细胞和分子水平的新型生物材料，以及即将突破的如生物3D打印、材料基因组等关键技术的新一代生物材料，其科学内容、研究范围和应用效果都发生了很大的变化。在科技快速迭代的今天，生物材料领域现有的重要专著，已经很难满足我国生物材料科学与工程领域科研工作者、教师、医生、学生和企业家的最新需求。因此，对生物材料科学与工程这一国际重点关注领域的科学基础、研究进展、最新技术、行业发展以及未来展望等进行系统而全面地梳理、总结和思考，形成完整的知识体系，对了解我国生物材料从基础到应用发展的全貌，推动我国生物材料研究与医疗器械行业发展，促进其在生命健康领域的应用，都具有重要的指导意义和社会价值。

为此，我接受科学出版社的邀请，组织活跃在科研第一线的生物材料领域刘昌胜、陈学思、顾宁等院士，教育部"长江学者"特聘教授、国家杰出青年科学基金获得者等近四十位优秀科学家撰写了这套"生物材料科学与工程丛书"。丛书内容涵盖了纳米生物材料、可降解医用高分子材料、自适应性生物材料、生物医用金属材料、生物医用高分子材料、生物材料三维打印技术及应用、生物材料表界面与表面改性、生物医用材料力学、生物医用仿生材料、生物活性玻璃、生物材料的生物相容性、基于生物材料的药物递送系统、海洋生物材料、细菌纤维素生物材料、生物医学材料评价方法与技术、生物材料的生物适配性、生物医用陶瓷、生物医用心血管材料与器械等生物材料科学与工程的主要发展方向。

本套丛书具有原创性强、涵盖面广、实用性突出等特点，希望不仅能全面、新颖地反映出该领域研究的主流和发展趋势，还能为生物科学、材料科学、医学、生物医学工程等多学科交叉领域的广大科技工作者、教育工作者、学生、企业家及政府部门提供权威、宝贵的参考资料，引领对此领域感兴趣的广大读者对生物材料发展前沿进行深入学习和研究，实现科技成果的推广与普及，也为推动学科发展、促进产学研融合发挥桥梁作用。

在本套丛书付梓之际，我衷心感谢参与撰写、编审工作的各位科学家和行业专家。感谢参与丛书组织联系的工作人员，并诚挚感谢科学出版社各级领导和编辑为这套丛书的策划和出版所做出的一切努力。

中国工程院院士

亚太材料科学院院士

华南理工大学教授

# ◆◆ 前　言 ◆◆

----------------------------------------------------------------

　　生物力学是解释生命及其活动的力学，是力学与生物学、医学、材料学等学科相互结合、相互渗透、融合而形成的一门新兴交叉学科。生物力学与医学和生物学各门类的交叉，形成了生物力学各个分支学科。生物力学对于探索生命特别是医学的发展起到了重要的作用，例如，17 世纪 Borelli 的《论动物运动》，18 世纪 Hales、19 世纪 Frank 的关于动脉系统动力学的成果，19 世纪 Wolff 通过骨力学研究提出的关于骨重建和生长的 Wolff 定律直到今天都在指导骨、口腔等医学领域中有关矫形、修复等医学实践。现代心血管血流动力学对于探索如动脉粥样硬化、高血压、冠心病、心脏瓣膜疾病等疾病的机理和治疗方法起到了重要作用；冯元桢所倡导的应力与生长关系的研究使生物力学研究进入新的层次。今天，生物力学已发展成为从生物个体、器官、组织到细胞乃至分子等不同层次研究生命中应力与运动、变形、流动乃至生长关系的重要学科，对于生命科学、医学科学及生物医学工程新兴产业的发展发挥了重要作用。21 世纪国际生物力学学科发展迅速，已成为生物医学工程学科、力学学科中最优先发展的学科之一。生物力学与生物医学工程其他分支学科关系密切，是生物医学工程的重要基础性、应用基础性学科，为生物医学工程提供重要的概念、方法和手段。

　　生物力学与生物材料的有机结合形成生物医用材料力学，主要是研究各种材料（生物活组织材料和生物医用材料等）在外力和环境条件下发生变形和断裂的行为过程与微观机理，研究医疗器械所用材料与宿主组织的相互作用，评定材料的力学性能指标及其力学、工程和临床实用意义，以及力学性能指标的离体和在体的测试原理、方法和影响因素，改善力学性能的方法和途径等。生物医用材料力学是材料学、力学、医学、化学、物理学等多学科交叉耦合的研究领域，是当代材料科学、力学和医学等最前沿的科研方向之一，相关研究成果具有很高的学术价值。

　　生物医用材料力学对生物医用材料及以生物医用材料为主体开发的医疗器械的科学研究、设计开发和临床应用具有重要的作用。例如，人工器官、植入物在植入体内后往往面临复杂的应用环境，其内部及周围组织内的应力分布往往会较大地影响人工器官植入物功能正常发挥、疲劳、失效及其周围组织的改建，应力分析及优化是人工器官及植入物优化设计的关键之一。此外，人工器官及植入物的力学特性评测技术也是这一领域的重要研究方向，如何在体外建立相似于体内力学环境的实验评测系统、加速疲劳试验及人工器官和植入物寿命预测机理研究等对于人工器官及植入物的发展具有重要的意义。以生物医用材料为主体开发的医疗器械的力学性能对医疗器械的安全性、有效性和可靠性等具有至关重要的影响。对生物材料力学性能研究的最重要目标是可以正确地、安全地、可靠地使用医用材料。同时，基于生物力学原理和设计，研究生物功能材料的力学结构设计原理、生物材料力学性质和表界面物理性状对细胞生物学行为和组织再生的影响及其调控机制，可以进一步评价生物材料合成与加工工艺的有效性，并通过控制材料的加工工艺，提高材料的力学性能，为生物医用材料及人工器官、植介入医疗器械等的创新开发和医疗大健康产业发展提供力学的解决方案。

本书试图兼顾生物医用材料力学的基础知识与研究前沿。不仅介绍力学基础概念、力学性能及实验与仿真技术等，同时，本书也叙及作者的一些前沿科研成果：①生物材料的仿生力学研究，如啄木鸟头部材料、硬果壳等材料的最新力学研究，这对人体头部等的预防保护具有重要应用价值。②生物可吸收材料在不同力学载荷环境下的降解性能研究，这对可降解材料的开发应用具有重要的理论指导意义。③植介入体的力学，细胞、组织与生物材料相互作用的生物力学等方面的研究，对植介入器械的结构及其材料的设计和测评提供技术支撑。

本书由樊瑜波著，内容包括绪论、应力与应变理论、生物材料的力学性能描述、生物材料力学实验技术、生物材料力学的数值仿真、活组织材料的力学、生物医用材料的力学、细胞、组织与材料相互作用的生物力学、植介入物材料的力学。在此，特别感谢我的研究团队成员：赵峰、李晓明、郑丽沙、高元明、徐鹏、刘笑宇、王丽珍、岳艳鲜、王亚伟、杨钦钦、黄留旖、刘景龙、牛旭锋、周钢、顾雪楠、高元明、田山、黄艳、侯森、刘美丽、丁希丽、李林昊、杜婧、贡向辉、汲婧、周瑾、贾潇凌、姚杰、冯文韬、王超、刘子凡、严奕辰、郑玲玲在本书出版过程中为文献检索、资料整理及文字排版等工作所做出的重要贡献。

本书从选题、立项、编辑到出版，得到了"生物材料科学与工程丛书"总主编王迎军院士和编委会等全方位的指导和帮助，在此一并感谢。同时，也感谢所有帮助过本书出版的朋友们。由于从组稿到出版，时间相对紧促，疏漏之处在所难免，敬请同行专家和广大读者批评指正。

樊瑜波

2022 年 9 月

# 目 录

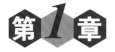

第1章

>>

# 绪　论

　　生物医用材料力学性能的定量描述与检测分析、影响因素的研究与调控、宏观性能与微观结构的关系，医用植介入材料与生物体细胞、组织的相互作用等的研究，不仅是生物材料学的重要研究领域，也是医疗器械在临床正确、安全使用的必要保障。

　　本章简要介绍生物医用材料及其力学的基本概念，生物医用材料力学的主要研究内容，以及本书的主要内容。

## 1.1　生物医用材料概述

　　生物医用材料是通过接触或植介入等方式与生物体发生相互作用，从而对生物体进行诊断、治疗、修复或替换其病损组织、器官或增进其功能的材料，常常又被称为生物材料[1-4]。生物材料学是研究生物材料及其与生物环境相互作用的科学，包括材料力学性能或植介入体表面改性等与材料科学相关的研究，以及免疫、毒理和创伤修复等过程的生物学研究[5]。

　　生物医用材料的应用可追溯到几千年以前。人类在与各种疾病抗争的过程中，生物医用材料逐渐成为最有效的工具之一[4]。例如，公元前约3500年古埃及人就利用棉花纤维、马鬃作为缝合线来缝合伤口，这些棉花纤维、马鬃可被称为原始的生物医用材料。人们发现公元前2500年中国、埃及的墓葬中就有假牙、假鼻、假耳。但生物材料学作为一门较新的学科是在第二次世界大战之后，随着合成材料的广泛应用才得到迅速发展[1]。例如，人工髋关节（金属材料和高分子材料）、肾透析仪（纤维素：天然高分子衍生物）等医疗器械在临床应用中的成功，极大地推动了生物材料学的发展。

　　生物医用材料本身不是药物，其治疗途径是以与生物机体相互作用为基本特征，因此，生物医用材料研究的最终目的是研发可以与人体接触或能植介入人体的材料，并进一步开发能有效用于临床的医疗器械和人工器官等。随着生物技术、临床医学和医疗器械等行业的蓬勃发展和重大突破，生物医用材料已成为各国科学家竞相研究和开发的热点。当今，生物医用材料占据了医疗卫生行业非常大的市场，2022 年生物医用材料的市场规模超过 3000 亿美元。最常见的以生物医用材料为主体成分的医疗器械有人工心脏瓣膜、冠脉支架、人工血管、人工关节、心肺机和血液透析仪等[5]。

生物医用材料按不同的方法可分为不同的种类[5, 6]。生物医用材料按用途可分为骨骼-肌肉系统修复材料、软组织医用材料、心血管系统医用材料、医用膜材料、组织黏合剂和缝线材料、药物释放载体材料、生物传感器材料等[5]。生物医用材料按材料在生理环境中的生物化学反应水平可分为生物惰性材料、生物活性材料、可降解和吸收生物材料等。生物医用材料按材料的组成和性质可分为生物医用金属材料（如不锈钢、钴铬合金、钛合金等）、生物医用无机非金属材料（如碳基材料、氧化锆、生物活性陶瓷等）、生物医用高分子材料（如聚氨酯、聚乙烯、聚乳酸等）、生物衍生材料或称生物再生材料（如经过特殊处理的天然生物组织——胶原、丝蛋白、纤维素、壳聚糖等）、生物医用复合材料。

生物医用材料主要用在人体等生命系统中，对其在生物体内的安全性、有效性和可靠性等要求严苛。一般生物医用材料必须具有如下特性：①生物相容性。生物医用材料和活体之间相互作用时，具有血液相容性和组织相容性，材料在生物体内要求无不良反应[7]，如不引起凝血、溶血、毒性、癌变等。②化学稳定性。材料在体内要能够长期使用，必须在发挥其医疗功能的同时满足相应的化学稳定性要求，如耐腐蚀性、抗老化性等。③力学和物理性能。将材料加工制作成医疗器械并在生物体内发挥作用（恢复或代替生物组织器官的功能等），所用材料必须具有合适的物理和力学性能，如导热导电性、强度、刚度、韧性、疲劳性能、耐磨性等，以满足传热、电信号传导、抗变形、抗冲击、抗疲劳、耐磨损等应用的功能性要求。④表面性能，即生物医用材料外表面的几个原子层所表现出来的性能。表面性能一般不同于材料的本体的性能（本体性能）。材料的生物响应在很大程度上受其表面附着（吸附）的蛋白质影响，而蛋白质在材料表面的吸附取决于生物医用材料的表面性能[5, 7]。表面性能包括化学性能（如亲水性和疏水性等）、物理和力学性能（如粗糙度和摩擦性能等）。⑤成型加工性能。材料一般需要制作成具有一定功能结构的医疗器械后再使用，因此材料要具有容易加工成型、容易消毒（如紫外灭菌、环氧乙烷气体消毒等）等特性。

## 1.2 生物医用材料力学概述

生物医用材料力学研究生物医用材料的力学行为及其力学性能与材料的生物功能、几何结构、微观结构、组成成分等因素之间的内在联系，揭示生物医用材料性能的力学与物理机制[8]。生物医用材料的力学行为多种多样，影响因素也很多，因此生物医用材料力学的研究内涵非常广阔，涉及各种生理、病理与环境条件下生物医用材料的本构关系、断裂、损伤与失效、流-固耦合、热-力-电-生等多场耦合、多尺度关联、表面与界面效应、尺寸效应等诸多内容[8]。

生物医用材料的力学性能描述了生物医用材料对力学载荷或变形的响应行为，如生物医用材料的弹性和塑性变形、黏弹性和时间依赖性、多轴载荷和复杂应力状态、疲劳与磨损、屈服和失效、断裂等。生物医用材料的力学性能很大程度上受其理化性质及微观结构的影响。一般材料的力学行为可以根据力学载荷对材料内部原子及缺陷运动的影响和材料学响应来理解，因此对材料原子、缺陷及结构的研究是理解材料力学行为的基础。

一般生物医用材料的力学性能采用材料的力学性能指标来表述。材料的力学性能指标是材料在载荷和环境因素作用下抵抗变形与破坏等的力学量化参量，是评定材料质量的主要依据，是结构设计时选材的根据[9]。材料的主要力学性能指标有：①弹性，是指材料在外力作用下保持固有形状和尺寸的能力，以及在外力去除后恢复固有形状和尺寸的能力，表征的力学性能指标如杨氏模量、泊松比、剪切模量等。②塑性，是指材料在外力作用下发生不可逆的永久变形的能力，表征的力学性能指标如延伸率、断面收缩率等。③强度，是指材料对塑性变形和断裂的抵抗能力，表征的力学性能指标如材料的屈服强度、断裂强度、疲劳强度等。④韧性，是指材料在断裂前吸收塑性变形功和断裂功的能力，表征的力学性能指标如静力韧性、冲击韧性、断裂韧性等。⑤硬度，是指材料表面抵抗穿透的软硬程度，表征的力学性能指标如材料的布氏硬度、洛氏硬度、维氏硬度等。⑥疲劳，是指材料或构件在周期循环外加应力和环境作用下能够安全、有效使用的期限，表征的力学性能指标如疲劳裂纹扩展寿命等。⑦缺口敏感性，是指材料对缺口（截面变化）的力学响应，表征的力学性能指标如应力集中系数、静拉伸缺口敏感性、疲劳缺口敏感系数等。⑧耐磨性，是指材料抵抗磨损的能力，表征的力学性能指标如线性磨损、质量磨损、体积磨损等。

材料的力学性能对生物医用材料来说非常重要。以生物医用材料为主体开发的医疗器械，在临床上主要用于骨科器械、心血管设备、牙科器械、康复辅具和软组织植入物等。医疗器械在生物体内的服役期间，其受力状态非常复杂，并在不断动态变化。例如，人体骨的力学性能因年龄、部位而异，评价骨和材料的力学性能最重要的指标有抗拉抗压强度、屈服强度、弹性模量、疲劳极限和断裂韧性等。对于承重并运动的人工关节，其材料的选择将对摩擦和磨损性能有非常高的要求，人工关节每年要承受超过百万次的且数倍于人体重量的载荷冲击和磨损，其耐久性能可用疲劳和磨损性能来表征，而硬度又能在很大程度上反映材料的耐磨性能。在人工关节的设计和临床应用中，力学性能的相容性也非常重要，生物医用材料的弹性模量或植入体的结构刚度要与宿主组织的弹性模量接近，以使得生物组织不会因为应力遮挡而发生吸收或退变。例如，骨科植入器械或材料的弹性模量不能过高或者过低。材料的弹性模量相对骨组织如果过高，在负载作用下，材料将承受大部分应力并产生较小的形变，骨组织承受的应力和发生的应变将低于生理应力或应变，将进一步引起骨组织的功能退化和吸收，有可能产生骨溶解而导致植入物的无菌性松动。同时，骨组织与医用材料在同样的应力作用下将产生不同的应变，引起植入体与骨组织接触面发生相对微动，如果微动太大就会影响植入体界面的骨整合，长时间下就会造成界面处的松动。当然，生物医用材料或医疗器械的弹性模量也不能太小，否则材料或器械的变形较大，起不到固定和支撑作用。

研究生物材料力学性能的最重要目标是可以正确地、安全地使用生物医用材料。在进行医疗器械等构件的设计时，可根据器械在生物体的服役条件，并按材料力学理论确定满足使用要求的性能指标（如强度、塑性、韧性、硬度、脆性转化温度等），然后再挑选出合适的材料，这样可以基本保证器械在服役期内的安全运行。同时，通过对生物医用材料力学性能的研究，可以评价材料合成与加工工艺的有效性，并通过控制材料的成分、加工及显微结构，提高其力学性能。例如，合金化、加工硬化、表面处理等能有效地提高材料的本体及表面性能。此外，通过对生物医用材料力学性能的研究，还可在生物材料力学理论的指导下，采用新的材料成分和结构，或者新的加工和合成工艺，设计和开发出新材料，以满足对生物医用材料的更高需求。

## 1.3 生物医用材料力学的研究内容

生物医用材料力学主要研究各种材料在外力和环境条件下发生变形和断裂的行为过程与微观机理，研究医疗器械所用材料与宿主组织的相互作用，评定材料的力学性能指标及其力学、工程和临床实用意义，以及研究力学性能指标的离体和在体的测试原理、方法和影响因素，改善力学性能的方法和途径等，主要内容如下[9]。

1. 生物医用材料在生物体各种使用条件下的力学行为与性能

生物医用材料在人体或动物等生物体中使用，在不同服役条件下的力学行为和性能与材料或构件的种类、形状、外加载荷的形式和环境条件密切相关。

就生物材料的种类而言，材料的力学性能不仅包括金属材料、陶瓷材料、高分子材料、复合材料、纳米材料等的共性力学行为，还包括各类材料力学性能的特殊性。

就生物医用材料构成的器械形状而言，在材料力学行为的研究中主要有三种不同形式的试件,即光滑试件、缺口试件和裂纹试件。在模拟在体使用的离体测试实验中,光滑试件主要用于材料基本力学性能的测定和失效机理与判据的研究;缺口试件主要用来模拟截面变化构建的力学行为;裂纹试件主要用于评价裂纹结构件的剩余强度和寿命。

根据外加载荷施加条件的不同,生物医用材料的力学性能可分为静载、冲击载荷和交变载荷下的力学性能。静载力学性能是指材料在缓慢加载条件下的力学行为,如单向拉伸、压缩、弯曲、扭转等;冲击载荷下的力学性能是指材料在高速加载条件下的力学行为,如撞击、冲击弯曲等;疲劳是材料在交变载荷条件下的破坏行为,如高周疲劳、低周疲劳、冲击疲劳等。

按环境条件的不同,材料的力学性能可区分为:不同温度下的力学行为,如高温下的蠕变和应力松弛等;不同化学介质中的断裂行为,如应力腐蚀、腐蚀疲劳、腐蚀磨损等;不同生物环境中的力学响应,如血液流动环境中的钙化、聚乙烯磨损颗粒所致的无菌性松动等。

当两种材料或构件相互接触并有相互运动或运动趋势时,将发生材料的摩擦与磨损行为,其力学性能可用摩擦副的摩擦系数和磨损量进行表征。例如,人工关节在不同步态运动下的摩擦与磨损等。

### 2. 生物医用材料力学性能的测试技术

生物医用材料力学性能的研究是建立在实验基础上的,而材料的各种力学性能指标也需要通过实验来测定。因此,在生物医用材料力学性能研究中,必须重视材料力学性能的测试原理和方法,熟悉并掌握所用的各种实验仪器和实验步骤。只有这样,才能加深对力学性能理论的认识,正确地评价材料的力学性能。根据外加载荷和环境条件的不同,常用的材料力学性能的测试技术包括静载拉伸、压缩、弯曲、扭转、硬度、冲击、疲劳、黏弹性、磨损等。

生物医用材料离体力学性能检测的关键也是最主要的难点就是,如何模拟在体材料或医疗器械在生物体内使用的近生理性环境,不仅是复杂的运动加载环境(如人工膝关节在体运动时具有的轴向载荷、屈曲运动,胫骨扭矩或旋转,前后加载或运动等,再如不同部位血管支架的血液流动流场特征、压强分布、血管运动等),还包括复杂的生化环境(如关节滑液、酸碱度、生化因子等)和物理环境(如体温等)。

生物医用材料的在体力学性能检测和评估一直是备受关注的研究重点之一,一类是在动物实验中模拟人体中医用材料使用的力学行为和性能特征,如山羊骨折固定愈合实验、大鼠尾吊的骨质疏松及运动对抗实验等;另一类是在伦理允许条件下的临床在体检测实验,如人工膝关节置换后关节运动和载荷的在体测量、康复脚垫使用过程中足底压力与步态运动的检测等。

### 3. 生物医用材料力学性能的微观机制与影响因素研究

生物医用材料力学性能的微观机制和影响因素的研究，能够揭示不同的因素在微观层面对于生物医用材料力学性能的影响机制，从而为优化材料的选择和设计方法提供一定的启示，对制备出具有优异力学特性的生物医用材料有重要意义。

生物医用材料的力学性能主要得益于其跨越不同尺度的复杂而巧妙的组织结构所带来的独特的变形与断裂机制和强韧化机理。对于生物医用金属材料，其力学性能主要与金属原子间距离的改变而形成的弹性机制和晶粒相邻部分的滑移或错动而产生的滑移机制有关，晶格类型、化学成分和组织状态是影响其力学性能的内在因素。目前大量研究通过微量元素的添加和热加工处理等方法来提高金属的抗疲劳性和耐磨损性，使其适应循环载荷和体液腐蚀的复杂环境。对于生物医用高分子材料，分子间作用力的强弱是决定其力学性能的微观机制，分子结构中的主链结构、分子链支化程度、分子极性、分子间交联程度及分子取向都可以影响分子间作用力，从这几个方面入手可以实现生物医用高分子材料力学特性的设计和调控。生物陶瓷材料的力学性能主要受其化学键种类的影响，而陶瓷晶体中以方向性较强的离子键和共价键为主。气孔率、晶粒尺寸、晶界相的厚度及晶粒形状等都是影响生物陶瓷材料的微观因素，通过这些微观因素的改变来研究增韧机制以提高材料断裂韧性是当前生物陶瓷材料应用中的研究热点。生物纳米材料的力学性能与其内部独特的微观结构密切相关，如晶粒间的排列和结合方式、表面及界面结构、纳米颗粒的形状和尺寸、纳米材料的分布取向等，这些因素往往能够通过共同作用来对其力学强度产生影响。

调控影响生物医用材料力学性能的内在微观结构因素和外在加工条件，使得构建的植入物在植入人体后与相应部位之间具有良好的力学适配性，从而保证新生组织能够承担预期的功能，这是当前研究的重点。

### 4. 材料仿生力学研究

仿生有着古老的历史，人类从出现至今一直在从自然中汲取知识。从开始的模仿动植物的外形结构，到从生物体某些优越的性质中提炼出科学的理论，再将这些理论应用于改造自然的实践中。仿生学是生物科学与技术科学相互交叉、相互结合的结果，其研究涉及自然科学和工程技术的许多领域。

材料仿生力学是仿生学的一个分支，也是生物力学的重要分支。随着科技进步，传统的材料学和工程学领域的研究都已经取得了长足的进展，但是后续的发展都或多或少遭遇到一定的桎梏。仿生学与传统学科的结合有力地促进了材料学科的发展，为科学技术创新提供了新思路、新原理和新理论。

生物体经过亿万年的自然选择和进化，其构成材料形成了近乎完美的结构，优异的力学性能是传统人造材料所不能及的。材料的性质一般是由微观结构、物理和化学性质共同作用来决定的。生物材料从微观到宏观尺度都有高度的组织性，并有特定的结构形式，具有重要借鉴意义。生物材料的仿生力学研究主要关注其多层次的精美结构，探索其微观结构与宏观力学性能之间的关联，从而为新材料的研发提供无穷无尽的创新源泉。其主要研究动物运动的运动力学仿生；先进材料和结构的力学仿生与制造；生物材料的表面性质；功能与表面微纳结构之间的关系与仿生应用；生物组织材料和器官的优化、损伤修复与功能性适应的力学机理与仿生；基于天然生物体的材料结构和生物力学原理，设计医用仿生材料、结构、器件与机械等。例如，Wang 等[10]研究了啄木鸟头部运动时的抗震机理，发现啄木鸟的颅骨仅仅在某几个特殊部分富含松质骨，且松质骨结构相比其他鸟更偏向板状；上下喙的不等长的结构以及舌骨的独特结构可以大大降低脑部的损伤，这有望对头部的保护提出新的方案。

5. 生物医用材料与生物体（分子、细胞、组织和器官）的相互作用

生物医用材料的力学特性如拓扑结构、表面粗糙度、刚度等都对细胞的生长、迁移、分化、凋亡等生物学行为产生重要的影响。该领域的研究从 1980 年 A. K. Harris 发现非肌肉细胞收缩产生的应力可以使硅胶薄膜产生皱褶，发展至今已有 40 余年历史。从材料力学性能与细胞的相容性检测，到材料拓扑结构对细胞内信号通路的精细调控；从平面生物材料生物物理性能对细胞的影响，到 3D 条件下凝胶特性对干细胞分化的调节，生物医用材料与生物体细胞、组织、器官各个层次的相互作用被逐渐阐明。随着微纳制造、3D 打印等技术的迅猛发展，科研工作者能在微纳尺度对材料孔径、形貌、曲率、材料力学性能的各向异性及梯度变化等进行精细操控，使得该领域的研究得以深入到纳米尺度。原子力显微镜、牵引力显微镜、分子力学探针磁镊和光镊等新型生物力学检测装置及技术的发明，更是为该领域提供了助力，将力学分辨率提高到了 pN（$10^{-12}$N）级别。重要的细胞内力学相应分子、组件，如细胞骨架、整合素、踝蛋白、桩蛋白、黏着斑蛋白、黏着斑激酶等力学响应机制也逐渐被阐明，进一步深化了我们对于医用材料力学特性与生物体相互作用的理解。

生物医用材料已经在超过 8000 种不同的医疗器械中得到应用，包括各种组织的修复、器官的代替及其他生物功能的实现。然而临床上对更为有效的生物材料的需求，促使研究者不断改进材料的设计和制备，而深入理解材料与生物体相互作用是材料优化和安全有效性评价的关键。材料性能的调控赋予材料特殊的功能及合适的生物学响应，通过研究材料性能与生物学响应之间的关系能够有效指导材料设计。传统生物医用材料的力学结构特性较为单一，而新兴的生物医用材料能够模仿不同组织特有的刚度、黏弹性、拓扑结构和化学组成等关键性质，以诱

导合适的细胞行为和组织修复过程。例如，传统组织修复材料较高的刚度容易造成脊髓、肌肉等软组织损伤，影响组织修复与再生，而仿生的弹性体和水凝胶材料能够模仿不同软组织的刚度，适合作为软组织特异性的修复材料；又如，含有纳米增强剂的复合材料能够模仿骨组织的力学特性，适用于骨组织修复与替代。随着材料科学的进步和材料机体相互作用的深入研究，仿生材料将能够精准控制细胞的增殖、迁移、分化等行为，调节机体的免疫反应，并最终促进组织的再生修复过程和其他生物功能的实现。

## 1.4 本书的主要内容

生物医用材料与生物活组织的相互作用是材料学、力学、化学、医学、物理学等多学科交叉耦合的研究领域，是当代科学最前沿的科研方向。本书试图兼顾科学内容尤其是最前沿的研究成果（包括部分作者自己的成果）与生物材料和生物力学的基础知识，在保证知识体系全面系统的基础上，突出科学研究的前沿专题。撰写本书的目的是期望本书可作为生物医学工程专业的研究生和高年级本科生入门教材，同时也为本领域的科研工作者提供参考。

本书主要分三部分，第一部分从第1章到第5章，是生物医用材料力学的数学和力学基础部分。第1章，绪论，主要介绍生物医用材料及生物医用材料力学的概念和研究内容。第2章，应力与应变理论，主要介绍研究生物医用材料力学所需的数学和力学知识，包括二阶张量、应力与应变、主应力与主应变，以及本构关系概念。第3章，生物材料的力学性能描述，主要介绍描述材料力学性能的定量指标，如弹性与刚度、塑性与韧性、强度与断裂、黏性与黏弹性、硬度、疲劳与磨损等。第4章，生物材料力学实验技术，介绍生物医用材料的力学检测方案设计和常见力学检测技术，如拉伸、弯曲、疲劳、磨损等检测技术。第5章，生物材料力学的数值仿真，主要介绍生物材料的力学建模与有限元分析方法。

第二部分从第6章到第8章，是不同生物医用材料的力学性能。第6章，活组织材料的力学，主要介绍生物活组织材料，如骨组织材料、关节软骨组织材料、肌肉组织材料等的力学特性。第7章，生物医用材料的力学，主要介绍生物医用金属材料、生物医用高分子材料、生物陶瓷材料和生物纳米材料的力学行为、力学性能及其影响因素。第8章，材料仿生力学，主要介绍仿生学和仿生材料的概念，并针对啄木鸟头骨、坚果壳和壁虎足部等代表性仿生力学研究进行了阐述。

第三部分为第9章和第10章，是生物医用材料临床应用及其与生物体的相互作用。第9章，细胞、组织与材料相互作用的生物力学，主要简述细胞在材料中的力学行为，细胞骨架、细胞核在其中的作用，以及组织工程材料的宏观与微观力学特性，重点介绍材料力学性能如基底刚度、黏弹性对细胞增殖、迁移、分化的调控及细胞对材料力学性能的影响，并总结生物医用材料与宿主组织相互作用的力学的最新研究进展。第 10 章，植介入物材料的力学，主要介绍目前生物医用材料的最主要的三个应用领域：骨科植入物材料、心血管植介入物材料和口腔颌面植入物的生物材料力学基础及研究进展。

## 参 考 文 献

[1]　Wagner W R，Sakiyama-Elbert S E，Zhang G，et al. Biomaterials Science：An Introduction of Materials in Medicine. 4th ed. London：Elsevier Academic Press，2020.

[2]　Ducheyne P，Healy K E，Hutmacher D E，et al. Comprehensive Biomaterials：Ⅱ. 2nd ed. Amsterdam：Elsevier，2017.

[3]　Williams D E. The Williams Dictionary of Biomaterials. Liverpool：Liverpool University Press，1999.

[4]　郑玉峰，李莉. 生物医用材料学. 西安：西北工业大学出版社，2009.

[5]　Temenoff J S，Mikos A G. 生物材料——生物学与材料科学的交叉. 王远亮，等译. 北京：科学出版社，2009.

[6]　李爱民，孙康宁，尹衍升，等. 生物材料的发展、应用、评价与展望. 山东大学学报（工学版），2002，32（2）：287-292.

[7]　Siedlecki C A. Hemocompatibility of Biomaterials for Clinical Applications：Blood-Biomaterials Interactions. Cambridge：Elsevier Woodhead Publishing，2018.

[8]　冯西桥. 生物材料力学与仿生学. 上海：上海交通大学出版社，2018.

[9]　王吉会，郑俊萍，刘家臣，等. 材料力学性能. 天津：天津大学出版社，2006.

[10]　Wang L，Cheung J T M，Pu F，et al. Why do woodpeckers resist head impact injury：A biomechanical investigation. PLoS One，2011，6（10）：e26490.

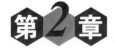

应力与应变理论

生物医用材料力学性能的定量描述与分析，主要是应用连续介质力学及在连续介质模型基础上的弹塑性、黏弹性等力学概念和理论。因此，对相关的力学概念和原理的掌握是生物医用材料力学研究的基础，特别是应力与应变理论、连续介质力学的基本方程等。

本章简要介绍生物医用材料力学的数学和力学基础，如连续介质模型、张量基础、应力与应变及相关概念，以及基本物理定律在连续介质力学中的表述方程。

## 2.1 连续介质模型

在物理学的物质构造理论中，有两种基本的数学模型：离散体模型和连续介质模型。前者认为物体是由大量的具有确定物理性质的（如质量、电荷等）、彼此相互吸引而聚集在一起的几何点的集合所组成；后者则忽略物质实际上离散的粒子结构，理想地认为物质连续地充满它所占的空间。利用连续介质模型应用场的概念描述物体的几何点，不必区分构成该物体的一个个粒子间的差异，利用场的概念在物体任一点可以确定一个密度（如质量密度、能量密度等），而不再把它们加以量子化。将连续介质模型作为分析基础的力学称为连续介质力学[1-6]。

连续介质概念是从实数连续统概念推演而来的。我们知道，在任意两个不同的实数之间总会有另一个不同的实数，则在任意两个实数之间将有无穷多个实数，即实数系是一个连续集。实数连续统概念是进行一切极限运算的基础，极限运算则是微积分和数学分析的基础。实数系形成数的连续统，即表现为在实轴上没有空隙存在。因此物质构造上的连续模型，在数学上就是允许使用实数系的连续性来理解物质分布，认为物质是无限可分的。时间和三维欧几里得空间所形成的四维实数系$(t, x_1, x_2, x_3)$，即一种四维时空连续区域，可用来表达连续介质的机械运动，而在这种简化的力学数学模型上，可以充分运用建立在连续函数基础上的数学分析工具。

对于已理想化的连续介质力学模型，可以建立连续体内某一点处的密度（如质量密度、能量密度、动量密度等）的概念。以质量密度为例，设有某种连续介质充满空间的某一区域 $V_0$，$P$ 为 $V_0$ 内的一点。连续地将 $V_0$ 向 $P$ 点收缩，得到连续的子空间序列 $V_0, V_1, V_2, \cdots, V_{n-1}, V_n, \cdots$（$V_n \subset V_{n-1}$，$P \in V_n$，$n \in N$）。设 $V_0$ 内介质质量为 $m_0$，$V_n$ 内介质质量为 $m_n$，则当 $n \to \infty$ 时，平均质量 $\dfrac{m_n}{V_n}$ 的极限定义 $P$ 点的密度 $\rho_m(P)$，即

$$\rho_m(P) = \lim_{n \to \infty, V_n \to 0} \frac{m_n}{V_n} = \frac{\mathrm{d}m}{\mathrm{d}V}\bigg|_P \tag{2.1}$$

$\rho_m(P)$ 是一标量场，即空间内各处的密度可以是不同的。如果对于 $V_0$ 内任一点该极限都存在，即 $V_0$ 内任一点都有完全确定的密度，那么物质质量在 $V_0$ 内就是连续分布的，仅是质量连续。

与建立质量密度的概念完全类似，可以定义动量密度、能量密度（即比能）、内力密度（即应力）、体力密度（即体积比力）等。如果一个物质的质量密度、动量密度、能量密度在数学意义上存在，这个物质就是一个物质连续体。

建立连续介质模型的目的在于描述宏观现象间的关系而不考虑真实物质的微观结构，即用统计平均的观点去简化、处理真实粒子的不连续性。另外，其又在物质连续分布的含义下将物体分为很多个微元，如果把这些微元离散化，就形成很多小块的物质即质点。这里的质点实质上是一个物质微元，这个微元不能太小，其大小和所研究的分子运动的尺度比起来应足够大，因而微元内仍含有大量分子，从而可以对分子运动进行统计平均得到表征宏观现象的物理量；同时，微元也不能够太大，其大小和所研究问题的宏观尺度比起来必须足够小，以致可以认为微元内任何物理量都是常数，可以在数学上把它当作一个点来处理。

## 2.2　张量

### 2.2.1　指标记法

1. Einstein 求和约定

为书写方便，通常用 $x_i (i=1,2,\cdots,n)$ 来表示一组变量 $x_1, x_2, \cdots, x_n$。单个书写时，$x_i$ 代表变量 $x_1, x_2, \cdots, x_n$ 中的任意一个，注意一般必须指出 $i$ 的取值范围。符号 $i$ 是一个指标。直角坐标系记为 $x_1, x_2, x_3$，即 $x_i$，$i=1,2,3$。而坐标标架上的单位矢量记为 $\bar{e}_1, \bar{e}_2, \bar{e}_3$，即 $\bar{e}_i$，$i=1,2,3$。考察三维空间的平面方程：$s = a_1 x_1 + a_2 x_2 +$

$a_3 x_3$ ，其中 $a_i$ 为常数。此方程可记作：$s = \sum\limits_{i=1}^{3} a_i x_i$。然而这样的简化并非最简单，我们将进而引入更加紧凑的表达形式：

$$s = a_i x_i \tag{2.2}$$

这就是 Einstein 求和约定：每当一个指标在方程的同一个量或同一项中重复一次时，表示对该指标遍取整数 1, 2, 3, …, n 求和，此指标称为哑指标；而在一个方程每一项中只出现一次（不求和）的指标称为自由指标，自由指标每次只取一个整数 1, 2, 3, …, n。由于哑指标只是表明求和，所以它使用什么符号是无关紧要的，于是 $a_i x_i$ 可用 $a_k x_k$ 代替。要注意的是，当利用求和约定时，每一项中任一指标的重复应不超过一次。要特别强调的是：对于有物理意义的方程分量形式，在方程的两端出现的自由指标必须保持完全一致。

### 2. Kronecker 符号

依照指标的取值定义 Kronecker 符号：

$$\delta_{ij} = \begin{cases} 1 & i = j \\ 0 & i \neq j \end{cases} \tag{2.3}$$

当 $i, j = 1, 2, 3$ 时，$\delta_{ij}$ 的九个元素恰好排列成单位矩阵，故可表示为

$$[\delta_{ij}] = \begin{pmatrix} 1 & 0 & 0 \\ 0 & 1 & 0 \\ 0 & 0 & 1 \end{pmatrix} = I \tag{2.4}$$

很容易证明：$\delta_{ii} = 3$；$\delta_{im} a_m = a_i$。

### 3. 置换符号（Eddington 张量）

定义置换符号为

$$\varepsilon_{ijk} = \vec{e}_i \cdot (\vec{e}_j \times \vec{e}_k) = \begin{cases} 1 & i, j, k \text{关于} 1, 2, 3 \text{构成偶次置换} \\ -1 & i, j, k \text{关于} 1, 2, 3 \text{构成奇次置换} \\ 0 & i, j, k \text{中任意两个指标相等} \end{cases} \tag{2.5}$$

即

$$\begin{cases} \varepsilon_{123} = \varepsilon_{231} = \varepsilon_{312} = 1 \\ \varepsilon_{132} = \varepsilon_{321} = \varepsilon_{213} = -1 \\ \varepsilon_{111} = \varepsilon_{112} = \cdots = \varepsilon_{333} = 0 \end{cases} \tag{2.6}$$

不难判明，$\varepsilon_{ijk} = \varepsilon_{kij} = \varepsilon_{jki} = -\varepsilon_{jik} = -\varepsilon_{ikj} = -\varepsilon_{kji}$。即若将 $\varepsilon_{ijk}$ 的两个指标互换一次，就将变号一次，互换两次又回到原值。因此，当 $i, j, k$ 作偶数次交换时，$\varepsilon_{ijk}$ 的符号不变；作奇数次交换时则变号。

## 2.2.2  矢量

应用 Einstein 求和约定，可以将三维空间的任意矢量在笛卡儿直角坐标系中表示为

$$\vec{a} = a_x \vec{i} + a_y \vec{j} + a_z \vec{k} = \sum_{i=1}^{3} a_i \vec{e}_i = a_i \vec{e}_i \qquad (2.7)$$

则三维直角坐标系基矢 $\{\vec{e}_i\}$ 的正交归一性可表示为

$$\vec{e}_i \cdot \vec{e}_j = \delta_{ij} \qquad (2.8)$$

而两个矢量 $\vec{a}$，$\vec{b}$ 的点乘可表示为

$$\vec{a} \cdot \vec{b} = \delta_{ij} a_i b_j = a_i b_i \qquad (2.9)$$

三维直角坐标系基底 $\vec{e}_i$ 的叉乘可表示为

$$\vec{e}_i \times \vec{e}_j = \varepsilon_{ijk} \vec{e}_k \qquad (2.10)$$

而两个矢量的叉乘可表示为

$$\vec{a} \times \vec{b} = \begin{vmatrix} \vec{e}_1 & \vec{e}_2 & \vec{e}_3 \\ a_1 & a_2 & a_3 \\ b_1 & b_2 & b_3 \end{vmatrix} = \varepsilon_{ijk} a_j b_k \vec{e}_i = \varepsilon_{ijk} a_i b_j \vec{e}_k \qquad (2.11)$$

两笛卡儿直角坐标系基底 $\{\vec{e}_i\}$ 和 $\{\vec{e}_i'\}$ 可通过一刚性转动（若两组基底是相同的旋转系），或者一个转动加上反射（若旋转系不同向）互相转换，即其转换由一正交变换 $Q$（即满足 $Q_{ik} Q_{jk} = Q_{ki} Q_{kj} = \delta_{ij}$）通过方程 $\vec{e}_i' = Q\vec{e}_i = Q_{ij}\vec{e}_j$ 联系起来。其对应的坐标变换为

$$x_i' = Q_{ij} x_j \quad (\text{其中 } Q_{ij} = \vec{e}_i' \cdot \vec{e}_j) \qquad (2.12)$$

矢量 $\vec{a}$ 对基底 $\{\vec{e}_i\}$、$\{\vec{e}_i'\}$ 的分量分别为 $a_i$、$a_i'$，即 $\vec{a} = a_i \vec{e}_i = a_i' \vec{e}_i'$，故有 $a_i' \vec{e}_i' \cdot \vec{e}_k' = a_j \vec{e}_j \cdot \vec{e}_k'$，即

$$a_i' = Q_{ij} a_j \qquad (2.13)$$

或者

$$\begin{pmatrix} a_1' \\ a_2' \\ a_3' \end{pmatrix}_{\vec{e}_i'} = \begin{pmatrix} Q_{11} & Q_{12} & Q_{13} \\ Q_{21} & Q_{22} & Q_{23} \\ Q_{31} & Q_{32} & Q_{33} \end{pmatrix}_{\vec{e}_i} \begin{pmatrix} a_1 \\ a_2 \\ a_3 \end{pmatrix}_{\vec{e}_i} \qquad (2.14)$$

可见，矢量在坐标变换中的变换规律与坐标变换相同。

## 2.2.3  二阶张量

张量理论的表达有两种方式：一种是把张量整体作为运算对象，从而可以清

楚地揭示其中的物理内涵；另一种是把张量视为其分量的集合，张量运算可归结为其分量的运算，这便于实际计算。

物理量是独立于坐标系选择的，故用张量作为整体来描述客观存在的物理量时是不依赖于坐标系的。事实上，正是张量方程在任何坐标系中形式的不变性，使得张量方法广泛应用于表达不依赖于坐标系选取的客观物理规律。另外，为了在数量上对物理量进行表征和计算，需选定参考坐标系，在一定坐标系中，张量可以用其分量的集合来表示。不同坐标系下，张量的分量不同，但两组不同的分量之间必须服从确定的变换规律，这种分量随坐标变换的规律，正是张量作为整体不依赖坐标系的反映。

二阶张量 $T$[①]的一般定义是在矢量空间 $V$ 上的线性变换：$T:V \rightarrow V$，即任给矢量 $\vec{a} \in V$，则 $T$ 作用在 $\vec{a}$ 的结果仍是 $V$ 空间的矢量：$\vec{b} = T\vec{a} \in V$。若 $\vec{a}_1, \vec{a}_2 \in V$，$\alpha$ 为一标量，则 $T$ 满足如下线性规律：

$$T(\alpha \vec{a}_1 + \beta \vec{a}_2) = \alpha T\vec{a}_1 + \beta T\vec{a}_2 \tag{2.15}$$

设 $\{\vec{e}_i\}$（$i=1,2,3$）为笛卡儿直角坐标系的基矢，则任意矢量 $\vec{a}$ 可表示为：$\vec{a} = a_i \vec{e}_i$。若 $\vec{b} = T\vec{a}$，则 $b_i = \vec{e}_i \cdot \vec{b} = \vec{e}_i \cdot T\vec{a} = \vec{e}_i \cdot Ta_j\vec{e}_j = a_j \vec{e}_i \cdot T\vec{e}_j = T_{ji}a_j$，即

$$T_{ij} = \vec{e}_j \cdot T\vec{e}_i \tag{2.16}$$

$T_{ij}$ 称为张量 $T$ 的笛卡儿分量，共九个，构成矩阵 $\begin{pmatrix} T_{11} & T_{12} & T_{13} \\ T_{21} & T_{22} & T_{23} \\ T_{31} & T_{32} & T_{33} \end{pmatrix}$，称为张量 $T$ 对坐标基矢 $\{\vec{e}_i\}$ 的矩阵。很明显，虽然张量不依赖于任何坐标系，但是其分量依赖于坐标系的选择，因此，一个张量具有无限多个相对于不同基矢的分量矩阵，记为 $[T]$ 或 $[T_{ij}]$。

在坐标变换 $x_i' = Q_{ij}x_j$ 下二阶张量的变换规律分别为

$$T_{ij}' = Q_{ik}Q_{jl}T_{kl} \quad \text{或} \quad [T]' = [Q][T][Q]^T \tag{2.17}$$

即

$$\begin{pmatrix} T_{11}' & T_{12}' & T_{13}' \\ T_{21}' & T_{22}' & T_{23}' \\ T_{31}' & T_{32}' & T_{33}' \end{pmatrix}_{\vec{e}_i'} = \begin{pmatrix} Q_{11} & Q_{12} & Q_{13} \\ Q_{21} & Q_{22} & Q_{23} \\ Q_{31} & Q_{32} & Q_{33} \end{pmatrix} \begin{pmatrix} T_{11} & T_{12} & T_{13} \\ T_{21} & T_{22} & T_{23} \\ T_{31} & T_{32} & T_{33} \end{pmatrix}_{\vec{e}_i} \begin{pmatrix} Q_{11} & Q_{21} & Q_{31} \\ Q_{12} & Q_{22} & Q_{32} \\ Q_{13} & Q_{23} & Q_{33} \end{pmatrix}_{\vec{e}_i} \tag{2.18}$$

一般地，张量可利用其相对于不同坐标基底的分量的变换规律来定义，若基底 $\{\vec{e}_i\}$ 和 $\{\vec{e}_i'\}$ 由正交变换 $\vec{e}_i' = Q_{ij}\vec{e}_j$ 相联系，则各阶张量可定义如下：

标量（0 阶张量）　$\phi' = \phi$

矢量（1 阶张量）　$a_i' = Q_{ij}a_j$

---

① 本书张量均以白体表示。

二阶张量 $\qquad$ $T'_{ij} = Q_{ik}Q_{jl}T_{kl}$

三阶张量 $\qquad$ $T'_{ijk} = Q_{ip}Q_{jq}Q_{kr}T_{pqr}$

$n$ 阶张量 $\qquad$ $T'_{i_1 i_2 \cdots i_n} = Q_{i_1 p_1}Q_{i_2 p_2}\cdots Q_{i_n p_n}T_{p_1 p_2 \cdots p_n}$

可以证明，如果一个张量场的所有分量在一个坐标系中为零，那么它们在按照允许变换所能得到的所有坐标系中同样为零。由于张量场的和与差也是同样类型的张量，可以推得，如果某个张量方程在一个坐标系中能够成立，则对于用允许变换所能得到的所有坐标系也一定成立。于是，张量分析的重要性可以表述为：只有在方程中的每一项都有相同的张量特征时，这个方程的形式对任一参考系标架才普遍有效。如果不满足这个条件，简单地改变参考系就会破坏关系的形式，那么该形式的关系只能是偶然的。

定义两个二阶张量 $T$ 和 $S$ 的点积 $TS$ 或 $T \cdot S$ 为

$$(TS)\bar{a} = T(S\bar{a}) \in V \qquad \forall \bar{a} \in V \tag{2.19}$$

可以写成分量或矩阵形式：

$$(TS)_{ij} = T_{im}S_{mj} \quad 或 \quad [T][S] = [TS] \tag{2.20}$$

可见，$TS$ 是一个二阶张量，而且一般 $TS \neq ST$。

定义二阶对称张量 $T$ 为

$$T^{\mathrm{T}} = T \quad 或 \quad T_{ij} = T_{ji} \tag{2.21}$$

其中，$T^{\mathrm{T}}$ 为 $T$ 的转置。很明显，二阶对称张量的 $n^2$ 个元素中只有 $\frac{1}{2}n(n+1)$ 个独立分量。

定义二阶反对称张量 $T$ 为

$$T^{\mathrm{T}} = -T \quad 或 \quad T_{ij} = -T_{ji} \tag{2.22}$$

类似地，二阶反对称张量仅有 $\frac{1}{2}n(n-1)$ 个独立分量。三维空间中的二阶反对称张量只有三个独立分量，因而可视为一个矢量，故可以定义反对称张量 $A$ 的对偶矢量 $\bar{t}^{\mathrm{A}}$ 为：$A\bar{a} = \bar{t}^{\mathrm{A}} \times \bar{a}$，$\forall \bar{a} \in V$，即反对称张量作用于一个矢量，相当于该矢量绕转轴 $\bar{t}^{\mathrm{A}}$ 作一转动变换。反对称张量 $A$ 的对偶矢量 $\bar{t}^{\mathrm{A}}$ 可表示为

$$\bar{t}^{\mathrm{A}} = -\frac{1}{2}\varepsilon_{ijk}A_{jk}\bar{e}_i = A_{32}\bar{e}_1 + A_{13}\bar{e}_2 + A_{21}\bar{e}_3 \tag{2.23}$$

任何一个二阶张量可唯一分解为

$$T = T^{\mathrm{S}} + T^{\mathrm{A}} \tag{2.24}$$

其中，$T^{\mathrm{S}} = \frac{1}{2}(T + T^{\mathrm{T}})$，为其对称部分；$T^{\mathrm{A}} = \frac{1}{2}(T - T^{\mathrm{T}})$，为其反对称部分。

任何二阶张量 $T$ 都可分解为 $T = \frac{1}{3}(\mathrm{tr}T)I + T^{\mathrm{D}}$。其中张量 $T$ 的偏张量 $T^{\mathrm{D}}$ 可定义为

$$T^{\mathrm{D}} = T - \frac{1}{3}(\mathrm{tr}T)I \quad \text{或} \quad T_{ij}^{\mathrm{D}} = T_{ij} - \frac{1}{3}T_{kk}\delta_{ij} \tag{2.25}$$

定义二阶张量 $T$ 的逆张量 $T^{-1}$，满足 $TT^{-1} = T^{-1}T = I$，即 $T_{ik}T_{kj}^{-1} = \delta_{ij}$。

定义正交张量 $Q$ 是这样一种线性变换，其变换后所得诸矢量保持它们的长度和夹角（即等值保角变换），满足 $Q^{\mathrm{T}}Q = I = QQ^{-1}$，即

$$Q^{\mathrm{T}} = Q^{-1} \quad \text{或} \quad Q_{im}Q_{mj}^{-1} = Q_{im}Q_{jm} = \delta_{ij} \tag{2.26}$$

定义各向同性张量是这样一种张量，当坐标系作正交变换（任意旋转和反射）时，其每一分量都是不可改变的张量。在力学问题中，常用到四阶以下的各向同性张量。各向同性张量的基本特性可总结如下：

（1）同阶的各向同性张量的线性组合仍是同阶各向同性张量。

（2）任何标量都是各向同性的零阶张量。

（3）任何非零矢量都不是各向同性张量。

（4）$\delta_{ij}$ 为各向同性张量，且任意二阶各向同性张量都可表示为 $\alpha\delta_{ij}$。

（5）$\varepsilon_{ijk}$ 对坐标系旋转（正常变换）是各向同性的，对坐标系反射变换（反常变换）不是各向同性的。对于坐标系任意旋转三阶各向同性张量 $R_{ijk}$，一定有 $\alpha\varepsilon_{ijk}$ 的形式。

### 2.2.4 二阶实对称张量的特征值与特征矢量

当如下等式满足时：

$$T\bar{a} = \lambda\bar{a} \quad \text{或} \quad (T - \lambda I)\bar{a} = 0 \tag{2.27}$$

称矢量 $\bar{a}$ 为 $T$ 的一个特征矢量，$\lambda$ 为相应的特征值。换言之，张量作用在其特征矢量得到的矢量与特征矢量保持方向不变，只差一个比例值 $\lambda$。显然如果 $\bar{a}$ 是一个线性变换 $T$ 的特征值 $\lambda$ 相对应的特征矢量，那么 $\alpha\bar{a}$（$\alpha$ 为任意标量）也是相同特征值 $\lambda$ 的特征矢量。为确定起见，规定 $\bar{a}$ 为单位矢量：$\bar{a} \cdot \bar{a} = 1$ 或 $a_i a_i = 1$。可改写为分量形式：

$$(T_{ij} - \lambda\delta_{ij})a_j = 0 \tag{2.28}$$

这是一个齐次线性方程组，有非零解的条件是其系数行列式为零：

$$|T_{ij} - \lambda\delta_{ij}| = \begin{vmatrix} T_{11} - \lambda & T_{12} & T_{13} \\ T_{21} & T_{22} - \lambda & T_{23} \\ T_{31} & T_{32} & T_{33} - \lambda \end{vmatrix} = 0 \tag{2.29}$$

此为 $\lambda$ 的一个三次方程，称为张量 $T$ 的特征方程，可转化为

$$\lambda^3 - T_{kk}\lambda^2 + \frac{1}{2}(T_{ii}T_{jj} - T_{ij}T_{ji})\lambda - \det T = 0 \tag{2.30}$$

一般地，它有三个根 $\lambda_1, \lambda_2, \lambda_3$。根与系数的关系有

$$I_1 = \lambda_1 + \lambda_2 + \lambda_3 = T_{kk} = \mathrm{tr}\,T \tag{2.31}$$

$$I_2 = \lambda_1\lambda_2 + \lambda_2\lambda_3 + \lambda_1\lambda_3 = \frac{1}{2}(T_{ii}T_{jj} - T_{ij}T_{ji}) = \begin{vmatrix} T_{11} & T_{12} \\ T_{21} & T_{22} \end{vmatrix} + \begin{vmatrix} T_{11} & T_{13} \\ T_{31} & T_{33} \end{vmatrix} + \begin{vmatrix} T_{22} & T_{23} \\ T_{32} & T_{33} \end{vmatrix} \tag{2.32}$$

$$I_3 = \lambda_1\lambda_2\lambda_3 = \det T = \begin{vmatrix} T_{11} & T_{12} & T_{13} \\ T_{21} & T_{22} & T_{23} \\ T_{31} & T_{32} & T_{33} \end{vmatrix} \tag{2.33}$$

可以证明，$T$ 的特征值 $\lambda_i$ 与基矢 $\{\vec{e}_i\}$ 的选择无关（或者说是与坐标变换无关的标量）。所以 $I_1$、$I_2$、$I_3$ 也是坐标变换下的不变量，分别称为 $T$ 的第一标量不变量、第二标量不变量、第三标量不变量。以这三个不变量作系数，可将特征方程式表示为

$$\lambda^3 - I_1\lambda^2 + I_2\lambda - I_3 = 0 \tag{2.34}$$

三维二阶实对称张量具有如下重要性质：

（1）三维二阶实对称张量的三个特征值全是实数。任意实对称张量的特征值都是实数，因此，对于实对称张量总是至少存在三个特征矢量，称为主方向，其对应的特征值称为主值。

（2）二阶实对称张量的不同主值对应的主方向正交。有三种可能性：当 $\lambda_1 \neq \lambda_2 \neq \lambda_3$ 时，三个主方向 $\vec{n}^{(i)}$ 互相垂直；当 $\lambda_1 = \lambda_2 \neq \lambda_3$ 时，与 $\vec{n}^{(3)}$ 垂直的平面内的任意两个正交方向都是主方向（重根对应无穷多个特征矢，它们构成一个平面）。当 $\lambda_1 = \lambda_2 = \lambda_3$ 时，空间任一矢量都是其特征矢，即任意三个正交方向都是主方向，这时 $S$ 是各向同性张量。可见，实对称张量至少存在三个互相正交的主方向，故可以用此三主方向作为坐标系的基底，记为 $\{\vec{n}_i\}$。

（3）二阶实对称张量在其特征矢量构成的坐标基底 $\{\vec{n}_i\}$ 下为对角矩阵：

$$[S_{ij}] = \begin{pmatrix} \lambda_1 & 0 & 0 \\ 0 & \lambda_2 & 0 \\ 0 & 0 & \lambda_3 \end{pmatrix}_{\vec{n}_i} \tag{2.35}$$

（4）二阶实对称张量的主值包含了其任何矩阵的对角线元素所能具有的最大值和最小值。可见，二阶实对称张量 $S$ 主值的最大值和最小值，分别是张量 $S$ 的所有矩阵 $[S]$ 的对角元素的最大值和最小值。

## 2.2.5 张量场

若 $T = T(t)$ 是标量 $t$ 的张量值函数，则 $T$ 对标量 $t$ 的导数定义为如下所示的二阶张量：

$$\frac{\mathrm{d}T(t)}{\mathrm{d}t} = \lim_{\Delta t \to 0} \frac{T(t + \Delta t) - T(t)}{\Delta t} \tag{2.36}$$

张量场是指对某个特定域内的任一点 $\bar{x}$ 和某个时间间隔内的任一时刻都有一个确定的张量，即张量场是位置（点的坐标）和时间的函数。如果函数与 $t$ 无关，则称此张量场为定常场；如果函数是 $\bar{x}$、$t$ 的连续可微函数，则称此张量场是连续可微的。

在笛卡儿坐标系中，$\bar{x} = x_i \bar{e}_i$，各阶张量场可表示如下：

（1）标量场：$\qquad \phi = \phi(\bar{x}, t)$ 或 $\quad \phi = \phi(x_k, t)$

（2）矢量场：$\qquad \bar{v} = \bar{v}(\bar{x}, t)$ 或 $\quad v_i = v_i(x_k, t)$

（3）二阶张量场：$\quad T = T(\bar{x}, t)$ 或 $\quad T_{ij} - T_{ij}(x_k, t)$

有了连续可微的张量场 $T(x_k, t)$，便可进行微分运算。定义一个张量对坐标的偏微分，线性微分算子（哈密顿算子）为：$\nabla = \bar{e}_i \dfrac{\partial}{\partial x_i} = \bar{e}_i \partial_i$。这是一个张量算子，阶数为 1。$\nabla$ 虽然是矢量形式，但并不是真正的矢量，必须对一个张量函数施行运算才有意义。应用这个算子，可定义张量场的梯度、散度和旋度等。

定义标量场 $\phi(\bar{x}, t)$ 的梯度：

$$\mathrm{grad}\phi = \nabla\phi = \bar{e}_i \frac{\partial \phi}{\partial x_i} = \phi_{,i} \bar{e}_i \tag{2.37}$$

式中最后一个等号已经使用偏分约定，$i \equiv \dfrac{\partial}{\partial x_i}$，即 $\phi_{,i} = \dfrac{\partial \phi}{\partial x_i}$。注意：$\nabla\phi$ 为一矢量，其几何意义是在每一点的梯度方向与过该点 $\phi$ 的等量面（$\phi$ 为常数）在该点的法线方向相同，而指向 $\phi$ 增加的一方。$\left(\dfrac{\mathrm{d}\phi}{\mathrm{d}\bar{r}}\right)_{\bar{n}} = (\nabla\phi) \cdot \bar{n}$（其中 $\bar{n} = \dfrac{\mathrm{d}\bar{r}}{|\mathrm{d}\bar{r}|}$），为 $\phi$ 沿 $\bar{n}$ 方向的变化率（方向导数），若 $\mathrm{d}\bar{r}$ 沿 $\phi$ 的等量面的法向（即 $\mathrm{d}\bar{r}$ 与 $\nabla\phi$ 平行），则 $\mathrm{d}\phi$ 最大。

定义矢量场 $\bar{v}(\bar{x}, t)$ 的梯度：

$$\nabla\bar{v} = \frac{\partial v_i}{\partial x_j} \bar{e}_i \bar{e}_j = v_{i,j} \bar{e}_i \bar{e}_j \quad \text{或} \quad (\nabla\bar{v})_{ij} = \frac{\partial v_i}{\partial x_j} = v_{i,j} \tag{2.38}$$

$\nabla\bar{v}$ 为二阶张量。$\left(\dfrac{\mathrm{d}\bar{v}}{\mathrm{d}\bar{r}}\right)_{\bar{n}} = (\nabla\bar{v}) \cdot \bar{n}$（其中 $\bar{n} = \dfrac{\mathrm{d}\bar{r}}{|\mathrm{d}\bar{r}|}$），即二阶张量 $\nabla\bar{v}$ 将一单位矢量 $\bar{n}$ 变换为描述在该方向上 $\bar{v}$ 的变化率矢量。

定义矢量场 $\bar{v}(\bar{x}, t)$ 的散度：

$$\mathrm{div}\,\bar{v} = \nabla \cdot \bar{v} = \frac{\partial v_i}{\partial x_i} = v_{i,i} = \mathrm{tr}(\nabla\bar{v}) \tag{2.39}$$

$\nabla \cdot \bar{v}$ 是矢量场 $\bar{v}$ 在空间产生的一个标量场。应用高斯公式，对散度 $\nabla \cdot \bar{v}$ 进行体积分，$\displaystyle\int_V \nabla \cdot \bar{v}\,\mathrm{d}V = \oiint_S \bar{v} \cdot \mathrm{d}\bar{s}$。$\oiint_S \bar{v} \cdot \mathrm{d}\bar{s}$ 是矢量 $\bar{v}$ 通过空间区域 $V$ 的闭合边界曲面 $S$ 的流量。当 $V$ 以任意方式收缩到点 $P$ 时，$\nabla \cdot \bar{v}\,|_P = \lim\limits_{V \to P} \dfrac{1}{V} \oiint_S \bar{v} \cdot \mathrm{d}\bar{s}$。显然，$\nabla \cdot \bar{v}$ 表征

了矢量场 $\vec{v}$ 是否有源。当 $\nabla \cdot \vec{v}|_P > 0$ 时，表示场 $\vec{v}$ 在 $P$ 点穿过 $S$ 从内部流向外部，即点 $P$ 是产生场 $\vec{v}$ 的源泉，其值表示源的强度。当 $\nabla \cdot \vec{v}|_P < 0$ 时，表示场 $\vec{v}$ 在 $P$ 点穿过 $S$ 从外部流向内部，即点 $P$ 是吸收场 $\vec{v}$ 的渗洞，其值表示渗漏的强度。当 $\nabla \cdot \vec{v}|_P = 0$ 时，表示点 $P$ 既不是源，也不是渗洞。

定义二阶张量场 $T(\bar{x}, t)$ 的散度：

$$\mathrm{div}\, T = \nabla \cdot T = \frac{\partial T_{im}}{\partial x_m}\vec{e}_i = T_{im,m}\vec{e}_i \tag{2.40}$$

二阶张量场的散度是一个矢量。

定义矢量场 $\vec{v}(\bar{x}, t)$ 的旋度：

$$\mathrm{curl}\, \vec{v} = \nabla \times \vec{v} = 2\vec{t}^{\,\mathrm{A}} = -\varepsilon_{ijk}\vec{e}_i\frac{\partial v_j}{\partial x_k} = \begin{vmatrix} \vec{e}_1 & \vec{e}_2 & \vec{e}_3 \\ \dfrac{\partial}{\partial x_1} & \dfrac{\partial}{\partial x_2} & \dfrac{\partial}{\partial x_3} \\ v_1 & v_2 & v_3 \end{vmatrix} \tag{2.41}$$

$$= \left(\frac{\partial v_3}{\partial x_2} - \frac{\partial v_2}{\partial x_3}\right)\vec{e}_1 + \left(\frac{\partial v_1}{\partial x_3} - \frac{\partial v_3}{\partial x_1}\right)\vec{e}_2 + \left(\frac{\partial v_2}{\partial x_1} - \frac{\partial v_1}{\partial x_2}\right)\vec{e}_3$$

旋度场 $\nabla \times \vec{v}$ 是矢量场 $\vec{v}$ 产生的一个矢量场。由 Stokes 定理可知，旋度的面积分为 $\int_S (\nabla \times \vec{v}) \cdot \vec{n}\, ds = \oint_l \vec{v} \cdot \mathrm{d}\vec{l}$，其中 $\oint_l \vec{v} \cdot \mathrm{d}\vec{l}$ 为矢量场 $\vec{v}$ 沿平面区域 $S$ 的边界闭曲线 $l$ 的环量，表示质点在矢量场 $\vec{v}$ 的作用下沿闭曲线 $l$ 回转的方向和快慢程度。当 $S$ 收缩到 $S$ 上点 $P$ 时，$\nabla \times \vec{v}|_P = \lim\limits_{S \to P}\dfrac{1}{S}\oint_l \vec{v} \cdot \mathrm{d}\vec{l}$。可见，当 $\nabla \times \vec{v}|_P = 0$ 时，表示在 $P$ 点处矢量场 $\vec{v}$ 沿闭曲线的环量为零，即场在该点不形成旋涡。若在整个区域满足 $\nabla \times \vec{v} = 0$，则称矢量场 $\vec{v}$ 为无旋场。当 $\nabla \times \vec{v}|_P \neq 0$ 时，表示矢量场 $\vec{v}$ 在 $P$ 点处存在旋涡，$\nabla \times \vec{v}|_P$ 的方向表征了涡的旋转方向，其大小表征了旋转的快慢。

若矢量场 $\vec{v}$ 为某一函数 $\phi(\bar{x})$ 的梯度，即 $\vec{v} = -\nabla \phi$，则该矢量场称为有势场，$\phi(\bar{x})$ 称为标势或势函数。有势场又称保守场或层状场。在这类场中的曲线积分与路径无关，只与起点和终点有关，如重力场和静电场等。矢量场 $\vec{v}$ 为有势场的充要条件是：$\nabla \times \vec{v} = 0$。因此，有势场也称无旋场。梯度场必为无旋场，即 $\nabla \times (\nabla \varphi) = 0$。

若 $\nabla \cdot \vec{v} = 0$，则该矢量场 $\vec{v}$ 称管形场（或无源场）。由高斯公式可知，$\int_V \nabla \cdot \vec{v}\, \mathrm{d}V = \oiint_S \vec{v} \cdot \mathrm{d}\vec{s} = 0$，即管形场中通过任一闭曲面向外流量等于零，可见管形场为无源场。管矢量通过场中各横截面在同一方向的流量为常量。任何矢量场的旋度场为一管形场，即 $\nabla \cdot (\nabla \times \vec{v}) = 0$。矢量场 $\vec{v}$ 为管形场的充要条件是：存在矢量场 $\vec{A}(\bar{x})$，使得矢量场 $\vec{v}$ 为其旋度场，即 $\vec{v} = \nabla \times \vec{A}(\bar{x})$，其中 $\vec{A}(\bar{x})$ 称为矢势。

若矢量场 $\vec{v}$ 既为无源场（$\nabla \cdot \vec{v} = 0$），又是无旋场（$\nabla \times \vec{v} = 0$，或有势场 $\vec{v} =$

$-\nabla\phi$），则称 $\bar{v}$ 为调和场。调和场的势函数 $\phi(\bar{x})$ 满足 Laplace 方程：$\nabla^2\varphi=\varphi_{,ii}=\nabla\cdot(\nabla\varphi)=0$。

## 2.3　应力与主应力

### 2.3.1　应力张量

力的作用能使物体产生运动效应和变形效应，其中运动效应可由牛顿运动定律来描述。为了研究力的变形效应，必须描述物体内部质点的运动，以及使物体发生形变的内部的相互作用。应力张量的引入就是来描述物体的内力，即物体内部一部分与另一部分的相互作用力。

可以将作用力分为内力和外力，其中外力指的是物体和物体间的作用，内力指的是物体内两部分间的作用。连续介质学中所说的内力，指的是可变形体因受外力而变形，在其内部各部分间因相对位置改变引起的相互作用力。内力的产生主要有两个因素：一是为了平衡外力；二是物体中各区域因变形而产生的相互作用。其实，物体即便不受外力，其内部各质点间也有相互作用的力，介质力学中所说的内力不是这种力，而是指外力作用下这种内力的改变量，即附加的内力。

任意瞬时作用在所选研究对象上的外力可分为体力和面力，体力是作用在体元上的力，又称质量力，其大小正比于质量，是如重力、电磁力等非接触力的作用所引起的；面力是作用在研究对象的边界面上的接触力，可以是集中力也可以是分布力。如果所取研究对象的部分或全部边界是物体表面，那么作用在表面上的面力就是与这一物体相接触的另一物体施加的外力。如果研究对象是用假想截面从物体内截取的一部分，则面力就是物体内两部分之间作用在截面上的内力。

为了显示连续体在外力作用下内部产生的附加内力，可用自由体法通过某点作假想截面把连续体分为两部分，隔离其中一部分物体，并检验它们的运动方程或平衡条件。一般地，假想过物体内某点 $P$ 的闭合曲面 $S$，把连续体分为 I、II 两部分，隔离其中一部分 I。用连续性假设，截面 $S$ 上处处都有面力作用，因此过 $S$ 上任一点 $P$ 的面元 $\Delta S$ 上有力 $\Delta\bar{F}$ 作用，以 $\bar{n}$ 代表 $\Delta S$ 的外法向单位矢量，如图 2.1 所示。

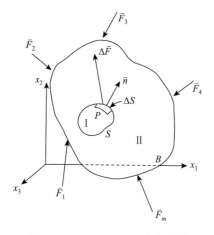

图 2.1　Euler-Cauchy 应力原理

Euler-Cauchy 应力原理认为：在 $\bar{n}$ 不变，无限缩小 $\Delta S$ 直到 $P$ 点的过程中，比值 $\Delta \bar{F} / \Delta S$ 趋于一确定的极限 $\mathrm{d}\bar{F} / \mathrm{d}S$，并且作用在曲面 $\Delta S$ 上的力绕面积内任一点的力矩在极限状态下等于零，以 $\bar{t}^{(n)}$ 表示比例极限矢量：

$$\bar{t}^{(n)} = \lim_{\Delta S \to 0} \Delta \bar{F} / \Delta S = \mathrm{d}\bar{F} / \mathrm{d}S \qquad (2.42)$$

$\bar{t}^{(n)}$ 称为作用于过 $P$ 点而外法向单位矢量为 $\bar{n}$ 的无限小面元 $\mathrm{d}S$ 上的应力矢量，它代表作用在单位面积的力，单位为帕斯卡。Euler-Cauchy 应力原理实际上还是一个假定，它主张在一个连续介质内部的任何一想象的闭合曲面 $S$ 上，有一个确定的应力矢量场，它对 $S$ 内部空间物质的作用，等价于外部物质在它上面的作用，而不用考虑曲面元素 $\Delta S$ 两边物质作用的力偶矩。

在连续介质中任意点 $P$ 处，Euler-Cauchy 应力原理把应力矢量 $\bar{t}^{(n)}$ 和每个过 $P$ 点的无限小微面元的外法向单位矢量 $\bar{n}$ 联系起来。对物体上 $P$ 点有公切面并位于同侧的所有各部分，其上任一给定位置和时间的应力矢量都有相同的值，即

$$\bar{t}^{(n)} = \bar{t}(\bar{x}, \bar{n}, t) \qquad (2.43)$$

其中，$\bar{n}$ 为切平面的单位外法矢。固定 $\bar{x}$ 而改变 $\bar{n}$，就得到过同一点的不同面上的应力，所有应力矢量与相应单位法矢 $\bar{n}$ 的变元对统称为该点的应力状态；而改变 $\bar{x}$，得到不同点的应力状态，这就是应力场。

幸运的是，不是只有确定出所有的应力矢量与相应单位法矢变元对（无穷多个）才能完全描述给定点的应力状态，而只要给出 $P$ 点处三个互相垂直的平面上的应力矢量就足够了。有了这三组应力矢量，就可以用坐标变换方程找出该点任何其他平面上的应力矢量。

不妨取垂直于各个坐标轴的三个平面作为确定 $P$ 点处应力状态的基准面，相应的应力矢量和单位法向矢量如图 2.2 所示。三个坐标平面中每个应力矢量均可表示为分量形式：

$$\bar{t}^{(e_j)} = t_i^{(e_j)} \bar{e}_i \qquad (2.44)$$

而九个应力分量记为，$t_i^{(e_j)} \equiv \tau_{ji}$。如果将这些分量排成方阵形式，即

应力分量

$$[\tau_{ij}] = \begin{pmatrix} \tau_{11} & \tau_{12} & \tau_{13} \\ \tau_{21} & \tau_{22} & \tau_{23} \\ \tau_{31} & \tau_{32} & \tau_{33} \end{pmatrix} \quad 或$$

| | 1 | 2 | 3 |
|---|---|---|---|
| $\bar{e}_1$面 | $\tau_{11}$ | $\tau_{12}$ | $\tau_{13}$ |
| $\bar{e}_2$面 | $\tau_{21}$ | $\tau_{22}$ | $\tau_{23}$ |
| $\bar{e}_3$面 | $\tau_{31}$ | $\tau_{32}$ | $\tau_{33}$ |

$$(2.45)$$

可以证明，知道分量 $\tau_{ij}$ 就可以立刻计算出作用在任意曲面 $\bar{n}$ 上的应力矢量 $\bar{t}^{(n)}$：

$$t_i^{(n)} = \tau_{ji} n_j \qquad (2.46)$$

此即 Cauchy 应力公式。Cauchy 应力公式可表示成矩阵形式：

$$(t_1^{(n)}, t_2^{(n)}, t_3^{(n)}) = (n_1, n_2, n_3) \begin{pmatrix} \tau_{11} & \tau_{12} & \tau_{13} \\ \tau_{21} & \tau_{22} & \tau_{23} \\ \tau_{31} & \tau_{32} & \tau_{33} \end{pmatrix} \tag{2.47}$$

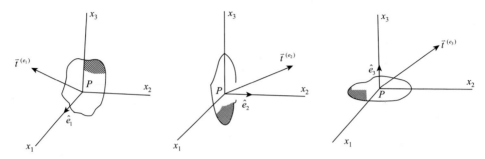

图 2.2　应力状态

　　Cauchy 应力公式使我们确信，九个应力分量 $\tau_{ij}$ 是确定过物体内某点的任意曲面元素的面力的充要条件，物体内的应力状态完全可以用 $\tau_{ij}$ 这组量来表征。因为 $\vec{t}^{(n)}$ 是一个矢量，且式（2.46）对任意矢量 $\vec{n}$ 都适用，可见由分量 $\tau_{ij}$ 组成的物理量 $\tau$ 为一种变换，使得该平面的应力矢量为 $\vec{t}^{(n)} = \tau \vec{n}$。可用牛顿第二定律证明 $\tau$ 为一线性变换，即 $\tau$ 为二阶张量，称为应力张量。应力分量 $\tau_{ij}$ 是在直角坐标系 $\{\vec{e}_i\}$ 中定义的，若在另一组坐标系 $\{\vec{e}_i'\}$ 中的应力分量记为 $\tau_{km}'$，新旧坐标系之间通过坐标变换为 $x_k' = Q_{ki} x_i$ 联系，其中 $Q_{ki}$ 是坐标变换矩阵。可以证明，$\tau_{km}' = \tau_{ji} Q_{kj} Q_{mi}$，即应力分量满足二阶张量的变换规律。

　　由 Cauchy 应力公式（2.46）可得，$\vec{t}^{(e_1)} = \tau \vec{e}_1 = \tau_{11} \vec{e}_1 + \tau_{12} \vec{e}_2 + \tau_{13} \vec{e}_3$。可见，$\tau_{11}$ 是法向为 $\vec{e}_1$ 的平面上应力矢量的法向分量或正应力，而 $\tau_{12}$、$\tau_{13}$ 是其切向分量或剪应力，此平面上的切向应力或剪应力的大小为 $(\tau_{12}^2 + \tau_{13}^2)^{\frac{1}{2}}$。$T$ 的其他各分量可作类似解释：$\tau_{ii}$（不求和）表示法向为 $\vec{e}_i$ 的平面上的正应力，$\tau_{ij}$ $(i \neq j)$ 表示法向为 $\vec{e}_i$ 的平面在 $\vec{e}_j$ 方向的剪应力。应力是一种外力作用下的反应，是物体内部各质点间的作用力的改变。对应力的正负值做如下规定：始终把应力理解为位于面元素正侧部分（外法线正方的一侧）对位于负侧部分的作用。

　　由动量矩原理可证明，应力张量是一个对称张量：

$$\tau = \tau^{\mathrm{T}} \quad 或 \quad \tau_{ij} = \tau_{ji} \tag{2.48}$$

## 2.3.2　主应力与主轴

　　应力张量 $\tau$ 是一个二阶实对称张量，据 2.2.3 节可知，应力张量至少有三个互相垂直的主方向（$\tau$ 的特征矢），以这些主方向为法向的平面称主平面，在这些平面上，应力矢量与平面正交（即无剪应力），该正应力称为主应力，即以主方向为坐标轴（称主轴）时，应力张量为对角矩阵 $[\tau] = \begin{pmatrix} \tau_1 & 0 & 0 \\ 0 & \tau_2 & 0 \\ 0 & 0 & \tau_3 \end{pmatrix}$，其对角元素为主应力，即 $\tau$ 的特征值，包含了通过给定点所有平面的正应力中的最大值和最小值。

知道主轴和主方向显然是十分有用的，因为它们帮助我们把任意点上的应力状态形象化。在以主方向为轴的坐标系中，任意截面 $\bar{n}$ 上的应力矢量 $\bar{t}^{(n)}$ 为

$$(t_1^{(n)} \quad t_2^{(n)} \quad t_3^{(n)}) = (n_1 \quad n_2 \quad n_3) \begin{pmatrix} \tau_1 & 0 & 0 \\ 0 & \tau_2 & 0 \\ 0 & 0 & \tau_3 \end{pmatrix} = (\tau_1 n_1 \quad \tau_2 n_2 \quad \tau_3 n_3) \quad (2.49)$$

由于方向余弦满足 $n_i n_i = n_1^2 + n_2^2 + n_3^2 = 1$，则有 $\dfrac{[t_1^{(n)}]^2}{\tau_1^2} + \dfrac{[t_2^{(n)}]^2}{\tau_2^2} + \dfrac{[t_3^{(n)}]^2}{\tau_3^2} = 1$。这是一个椭球方程，称 Lame 应力椭球，它表示过任一点 $P$ 的任意截面上的应力矢量的矢端位于以三个主应力为对称轴的一个椭球面上，如图 2.3 所示。当三个主应力相等时就是一个圆球，任意面上的应力都等于主应力，这时的应力张量称为球张量，它是一个各向同性的二阶张量。当三个主应力中有两个相等时，应力椭球就是回转椭球，例如，当 $\tau_1 = \tau_2$ 时就是以 $\tau_3$ 为对称轴的回转椭球。如果三个主应力中有一个主应力为零，则应力椭球面变为圆周；如果有两个主应力为零，则应力椭球面退化为一条直线段。

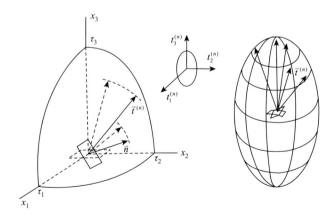

图 2.3    Lame 应力椭球[2]

在单位外法线为 $\vec{n}$ 的面元上，作用一个应力矢量 $\vec{t}^{(n)}$，满足 $t_i^{(n)} = \tau_{ji} n_j$。则 $\vec{t}^{(n)}$ 在 $\vec{n}$ 方向的分量是作用在面元上的正应力，用 $t_n$ 表示，即

$$t_n = \vec{t}^{(n)} \cdot \vec{n} = t_i^{(n)} n_i = \tau_{ij} n_i n_j \tag{2.50}$$

因为矢量 $\vec{t}^{(n)}$ 可以分解为两个正交的分量 $t_n$ 和 $t_s$，其中 $t_s$ 表示与面 $\vec{n}$ 相切的剪应力，则剪应力的大小为

$$t_s = \sqrt{|\vec{t}^{(n)}|^2 - t_n^2} \tag{2.51}$$

可求得剪应力的最大值：在某一点处只有一个方向的平面上的剪应力最大，且最大剪应力等于最大和最小主应力差值的一半，所作用的平面平分最大和最小主应力方向之间的夹角，即

$$(t_s)_{\max} = \frac{1}{2}[(\tau_i)_{\max} - (\tau_i)_{\min}] \tag{2.52}$$

而在此平面上的正应力为：$t_n = \frac{1}{2}[(\tau_i)_{\max} + (\tau_i)_{\min}]$。

定义应力偏张量为

$$\tau^D = \tau - \frac{1}{3}(\mathrm{tr}\,\tau)I \quad \text{或} \quad \tau_{ij}^D = \tau_{ij} - \frac{1}{3}\tau_{kk}\delta_{ij} \tag{2.53}$$

其中，$\frac{1}{3}(\mathrm{tr}\,\tau)I$ 为应力球张量或静水应力张量。应力偏张量的三个主方向与应力张量的主方向相同。令 $p = \frac{1}{3}(\mathrm{tr}\,\tau)$，应力张量 $\tau$ 和应力偏张量 $\tau^D$ 的主值分别为 $\lambda_i$ 和 $\mu_i$，则有 $\mu_i = \lambda_i - p$。

之所以把应力分解为一个静水压力部分和一个偏量部分，是因为材料的强度等性质不仅与应力的大小有关，还与应力状态的性质有关，因此必须从中分解出体积变形和形状变化有关的分量。球张量都是说明某一点的体积变化，而偏张量则说明某一点附近的形状变化。

### 2.3.3 应力张量的边界条件

生物材料力学中的问题通常表现为，知道一些关于材料或构件表面上的力或加速度或位移的情况，要求解物体内部的力学响应，这就是常见的边值问题。例如，通过步态分析测量等可知足底压力、人体肢体与关节的运动等，需要求解关节和肌肉的力，并进一步求解关节内的应力与应变分布，骨科植入物的应力与应变分布等。为了解决这样的问题，把外部的已知事实作为边界条件，然后利用微分方程（场方程）把力学等信息扩展到物体内部。如果找到满足所有场方程和边界条件的解，就得到了物体内部的数据。边值问题的求解，必须先要对边界条件进行描述。

　　如图 2.4 所示，在物体表面上或在两个物体之间的界面处，作用在表面上的面力（单位面积的力）在表面的两边必须相同，这是定义物体一部分对另一部分相互作用的应力的基本概念，即满足牛顿第三定律：

$$_{(I)}\vec{t}^{(n)}\big|_B = -_{(II)}\vec{t}^{(n)}\big|_B \quad 或 \quad _{(I)}\tau_{ij}n_j\big|_B = -_{(II)}\tau_{ij}n_j\big|_B \tag{2.54}$$

此即界面两边面力相等的条件。为更明确，假定界面是 $x_1x_2$ 平面，$x_3$ 轴为其法向轴，则上面的矢量方程意味着：

$$_{(I)}\tau_{33}\big|_B = _{(II)}\tau_{33}\big|_B, \quad _{(I)}\tau_{13}\big|_B = _{(II)}\tau_{13}\big|_B, \quad _{(I)}\tau_{23}\big|_B = _{(II)}\tau_{23}\big|_B \tag{2.55}$$

这就是介质 I 和介质 II 的界面处的应力边界条件。注意，此条件并没有要求 $\tau_{11}$、$\tau_{22}$、$\tau_{12}$ 分量在穿过界面处是连续的。

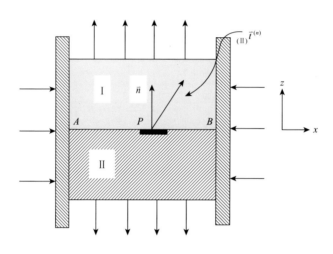

图 2.4　应力的边界条件

　　有两种特殊边界条件，一种是如果介质 II 为自由表面，则边界条件为

$$\tau_{33}\big|_B = 0, \quad \tau_{13}\big|_B = 0, \quad \tau_{23}\big|_B = 0 \tag{2.56}$$

　　另一种特殊情况是，如果知道介质 II 中的面力 $\vec{t}$，那么就可把它当作作用在介质 I 上的"外载荷"，于是固体上的应力边界条件通常取形式：

$$\vec{t}^{(n)}\big|_B = \tau\vec{n}\big|_B \quad 或 \quad \tau_{nn}\big|_B = t_n\big|_B, \quad \tau_{ne_1}\big|_B = t_1\big|_B, \quad \tau_{ne_2}\big|_B = t_2\big|_B \tag{2.57}$$

其中，$t_n$、$t_1$、$t_2$ 为位置和时间的特定函数；$\{\vec{e}_1, \vec{e}_2, \vec{n}\}$ 为一组局部正交基矢；$\vec{n}$ 为界面的单位外法矢。

　　一般地，若物体边界上单位面积的面力为 $\vec{t}$，单位外法向 $\vec{n}$ 与坐标系 $\{\vec{e}_i\}$ 的坐标轴不重合，内边界附近有一点 $P$ 的应力张量在坐标系 $\{\vec{e}_i\}$ 中的分量记为 $\tau_{ij}$，当点 $P$ 无限趋近边界时，边界条件为

$$\tau_{ij}n_j\big|_B = t_i\big|_B \quad 或 \quad \tau_{1j}n_j\big|_B = t_1\big|_B, \quad \tau_{2j}n_j\big|_B = t_2\big|_B, \quad \tau_{3j}n_j\big|_B = t_3\big|_B \tag{2.58}$$

边界条件可分为三种情况：①在边界上给定面力，称为应力边界条件；②在边界上给定位移，称为位移边界条件；③在边界上部分给定面力，部分再给定位移，称为混合边界条件。

位移边界条件：当边界上已知位移时，应建立物体边界上点的位移与给定位移相等的条件。若令边界上的位移为 $\bar{u}^{(B)}$，则有

$$u_i\big|_B = u_i^{(B)} \qquad\qquad (2.59)$$

一般地，两个物体之间的界面处可分为黏性无滑移位移边界条件，即

$$_{(I)}\bar{u}\big|_B = {}_{(II)}\bar{u}\big|_B \quad \text{或} \quad {}_{(I)}u_i\big|_B = {}_{(II)}u_i\big|_B \qquad\qquad (2.60)$$

或者无黏性可滑移位移边界条件，即

$$_{(I)}\bar{u}\cdot\bar{n}\big|_B = {}_{(II)}\bar{u}\cdot\bar{n}\big|_B \quad \text{或} \quad {}_{(I)}u_i n_i\big|_B = {}_{(II)}u_i n_i\big|_B \qquad\qquad (2.61)$$

## 2.4 　应变与主应变

### 2.4.1　形变

在现实世界里，真正的刚性物体是不存在的，在外力作用下，固体会发生变形，液体会发生流动。变形是由物体内部各质点间的相对位置发生变化所引起，变形体的每个质点的运动都可用牛顿定律来描述，但用质点或质点系力学的方法来解决可变形体的力学问题是不现实的，必须转向连续介质力学，物体的形态和运动就可用一系列时间和空间的连续函数或张量场来描述。

应变是物体变形的量度。应变分析的目的是研究物体的局部几何变化和物体内各点的位移，一般地，这种研究是以物体中各物质点的初始位置和它们的相继位置之间的关系为基础的，或者说是以它们的未变形位置和已变形位置之间的关系为基础的。这里，我们并不考虑物体的材料性质以及外界因素的类型，而纯粹是从几何学的观点来研究物体的运动和变形。

在现实世界里，变形无处不在。如果拉伸一根橡皮带，它会伸长；如果压缩一个弹簧，它会缩短；如果弯曲一个杆，它会变弯；如果扭转一个轴，它会发生扭转。拉伸应力将引起拉伸形变，剪切应力将引起剪切形变。要定量地描述这些现象，必须先定义形变。

取初始长度为 $l_0$ 的条状物，将它拉伸到长度 $l$，为描述此形变，可引入拉伸比 $\lambda = \dfrac{l}{l_0}$，以及如下一些无量纲的比值——相对伸长量来量度形变：

$$\varepsilon = \frac{l - l_0}{l_0}, \quad \varepsilon' = \frac{l - l_0}{l}, \quad e = \frac{l^2 - l_0^2}{2l_0^2}, \quad e' = \frac{l^2 - l_0^2}{2l^2} \qquad (2.62)$$

$\varepsilon,\varepsilon',e,e'$ 均可定义为一维拉伸情况下的应变,其中任一个定义在实际中均有应用。在无限小伸长情况下,方程所指定的四种应变量度是相等的,而在有限伸长情况下,它们是不同的。选择合适的应变度量基本上是取决于材料的本构方程。

本节仅介绍小变形的情形。

## 2.4.2　应变张量

当旨在描述宏观现象间的关系而不考虑真实物质的微观结构时,任何物体都可以看作特定空间区域内的连续介质,物体的状态和运动就可用一系列时间和空间的连续函数或张量场来描述。根据连续介质假设,在变形体内,任意时刻、任意空间点上,总有且只有一个质点存在,即一个空间点对应一个物质质点。

描述变形体内的运动有两种不同着眼点的表述方法:物质描述(或 Lagrange 描述)和空间描述(或 Euler 描述)。物质描述是着眼于物体质点 $(\bar{X},t)$,跟踪质点场量的变化的描述方法。通过对各物质质点的运动规律(也就是它们的位置随时间变化的规律)的观察来确定整个物体的运动变形规律。空间描述是着眼于运动域内的空间点 $(\bar{x},t)$,观察固定位置场量的变化的描述方法。通过变形体中各个固定空间点上对物理量的观察,来确定质点经过该空间点时其物理量的变化规律。质点因物体变形或运动,不同时刻将占据空间不同位置。换言之,在同一个空间点上,在不同的时刻将被不同的质点所占据,空间点上的物理量随时间变化,所观察到的物理量总是与该空间点位置相联系的。如果在所有不同的空间点上进行同样的观察,就可以获得整个物体内物理量的空间分布及变化规律。对于无限小变形情形,两种运动描述没有差异,我们不再区分。

物体的任何一种变形形态,都表现为质点间相对位置的改变,即不同的质点在变形过程中发生的位移是不一样的,换句话说,就是在变形过程中,物体内的位移场的分布是不均匀的。场的不均匀性用梯度来描述,所以形变的描述采用位移场梯度的函数来定义。位移场是矢量,其梯度是二阶张量。对于小应变,$|u_{i,j}|\ll 1$,应变张量定义为位移场梯度的线性部分,此即 Cauchy 无限小应变量。对于笛卡儿坐标系:

$$\varepsilon = \frac{1}{2}[(\nabla \bar{u})+(\nabla \bar{u})^{\mathrm{T}}] \quad \text{或} \quad \varepsilon_{ij}=\frac{1}{2}\left(\frac{\partial u_i}{\partial x_j}+\frac{\partial u_j}{\partial x_i}\right) \tag{2.63}$$

这是一个对称张量。不用指标记法表示,记位移矢量 $\bar{u}=u\bar{e}_1+v\bar{e}_2+w\bar{e}_3$,则无限小应变张量可表示为

$$\varepsilon_{xx} = \frac{\partial u}{\partial x}, \quad \varepsilon_{xy} = \frac{1}{2}\left(\frac{\partial u}{\partial y} + \frac{\partial v}{\partial x}\right) = \varepsilon_{yx}$$

$$\varepsilon_{yy} = \frac{\partial v}{\partial y}, \quad \varepsilon_{yz} = \frac{1}{2}\left(\frac{\partial v}{\partial z} + \frac{\partial w}{\partial y}\right) = \varepsilon_{zy} \quad (2.64)$$

$$\varepsilon_{zz} = \frac{\partial w}{\partial z}, \quad \varepsilon_{zx} = \frac{1}{2}\left(\frac{\partial w}{\partial x} + \frac{\partial u}{\partial z}\right) = \varepsilon_{xz}$$

若 $(\nabla \vec{u})$ 是反对称的，则 $\varepsilon_{ij} = 0$，张量

$$w = \frac{1}{2}[(\nabla \vec{u}) - (\nabla \vec{u})^{\mathrm{T}}] \quad \text{或} \quad w_{ij} = \frac{1}{2}\left(\frac{\partial u_i}{\partial x_j} - \frac{\partial u_j}{\partial x_i}\right) \quad (2.65)$$

称为无限小转动张量。这个反对称张量的对偶矢量

$$\vec{\omega} = -\frac{1}{2}\varepsilon_{ijk}w_{jk}\vec{e}_i \quad \text{或} \quad \omega_i = -\frac{1}{2}\varepsilon_{ijk}w_{jk} \quad (2.66)$$

称为旋转矢量，即一个反对称的无限小位移梯度张量表示了质点 $P$ 邻域的无限小刚体转动的特征。这个反对称张量的对偶矢量 $\vec{\omega}$ 实际上确定了此转动的轴和转角。

考虑一线元 $d\vec{X} = ds_0\vec{n}$，$\vec{n}$ 为任意单位矢量，变形后为 $d\vec{x}$，$|d\vec{x}| = ds$，则 $ds^2 - ds_0^2 = 2ds_0^2\vec{n}\cdot\varepsilon\vec{n}$。当位移及应变分量是无限小量时，$ds \approx ds_0$，则有 $ds^2 - ds_0^2 = (ds + ds_0)(ds - ds_0) \approx 2ds_0(ds - ds_0)$。故有

$$\frac{ds - ds_0}{ds_0} = \vec{n}\cdot\varepsilon\vec{n} = \varepsilon_{nn} \quad (\text{不求和}) \quad (2.67)$$

即 $\varepsilon_{nn}$ 为从 $P$ 点出发沿 $\vec{n}$ 向的每个物线微元的每单位长度在 $\vec{n}$ 方向的变化，也即单位伸长或相对伸长或正应变。

考察物体内两个物线微元变形前为 $d\vec{X}^1 = dS_1\vec{m}$，$d\vec{X}^2 = dS_2\vec{n}$，变形后为 $d\vec{x}^1$，$d\vec{x}^2$，夹角变为 $\theta$，则

$$d\vec{x}^1 \cdot d\vec{x}^2 = ds_1 ds_2 \cos\theta = dS_1 dS_2 \vec{m}\cdot\vec{n} + 2dS_1 dS_2 \vec{m}\cdot\varepsilon\vec{n} \quad (2.68)$$

若 $\vec{m}\cdot\vec{n} = 0$，则 $\gamma = \frac{\pi}{2} - \theta$ 为两物线微元夹角的减少量，故有

$$ds_1 ds_2 \sin\gamma = 2dS_1 dS_2 \vec{m}\cdot\varepsilon\vec{n} \quad (2.69)$$

对于小变形：

$$\gamma = 2\vec{m}\cdot\varepsilon\vec{n} = 2\varepsilon_{nm} \quad (\text{小变形}) \quad (2.70)$$

考察物体内一个边长为 $dx_1, dx_2$ 的矩形微元的变形，$\dfrac{\partial u_1}{\partial x_2} + \dfrac{\partial u_2}{\partial x_1}$ 代表了原来为直角的两个线元 $dx_1, dx_2$ 在变形前后的角度变化量 $\gamma_{12}$，故

$$\varepsilon_{12} = \frac{1}{2}\left(\frac{\partial u_1}{\partial x_2} + \frac{\partial u_2}{\partial x_1}\right) = \frac{1}{2}\gamma_{12} \quad (2.71)$$

一般地，无限小应变张量各分量的几何含义可粗略理解为：$\varepsilon_{ij}$ 的指标 $i, j$ 分

别代表两个方向，$i$ 表征形变面元的法向方向，$j$ 表征形变面元的位移方向。其中，对角元素 $\varepsilon_{ii}$（不求和）表示 $\vec{e}_i$ 轴向的微元的单位伸长或正应变；非对角元素 $\varepsilon_{ij}$（$i \neq j$）表示法向为 $\vec{e}_i$ 方向的面元在 $\vec{e}_j$ 方向发生的剪切位移或切应变；$2\varepsilon_{ij}$ 给出了最初在 $\vec{e}_i$ 和 $\vec{e}_j$ 方向上的两微元，变形后（夹角变为 $\theta$）夹角的减少量 $\gamma = 2\varepsilon_{ij} = \dfrac{\pi}{2} - \theta$。

## 2.4.3　主应变

应变张量 $\varepsilon$ 是实对称的，因此至少存在三个相互正交的方向 $\vec{n}_1, \vec{n}_2, \vec{n}_3$，对这种方向，$\varepsilon$ 的矩阵为对角阵，即

$$[\varepsilon]_{\vec{n}_i} = \begin{pmatrix} \varepsilon_1 & 0 & 0 \\ 0 & \varepsilon_2 & 0 \\ 0 & 0 & \varepsilon_3 \end{pmatrix}_{\vec{n}_i} \tag{2.72}$$

从几何上看，这意味着在 $\vec{n}_i$ 方向上的无限小物线元在变形后仍保持相互正交。这些方向称应变的主方向，与主方向垂直的平面称主平面，沿主方向的单位伸长 $\varepsilon_i = \lambda_i$ 是 $\varepsilon$ 的特征值或称主应变，它们由求解特征方程得到。

主应变包含了从该质点出发的所有方向中的最大和最小正应变。而在该点处最大剪应变等于最大和最小主应变差值的一半，所作用的平面平分最大和最小主应变方向之间的夹角，即

$$(\gamma_{ij})_{\max} = (\varepsilon_i)_{\max} - (\varepsilon_i)_{\min} \tag{2.73}$$

应变张量的第一标量不变量具有明显的物理含义。考察从 $P$ 出发沿主方向长度为 $\mathrm{d}S_1$、$\mathrm{d}S_2$、$\mathrm{d}S_3$ 的三条物线微元，变形后其长度变为 $\mathrm{d}s_1$、$\mathrm{d}s_2$、$\mathrm{d}s_3$，则变形后的体积为

$$\begin{aligned} \mathrm{d}V &= \mathrm{d}s_1 \mathrm{d}s_2 \mathrm{d}s_3 = \mathrm{d}S_1(1+\varepsilon_1)\mathrm{d}S_2(1+\varepsilon_2)\mathrm{d}S_3(1+\varepsilon_3) \\ &= \mathrm{d}S_1 \mathrm{d}S_2 \mathrm{d}S_3 + (\varepsilon_1 + \varepsilon_2 + \varepsilon_3)\mathrm{d}S_1 \mathrm{d}S_2 \mathrm{d}S_3 + o(\varepsilon_i) \end{aligned}$$

对于小变形：

$$e \equiv \frac{\mathrm{d}V - \mathrm{d}V_0}{\mathrm{d}V_0} = \varepsilon_1 + \varepsilon_2 + \varepsilon_3 = \varepsilon_{ii} = \mathrm{tr}\,\varepsilon = \nabla \cdot \vec{u} \tag{2.74}$$

称膨胀率，表示单位体积的变化率。若 $e = 0$，则物体不可压缩。

类似应力张量的分析，可以定义应变偏张量、Lame 应变椭球等。定义应变张量可分解为一个与体积成正比的应变球张量和一个表示物体形状变化的应变偏张量：

$$\varepsilon = \varepsilon' + \frac{1}{3}\varepsilon_{kk}I = \varepsilon' + \varepsilon_0 I \quad \text{或} \quad \varepsilon_{ij} = \varepsilon'_{ij} + \frac{1}{3}\varepsilon_{kk}\delta_{ij} = \varepsilon'_{ij} + \varepsilon_0 \delta_{ij} \tag{2.75}$$

其中应变球张量为

$$\varepsilon_0 I = \frac{1}{3}\varepsilon_{kk} I \quad \text{或} \quad \varepsilon_0 \delta_{ij} = \frac{1}{3}\varepsilon_{kk}\delta_{ij} \tag{2.76}$$

$\varepsilon_0 = \frac{1}{3}\varepsilon_{kk}$ 为平均应变，而应变偏张量为

$$\varepsilon' = \varepsilon - \frac{1}{3}\varepsilon_{kk} I \quad \text{或} \quad \varepsilon'_{ij} = \varepsilon_{ij} - \frac{1}{3}\varepsilon_{kk}\delta_{ij} \tag{2.77}$$

在考虑塑性变形时，经常采用体积不变的假设，这时应变球张量为零，应变偏张量等于应变张量。应变偏张量与没有体积膨胀的剪切形变相对应。

### 2.4.4 速度场与应变率

为了研究物体变形，我们常常会考察运动的速度场，也就是运动域中每个质点的瞬时速度，用 Euler 坐标表示，即每个空间点有一个确定的速度，$\bar{v} = \bar{v}(\bar{x},t) = v_i(x_1,x_2,x_3,t)\bar{e}_i$。对于一个连续运动，考察连续、可微的函数 $v_i(x_1,x_2,x_3,t)$。为了研究相邻质点速度间的关系，需考虑同一时刻空间不同位置上的质点速度随位置的变化。设在运动着的连续体中相邻两质点 $P(\bar{x},t)$ 和 $Q(\bar{x}+\mathrm{d}\bar{x},t)$ 的速度分别为 $v_i$，$v_i + \mathrm{d}v_i$，则由于位置不同引起的速度变化为

$$\mathrm{d}v_i = \frac{\partial v_i}{\partial x_j}\mathrm{d}x_j \quad \text{或} \quad \mathrm{d}\bar{v} = (\nabla_x \bar{v})\mathrm{d}\bar{x} \tag{2.78}$$

其中，$\nabla_x \bar{v}$ 为瞬时速度场的空间速度梯度，可表示为

$$\nabla \bar{v} = \nabla_x \bar{v} = \frac{\partial v_i}{\partial x_j}\bar{e}_i \bar{e}_j \tag{2.79}$$

一般地，$\nabla \bar{v}$ 可分解为对称部分与反对称部分之和，即

$$\nabla \bar{v} = D + \Omega \tag{2.80}$$

其中，

$$D = (\nabla \bar{v})^S = \frac{1}{2}[(\nabla \bar{v}) + (\nabla \bar{v})^T] \quad \text{或} \quad D_{ij} = \frac{1}{2}\left(\frac{\partial v_i}{\partial x_j} + \frac{\partial v_j}{\partial x_i}\right) \tag{2.81}$$

$$\Omega = (\nabla \bar{v})^A = \frac{1}{2}[(\nabla \bar{v}) - (\nabla \bar{v})^T] \quad \text{或} \quad \Omega_{ij} = \frac{1}{2}\left(\frac{\partial v_i}{\partial x_j} - \frac{\partial v_j}{\partial x_i}\right) \tag{2.82}$$

对称张量 $D$ 称为应变率张量，反对称张量 $\Omega$ 称为转动率张量，其对偶矢量 $\bar{\Omega}$ 称为旋度矢量：

$$\Omega_i = -\frac{1}{2}\varepsilon_{ijk}\Omega_{jk} \quad \text{或} \quad \bar{\Omega} = -\frac{1}{2}\nabla \times \bar{v} \tag{2.83}$$

流体力学中 $\bar{\Omega}$ 又称涡量。

注意，这些方程与 2.4.2 节中对有关无限小应变张量和无限小转动张量的论述类似，它们的几何意义也类似，可以得到如下结论：

（1）应变率张量 $D$ 是速度梯度张量 $\nabla\bar{v}$ 的对称部分，应变张量 $\varepsilon$ 是位移梯度张量 $\nabla\bar{u}$ 的对称部分，而速度 $v_i$ 乘以无限小时间间隔 $\mathrm{d}t$ 的结果就是无限小位移 $u_i$。所以应变率张量等于应变张量的时间变化率，即

$$D=\dot{\varepsilon} \quad \text{或} \quad D_{ij}=\dot{\varepsilon}_{ij} \tag{2.84}$$

同理，对于反对称部分有

$$\Omega=\dot{w} \quad \text{或} \quad \Omega_{ij}=\dot{w}_{ij} \tag{2.85}$$

且对偶矢量满足 $\bar{\Omega}=\dot{\bar{\omega}}$。

（2）$\Omega$ 反映了转动情况，其对偶矢量 $\bar{\Omega}=\dot{\bar{\omega}}$ 是 $\Omega$ 的主轴的角速度矢量，表示刚体转动的那一部分运动的角速度。

（3）$D$ 中各元素的几何解释，设 $\mathrm{d}\bar{x}=\mathrm{d}s\bar{n}$，即 $D_{nn}=\dfrac{1}{\mathrm{d}s}\dfrac{D(\mathrm{d}s)}{Dt}$（不求和）给出了每单位长度的长度变化率，称 $\bar{n}$ 方向上物线微元的伸长率；特别地，$D_{ii}$（不求和）给出了 $\bar{e}_i$ 方向物线微元的伸长率。而对于非对角元素，$2D_{ij}(i\neq j)$ 表示了沿 $\bar{e}_i$ 和 $\bar{e}_j$ 的两微元间的夹角（从 $\dfrac{\pi}{2}$）的减少率，称为切变率，即发生切应变的速度。

（4）应变率张量 $D$ 的第一标量不变量给出了每单位体积的体积变化率：

$$\Delta=\frac{1}{\mathrm{d}V}\frac{D(\mathrm{d}V)}{Dt}=D_{ii}=\nabla\cdot\bar{v}=\frac{\partial v_i}{\partial x_i} \tag{2.86}$$

（5）因 $D$ 是实对称的，即总存在三个互相正交的主方向，沿这些方向的伸长率（$D$ 的特征值）包含了沿从质点 $P$ 伸出的一切方向的线素的伸长率的最大和最小值。

## 2.5　连续介质力学的基本方程

研究物体或材料在变形时的力学行为和力学性能，采用连续介质模型，在连续介质的基础上定义应力应变张量，并进一步描述在各种载荷情况下，物体内质点在空间内和时间内的运动、平衡及变形。需要建立两大类力学相关的基本关系或方程：一类是各种介质都共同遵循的普遍原理；另一类是反映不同介质材料的理想化模型所具有的特殊性能的本构关系。

普遍原理是我们对物质世界的经验中认为需要满足的一些通则，如质量守恒、线性动量原理、动量矩原理、能量守恒、熵增原理等。从数学上说，表示普遍原理有两种等效的形式：①积分形式，对于连续介质中物质的有限体积，列出积分

方程。②微分形式，对于所研究的场中每一点处，列出物质（质点）的微分体积的场方程。场方程常由积分形式导出，也可直接由一微分体积的隔离体导出。

其中动量矩原理是说：连续介质任何部分的动量矩对某个原点的物质变化率等于所有的作用力对同一原点的合力矩，即作用在该部分连续介质上的体积力和面积力之矩的总和。动量矩原理用于静平衡情况，得到应力张量是对称张量。可以证明：动量矩原理保证了应力张量的对称性。反过来，只要应力张量对称，动量矩原理就自动满足。故动量矩原理并没有给连续介质运动的动力学方面带来附加的限制，即该定理并不能给连续介质力学的动力学带来新的微分方程。

本构方程是描述物质一定性质的方程，之所以称为"本构"，是指其为构成物体的物质本身的性质，以区别于物体所受的外在作用。本构方程是用以确定理想化物质的特性，某一理想化物质只代表自然界物质的力学特性的某些方面。实际物质的力学特性，不仅随不同的物质不同，而且对于给定的物质，随着不同的载荷条件也有所不同。这就需要建立许多种本构方程，来确定许多方面的物质特性，具体说，如线弹性固体、线黏性流体、线黏弹性体等。当然，材料的特性并不只限于力学性质，还有热传导的性质、电阻性质等，因此，本构方程不只是反映应力-应变关系，但本书主要讨论反映材料的力学性质的本构关系。

## 2.5.1 质量守恒方程

每一种连续介质，只要是由物质构成的就具有相应的质量，质量是物质的基本特性之一，量度了物体的惯性。在时刻 $t$ 占据空间体积 $V$ 的那一部分连续介质，其质量总和可由积分给出，$m = \int_V \rho(\bar{x}, t) \mathrm{d}V$。其中，$\rho(\bar{x}, t)$ 为质量密度，它是坐标的连续函数。质量守恒要求连续介质中某个具体部分的质量保持不变，因而要求质量的物质导数为零，即 $\dfrac{\mathrm{D}m}{\mathrm{D}t} = 0$，利用体积分的物质导数有

$$\int_V \frac{\mathrm{D}\rho}{\mathrm{D}t}\mathrm{d}V + \int_S \rho v_p \mathrm{d}A_p = 0 \quad 或 \quad \int_V \frac{\mathrm{D}\rho}{\mathrm{D}t}\mathrm{d}V + \int_S \rho\bar{v}\cdot\mathrm{d}\bar{A} = 0 \quad (2.87)$$

$$\frac{\mathrm{D}\rho}{\mathrm{D}t} + \rho\frac{\partial v_p}{\partial x_p} = 0 \quad 或 \quad \frac{\mathrm{D}\rho}{\mathrm{D}t} + \rho\nabla\cdot\bar{v} = 0 \quad (2.88)$$

$$\frac{\partial\rho}{\partial t} + \frac{\partial(\rho v_p)}{\partial x_p} = 0 \quad 或 \quad \frac{\partial\rho}{\partial t} + \nabla\cdot(\rho\bar{v}) = 0 \quad (2.89)$$

其中，$\rho\bar{v}$ 为质量流密度。方程（2.87）～方程（2.89）为 Euler 坐标下的质量守恒方程或质量流连续方程，它表明单位体积质量的改变等于其内外质量的交换。

若物质不可压缩，每个微团的质量密度均不随时间而变化，即 $\dfrac{\mathrm{D}\rho}{\mathrm{D}t}=0$，则

$$\nabla \cdot \bar{v} = 0 \quad \text{或} \quad \nabla \cdot (\rho \bar{v}) = 0 \tag{2.90}$$

因此，不可压缩连续介质的速度场 $\bar{v}(\bar{x},t)$ 可以表示为

$$v_i = \varepsilon_{ijk} A_{k,j} \quad \text{或} \quad \bar{v} = \nabla \times \bar{A} \tag{2.91}$$

其中，$A$ 称为速度场 $\bar{v}(\bar{x},t)$ 的矢量势。

连续方程也可用 Lagrange 坐标表示，质量守恒要求：

$$\int_{V_0} \rho_0(\bar{a},t)\mathrm{d}V_0 = \int_V \rho(\bar{x},t)\mathrm{d}V \tag{2.92}$$

其中积分取自同一物质微团，即 $V$ 是原来占据 $V_0$ 的介质在 $t$ 时刻所占据的体积。

则 $\mathrm{d}V = J\mathrm{d}V_0$，式中 $J \equiv \left|\dfrac{\partial x_i}{\partial a_j}\right|$，$\mathrm{d}V$、$\mathrm{d}V_0$ 分别为介质在时刻 $t$、$t_0$ 时的体积微元。

故有 $\int_{V_0} \rho_0(\bar{a},t)\mathrm{d}V_0 = \int_{V_0} \rho(\bar{x},t)J\mathrm{d}V_0$。由于此式对任意体积 $V_0$ 都成立，则有

$$\rho_0 = \rho J = \text{const} \tag{2.93}$$

或

$$\frac{\mathrm{D}}{\mathrm{D}t}(\rho J) = \left.\frac{\partial(\rho J)}{\partial t}\right|_{\bar{X}} = 0 \tag{2.94}$$

此为连续方程的 Lagrange 微分形式。

注意，式中 $\rho = \rho(\bar{x}(\bar{X},t),t)$，$J = J(\bar{X},t)$，即 $\rho$、$J$ 都由 Lagrange 坐标表示。若用 Euler 坐标表示，$\rho = \rho(\bar{x},t)$，$J = J(\bar{x},t)$，则会有 $\left.\dfrac{\partial(\rho J)}{\partial t}\right|_{\bar{X}} \neq 0$。

## 2.5.2　运动方程——线性动量原理

物体在载荷作用下的变形过程中，物体内的每一质点必须满足牛顿第二运动定律，即线性动量原理：惯性系中连续介质的任一部分的动量 $\bar{P}$ 的变化率等于作用于这部分介质的合力 $\bar{F}$，$\dfrac{\mathrm{D}\bar{P}}{\mathrm{D}t} = \bar{F}$。$\bar{P}$ 为 $t$ 时占据体积 $V$ 的全部连续体的总线动量 $\bar{P} = \int_V \rho\bar{v}\mathrm{d}V$；而这部分连续体所受的外力由两部分组成：①设 $S$ 为 $V$ 的边界面，$\bar{n} = n_i\bar{e}_i$ 为 $S$ 上面元 $\mathrm{d}\bar{A} = \bar{n}\mathrm{d}A$ 的外法矢，$\bar{t}^{(n)} = t_i^{(n)}\bar{e}_i$ 为作用在 $\mathrm{d}\bar{A}$ 上的应力矢量，则 $S$ 内连续体所受总面力为 $\int_S \bar{t}^{(n)}\mathrm{d}A$；②设 $\bar{f} = f_i\bar{e}_i$ 表示单位质量所受体积力，而单位体积上的体积力可表示为 $\rho\bar{f} = \rho f_i\bar{e}_i$，则 $V$ 内连续体所受总体积力为 $\int_V \rho\bar{f}\mathrm{d}V$。故动量定理可改写为

$$\frac{D}{Dt}\int_V \rho \vec{v} dV = \int_V \rho \vec{f} dV + \int_S \vec{t}^{(n)} dA \quad \text{或} \quad \frac{D}{Dt}\int_V \rho v_i dV = \int_V \rho f_i dV + \int_S t_i^{(n)} dA$$

利用 Cauchy 应力公式 $t_i^{(n)} = \sigma_{ji} n_j$，可以用应力场 $\sigma_{ij}$ 来表示面积力。运用高斯公式将面积分变换为体积分，则上式变为

$$\frac{D}{Dt}\int_V \rho \vec{v} dV = \int_V (\rho \vec{f} + \nabla_x \cdot T) dV \quad \text{或} \quad \frac{D}{Dt}\int_V \rho v_i dV = \int_V (\rho f_i + \sigma_{ji,j}) dV$$

运用质量守恒条件，则可得

$$\int_V \rho \frac{Dv_i}{Dt} dV = \int_V (\rho f_i + \sigma_{ji,j}) dV \tag{2.95}$$

故：

$$\nabla_x \cdot \sigma + \rho \vec{f} = \rho \vec{a} = \rho \frac{D\vec{v}}{Dt} \quad \text{或} \quad \frac{\partial \sigma_{ij}}{\partial x_j} + \rho f_i = \rho a_i = \rho \frac{Dv_i}{Dt} \tag{2.96}$$

此为 Euler 坐标中的 Cauchy 运动方程。而静力学中的平衡方程为

$$\nabla_x \cdot \sigma + \rho \vec{f} = 0 \quad \text{或} \quad \frac{\partial \sigma_{ij}}{\partial x_j} + \rho f_i = 0 \tag{2.97}$$

运动方程用 Lagrange 坐标可表示为

$$\nabla_X \cdot \sigma + \rho \vec{f} = \rho \frac{\partial \vec{v}}{\partial t}\bigg|_{\vec{X}} \tag{2.98}$$

其中，$\sigma = \sigma(\vec{x}(\vec{X},t),t)$，$\rho = \rho(\vec{x}(\vec{X},t),t)$，$\vec{f} = \vec{f}(\vec{x}(\vec{X},t),t)$，$\vec{v} = \vec{v}(\vec{X},t)$。

### 2.5.3 能量守恒方程

如果只考虑力学量，那么能量守恒原理可直接从动量方程推导出。求方程与速度 $\vec{v} = v_i \vec{e}_i$ 的标积，再对体积 $V$ 积分，得

$$\int_V \rho v_i \dot{v}_i dV = \int_V v_i \sigma_{ji,j} dV + \int_V \rho v_i f_i dV \tag{2.99}$$

由连续性方程可得

$$\int_V \rho v_i \dot{v}_i dV = \frac{D}{Dt}\int_V \rho \frac{v_i v_i}{2} dV = \frac{D}{Dt}\int_V \rho \frac{v^2}{2} dV = \frac{DK}{Dt} \tag{2.100}$$

它说明该积分是连续介质所含动能 $K$ 的变化率。而

$$v_i \sigma_{ji,j} = (v_i \sigma_{ji})_{,j} - v_{i,j} \sigma_{ji} = (v_i \sigma_{ji})_{,j} - (D_{ij} + \Omega_{ij}) \sigma_{ji} = (v_i \sigma_{ji})_{,j} - D_{ij} \sigma_{ji}$$

其中，$\sigma_{ij}$、$D_{ij}$ 和 $\Omega_{ij}$ 分别为应力张量、应变率张量和转动率张量。已经应用了对称张量与反对称张量的内积为零，$\Omega_{ij} \sigma_{ji} = 0$。方程可表示为

$$\frac{DK}{Dt} + \int_V D_{ij} \sigma_{ji} dV = \int_V (v_i \sigma_{ji})_{,j} dV + \int_V \rho v_i f_i dV = \int_S v_i t_i^{(n)} dA + \int_V \rho v_i f_i dV$$

此式左边是总机械能（动能和应变能）的变化率，右边是外力（边界上的面积力

和体积力）的功率。将左边第二项应变能或机械内能的变化率记为 $\dfrac{\mathrm{D}U}{\mathrm{D}t}$，右边记

为 $\dfrac{\tilde{\mathrm{D}}W}{\mathrm{D}t}$，特殊符号 $\tilde{D}$ 表示该量并非真正的全微分（或恰当微分），上式可记为

$$\frac{\mathrm{D}K}{\mathrm{D}t} + \frac{\mathrm{D}U}{\mathrm{D}t} = \frac{\tilde{\mathrm{D}}W}{\mathrm{D}t} \tag{2.101}$$

一般地，既需要考察机械能，又需要考虑非机械能（如热能），此时就需要更为一般形式的独立能量守恒方程，而不仅仅是运动方程的一次积分。能量守恒是最普遍的规律，指的是动能与内能的时间变化率等于功率和其他外来能量或单位时间内由连续介质跑掉的能量之和。所说的外来能量包括热能、化学能、电能等。下面仅考虑机械能和热能间的转换和守恒，这时能量守恒定律就是热力学第一定律。连续介质力学中通常选择由给定的连续介质（即与周围不发生质量交换的封闭系统）作为热力学系统，热力学第一定律表明：一个体系所吸收的热量 $\Delta Q$ 与外力对体系所做的机械功 $\Delta W$ 之和等于该体系的动能 $K$ 和内能 $U$ 的增量，即

$$\Delta Q + \Delta W = \Delta K + \Delta U \tag{2.102}$$

体系吸收的热量有两个来源：一是通过体系边界从外面进入的热量，以 $\bar{q}$ 代表边界上每单位面积通过热传导流入的热流矢量；二是体系内释放的热量（如辐射、放电或有化学作用时释放的热），以 $r$ 代表体系每单位时间内单位质量产生的热量。则体系单位时间内吸收的热量（吸热率）为

$$\frac{\mathrm{D}Q}{\mathrm{D}t} = -\int_S \bar{q} \cdot \bar{n}\mathrm{d}A + \int_V \rho r \mathrm{d}V \tag{2.103}$$

右边第一项的负号是因 $\bar{n}$ 为外法向而 $\bar{q}$ 为流入。单位时间外力做的功（功率）$\dfrac{\mathrm{D}W}{\mathrm{D}t}$ 在非极性情况下由两部分组成：一是作用在体系边界上的面力 $\bar{t}^{(n)}$ 在单位时间内对体系做的功，二是单位质量的体积力 $\bar{f}$ 在单位时间内做的功，即功率

$$\frac{\mathrm{D}W}{\mathrm{D}t} = \int_S \bar{t}^{(n)} \cdot \bar{v}\mathrm{d}A + \int_V \rho \bar{f} \cdot \bar{v}\mathrm{d}V \tag{2.104}$$

而对时刻 $t$ 体积为 $V$ 的体系，其总动能 $K$ 和总内能 $U$ 分别为

$$K = \int_V \frac{1}{2}\rho v^2 \mathrm{d}V \tag{2.105}$$

$$U = \int_V \rho u \mathrm{d}V \tag{2.106}$$

其中，$u$ 为单位质量的内能。则能量守恒原理用变化率表示为

$$\frac{\mathrm{D}W}{\mathrm{D}t} + \frac{\mathrm{D}Q}{\mathrm{D}t} = \frac{\mathrm{D}K}{\mathrm{D}t} + \frac{\mathrm{D}U}{\mathrm{D}t} \tag{2.107}$$

将式（2.103）～式（2.106）代入式（2.107），有

$$-\int_S q_i n_i \mathrm{d}A + \int_V \rho r \mathrm{d}V + \int_S t_i^{(n)} v_i \mathrm{d}A + \int_V \rho f_i v_i \mathrm{d}V = \frac{\mathrm{D}}{\mathrm{D}t}\left(\int_V \frac{1}{2}\rho v_i v_i \mathrm{d}V + \int_V \rho u \mathrm{d}V\right)$$

利用 Cauchy 应力公式和高斯定理得

$$\int_V [-q_{i,i} + \rho r + (\sigma_{ji} v_i)_{,j} + \rho f_i v_i]\mathrm{d}V = \frac{\mathrm{D}}{\mathrm{D}t}\int_V \left(\frac{1}{2}\rho v_i v_i + \rho u\right)\mathrm{d}V$$

可将上式进一步变为

$$\int_V \left[ v_i\left(\sigma_{ji,j} + \rho f_i - \rho\frac{\mathrm{D}v_i}{\mathrm{D}t}\right) + \left(\sigma_{ji}v_{i,j} - q_{i,i} + \rho r - \rho\frac{\mathrm{D}u}{\mathrm{D}t}\right)\right]\mathrm{d}V = 0$$

利用运动方程，设被积函数连续，因 $V$ 任意，便得到 Euler 坐标表示的能量守恒方程：

$$\rho\frac{\mathrm{D}u}{\mathrm{D}t} = -q_{i,i} + \rho r + \sigma_{ji}v_{i,j} = -q_{i,i} + \rho r + \sigma_{ij}D_{ij} \qquad (2.108)$$

力学含义是：内能的变化率等于应力做功的功率和加到连续介质中的热能之和。

特例：

（1）如果全部非机械能量的转换都由遵循 Fourier 定律的热传导提供，则

$$q_i = -J\kappa\frac{\partial\theta}{\partial x_i} \qquad (2.109)$$

其中，$J$ 为热功当量；$\kappa$ 为热传导系数；$\theta$ 为热力学温度，则能量方程为

$$\rho\frac{\mathrm{D}u}{\mathrm{D}t} = J\frac{\partial}{\partial x_i}\left(\kappa\frac{\partial\theta}{\partial x_i}\right) + \sigma_{ij}D_{ij} \qquad (2.110)$$

（2）如果更进一步，不考虑应变能的变化，且若 $u = Jc\theta$，其中 $c$ 为当变形率为零时的比热容。则有静止连续介质中常用的热传导方程：

$$\rho c\frac{\partial\theta}{\partial t} = \frac{\partial}{\partial x_i}\left(\kappa\frac{\partial\theta}{\partial x_i}\right) \qquad (2.111)$$

对于 Lagrange 坐标，则可改写为

$$\int_{V_0} [-q_{i,i} + \rho r + (\sigma_{ji}v_i)_{,j} + \rho f_i v_i] J\mathrm{d}V_0 = \frac{\mathrm{D}}{\mathrm{D}t}\int_{V_0}\left(\frac{1}{2}\rho v_i v_i + \rho u\right) J\mathrm{d}V_0$$

类似有

$$\rho\frac{\mathrm{D}u}{\mathrm{D}t}\bigg|_{\bar{X}} = -q_{i,i} + \rho r + \sigma_{ji}v_{i,j} \qquad (2.112)$$

注意，式（2.112）与式（2.108）虽然形式一样，但式（2.112）中各变量全是 $\bar{X}$ 的函数，而式（2.108）中的则全是 $\bar{x}$ 的函数。

### 2.5.4 热力-机械介质力学的完备方程组

对于机械运动与热现象发生耦合的热力-机械介质，基本方程包括：

（1）连续方程：

$$\frac{\partial \rho}{\partial t} + (\rho v_j)_{,j} = 0 \tag{2.113}$$

（2）运动方程：

$$\sigma_{ji,j} + \rho f_i = \rho \frac{\mathrm{D} v_i}{\mathrm{D} t} \tag{2.114}$$

（3）能量方程：

$$\frac{\mathrm{D} u}{\mathrm{D} t} = \frac{1}{\rho} \sigma_{ij} D_{ij} - \frac{1}{\rho} q_{i,i} + r \tag{2.115}$$

这共是 5 个独立的非线性一阶偏微分方程，即便其中体积力分布 $f_i$ 和热源分布 $r$ 已知，也还有 14 个未知数，即密度 $\rho(\bar{x}, t)$、3 个速度分量 $v_i(\bar{x}, t)$ 或位移分量 $u_i(\bar{x}, t)$、6 个应力分量 $\sigma_{ij}(\bar{x}, t)$、3 个热流分量 $q_i(\bar{x}, t)$ 和比内能 $u(\bar{x}, t)$。此外还须满足控制熵增长的热力学第二定律导出的 Clausius-Duhem 不等式：

$$\frac{\mathrm{D} s}{\mathrm{D} t} - r_s - \frac{1}{\rho} \left( \frac{q_i}{\theta} \right)_{,i} \geqslant 0 \tag{2.116}$$

其中，$s$ 为单位质量的熵；$r_s$ 为单位质量的熵源；$\theta$ 为热力学温度，即使 $r_s$ 是已知的，这个不等式也新添了两个未知量，即 $s$ 和 $\theta$，而不等式又不能用来定量求解未知数。因此，要使整个方程组适定，还需补充不包含任何新未知量的 11 个方程。连续介质力学的完备方程组还有两个来源：一是运动学的几何关系，它们建立了 6 个应变分量与 3 个位移的 6 个关系；二是反映具体材料力学性质的本构关系，它们是应力张量和运动学变量（如应变张量或形变率张量）以及热力学变元之间的 6 个关系式，以描述材料介质承受外加机械力或热力作用时的介质特性。这样总共便有 17 个方程，但因引入了 6 个本构方程，其包括了 6 个应变未知量，故总共有 22 个未知量，所以还需补充 5 个方程。例如 3 个描述了温度-热传导关系式。

傅里叶导热方程：

$$q_i = -\kappa \theta_{,i} \tag{2.117}$$

其中，$\kappa$ 为热传导系数。

2 个热力学状态方程，包括动力学状态方程、量热状态方程。动力学状态方程：

$$F(\rho, P, \theta) = 0 \tag{2.118}$$

其中，$P$ 为压强。

Caloric 热力学状态方程：

$$u = u(\theta, \rho) \tag{2.119}$$

在不少情况下，力学和热力学过程的相互影响可以忽略，此即连续介质的非耦合热弹性理论，这时方程数可减少到 16 个（1 个连续方程，3 个运动方程或平衡方程，6 个本构方程，6 个几何方程）。此时，能量方程只是运动方程的第一积分，故未计入；而此时的本构关系只含有静力学变量（应力）和运动参变量（速度、位移和应变），因而通常称应力-应变关系，解 16 个未知数（即 $\rho$、$u_i$ 或 $v_i$、$\sigma_{ij}$、$\varepsilon_{ij}$ 或 $D_{ij}$）。

## 参 考 文 献

[1] Lai W M，Rutin D，Krempl E. Introduction to Continuum Mechanics. 4th ed. Amsterdam：Elsevier Butterworth-Heinemann，2010.

[2] Fung Y C. A First Course in Continuum Mechanics：For Physical and Biological Engineers and Scientists. Englewood：Prentice Hall，1994.

[3] Reddy J N. Introduction to Continuum Mechanics. 2nd ed. Cambridge：Cambridge University Press，2013.

[4] 陶祖莱. 生物力学导论. 天津：天津科技翻译出版社公司，2000.

[5] 姜宗来，樊瑜波. 生物力学：从基础到前沿. 北京：科学出版社，2010.

[6] Gould P L，Feng Y. Introduction to Linear Elasticity. 4th ed. Berlin：Springer International Publishing，2018.

# 第3章

>>

## 生物材料的力学性能描述

生物医用材料力学问题的求解，首先要建立一套完备的力学方程，这些方程来源于两个方面，一方面是普遍的物理定律，如第 2 章介绍的运动方程、能量守恒方程等；另一方面是反映生物医用材料固有力学性能的本构关系。本构关系征了材料在外载荷作用下特有的力学行为，一般用应力-应变关系来表述。为了获得本构关系，必须对特定材料的力学行为进行定量描述和测定，这就要定义并测量一系列的力学参量。这些力学参量是评定材料质量的主要依据，以及结构设计时材料选择和结构力学评估的主要根据。

本章将简要介绍生物材料力学性能的描述指标和参量，如弹性、刚度、强度、韧性、黏弹性、疲劳、磨损等。

## 3.1 材料的力学性能

材料的力学性能或机械性能是表征材料在不同环境下承受外力作用、抵抗变形的能力及其破坏规律等力学行为的参量[1]。材料变形时，其内部分子（原子）间或离子间的相对位置和距离会发生变化，同时产生原子及分子间的附加内力（应力）而抵抗外力，并试图恢复到变形前的状态，达到新的平衡。在这一过程中，不同的材料因为其力学性能的差异将表现出不同的力学行为。有多少行为，就有多少对应的性能。例如，在外力作用下材料发生拉伸变形，为了判断材料的屈服、颈缩、断裂等的力学行为，分别引入屈服强度、抗拉强度、断裂强度等力学性能指标。

外界条件不同，相同的材料也会有不同的力学性能。断裂强度的临界条件是断裂，不少外界条件可以影响断裂行为，如温度升高到熔点的 40%～50% 导致断裂，对应有蠕变断裂强度，对反复的交变载荷有疲劳断裂强度，对特定的化学介质有腐蚀断裂强度。同一材料的不同力学性能，只是相同的内部结构在不同的外界条件下所表现出的不同力学行为。

材料的力学性能常用其力学性能指标来表述，并常取为力学参量的临界值或规定值。材料的力学性能指标是材料在载荷和环境因素作用下抵抗变形与断裂的量化因子，是评定材料质量的主要依据，也是结构设计时材料选择和结构力学评估的主要根据。常见工程和生物材料的力学性能如表 3.1 所示[2-4]。

表 3.1　常见工程和生物材料的力学性能

| 材料 | 杨氏模量/GPa | 泊松比 | 抗拉伸强度/MPa | 抗压强度/MPa | 剪切强度/MPa | 拉伸极限应变/% |
|---|---|---|---|---|---|---|
| 不锈钢 | 210 | 0.3 | 400~600 | 210 | 320~480 | 40 |
| 钴铬钼合金 | 230 | 0.3 | 655 | | | 10 |
| 钛合金（Ti6Al4V） | 110 | 0.33 | 1170 | 1070 | 760 | 10~20 |
| 镁合金 | 40 | 0.35 | 170~240 | | 120~180 | 5~15 |
| 氧化铝 | 380 | 0.26 | | 4000 | | |
| 超高分子量聚乙烯（UHMWPE） | 0.5~1.4 | 0.4 | 38 | | | 100~250 |
| 骨水泥（PMMA） | 2.5~29.4 | 0.25 | 55~77 | 60~90 | | |
| 韧带 | 0.3 | 0.3 | 50~100 | | | 5~20 |
| 肌腱 | 1.2~1.8 | 0.3 | 50~105 | | | 9~35 |
| 关节软骨 | 0.015~0.1 | 0.46 | | 0.5~1 | | |
| 松质骨 | 0.2~2.2 | 0.3 | 10~20 | 10~20 | 5 | 2~10 |
| 皮质骨（湿骨） | 7~21 | 0.3 | 100~160 | 120~200 | 70~85 | 1~2 |

材料力学性能的影响因素可分为内在因素和外在因素。内在因素主要有材料的化学成分、内部组织结构、冶金质量、表面或内部缺陷、残余应力等。例如，金属具有延展性，陶瓷硬而脆，橡胶具有很大的弹性形变等，迥然不同的力学行为是由其基本结构决定的。金属与陶瓷材料的晶体结构（包括键合类型）、缺陷（主要是位错）是理解和描述其力学性能的核心概念；而在高分子材料中却是分子链的构型、交联与缠结起关键作用。一般的铸铁是脆性的，但球墨化可使其增韧；而钢中掺碳可使其增强变脆（提高强度降韧）。

外在因素主要有温度、环境介质、载荷、试样尺寸和形状、时间等[1]。①环境的影响。外部环境主要包括温度、辐射、磁场等。生物组织材料处于不同环境，如在体条件或离体条件，其性能的差异是非常显著的。温度效应的存在是十分普遍的现象，如高聚物类材料的力学性能对温度就十分敏感。②环境介质的影响。环境介质对在其中服役的构件材料的力学性能往往有着重要的影响。例如，不同化学介质中的低应力脆性断裂行为，如应力腐蚀、腐蚀疲劳等。③载荷的影响。加载方式（静载荷、冲击载荷、交变载荷等）、加载速率（高速、低速、静态等）、应力状态（拉伸、压缩、弯曲、扭转等）、载荷谱等不同，材料的力学性能会有显著的差异。例如，高速加载使材料带黏性，交变加载使材料变脆，三向等拉使材料变脆，三向等压使材料变韧。④构件几何的影响。材料的力学行为通常通过对构件进行实验，那么构件的尺寸、形状自然会影响材料的力学性质。生物组织材料具有高度的不均匀性，尺寸的影响也较明显。⑤时间的影响。材料的力学性能与时间因素有关，如时间增加会使材料老化。

## 3.2 应力-应变曲线

在材料力学实验机上，以一定的载荷 $P$ 和加载速率对试件进行拉、压、弯、扭等力学测试，记录载荷和形变 $\Delta L$ 在不同时刻的示值，并绘出曲线，就得到载荷-变形曲线。对于材料力学实验来讲，一般采用标准试件进行实验，其几何形状是规则的。对一单轴拉压实验，如果将载荷-变形曲线的纵坐标、横坐标分别用试件的初始横截面积 $A$ 和初始标距长度 $L$ 去除，即

$$\sigma = \frac{P}{A}, \quad \varepsilon = \frac{\Delta L}{L} \tag{3.1}$$

则得到应力-应变曲线。因为是以常数去除，故两个曲线的形状相同或相似，但二者的坐标刻度不同，意义也不同。通过载荷-变形曲线和应力-应变曲线，可以得到该材料一系列的力学特性，如弹性、刚度、强度、韧度、应变能等力学指标[5]。

### 3.2.1 脆性材料的应力-应变曲线

对于脆性材料，从变形一直到断裂，只能观察到不太显著的形变，试样毁坏突然发生，例如，图 3.1 所示为脆性材料的典型拉伸应力-应变曲线示意图。玻璃、多种陶瓷、岩石、淬火状态的高碳钢、普通灰铸铁、骨水泥（PMMA）、干骨等都是脆性材料，在拉伸断裂前，几乎不发生塑性变形，在最高载荷点处断裂，形成平断口，断口平面与拉力轴线垂直。应力-应变曲线与横轴夹角 $\alpha$ 的大小表示材料对弹性变形的抗力，用杨氏模量 $E$ 表示：

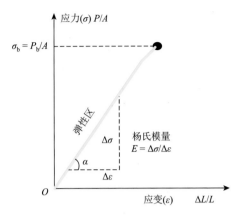

**图 3.1  脆性材料的拉伸应力-应变曲线示意图**

$$E = \frac{\Delta \sigma}{\Delta \varepsilon} = \tan \alpha \qquad (3.2)$$

在弹性变形阶段，应力与应变成正比，即 $\sigma = E\varepsilon$，满足 Hooke 定律。

有些脆断材料的应力-应变曲线没有显著的直线部分，不符合 Hooke 定律。在研究弹性性质时，通常取 $\sigma$-$\varepsilon$ 曲线上过起点的一条割线代替开始部分的曲线，近似地用 Hooke 定律。曲线顶端为破坏时的应力值，称为强度极限 $\sigma_b$：

$$\sigma_b = \frac{P_b}{A} \qquad (3.3)$$

其中，$P_b$ 为试样拉断时的最大拉力。强度极限是衡量脆性材料的主要指标。

### 3.2.2  塑性材料的应力-应变曲线

对于塑性材料，试样的应力-应变曲线将出现几个不同的阶段。以低碳钢的拉伸为例，如图 3.2 所示，其载荷-形变曲线和应力-应变曲线大致可分为弹性变形、不均匀塑性变形、均匀塑性变形、不均匀集中塑性变形四个阶段[1]。由曲线可获得弹性模量、弹性极限、屈服强度、极限强度、断裂强度等力学性能指标。

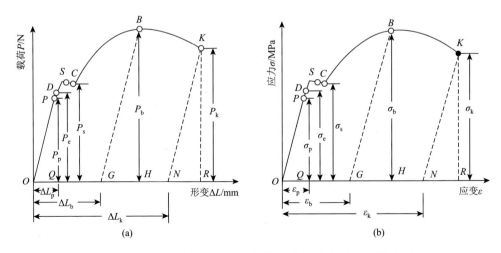

**图 3.2  低碳钢的拉伸载荷-形变曲线（a）和应力-应变曲线（b）**

## 1. 弹性阶段 *OD*

应力-应变曲线的弹性阶段的应变很小，若将载荷卸去，变形会全部恢复，材料服从 Hooke 定律。直线最高点 *P* 的应力 $\sigma_p$ 称比例极限，它表征材料处于线性弹性状态的范围。直线 *OP* 的斜率：

$$\tan\alpha = \frac{\sigma}{\varepsilon} = E \tag{3.4}$$

此即材料的杨氏模量，表征材料对变形的抵抗能力。相应地，载荷-形变曲线上直线 *OP* 的斜率：

$$K = \frac{P}{\Delta L} = \frac{AE}{L} \tag{3.5}$$

此即试件的（结构）刚度。当试件应力超过 *D* 点时，试件开始产生塑性形变。*PD* 称为非线性弹性阶段。*D* 点的应力 $\sigma_e$ 是材料的弹性极限。

## 2. 屈服阶段（不均匀塑性变形阶段）*SC*

在应力超过弹性极限 $\sigma_e$ 后，应力-应变曲线逐渐变弯，到达屈服点 *S* 后，图形出现一段近于水平的屈服阶段 *SC*，材料好像暂时失去对变形的抵抗能力，变形大部分为塑性形变或称残余形变。试件在屈服阶段承受的载荷有不大的波动，其最低值 $P_s$ 比较稳定，它代表材料抵抗屈服的能力，对应的应力值 $\sigma_s$ 称屈服强度：

$$\sigma_s = \frac{P_s}{A} \tag{3.6}$$

它表征了材料开始进入塑性变形。

对没有明显屈服阶段的塑性材料（如硬铝和合金钢等），常用人为规定的名义屈服极限 $\sigma_{0.2}$（卸载后残余应变为 0.2% 相应的应力值）来说明材料的强度，称工程屈服强度。

## 3. 强化阶段（均匀塑性变形阶段）*CB*

屈服后材料恢复对变形的抵抗能力。当曲线达到最高点 *B* 时，试件承受的载荷 $P_b$ 最大，相应的应力值 $\sigma_b$ 称极限强度：

$$\sigma_b = \frac{P_b}{A} \tag{3.7}$$

它表征了材料的最大抗拉能力。强化阶段的变形绝大部分也是塑性变形，同时整个试件的横向尺寸明显缩小。

## 4. 颈缩阶段 *BK*

*B* 点过后，试件变形集中于某一局部，使之显著变细而出现颈缩现象。由于试

件截面显著缩小，试件继续变形所需的载荷反而逐渐减小，直到断裂点 $K$，试件断裂，相应的应力值 $\sigma_k$ 称断裂强度：

$$\sigma_k = \frac{P_k}{A} \tag{3.8}$$

## 3.3　弹性与刚度

　　在材料的加载变形过程中，绝大部分固体材料都首先产生弹性变形，即外力去除后，随之消失的变形，其具有可逆性的特点。对于金属、陶瓷或结晶态的高分子聚合物，在弹性变形范围内，应力和应变之间可以看成具有单值线性关系，且弹性变形量较小。对于橡胶态的高分子聚合物，应力和应变在弹性变形范围内不呈线性关系，且变形量较大。

　　无论变形量大小，应力与应变是否呈线性关系，凡弹性变形都是可逆变形。材料产生弹性变形的本质，概括说来，是构成材料的原子（离子）或分子自平衡位置产生可逆位移的反映。金属、陶瓷类晶体材料的弹性变形是处于晶格结点的离子在力的作用下在其平衡位置附近产生的微小位移，而橡胶类材料则是呈卷曲状的分子链在力的作用下通过链段的运动沿受力方向产生的伸展。生物组织材料一般有比较复杂的组成和结构，其弹性变形机制比较复杂，粗略讲，骨材料偏向陶瓷材料，而软组织偏向高分子橡胶。

### 3.3.1　Hooke 定律

　　在一定限度内，可将材料简化为如下理想模型——线弹性固体[6]：①所施加的载荷和所测得的变形量间呈线性关系，在给定温度下，应力与应变之间呈一一对应关系；②加载速率不影响弹性性质，即载荷增大的速度快慢不影响上述线性关系；③完全弹性，即载荷卸除时，变形立即完全消失；④小变形，高阶微量可忽略。常用金属在变形足够小时都近似具有这种性质，骨材料、软骨材料等生物材料在变形足够小时也可近似满足这种性质。

　　不考虑热效应，假定整个变形过程是绝热过程（没有热量产生和损耗），同时又是等温过程。线弹性固体的本构关系[7]，即其应力-应变关系为

$$\sigma_{ij} = C_{ijkl}\varepsilon_{kl} \tag{3.9}$$

此即广义的 Hooke 定律。其中，$\sigma_{ij}$ 为应力张量；$\varepsilon_{kl}$ 为 Cauchy 无限小应变张量，

$\varepsilon_{ij} = \frac{1}{2}\left(\dfrac{\partial u_i}{\partial x_j} + \dfrac{\partial u_j}{\partial x_i}\right)$；$C_{ijkl}$ 为弹性系数张量，表征了各向异性线弹性固体的弹性性

质，为四阶张量，具有应力的量纲。$C_{ijkl}$ 表征材料固有的弹性性能，不同材料的 $C_{ijkl}$ 不同，不因载荷和变形而改变，不随时间而变化，也不是速度的函数。

一般说来，反映物性的 $C_{ijkl}$ 应该是点的位置坐标 $x_i$ 和温度 $\theta$ 的函数。而对于均匀材料，应力场和应变场是常张量场，所以均匀材料的 $C_{ijkl}$ 与位置 $x_i$ 无关；如果变形过程中的温度 $\theta$ 变化不大，或温度对 $C_{ijkl}$ 的影响很小，那么可认为 $C_{ijkl}$ 为常数。可以证明 $C_{ijkl}$ 关于指标 $k, l$ 对称，即 $C_{ijkl} = C_{ijlk}$。

由于应力张量和应变张量都对称，则 Hooke 定律可转化为 6 个方程，弹性系数张量仅有 36 个独立分量。为了用矩阵形式表示 $C_{ijkl}$，习惯上约定：1 代表 11，2 代表 12，3 代表 33，4 代表 23，5 代表 31，6 代表 12，则 Hooke 定律变为

$$\sigma_\alpha = C_{\alpha\beta}\varepsilon_\beta \quad (\alpha, \beta = 1, 2, 3, 4, 5, 6) \tag{3.10}$$

即

$$\begin{pmatrix} \sigma_1 \\ \sigma_2 \\ \vdots \\ \sigma_6 \end{pmatrix} = \begin{pmatrix} C_{11} & C_{12} & \cdots & C_{16} \\ C_{21} & C_{22} & \cdots & C_{26} \\ \vdots & \vdots & & \vdots \\ C_{61} & C_{62} & \cdots & C_{66} \end{pmatrix} \begin{pmatrix} \varepsilon_1 \\ \varepsilon_2 \\ \vdots \\ \varepsilon_6 \end{pmatrix} \tag{3.11}$$

可以认为，任何弹性体受力变形时都有弹性应变能（也称弹性势函数或应变能函数）。应变能的存在使 $C_{\alpha\beta}$ 为对称张量，即 $C_{\alpha\beta} = C_{\beta\alpha}$，故各向异性的线弹性体独立的弹性常数至多有 21 个。

一般材料的弹性性质总具有某种对称性。弹性对称性是指在对称的方向弹性性质是等效的，这种对称性反映了材料内部结构的某种对称性质。与对称方向垂直的平面称为弹性对称面，而与对称面垂直的方向称为弹性主方向。若材料有三个互相垂直的弹性对称面，称为正交各向异性材料，取三个坐标轴为材料主轴，此时其弹性矩阵如下：

$$C_{\alpha\beta} = \begin{pmatrix} C_{11} & C_{12} & C_{13} & 0 & 0 & 0 \\ C_{21} & C_{22} & C_{23} & 0 & 0 & 0 \\ C_{31} & C_{32} & C_{33} & 0 & 0 & 0 \\ 0 & 0 & 0 & C_{44} & 0 & 0 \\ 0 & 0 & 0 & 0 & C_{55} & 0 \\ 0 & 0 & 0 & 0 & 0 & C_{66} \end{pmatrix} \tag{3.12}$$

其中只有 9 个独立常数。如果过物体内每一点都有一个平面，在这个平面内的各个方向上弹性性质都等效，此平面为各向同性面。若物体具有一个各向同性面，称为横观各向同性弹性材料，取 $\bar{e}_3$ 为此各向同性面的法向，则弹性矩阵变为

$$C_{\alpha\beta} = \begin{pmatrix} C_{11} & C_{12} & C_{13} & 0 & 0 & 0 \\ C_{21} & C_{11} & C_{13} & 0 & 0 & 0 \\ C_{31} & C_{31} & C_{33} & 0 & 0 & 0 \\ 0 & 0 & 0 & C_{44} & 0 & 0 \\ 0 & 0 & 0 & 0 & C_{44} & 0 \\ 0 & 0 & 0 & 0 & 0 & \dfrac{C_{11}-C_{12}}{2} \end{pmatrix} \quad (3.13)$$

其中只有 5 个独立弹性系数。在考察骨的弹性时，经常将其看成正交各向异性材料，并可进一步将之简化为横观各向同性材料。

若物体内所有方向均具有完全对称性，即所有方向都弹性等效，就称这种材料是各向同性材料，此时弹性矩阵为各向同性矩阵：

$$C_{\alpha\beta} = \begin{pmatrix} \lambda+2\mu & \lambda & \lambda & 0 & 0 & 0 \\ \lambda & \lambda+2\mu & \lambda & 0 & 0 & 0 \\ \lambda & \lambda & \lambda+2\mu & 0 & 0 & 0 \\ 0 & 0 & 0 & \mu & 0 & 0 \\ 0 & 0 & 0 & 0 & \mu & 0 \\ 0 & 0 & 0 & 0 & 0 & \mu \end{pmatrix} \quad (3.14)$$

此时 Hooke 定律可改写为

$$\sigma_{ij} = \lambda\delta_{ij}\varepsilon_{kk} + 2\mu\varepsilon_{ij} \quad (3.15)$$

其中，$e = \varepsilon_{ii}$，为变形率；2 个独立弹性系数 $\lambda$，$\mu$ 称为 Lame 常数（单位为 Pa）。此为均质各向同性线弹性固体满足的 Hooke 定律，材料简称 Hooke 材料。

Hooke 材料的本构关系可改写为

$$\varepsilon_{ij} = \frac{1}{2\mu}\left( \sigma_{ij} - \frac{\lambda}{3\lambda+2\mu}\sigma_{kk}\delta_{ij} \right) \quad (3.16)$$

对于 Hooke 材料，可以证明：主应力方向与主应变方向重合，且主应力 $\sigma_i$ 与主应变 $\varepsilon_i$ 的关系为

$$\sigma_i = 2\mu\varepsilon_i + \lambda\varepsilon_{kk} = 2\mu\varepsilon_i + \lambda e \quad (3.17)$$

### 3.3.2 弹性模量

1. 杨氏模量和泊松比

对于理想的均质各向同性线弹性材料，即 Hooke 材料，在单轴拉伸（压缩）加载作用下会发生弹性形变，其应力与弹性应变服从 Hooke 定律，即应力与应变成正比：

$$\sigma = E\varepsilon \tag{3.18}$$

若取 $\vec{e}_1$ 为拉伸轴向，则仅有 $\vec{e}_1$ 方向的正应力分量不等于零，即仅 $\sigma_{11} \neq 0$，故有

$$\varepsilon_{11} = \frac{1}{2\mu}\left(\sigma_{11} - \frac{\lambda}{3\lambda + 2\mu}\sigma_{11}\right) = \frac{\lambda + \mu}{\mu(3\lambda + 2\mu)}\sigma_{11}$$

$$\varepsilon_{22} = \varepsilon_{33} = -\frac{\lambda}{2\mu(3\lambda + 2\mu)}\sigma_{11} = -\frac{\lambda}{2(\lambda + \mu)}\varepsilon_{11} \tag{3.19}$$

$$\varepsilon_{12} = \varepsilon_{13} = \varepsilon_{23} = 0$$

定义杨氏模量为

$$E = \frac{\sigma_{11}}{\varepsilon_{11}} = \frac{\mu(3\lambda + 2\mu)}{\lambda + \mu} \tag{3.20}$$

它表征单轴拉伸（压缩）时弹性状况的常数，即反映材料对于拉压变形的抵抗能力。$E$ 越大，材料越不易变形，材料刚度越大。表 3.1 给出了常见生物医用材料的杨氏模量值。不同类型的材料，其弹性模量可以差别很大。

在加载方向上的变形，如伸长，必然导致与加载方向垂直的方向上的收缩。定义泊松比为

$$\nu = -\frac{\varepsilon_{22}}{\varepsilon_{11}} = -\frac{\varepsilon_{33}}{\varepsilon_{11}} = \frac{\lambda}{2(\lambda + \mu)} \tag{3.21}$$

它为横向应变对轴向应变之比的负值，反映了材料横向收缩或膨胀的特性。

Hooke 材料单轴拉伸（压缩）时的本构关系可写为工程常用的形式：

$$\begin{cases} \varepsilon_{11} = \dfrac{1}{E}[\sigma_{11} - \nu(\sigma_{22} + \sigma_{33})] & \varepsilon_{12} = \dfrac{1}{2\mu}\sigma_{12} \\[2mm] \varepsilon_{22} = \dfrac{1}{E}[\sigma_{22} - \nu(\sigma_{11} + \sigma_{33})] & \varepsilon_{13} = \dfrac{1}{2\mu}\sigma_{13} \\[2mm] \varepsilon_{33} = \dfrac{1}{E}[\sigma_{33} - \nu(\sigma_{11} + \sigma_{22})] & \varepsilon_{23} = \dfrac{1}{2\mu}\sigma_{23} \end{cases} \tag{3.22}$$

其中，$\mu = \dfrac{E}{2(1 + \nu)}$，$E = \dfrac{\mu(3\lambda + 2\mu)}{\lambda + \mu}$，$\nu = \dfrac{\lambda}{2(\lambda + \mu)}$。四个常数中仅有两个独立。

### 2. 剪切模量

考察纯剪切，应力仅有一对非对角元素不为零，设 $\sigma_{12} = \sigma_{21} \neq 0$，则

$$\varepsilon_{12} = \frac{1}{2\mu}\sigma_{12} \tag{3.23}$$

定义剪切模量为纯剪切状态下剪切应力与工程剪切应变之比，或者说是剪切应力对起初沿 $\vec{e}_1$ 和 $\vec{e}_2$ 方向的两个互相垂直的微线元间的角度减少量之比，即

$$G = \frac{\sigma_{12}}{\gamma_{12}} = \frac{\sigma_{12}}{2\varepsilon_{12}} \tag{3.24}$$

它表征了材料抵抗剪切形变的能力。因为 Lame 常数 $\mu \equiv \dfrac{\sigma_{12}}{2\varepsilon_{12}}$，故 $\mu$ 又称剪切模量。

**3. 体变模量**

考察静水压力，$\sigma = pI$，则体积膨胀率 $e = \dfrac{\sigma_{kk}}{3\lambda + 2\mu} = \dfrac{3p}{3\lambda + 2\mu}$。定义体变模量 $K$ 为静水正压力 $p$ 对单位体积变化之比：

$$K = \frac{p}{e} = \frac{2\mu + 3\lambda}{3} = \frac{E}{3(1-2\nu)} \tag{3.25}$$

在真实材料中，从来没有观察到静水压力会导致体积增加，即 $p < 0$ 导致 $e < 0$，则 $K > 0$，由 $E > 0$ 可得 $1 - 2\nu > 0$，因此泊松比的上限为 $\nu_{\max} = 0.5$，对应于不可压缩材料（$e = 0$）。

各弹性常数之间是相互关联的。由本构方程 $\sigma_{ij} = \lambda\delta_{ij}\varepsilon_{kk} + 2\mu\varepsilon_{ij}$ 可知，要描述均质各向同性线弹性材料，仅需两个弹性常数，如 $\mu, \lambda$ 或 $E, \nu$，见表 3.2。

表 3.2　Hooke 材料的弹性常数的换算

|  | $\mu, \lambda$ | $E, \nu$ |
|:---:|:---:|:---:|
| $\lambda$ | $\lambda$ | $\dfrac{\nu E}{(1+\nu)(1-2\nu)}$ |
| $\mu$ | $\mu$ | $\dfrac{E}{2(1+\nu)}$ |
| $K$ | $\lambda + \dfrac{2}{3}\mu$ | $\dfrac{E}{3(1-2\nu)}$ |
| $E$ | $\dfrac{\mu(3\lambda + 2\mu)}{\lambda + \mu}$ | $E$ |
| $\nu$ | $\dfrac{\lambda}{2(\lambda + \mu)}$ | $\nu$ |

### 3.3.3　刚度

刚度是结构抵抗变形的能力。在相同载荷下，结构变形越小，则其刚度越大。将结构的刚度定义为结构产生单位变形所需的外力值，对于直杆单轴拉伸（压缩），有

$$K = \frac{P}{\Delta L} = \frac{EA}{L} \qquad (3.26)$$

在载荷-形变曲线上，刚度对应于线性弹性区域直线段的斜率。

构件在外力作用下，即使不出现塑性变形也总要产生弹性变形。在设计中，必须按照规范要求确保结构有足够的刚度，即要求构件在载荷作用下产生的弹性变形不超过一定的范围，这就是刚度条件。

### 3.3.4　弹性应变能密度

固体材料处于弹性变形阶段时，可看成弹性体。弹性体在外力作用下产生变形时，其内部将储存能量；外力撤除时，变形消失，能量也同时释放出来。伴随弹性形变而储存的能量称为应变能。在整个弹性范围加载过程中，试件能量的增加即应变能等于载荷完成的功：

$$U = W = \int_0^{\Delta L} P \mathrm{d}(\Delta L) = \frac{P \cdot \Delta L}{2} = \frac{EA(\Delta L)^2}{2L} \qquad (3.27)$$

而单位体积的应变能 $u$ 称弹性应变能密度或弹性比能，又称弹性比功：

$$u = \frac{U}{AL} = \int_0^{\varepsilon} \sigma \, \mathrm{d}\varepsilon = \frac{1}{2}\sigma\varepsilon = \frac{\sigma^2}{2E} = \frac{E\varepsilon^2}{2} \qquad (3.28)$$

其中，取 $\sigma = \sigma_e$ 为材料的弹性极限。弹性比能表征材料发生弹性变性的极限抗力。理论上弹性极限的测定应该是通过不断加载与卸载，直到能使变形完全恢复的极限载荷。实际上在测定弹性极限时是以规定某一少量的残留变形（如 0.01%）为标准，对应此残留变形的应力即为弹性极限。

在图 3.2 中，弹性比能对应于弹性阶段曲线下所包围的面积，即三角形 ODQ 的面积。整个拉伸图下的面积 OPSCBKRQ 表示拉断试件时外力所做的总功，即试件在破坏前所吸收的能量。但是这些能量大部分因塑性变形转化成热能被散失，当试件断裂时，随弹性变形的恢复而释放的应变能只有三角形 KRN 的面积部分，其中直线 KN 平行于直线 PO。

## 3.4　塑性、强度与断裂

塑性变形是指当应力超过屈服点，外力移去后不能恢复的永久性变形；塑性是指材料能产生显著的残余变形（塑性变形）而不立即断裂的能力。结构或构件在受力时（尤其承受动力荷载时）材料塑性好坏往往决定了结构是否安全可靠，因此材料塑性指标往往比强度指标更为重要[1]。

试件断裂后，变形中的弹性部分因回复而消失，但塑性变形部分则保留下来。

工程上用试件拉断后遗留下来的变形来表示材料的塑性性能。材料塑性的力学描述性能指标可分为两类：一类是反映材料对塑性变形和断裂的抗力的指标，称为材料的强度指标；另一类是反映材料塑性变形能力的指标，称为材料的塑性指标。

### 3.4.1 强度指标

#### 1. 屈服强度

原则上，材料的屈服强度应理解为开始出现塑性变形时的应力值。但实际上，对于连续屈服的材料，屈服强度很难作为判定材料屈服的准则。因为工程中的多晶体材料，其各晶粒的位向不同，不可能同时开始塑性变形，当只有少数晶粒发生塑性变形时，在应力-应变曲线上难以"察觉"出来。只有当较多晶粒发生塑性变形时，才能造成宏观塑性变形的效果。因此，显示开始塑性变形时应力水平的高低，与测试仪器的灵敏度有关。工程上采用规定一定的残留变形量的方法确定屈服强度。根据规定残留变形量的不同，主要分为以下三种。

（1）比例极限 $\sigma_p$：应力-应变曲线上符合线性关系的最高应力值为比例极限。超过 $\sigma_p$ 后，即认为材料开始非线性弹性变形。

（2）弹性极限 $\sigma_e$：试样加载后再卸载，以不出现残留的永久变形为标准，材料能够完全弹性恢复的最高应力值为弹性极限。超过 $\sigma_e$ 时，即认为材料开始屈服。

（3）屈服强度 $\sigma_s$：对于有明显屈服点的材料，屈服平台对应的应力值就是屈服强度，用 $\sigma_s$ 表示。$\sigma_s = \dfrac{P_s}{A}$，其中，$P_s$ 为物理屈服时的载荷或下屈服点对应的载荷。一般材料的变形曲线没有明显的屈服点，则以发生一定的残留变形对应的应力作为屈服强度。

#### 2. 极限强度

极限强度或称强度极限，表示材料的极限承载能力。例如，在拉伸应力-应变曲线上，与最高载荷 $P_b$ 对应的应力值 $\sigma_b$ 即为抗拉（极限）强度，$\sigma_b = \dfrac{P_b}{A}$。

对于脆性材料和不形成颈缩的塑性材料，其拉伸最高载荷就是断裂载荷，因此抗拉强度就代表断裂抗力，如钢丝绳的设计。对于形成颈缩的塑性材料，其抗拉强度代表产生最大均匀变形的抗力，也表示材料在静拉伸条件下的极限承载能力。

#### 3. 断裂强度

断裂强度表征材料对断裂的抗力。定义为试件断裂时的应力值：$\sigma_k = \dfrac{P_k}{A}$。而拉伸断裂时的载荷除以断口处的真实截面积所得的应力值，即真实应力：$s_k = \dfrac{P_k}{A_1}$，称为实际断裂强度。

## 3.4.2　强度理论

屈服与断裂是材料的两种基本失效模式。当材料发生断裂时，构件因解体而丧失承载能力；当材料发生屈服时，晶面间相对滑移，构件要产生塑性变形而失去正常的功能。

强度这个术语经常在两种场合出现，一种是研究材料的机械性质时谈到的材料强度；另一种是进行结构计算时谈到的结构强度。

某材料的强度是指材料抵抗破坏的能力。破坏是指断裂或产生过大的塑性变形。由该材料做成的标准试件通过单向拉伸实验来确定强度。强度极限和屈服极限分别是脆性材料和塑性材料的主要强度指标。

结构强度是指结构的极限承载能力，即在保证结构内各点应力 $\sigma$ 均不大于破坏应力的条件下结构的承载能力。结构的强度不仅与结构材料的强度有关，也与结构的几何形状和外力作用的方式有关。为保证结构完全，实际上不能允许结构内的应力正好达到破坏应力，在设计中要使用安全系数的概念。用破坏应力值除以安全系数，便得到许用应力：

$$[\sigma] = \frac{\sigma_b}{n_b} \quad \text{或} \quad [\sigma] = \frac{\sigma_s}{n_s} \tag{3.29}$$

其中，$n_b$ 和 $n_s$ 分别为脆性材料和塑性材料的安全系数。$n_b$ 为 1.5~2.0，$n_s$ 为 2.0~5.0。在设计中，为保证结构内各点应力值均不大于许用应力值，应满足如下的强度条件：

$$-[\sigma]_c \leqslant \sigma \leqslant [\sigma]_t \tag{3.30}$$

其中，下标 t 表示拉伸；c 表示压缩。

按照材料破坏的物理性质，可以分为脆性断裂和塑性屈服两种形式，因而强度理论也相应地分为两类；第一类以脆断为破坏标志，包括最大拉应力理论（第一强度理论）和最大拉应变理论（第二强度理论）；第二类强度理论则以屈服现象或发生显著的塑性变形为破坏标志，包括最大剪应力理论（第三强度理论）和最大形状改变能（或称均方根剪应力理论，也称第四强度理论）。

### 1. 第一强度理论

该理论认为材料断裂的原因为最大拉应力 $\sigma_1$，与应力状态无关。即无论材料内一点的应力状态如何，只要该点的最大拉应力 $\sigma_1$ 达到单向拉伸时横截面上

的极限应力 $\sigma_b$ 材料就发生破坏，故对危险点处于复杂状态下的构件，其强度条件为

$$\sigma_1 \leqslant [\sigma] = \frac{\sigma_b}{n_b} \tag{3.31}$$

该理论适用于符合脆性材料的拉断试验，如铸铁单向拉伸和扭转中的脆断。试验表明脆性材料在双向或三向拉伸破坏时，最大拉应力理论预测值与试验结果很接近。当三个主应力中有压应力存在时，只要压应力不超过最大拉应力值，材料仍发生脆性拉断失效，则理论预测也与试验结果大致接近；但若发生剪断时，该理论与实验结果不符合。例如，脆性材料在纯扭转破坏时，断裂沿 45°斜截面发生，这也就是最大拉应力所在的截面，与最大拉应力理论相符合。

该理论的不足是未考虑其余主应力影响且不能用于无拉应力的应力状态，如单向压缩、三向压缩等。

### 2. 第二强度理论

该理论认为材料断裂的原因与最大伸长应变 $\varepsilon_1$ 有关，而与应力状态无关。即无论材料内一点的应力状态如何，只要材料内该点的最大伸长应变 $\varepsilon_1$ 达到了单向拉伸断裂时最大伸长应变的极限值 $\varepsilon_b$，材料就发生断裂破坏。若材料直到脆断之前都在线弹性范围内工作，即若 $\varepsilon_1 = \frac{1}{E}[\sigma_1 - \nu(\sigma_2 + \sigma_3)]$，则强度条件为

$$\sigma_1 - \nu(\sigma_2 + \sigma_3) \leqslant [\sigma] = \frac{\sigma_b}{n_k} \tag{3.32}$$

该理论大体适用于脆性材料在双向（或三向）拉-压应力状态下，且压应力（绝对）值超过拉应力值时。

### 3. 第三强度理论

该理论认为当作用在构件上的外力过大时，其危险点处的材料就会沿最大剪应力所在的截面滑移而发生屈服破坏。因此，无论在什么样的应力状态下，只要材料内某点的最大剪应力达到了单向拉伸屈服时剪应力的屈服值 $\tau_s$，材料就在该点处出现显著塑性变形或屈服。因为 $\tau_{max} = \frac{1}{2}(\sigma_1 - \sigma_3)$，故：

$$\sigma_1 - \sigma_3 \leqslant [\sigma] = \frac{\sigma_s}{n_s} = \frac{2\tau_s}{n_s} \tag{3.33}$$

其中，$\tau_s$ 为材料屈服时的最大剪应力值，也称剪切屈服强度。该理论称为 Tresca 屈服准则，形式简单，符合实际，因而应用广泛。不足的是该理论中 $\sigma_2$ 没出现，在平面应力状态下该理论的预测偏于安全。

### 4. 第四强度理论

该理论认为单位体积的形状改变能 $\mu_s$ 是引起材料屈服破坏的决定性因素,可得其强度条件:

$$\sqrt{\frac{1}{2}[(\sigma_1 - \sigma_2)^2 + (\sigma_2 - \sigma_3)^2 + (\sigma_3 - \sigma_1)^2]} \leqslant [\sigma] = \frac{\sigma_s}{n_s} \quad (3.34)$$

该理论称为 von Mises 屈服准则。对于塑性材料,该理论比最大剪应力准则更符合实验结果。

## 3.4.3 塑性指标

常用的塑性指标为通过静力拉伸试验得到的延伸率 $\delta$ 和断面收缩率 $\psi$:

$$\delta = \frac{L_1 - L}{L} \times 100\% \quad (3.35)$$

$$\psi = \frac{A - A_1}{A} \times 100\% \quad (3.36)$$

延伸率 $\delta$ 为试件拉断时标距间长度伸长值与原标距比值的百分率,式中 $L$ 为标距原长,$L_1$ 为拉断后的标距。断面收缩率 $\psi$ 是指试件拉断后,颈缩区的断面面积缩小值与原断面面积比值的百分率,式中 $A$ 为试验前试件横截面积,$A_1$ 为拉断后断口处横截面积。

$\delta$ 和 $\psi$ 都表示材料直到拉断时其塑性变形所能达到的程度。$\delta$、$\psi$ 越大,说明材料塑性越好。通常把 $\delta > 5\%$(一般不加说明时均指对于标准试样 $L = 10d$)的材料称为塑性材料,$\delta < 5\%$ 的材料称为脆性材料。玻璃为一种典型的脆性材料,软金属为典型的塑性材料。两种材料的断裂面也反映出变形量的不同,塑性材料断裂后再对合到一起,与原形状不一致;而脆性材料则与原来形状一致。当然,材料的塑性和脆性是相对的,它将随温度、应变率和应力条件的不同而不同。

## 3.4.4 断裂

断裂和磨损、腐蚀是工程材料的三种主要失效形式,其中以断裂的危害最大。在应力作用(有时还兼有热及介质的共同作用)下,材料被分成两个或几个部分,称为完全断裂;内部存在裂纹,则为不完全断裂。任何断裂过程都是由裂纹形成和扩展两个过程组成的,而裂纹形成则是塑性变形的结果。

工程上,按断裂前有无宏观塑性变形,将断裂分为韧性断裂和脆性断裂两大类。断裂前表现有宏观塑性变形者称为韧性断裂。断裂前发生的宏观塑性变形,必然导致结构或零件的形状、尺寸及相对位置改变，工作出现异常，即表现有断裂的预兆，可能被及时发现，一般不会造成严重的后果。而脆性断裂前，没有宏观塑性变形，所以脆性断裂往往造成严重后果，这也是脆性断裂特别受到人们关注的原因。按断裂前不发生宏观塑性变形来定义脆性断裂，意味着断裂应力低于材料屈服强度。

## 3.5 韧性

韧性是指材料在断裂前吸收塑性变形功和断裂功的能力。而韧度则是度量材料韧性的力学性能指标。韧性和脆性是相对的概念，韧性越小，意味着材料断裂所消耗的能量越小，则材料的脆性越大。根据试样的状态及试验方法，韧度一般分为三类：静力韧度、冲击韧度和断裂韧度。

通常将静拉伸的应力-应变曲线下包围的面积减去试样断裂前吸收的弹性变形功定义为静力韧度。对拉伸断裂来说，韧度可以粗略地理解为应力-应变曲线下的面积，即：

$$w = \int_0^{\varepsilon_k} \sigma \mathrm{d}\varepsilon \qquad (3.37)$$

可见，只有在强度和塑性有较好的配合时才能获得较好的韧性。在工程上常用综合力学性能说明这种状态。简言之，在过分强调强度而忽视塑性的情况下，或在片面追求塑性而不兼顾强度的情况下，均不会得到高韧性，即没有强度和塑性的较佳配合，不会有良好的综合力学性能。这是选材时应注意的基本原则。

冲击韧度表示材料在冲击载荷作用下抵抗变形和断裂的能力。冲击载荷试样被折断而消耗的能量称为冲击功，用 $A_k$ 表示。而消耗在试样单位截面上的冲击功称为冲击韧度（性），用 $a_k$ 表示，其单位为 $J/m^2$，即

$$a_k = \frac{A_k}{F} \qquad (3.38)$$

其中，$F$ 为试样缺口处的截面积。冲击韧度的高低，取决于材料有无迅速塑性变形的能力。冲击韧度高的材料，一般都有较高的塑性，但塑性指标高的材料不一定都有高的冲击韧度。这是因为在静负荷下，能够缓慢塑性变形的材料在冲击负荷下不一定能迅速发生塑性变形。冲击韧度是强度与塑性的综合指标，是强度和塑性两者的函数，但塑性对韧性的影响更大些。一般把冲击韧度值低的材料称为脆性材料，冲击韧度值高的材料称为韧性材料。

断裂韧度主要用于复杂或大型的结构的断裂事件研究，这些结构往往在很低强度的情况下发生断裂。断裂韧度反映了材料或结构阻止宏观裂纹失稳扩展的能力，是结构抵抗裂纹脆性扩展的参数。它是和材料本身特性、结构几何形状及裂

纹形状相关的参数。一般用于表征断裂韧性的参数有应力强度因子 $K$、$J$ 积分、应力场非标准特性差 $T$ 参数和 $Q$ 参数等的临界值。断裂韧性与其他韧性性能一样，综合反映了材料的强度和塑性，在选用防止低应力脆断材料时，根据材料的断裂韧性指标，可以对构件允许的工作应力和裂纹尺寸进行定量计算。

## 3.6　黏性

　　流体静止时虽不能承受剪切应力，但在流体运动时对相邻两层流体间的相对滑动有阻滞作用，称为黏性应力。实际流体流动中通常都呈现黏性，黏性是分子热运动和分子间力造成的动量传递的宏观表现。黏性流体是实际流体宏观运动的一种简化模型，是动量传递的主要研究对象，其黏性用黏度或表观黏度来表征。黏性的大小，依赖于流体的性质，并显著地随温度而变化[8]。

　　习惯上，将流体的应力张量分解为

$$T = -PI + T' \quad 或 \quad T_{ij} = -P\delta_{ij} + T_{ij}' \tag{3.39}$$

其中，$P$ 为压力或压强，称运动时的动静压，应力偏张量 $T_{ij}'$ 在流体力学中称为黏性应力张量，流体的黏性应力与能量耗散有关。注意，一般黏性影响不但表现在出现了剪应力，而且与无黏性流体相比，法向应力的大小也有了变化，即当 $i = j$ 时，$T_{ij}' \neq 0$。

　　当流体的黏性很小（最常见的流体如空气、水等的黏性都很小），运动的相对速度也不大时，所产生的黏性应力相比其他类型的力（如惯性力）可忽略不计。此时可以忽略黏性效应，则剪应力 $T_{ij}'$ 恒为零，即在流体运动的情况下也无剪应力，这种流体称为理想流体或无黏性流体。在任一点的任意一流体面元上，受到的流体内力只有法向力，故无黏性流体的本构关系为

$$T_{ij} = -P\delta_{ij} \tag{3.40}$$

　　一般地，实际流体的这种黏性作用仅限于壁面附近的流体层（称为边界层）。边界层理论是黏性流体流动的基本理论。作为一种假设，将无黏性的流体称为理想流体。当黏性流体绕过物体表面流动时，通常把距离该物体表面相当远处、无速度梯度的流体视为理想流体。

　　流体的宏观性质如扩散、黏性、热传导等都是分子输运性质的统计平均。由于分子的无规热运动，在各层流体间交换着质量、动量和能量，使不同流体层内的平均物理量均匀化，这种性质称为分子运动的输运性质。质量输运在宏观上表现为扩散现象，动量输运表现为黏性现象，能量输运表现为热传导现象。理想流体忽略了黏性，即忽略了分子运动的动量输运性质，因此在理想流体中也不应该考虑质量和能量的输运性质——扩散和热传导，因为它们具有相同的微观机制。

大多数流体都表现出各向同性，对于均匀各向同性线黏性流体：

$$T_{ij} = -P\delta_{ij} + \lambda\delta_{ij}D_{kk} + 2\mu D_{ij} \tag{3.41}$$

其中，$\lambda, \mu$ 为流体的黏性系数。式（3.41）称为牛顿流体的 Navier-Poisson 方程。黏性流体内过一点而方向不同的平面上作用的正应力是不同的。

黏性流体在流动过程中，如果所呈现的剪切应力与剪切应变率之间的关系服从牛顿黏性定律，则称为牛顿流体，如水、乙醇等大多数纯液体、轻质油、低速流动的气体等；不遵循牛顿内摩擦定律的流体统称为非牛顿流体，如液晶、高分子溶液、聚乙烯、聚丙烯酰胺、聚氯乙烯等。

非牛顿流体不遵从牛顿黏性定律，依照本构方程的不同可分为三类：①广义牛顿流体，其速度梯度和与之相垂直的黏性力间不呈线性函数关系，如泥浆、橡胶、血液等；②有时效的非牛顿流体，其黏性系数会随时间而变或与流体此前的历史过程有关（称为时效），如油漆等凝胶物质；③黏弹性流体，对形变具有部分弹性恢复作用，如沥青等黏弹性物质。

## 3.7 黏弹性

弹性固体和黏性流体是理想力学模型的两种极端情况。弹性固体可以有自然构形（$\sigma = 0$，$\varepsilon = 0$），其应力关系是一一对应的，而且卸载时可以恢复到它原来的形状，没有能量耗损，即在弹性固体上加载时，物体变形，外力对物体做功并变成弹性应变能储存在弹性体内；卸载时弹性体把储存的应变能释放出来并对外做功，此功与原外力对它做的功相等。黏性流体则没有自然构形，没有恢复能力并耗损能量。这样两种力学模型虽然反映了很大一部分工程材料的力学性质，但在这两种极端情况之间存在很宽广的领域，即有很多材料既具有弹性固体材料的性质，同时又表现出某些黏性流体的特征，如聚合物材料、高温下的金属、骨、软骨和软组织等生物材料都是黏弹性材料。这类材料受力后的变形过程是一个随时间而变化的过程，卸载后的恢复过程又是一个延迟过程，应力与应变之间的一一对应关系已不复存在，材料内的任一点上任一时刻的应力不仅与当地当时的应变有关，而且与应变的全部变化历史有关，即材料是有"记忆"的，其应力应变关系要比弹性体的一一对应关系复杂得多。将这类介于弹性固体和黏性流体之间的材料称为黏弹性体[9]。

黏弹性材料可以想象为一个"谱"，在这个"谱"的最右端是经典黏性流体，而在最左端是弹性固体。许多实际材料则显示出介于弹性和黏性两者之间的力学性质，这种黏弹性性质可以由弹性性质和黏性性质按某种相对比例组合出来。在一般情况下，骨材料、医用固体高聚物、医用金属材料等接近弹性端，而生物流体，如血液则靠近黏性端。任何一种具体材料到底处于黏弹性"谱"的哪种位置，除依赖于材料本身条件外，还依赖于工作条件，如温度、加载速率等。

### 3.7.1　黏弹性特征

如图 3.3 所示，黏弹性材料在外载荷作用下形变随时间而变化的过程，表现出下列四个主要特征：

（1）应力松弛：在持续不变的应变下，应力会随着时间的增加而逐渐减弱。

（2）蠕变：在持续不变的加载下，变形会随时间的增加而逐渐增加。

（3）迟滞（滞后）：材料的应变响应滞后于应力，致使一个加卸载过程中应力-应变曲线形成一条迟滞回线，迟滞回线环的面积代表一个加卸载过程的能量损耗。

（4）应变率敏感性：反映材料力学性质的一些物理量，如杨氏模量、剪切模量、泊松比等，一般与应变率（或时间）有关。

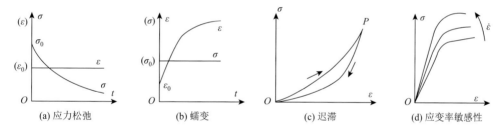

图 3.3　黏弹性材料的基本特征

蠕变试验和松弛试验是两个基本的黏弹性试验。蠕变试验是对黏弹性材料施加外力，在保持应力不变的情况下，测量其应变随时间变化的情况；松弛试验是用几何约束保持黏弹性试件的应变不变的情况下，测量其应力随时间的变化。

### 3.7.2　线性黏弹性的经典力学模型

黏弹性材料是既有弹性又有黏性的材料，其基本特征是应力松弛、蠕变、滞后和应变率敏感性。根据对黏弹性材料宏观实验的唯象分析，可得它的应力 $\sigma$、应变 $\varepsilon$ 和时间 $t$ 三者之间存在函数关系，即存在状态方程：

$$f(\sigma, \varepsilon, t) = 0 \tag{3.42}$$

这是一个以 $\sigma$、$\varepsilon$、$t$ 为正交三轴坐标系中的一个空间曲面。$\sigma$ 为常数的平面与该曲面的交线就是蠕变曲线。使 $\sigma$ 等于不同的常数，就得到一族蠕变曲线。类似地，$\varepsilon$ 为常数的平面与曲面 $f(\sigma,\varepsilon,t) = 0$ 的交线就是松弛曲线。

下面，只讨论一类简单的黏弹性体——线性黏弹性体，这类材料满足 Boltzmann 叠加原理，即不同的力（应力）或者不同时刻的力（应力）作用于可变形体所引起的变形（应变）是可以叠加的。即在线性黏弹性体变形过程中，黏性效应和弹性效应可独立起作用，然后叠加求和。

弹性可用弹性系数为 $E$ 的线性弹簧描述；黏性则可用黏性系数为 $\mu$ 的阻尼器来描述。线性弹簧（理想弹性元件）即刻产生与应力 $\sigma$ 成正比的应变 $\varepsilon$：

$$\sigma = E\varepsilon \tag{3.43}$$

阻尼器（阻尼元件）是一个能在圆筒中滑动的活塞，活塞因底部穿孔漏气而没有空气积在其中，其形变情况与牛顿流体相当，能在任一瞬间产生与应力 $\sigma$ 成正比的应变率 $\dot\varepsilon$：

$$\sigma = \mu\frac{\mathrm{d}\varepsilon}{\mathrm{d}t} = \mu\dot\varepsilon \tag{3.44}$$

在建立流变模型时，还常采用称作滑块（理想塑性体或 Saint-Venant 体）的元件，当外加作用力 $P$ 小于静摩擦力 $F_0$，即 $P < F_0$ 时，滑块静止不动，不发生任何变形；但当 $P = F_0$ 时，滑块就运动起来，以此表示物体开始产生塑性流动。

由弹性元件和阻尼元件的不同组合可得到不同的黏弹性模型，而最常用的有以下四个模型。

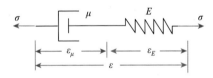

图 3.4　Maxwell 流体模型

### 1. Maxwell 流体模型

Maxwell 流体模型指弹性元件与阻尼元件串联的等应力模型，如图 3.4 所示，则

$$E\varepsilon_E = \sigma = \mu\dot\varepsilon_\mu \tag{3.45}$$

$$\varepsilon = \varepsilon_\mu + \varepsilon_E \tag{3.46}$$

两式联立有

$$\dot\varepsilon = \frac{\dot\sigma}{E} + \frac{\sigma}{\mu} \tag{3.47}$$

即

$$\frac{\mathrm{d}\varepsilon}{\mathrm{d}t} = \frac{1}{E}\cdot\frac{\mathrm{d}\sigma}{\mathrm{d}t} + \frac{1}{\mu}\sigma = \left[\frac{1}{E}\partial_t + \frac{1}{\mu}\right]\sigma \tag{3.48}$$

或

$$\sigma = \frac{[\partial_t]\varepsilon}{\left[\frac{1}{E}\partial t + \frac{1}{\mu}\right]} = \frac{\dot{\varepsilon}}{\left[\frac{\partial_t}{E} + \frac{1}{\mu}\right]} \qquad (3.49)$$

若应力 $\sigma(0)$ 在 $t = t_0$ 瞬间突施于其上，则弹簧立即变形至 $\varepsilon(0) = \dfrac{\sigma(0)}{E}$，而阻尼器的初变位为 0，因其尚未来得及变形，故初始条件为

$$\varepsilon(0) = \varepsilon_E(0) = \frac{\sigma(0)}{E} \quad (t = t_0) \qquad (3.50)$$

### 2. Voigt-Kelvin 固体模型

Voigt-Kelvin 固体模型指弹性元件与阻尼元件并联的等应变模型，如图 3.5 所示，则

$$\sigma = \sigma_E + \sigma_\mu = E\varepsilon + \mu\dot{\varepsilon} = E\varepsilon + \mu\frac{d\varepsilon}{dt} \qquad (3.51)$$

即

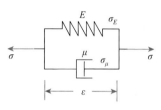

图 3.5　**Voigt-Kelvin** 固体模型

$$\sigma = [E + \mu\partial_t]\varepsilon \qquad (3.52)$$

或

$$\varepsilon = \frac{\sigma}{[E + \mu\partial_t]} \qquad (3.53)$$

初值条件为

$$\varepsilon(0) = 0 \quad (t = t_0) \qquad (3.54)$$

### 3. A 型标准线性固体模型

Voigt-Kelvin 固体模型与弹性元件串联，见图 3.6（a）。

$$\varepsilon = \varepsilon_V + \varepsilon_{E_1} = \varepsilon_V + \frac{\sigma_{E_2}}{E_1} = \varepsilon_V + \frac{\sigma}{E_1} \qquad (3.55)$$

$$\sigma = \sigma_{E_1} = \sigma_{E_2} + \sigma_\mu = E_2\varepsilon_V + \mu\dot{\varepsilon}_V = E_2\left(\varepsilon - \frac{\sigma}{E_1}\right) + \mu\frac{d}{dt}\left(\varepsilon - \frac{\sigma}{E_1}\right) \qquad (3.56)$$

即

$$\dot{\varepsilon} + \frac{E_2}{\mu}\varepsilon = \frac{1}{E_1}\dot{\sigma} + \frac{1}{\mu}\left(1 + \frac{E_2}{E_1}\right)\sigma \qquad (3.57)$$

初值条件：$t = t_0$，$\varepsilon(0) = \varepsilon_{E_1}(0)$，$\sigma = \sigma_{E_1}(0)$，则

$$\sigma(0) = E_1\varepsilon(0) \quad (t = t_0) \qquad (3.58)$$

当 $E_1 \to \infty$ 时，A 型标准线性固体模型即变为 Voigt-Kelvin 模型；当 $E_2 = 0$ ，A 型标准线性固体模型即变为 Maxwell 模型。

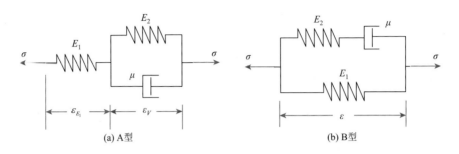

(a) A型　　　　　　　　　　　　(b) B型

图 3.6　标准线性固体模型图

4. B 型标准线性固体模型

Maxwell 模型与弹性元件并联，如图 3.6（b）所示，则

$$\varepsilon = \varepsilon_{E_1} = \varepsilon_{E_2} + \varepsilon_\mu \tag{3.59}$$

$$\sigma = \sigma_{E_1} + \sigma_\mu = \sigma_{E_1} + \sigma_{E_2} = E_1\varepsilon_{E_1} + E_2\varepsilon_{E_2} = (E_1 + E_2)\varepsilon - E_2\varepsilon_\mu \tag{3.60}$$

故

$$\frac{\mu}{E_2}\dot{\sigma} = \mu\left(\frac{E_1 + E_2}{E_2}\right)\dot{\varepsilon} - \mu\dot{\varepsilon}_\mu = \mu\left(1 + \frac{E_1}{E_2}\right)\dot{\varepsilon} - (\sigma - E_1\varepsilon) \tag{3.61}$$

即

$$\sigma + \frac{\mu}{E_2}\dot{\sigma} = E_1\varepsilon + \mu\left(1 + \frac{E_1}{E_2}\right)\dot{\varepsilon} \tag{3.62}$$

初始条件：当 $t = t_0$ 时，$\varepsilon(0) = \varepsilon_{E_1}(0) = \varepsilon_{E_2}(0)$ ，则

$$\sigma(0) = \sigma_{E_1}(0) + \sigma_{E_2}(0) = (E_1 + E_2)\varepsilon(0) \quad (t = 0) \tag{3.63}$$

## 3.8　硬度

硬度是衡量材料软硬程度的一种力学性能指标，其定义为在给定的载荷条件下，材料对形成表面压痕（刻痕）的抵抗能力，或者说材料表面对局部塑性变形的抵抗能力[1]。硬度越高，材料的耐磨性越好。

材料的硬度试验方法与静拉伸试验一样，在工业生产及材料研究中的应用极为广泛。根据测定硬度方法不同，可分为布氏硬度（HB）、洛氏硬度（HR）、维氏硬度（HW）、肖氏硬度（HS）、显微硬度等。

　　硬度只是一种技术指标，并不是一个确定的力学性能指标，其物理意义随硬度试验方法的不同而不同。例如，压入法的硬度值是材料表面抵抗另一物体局部压入时所引起的塑性变形能力；划痕法的硬度值表征材料表面对局部切断破坏的抗力。因此一般可以认为，硬度是指材料表面上较小体积内抵抗变形或破裂的能力。

　　硬度试验所用设备简单，操作方便快捷。硬度试验仅在材料表面局部区域内造成很小的压痕，基本上属于"无损"或微损检测，可对大多数机件成品直接进行检验，无须专门加工试样。

　　材料的硬度与强度间存在一定的经验关系，因而硬度试验作为材料、半成品和零件的质量检验方法，在生产实际和材料工艺研究中得到广泛的应用。

　　布氏硬度试验由瑞典工程师 J. A. Brinell 于 1900 年提出，是应用最久、最广泛的压入法。用一定大小的载荷 $P$（kgf，1kgf = 9.80665N），将直径为 $D$（mm）的淬火钢球或硬质合金球压入试样表面，保持规定的时间后卸除载荷，测量在试样表面留下的压痕表面积并计算硬度值。布氏硬度定义为单位压痕面积承受的平均压力，用符号 HB 表示。

$$HB = \frac{P}{A} = \frac{P}{\pi Dh} = \frac{P}{\pi D(D - \sqrt{D^2 - d^2})} \qquad (3.64)$$

其中，$A = \pi Dh$，为压痕的表面积；$h$ 为压痕凹陷的深度；$d$ 为试样表面残留压痕的直径。布氏硬度的单位为 kgf/mm$^2$，但一般不标注单位。如果载荷的单位用 N，则布氏硬度的单位变为 MPa，式（3.64）的右端应乘以 0.102。

　　当压力和压头直径一定时，压痕直径越大，则布氏硬度越低，即材料的变形抗力越小；反之，布氏硬度值越高，材料的变形抗力越高。

　　洛氏硬度是在规定的外载荷下，将钢球或金刚石压头垂直压入待试材料的表面，产生凹痕，根据载荷解除后残留于表面的压痕深度来表示材料的硬度。用标准型压头先后两次对被试材料表面施加试验力（初始试验力 $F_0$ 与总试验力 $F_0 + F_1$），在试验力的作用下压头压入试样表面。在总试验力保持一定时间后，卸除主试验力 $F_1$，保留初始试验力 $F_0$ 的情况下测量压入深度，以总试验力下压入深度与在初始试验力下的压入深度之差（即残余压入深度）来表征硬度的高低。

　　维氏硬度在 1921 年由 Vickers 公司 R. L. Smith 和 G. E. Sandland 提出。采用正四棱锥体金刚石压头，在试验力作用下压入试样表面，保持规定时间后，卸除试验力，测量试样表面压痕对角线长度。维氏硬度的测定原理和布氏硬度相同，也是根据单位压痕面积上承受的载荷来计算硬度值。所不同的是维氏硬度采用相对锥面间夹角为 136° 的四方金刚石正棱锥体压头。

## 3.9 疲劳

疲劳是指材料、零件和构件在循环加载下，在某点或某些点产生局部的永久性损伤，并在一定循环次数后形成裂纹，或使裂纹进一步扩展直到完全断裂的现象。统计分析显示，在机械失效总数中，疲劳失效占 80%以上[3]。疲劳破坏是最常见的医疗器件失效情况。例如，骨板、股骨颈、膝关节胫骨平台、髓内钉、心脏瓣膜、血管支架等器件循环加载到一定幅度和一定次数后都会遭到疲劳破坏；超高分子量聚乙烯（UHMWPE）制成的人工髋关节髋臼和膝关节胫骨平台表面也会因为与疲劳有关的磨损机制而失效[10]。疲劳断裂一般不发生明显的塑性变形，难以检测和预防，因而机件的疲劳断裂会造成很大的损失。

材料的抗疲劳性是比屈服和抗拉强度更深层次的材料性能，因它不是单纯考虑静载的受力状态，临床医学和体育运动在很多情况下需考虑重复和循环加载的影响。例如人在行走时，股骨承受每步周期性的身体负荷。喜动的患者身上的人工髋关节一年承受几百万次运动，其下肢承受几百万次循环载荷。即使每次加载的应力都低于骨水泥和合金的最大强度，重复加卸载仍可造成疲劳破坏。体育运动常常发生的应力骨折就是疲劳骨折。

材料的疲劳曲线或称 S-N 曲线，是描述材料疲劳特性的基本曲线，其中的 $S$ 为应力（或应变）水平，$N$ 为疲劳寿命。S-N 曲线是由试验测定的，试样采用标准试样或实际零件、构件，在给定应力比 $\gamma$ 的前提下进行，根据不同应力水平的试验结果，以最大应力 $\sigma_{max}$ 或应力幅 $\sigma_a$ 为纵坐标，疲劳寿命 $N$ 为横坐标绘制 S-N 曲线（图 3.7）。

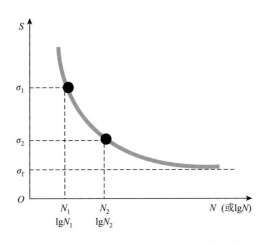

图 3.7　疲劳试验的 *S-N*（或 lg*N*）曲线示意图

图中左边斜线段上每一点的纵坐标为某一寿命（循环作用次数 $N$）下不产生破坏的最大应力，对应的应力极限值 $\sigma$，称为条件疲劳极限，表征了材料对变应力的抵抗能力。从图中可以看出，应力越高，产生疲劳破坏的循环次数越少。

当循环应力中的 $\sigma_{max}$ 小于某一极限值时，试样可经受无限次应力循环而不产生疲劳破坏，该极限应力值就称为疲劳极限，图中 S-N 曲线水平线对应的纵坐标就是疲劳极限 $\sigma_f$。出现疲劳极限的循环次数称为循环基数 $N_0$，一般工程上给出的疲劳极限是 $10^7$ 或 $10^8$。

大量的试验结果以及实际零件和部件的破坏现象表明，构件在交变应力作用下发生破坏时，具有以下明显的特征：

（1）破坏时的名义应力值远低于材料在静载荷下的强度极限，甚至低于材料的屈服极限。

（2）构件在一定量的交变应力作用下发生破坏有一个过程，需要经过一定的应力循环数。

（3）构件在破坏前没有明显的塑性变形，即使塑性很好的材料，也会呈现脆性断裂。

（4）同一疲劳破坏断口，一般都有明显的光滑区域与颗粒状区域。

上述破坏特征与疲劳破坏的起源和传递过程（统称损伤传递过程）密切相关。疲劳破坏一般可分为 3 个阶段：①微观裂纹阶段。较新的疲劳理论认为疲劳起源是由位错运动所引起的。位错是指金属原子晶格的某些空穴、缺陷或错位。微观尺度的塑性变形就能引起位错在原子晶格间运动。从这个意义上讲，可以认为，位错通过运动聚集在一起，便形成了初始的疲劳裂纹。形成微裂纹后，在微裂纹处又形成新的应力集中，在这种应力集中和应力反复交变的条件下，裂纹沿着与主应力约成 45°角的最大剪应力方向不断扩展，相互贯通，形成较大的裂纹，裂纹长度大致在 0.05mm 以内，发展成为宏观裂纹。②宏观裂纹扩展阶段。裂纹基本上沿着与主应力垂直的方向扩展。③瞬时断裂阶段。经过若干次应力循环后，宏观裂纹的扩展致使截面削弱，类似在构件上形成尖锐的"切口"，这种切口造成的应力集中使局部区域内的应力达到很大数值。当物体残存截面不足以抵抗外载荷时，物体就会在某一次加载下突然断裂。结果在较低的名义应力数值下构件便发生破坏。

疲劳寿命是指在循环加载下，产生疲劳破坏所需应力或应变的循环次数。对零件、构件出现工程裂纹以前的疲劳寿命称为裂纹形成寿命。工程裂纹指宏观可见的或可检的裂纹，其长度无统一规定，一般在 0.2～1.0mm 范围内。自工程裂纹扩展至完全断裂的疲劳寿命称为裂纹扩展寿命。总寿命为两者之和。因工程裂纹长度远大于金属晶粒尺寸，故可将裂纹作为物体边界，并将其周围材料视作均匀连续介质，应用断裂力学方法研究裂纹扩展规律。由于 S-N 曲线是根据疲劳试验直到试样断裂得出的，所以对应于 S-N 曲线上某一应力水平的疲劳寿命 $N$ 是总寿命。

## 3.10 磨损

磨损[1, 11]是摩擦副相对运动时，在摩擦的作用下，材料表面物质不断损失或产生残余变形和断裂的现象。磨损是第一大失效形式，据不完全统计，世界能源的 1/3～1/2 消耗于摩擦与磨损。磨损的机理非常复杂，直到目前还不十分清楚，也没有一条简明的定量定律，对磨损的预测能力也较差。磨损的影响因素十分繁杂，在具体的工作条件下，包括工作条件、环境因素、介质因素和润滑条件，以及构件材料的成分、组织和工作表面的物理、化学、机械性能等。表面相对运动作用引起磨损并不局限于机械作用，还有化学作用、电作用、热作用等。例如，由化学作用而产生的腐蚀磨损；界面放电作用而引起物质转移的电火花磨损；由热效应而造成的热磨损等。

磨损的研究开展得比较晚：20 世纪 50 年代初期开始研究"黏着磨损"理论，探讨磨损机理，1953 年美国的 J. F. Archard 提出了简单的磨损计算公式，1957 年苏联的克拉盖尔斯基提出了固体疲劳理论和计算方法，1973 年美国的 N. P. Suh 提出了磨损剥层理论。20 世纪 60 年代后，磨损研究快速发展，得益于电子显微镜、光谱仪、能谱仪、俄歇谱仪、电子衍射仪等测试仪器，放射性同位素示踪技术、铁谱技术等发展。目前磨损研究的主要内容有：磨损的机理，磨损类型及发生条件、特征和变化规律；磨损的影响因素，包括材料、表面形态、环境、滑动速度、载荷、温度等；磨损的物理模型、建模与计算；磨损的测试技术与实验分析方法；耐磨损材料与设计。

磨损对物体表面的破坏形式及其基本特征有[1]：①点蚀。材料以极细粒状脱落，出现许多"豆斑"状凹坑。②研磨。宏观上光滑，高倍才能观察到细小的磨粒划痕。③划伤。低倍可观察到条条划痕，由磨粒切削或犁沟造成。④凿削。存在压坑，间或有粗短划痕，由磨粒冲击表面造成。⑤胶合。表面存在明显黏着痕迹和材料转移，有较大黏着坑块，在高速重载下，大量摩擦热使表面焊合，撕脱后留下片片黏着坑。⑥咬死。黏着坑密集，材料转移严重，摩擦副大量焊合，磨损急剧增加，摩擦副相对运动受到阻碍或停止。⑦剥离。破坏首先发生在次表层，位错塞积，裂纹成核，并向表面扩展，最后材料以薄片状剥落，形成片状磨屑。⑧微动磨损。磨损表面有黏着痕迹，铁金属磨屑被氧化成红棕色氧化物，通常作为磨料加剧磨损。

### 3.10.1 黏着磨损

黏着磨损是当摩擦副相对滑动时，由于黏着效应所形成结点发生剪切断裂，被剪切的材料或脱落成磨屑，或由一个表面迁移到另一个表面。

黏着磨损机理：当摩擦副接触时，接触首先发生在少数几个独立的微凸体上。因此，在一定的法向载荷作用下，微凸体的局部压力就可能超过材料的屈服压力而发生塑性变形，继而使两摩擦表面产生黏着（焊接）。当微凸体相对运动时，相互焊接的微凸体发生剪切、断裂。脱落的材料或成为磨屑，或发生转移。如撕断处在焊接的部位，不发生物质的转移。如撕断处不在焊接的部位，则发生物质的转移。黏着—剪断—转移—再黏着循环不断进行，构成黏着磨损过程。

1953 年，Archard 提出的黏着磨损计算模型如下：

$$Q = K \frac{WL}{3\sigma_y} = K \frac{WL}{H} \tag{3.65}$$

其中，$Q$ 为黏着磨损量；$K$ 为黏着磨损系数，即微凸体产生磨粒的概率；$W$ 为法向载荷；$L$ 为滑动距离；$H$ 为布氏硬度；$\sigma_y$ 为屈服极限。

## 3.10.2 磨粒磨损

磨粒磨损是外界硬颗粒或者对磨表面上的硬突起物或粗糙峰在摩擦过程中引起表面材料脱落的现象。磨粒磨损是最普遍的磨损形式，约占磨损损失的一半。一般说来，磨粒磨损的机理是磨粒的犁沟作用，即微观切削过程。显然，材料相对于磨粒的硬度和载荷以及滑动速度起着重要的作用。

磨粒沿一个固体表面相对运动产生的磨损，或由于物体表面硬的微突体使对偶表面产生的磨粒磨损称为两体磨粒磨损。摩擦表面上存在自由硬颗粒而产生的磨粒磨损称为三体磨粒磨损。

磨粒磨损的机理主要有：①微观切削假说，认为法向载荷将磨料压入摩擦表面，滑动时磨料对表面产生切削作用，材料脱离表面形成磨屑。②压痕破坏假说（擦痕假说），认为磨料在载荷作用下压入摩擦表面而产生压痕，滑动时使表面产生严重的塑性变形，压痕两侧材料受到损伤，因而易从表面挤出或剥落，产生层状或鳞片状剥落碎屑。③疲劳破坏假说，认为摩擦表面在磨料产生的循环接触应力作用下，表面材料开始出现疲劳裂纹并逐渐扩大，最后从表面剥离。

## 3.10.3 疲劳磨损

疲劳磨损是摩擦接触表面在交变接触压应力的作用下，材料表面因疲劳损伤而引起表面脱落的现象。疲劳磨损可分为宏观疲劳磨损和微观疲劳磨损。

（1）宏观疲劳磨损，是两个相互滚动或滚动兼滑动的摩擦表面，在循环接触应力作用下，材料疲劳而发生脱落的现象，如齿轮、滚动轴承的摩擦。宏观疲劳磨损产生的原因：由于表面受循环的接触应力作用，最大剪应力发生在表面下一定深度处。当该处强度不足或存在缺陷，则首先发生塑性变形，经应力循环后，产生疲劳裂纹，并沿最大剪应力方向扩展到表面，最终导致表面材料脱落。

（2）微观疲劳磨损，是指滑动接触表面由载荷脉冲对微凸体的反复作用引起的材料疲劳磨损。微观疲劳磨损的破坏机理：①麻点剥落。当表面接触应力较小，摩擦力较大或表面质量较差存在缺陷时，容易产生麻点剥落。②浅层剥落。多出现在零件表面粗糙度低，相对滑动小，即摩擦力小的情况下。③深层剥落。对于表面硬化处理的部件，心部强度低、硬化层深度不合理或硬度梯度太大等都易造成深层剥落。

### 3.10.4 腐蚀磨损

在液体、气体或润滑剂的工作环境中，相互作用的摩擦表面之间会发生化学或电化学反应，在表面形成腐蚀产物，这些腐蚀产物常黏附不牢，在摩擦过程中被剥落下来，而新的表面又继续和介质发生反应，这种腐蚀和磨损的相互重复过程称为腐蚀磨损。

腐蚀磨损是极为复杂的过程，环境、温度、介质、滑动速度、载荷及润滑条件稍有变化，都会使磨损发生很大的变化。腐蚀磨损可分为化学腐蚀磨损与电化学腐蚀磨损，化学腐蚀磨损又可分为氧化磨损和特殊介质腐蚀磨损两种。

氧化磨损是化学氧化和机械磨损两种作用相继进行的过程。氧化磨损的大小取决于氧化膜与基体的结合强度和氧化速度。当材料的表面氧化膜是脆性时，由于其与基体结合强度较差，很容易在摩擦过程中被除去；或者由于氧化膜的生成速度低于磨损率，所以它们的磨损量较大。当氧化膜的韧性较高时，由于其与基体的结合强度高，或者氧化速度高于磨损率，此时氧化膜能起减摩耐磨作用，氧化磨损量较小。

电化学腐蚀磨损按材料腐蚀磨损产物被机械或腐蚀去除的特点，可分为：①均匀腐蚀条件下的腐蚀磨损。先腐蚀形成产物膜、机械去除、再腐蚀、再去除。②非均匀腐蚀条件下的腐蚀磨损。因晶间腐蚀、电偶腐蚀而加速材料的腐蚀磨损。其影响因素主要来自：环境方面，pH 值、浓度、温度、载荷、速度等；材料方面、成分、组织和性能等。

### 3.10.5 冲蚀磨损

冲蚀磨损是指流体或固体松散小颗粒以一定的速度和角度对材料表面进行冲击所造成的磨损。松散颗粒粒径一般小于 1000μm，冲击速度在 550m/s 以内，超过这个范围出现的破坏通常称为外来物损伤。根据颗粒及其携带介质的不同，可分为气固冲蚀磨损、流体冲蚀磨损、液滴冲蚀磨损和气蚀磨损等。

冲蚀磨损的形成机理：①切削磨损理论。磨粒就如一把微型刀具，其划过材料表面时切除材料而产生磨损。②断裂磨损理论。脆性材料在磨粒冲击下几乎不产生变形，但会在材料表面存在缺陷的地方产生裂纹，裂纹不断扩展而形成碎片，发生剥落。③变形磨损理论。在磨粒的反复冲击下，材料发生加工硬化，提高了材料的弹性极限，直到应力超过材料的强度形成裂纹，并很容易地被随后冲击的磨粒冲掉。④薄片剥落磨损理论。因磨粒的不断冲击，材料的表面不断受到前推后挤的作用，于是产生小的、薄的、高度变形的薄片。在反复的冲击和挤压变形作用下，靶材表面形成的薄片将从材料表面上剥落下来。

## 3.10.6　微动磨损

微动磨损是在相互压紧的材料表面间由于小振幅振动而产生的一种复合型式的磨损。接触界面之间发生往复运动的振幅只有几十纳米到几十微米。在有振动的机械中，螺纹连接、花键连接和过盈配合连接等都容易发生微动磨损。主要可分为微动腐蚀磨损和微动疲劳磨损。

微动磨损的形成机理：①微凸体的黏着和转移；②氧化磨损；③疲劳磨损；④磨粒磨损。微动磨损基本上属于黏着磨损和磨粒磨损的混合机理。摩擦表面间的法向压力使表面上的微凸体黏着。黏合点被小振幅振动剪断成为磨屑，磨屑接着被氧化。被氧化的磨屑在磨损过程中起着磨粒的作用，使摩擦表面形成麻点或虫纹形伤疤。这些麻点或伤疤是应力集中的根源，因而也是零件在动态载荷下失效的根源。根据被氧化磨屑的颜色，往往可以断定是否发生微动磨损。例如，被氧化的铁屑呈红色，被氧化的铝屑呈黑色，则振动时就会引起磨损。

微动磨损的特点是：在一定范围内磨损率随载荷增加而增加，超过某极大值后又逐渐下降；温度升高则磨损加速；抗黏着磨损好的材料抗微动磨损也好；零件金属氧化物的硬度与金属的硬度之比较大时，容易剥落成为磨粒，增加磨损；若氧化物能牢固地黏附在金属表面，则可减轻磨损；一般湿度增大则磨损率下降，在界面间加入非腐蚀性润滑剂或对钢进行表面处理，可减轻微动磨损；螺纹连接加装聚四氟乙烯垫圈也可减轻微动磨损。

### 参考文献

[1]　王吉会，郑俊萍，刘家臣，等. 材料力学性能. 天津：天津大学出版社，2006.

[2]　郑玉峰，李莉. 生物医用材料学. 西安：西北工业大学出版社，2009.

[3]　Meyers M，Chawla K. Mechanical Behavior of Materials. 2nd ed. Cambridge：Cambridge University Press，2009.

[4]    Fung Y C. Biomechanics：Mechanical Properties of Living Tissues. 2nd ed. Berlin：Springer-Verlag，1993.

[5]    范钦珊，殷雅俊. 材料力学. 北京：清华大学出版社，2016.

[6]    Gould P L，Feng Y. Introduction to Linear Elasticity. 4th ed. Berlin：Springer International Publishing，2018.

[7]    杨桂通. 弹性力学. 3 版. 北京：高等教育出版社，2018.

[8]    周光坰，严宗毅，许世雄，等. 流体力学. 2 版. 北京：高等教育出版社，2000.

[9]    杨挺青，罗文波，徐平，等. 黏弹性理论与应用. 北京：科学出版社，2004.

[10]   Pruitt L A. Mechanics of Biomaterials：Fundamental Principles for Implant Design. Cambridge：Cambridge University Press，2011.

[11]   温诗铸，黄平，田煜，等. 摩擦学原理. 5 版. 北京：清华大学出版社，2018.

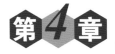

# 第4章

>>

# 生物材料力学实验技术

生物材料力学的研究必须建立生物材料物质的本构关系,描述材料在力学作用下的行为特征。目前,在一定条件下,对生物医用材料(如钛合金、超高分子量聚乙烯、骨水泥等)和生物活组织材料(如骨、软骨、肌肉等)的力学行为建立了弹性、黏弹性等的本构方程,但仍然难以完全确定包含在本构方程中的参数,特别是生物活组织材料的力学描述。这些需要通过生物材料力学实验来收集足够多的实验数据。同时,生物材料的力学理论和研究结果也需要相应的力学实验来验证。

本章将介绍生物材料力学实验方案设计的一般性考量和常用的生物材料力学基础实验技术,如最常见的拉伸实验、压缩实验、弯曲实验,也介绍技术难度相对较大的疲劳实验、冲击实验、硬度实验、纳米压痕实验和磨损实验等。

## 4.1 ▶ 生物材料力学实验的方案设计

一般来说,一个实验项目的完成要经过如下基本步骤:

(1)发现和提出问题,提出科学假设;

(2)设定实验目标;

(3)查阅文献,了解国内外相关研究现状;

(4)设计可行性实验方案;

(5)预实验,修改和完善实验方案;

(6)实施实验;

(7)处理和分析数据,得出结论;

(8)完成实验总结和报告。

在生物材料力学实验研究的实施中,实验题目和科学问题乃至科学假设一般更多来自科研项目,针对实验目标如何设计出一个好的实验方案是整个实验中最为关键的环节,这需要在充分调研文献的基础上,对整个实验的技术路线及各个实验环节的具体细节提出完整的实施方案。

实验方案是指导实验工作有序开展的一个可执行具体计划。实验前，应围绕实验目的、针对研究对象的特征对实验工作的开展进行全面的规划和构想，拟定一个切实可行的实验方案。

生物材料力学实验所涉及的内容十分广泛。由于实验目的不同、研究对象的特征不同、系统的复杂程度不同，实验者要想高起点、高效率地进行实验研究，必须在明确实验目标的基础上，对实验技术路线与方法进行选择。在进行系统周密的调查研究基础上，总结和借鉴前人的研究成果，紧密结合生物医学和工程学的实验方法，寻求合理的技术路线、最有效的实验方法。

### 4.1.1　实验目标与意义

实验研究首先要明确实验项目的选题来源和背景，实验要达到的目标以及实验结果的科学意义和应用价值。这是实验方案设计和研究过程的宗旨所在。

实验目标和意义是对课题研究的理论价值和实际意义的总体设想。目标是指对该项研究的结果以及借助一定手段达到这种结果的途径预测和设想。目标可根据课题的类型、范围分为总体目标、分项目标、具体目标、间接目标和直接目标等。意义可分为理论意义和实际意义等。目标是直接性结果，而意义为间接性结果，是结果的影响作用。

### 4.1.2　文献调研与分析

在实验问题确定后，实验方案设计前，必须进行详尽的文献调研和分析，对该项目的相关情况进行全面了解，即题目在国内外的研究历史及研究现状，包括已取得的成果和存在的问题。对国内外研究现状的了解，最主要的是查询收集相关文献资料及整理和撰写文献综述。文献的搜集是研究工作的开始，并贯穿研究的全过程。文献不仅为选题提供理论依据，还为研究方法、技术方案设计等提供参考。随着网络技术的发展，在互联网上查询所需的文献资料越来越方便，如查阅 Elsevier Science、SpringerLink、Wiley Online Library、PubMed、万方数据等文献数据库。

文献总结分析的重要途径是做文献综述，即对某一方面的专题搜集大量文献资料后经综合分析而撰写的一种研究动态报告。文献综述反映当前对某一确定问题的最新研究进展、最新理论或技术、学术见解和建议等。"综"是要求对文献资料按照一定的逻辑进行综合分析、归纳整理、观点提炼等；"述"是要求对综合整理后的文献进行深入系统的分析和评述，从多视角批判性地提出自己的观点等。由于文献综述中有作者自己的评述和分析，因此在行文中一定要分清楚作者自己的观点和文献中的观点与内容，对文献内容的介绍一定要忠实原文。

### 4.1.3　科学假说和实验目标

在明确实验问题和目的后，在充分进行文献调研的基础上，需要对拟研究的问题提出一种或几种假定性说明或试探性解答。对实验研究问题控制条件和输出结果的因果关系所作的一种推测，即科学假设。一个好的科学假说应遵循科学性、可检验性、可预测性等原则。

生命现象纷繁复杂，要在诸多因素中揭示内在规律，必须针对即将开展的研究或得到的研究结果提出假设，为研究提出探索的方向和途径。在研究前提出的假说能够指引研究工作的展开，称为工作假说；在得到研究结果后，还要根据研究中的发现对假说进行修正，提出对所研究问题的观点。

科学假说引导实验工作的进展和结果最明显的表现就是科学假说为课题的进一步研究提供了一个明确的特异性的努力方向，使得我们能够根据假说选择课题研究的范围，界定有限的研究目标，此即实验目标。

实验目标是指课题研究要达到的直接目标。目标要求明确具体，内涵和外延要清楚，具有可实现性、可操作性和可检验性。实验目标的确定，使实验研究做到有的放矢，在有限的研究时间内，有所为有所不为。

### 4.1.4　实验方法与实验内容

在充分调研的基础上，针对每一个实验目标，比较筛选出对达到实验目标最有效的实验方法，主要是指具体的实验研究技术、手段和工具。每一项课题都要有相应的研究方法。一般可采用综合的方法或以一种方法为主，其他方法为辅。这样有利于收集多方面的信息，可以得到可靠的结论。在方案中应提出用这些方法起什么作用以及如何进行操作，等等。

对于整个实验的多个目标而言，可以用实验方法设定节点，以实验课题的内在逻辑性和科学假设的验证过程为联络线，制定一套可执行的技术路线。技术路线主要介绍如何利用仪器、材料和模型以实现实验目标。可以用流程图表示技术和方法及其相互联系。

在研究方法的选择过程中，必须充分考虑到该方法的可实施性。主要是对人员、研究材料和设备、测试工具及经费等问题能不能具体落实，以保证课题研究顺利完成。

实验内容是该项目内在诸要素的总和。实验目标要通过实验内容来体现。实验内容是在科学假设和实验目标的基础上，将技术路线和实验方法的具体化。通常是将研究变量分解成若干子课题，各子课题围绕总课题，既各有侧重，又互相渗透，构成统一的整体。在实验方案的设计中，实验内容的陈述要尽量具体，要确定变量的类别和性质，划定变量的范围，说明变量的控制方法，并制定标志变量变化的指标。

### 4.1.5　实验设计

实验设计是指在已确定实验内容的基础上，拟定每个具体子实验的组织安排进程，以指导实验的进程。生物材料力学实验通常涉及多变量、多水平的实验设计，如何安排和组织实验，用最少的实验获取最有价值的实验结果，是实验设计的核心内容。考虑周全、设计合理的实验方案常可起到事半功倍的效果，而设计不佳的方案常导致失败而浪费时间和经费。

在实验设计中，要考虑三个基本的实验要素：处理因素、实验对象和实验效应。采用各种处理方法来探讨有关现象，这是研究者操纵的处理因素（自变量）。生物材料力学实验对象主要是人或动物以及来源于生命体的器官、组织、细胞、分子等；或生物医用工程材料或生物化学物质。如何合理选择和利用这些对象，关系到实验结论的得出。观察处理因素对实验对象产生的作用（即实验效应，或因变量），是研究所要解决的问题，需要有多种观察指标来进行分析和评价。

一般来说，变量或被测量（或信息）主要包括：

（1）物理量，如应力、应变、速度、流量、温度、生物电、光、声、热等。

（2）化学量，如 pH 值、血气、代谢产物、呼吸空气、体液中的电解质等。

（3）生物量，如酶活性、免疫、蛋白质等。

（4）生理量，如各种感觉（如听觉、视觉、嗅觉、触觉、痛觉、味觉）、电生理活动信息（如心电、脑电、肌电、眼电、神经电、细胞电、皮肤电）等。

实验研究中可采用单一的处理因素，也可以多种因素同时处理。而为了了解处理因素对实验效应的影响特点，常常需要将处理因素分为不同的水平。处理因素加上不同的处理水平有多种组合方式，如单因素单水平、单因素多水平、多因素单水平、多因素多水平等。处理因素在实验设计中要进行规范化，即要对处理的强度、时间、频率、持续时间、施加方法等条件进行统一的规定，并严格按照这一规定实施。

根据对处理因素的敏感程度和反应的稳定性来选择合适的实验对象。实验对象可选择在不同的生命层次：分子水平、细胞水平、组织水平、器官水平、动物整体水平、临床人体实验水平等。其中实验动物的选择主要是依据动物对处理因素的敏感性、反应的稳定性及与人类的相似性，其次还要考虑动物饲养和繁殖的难易、价格、生长周期等因素。实验研究要尽量保证实验对象的一致性。例如，动物实验要保持动物的种系、性别、年龄、体重等的一致，临床研究要对受试者的年龄、性别、病情严重程度、病程长短、有无并发症、有无其他治疗措施等条件尽可能保持一致。

根据实验对象生理活性的不同，生物材料力学实验可分为：离体实验（工程材料实验、模型实验、尸体标本实验）、在体实验（动物实验、人体实验）、建模与仿真实验等。

（1）工程材料实验：将生物医用工程材料制备成标准的试件，并在材料力学试验机上进行实验研究，如钛合金标准试件的拉伸实验等。材料力学实验采用标准试件，一般期望尽量排除几何形态结构的影响，研究材料固有的力学特性，并对不同的实验结果可进行对比分析，以获得一致性的结果。医用工程材料一般可采用相应的力学试验标准进行力学实验。

（2）模型实验：将工程材料模拟制作成人体组织结构或器械进行实验研究。例如，采用超高分子量聚乙烯制成的试件（人工骨）来模拟椎骨。人工制品模型的特点是各模型具有一致性，性能稳定，不受测试时间的限制。其最大的缺点是人工制品模型与生物体的差异很难评估。

（3）尸体标本实验：尸体标本或标本制备的试件用于生物材料力学测试的离体研究，如人体椎骨尸体力学实验。其优点是能直接、精确测量组织器官的变形和运动，同时可直接观察到试件的生理病理变化和组织形态学改变。新鲜、年轻、健康尸体是最理想的标本。缺点在于目前离体标本测试一定程度上改变了在体生理或病理状态下组织器官的力学特点，因此尸体标本实验的最大问题是其与活体的差异。

（4）动物实验：动物实验的研究对象是动物，容易设立对照组，并能随意分配实验动物，可以严格控制实验条件，从而在最大程度上动态模拟人体的生物学及生物力学环境。例如，力学刺激促进狗胫骨干骨折愈合的实验。其主要缺陷在于加载方式和大小、骨和植入物尺寸以及材料性能等与人体的差异，所以动物实验所得到的结论如何推演到人体是需要解决的最大问题。

（5）人体实验：人体实验可以是以健康被试或患者为研究对象的临床试验，主要目的是评价某种疾病的预防、诊断、治疗和康复技术方法。临床试验必须不能耽误患者的正常诊治，必须遵循随机、对照和双盲的原则。在体力学检测能最大限度地检测到人体真实的动态力学环境和特性，例如，图 4.1 所示为骨外固定器的在体动态力学测量。人体实验的问题是如何实现无创性人体力学信号检测和提取、被试的缺乏及伦理道德问题等。

按实验对象的生命层次的不同，生物力学实验可分为：细胞（分子）力学实验、显微材料实验、材料实验、结构与系统实验。

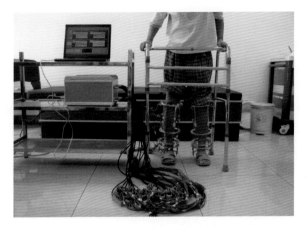

图 4.1　骨外固定器的在体动态力学测量

（1）细胞（分子）力学实验：细胞力学是现代生物力学近年来发展十分迅速的一个前沿领域。它涉及在载荷作用下细胞、细胞膜、细胞骨架的变形、弹性常数、黏弹性、黏附力等力学性能的研究，以及力学因素对细胞生长的影响[1]。由于常规的宏观力学加载方法和实验技术无法直接使用，细胞力学实验研究的关键取决于对细胞的加载方法和细胞变形及相关的生物学测量手段。细胞力学所采用的实验技术就目前来看可大致分为四种类型[2-4]：第一类是采用显微技术和负压吸吮、光学势阱、包被分子的黏附等方法直接对单个细胞进行加载，并通过实时记录系统加以记录，利用图像处理仪和计算机进行位移测量及变形数值分析，如微管吸吮（micropipette aspiration）、探压法（poking technique）、光镊（optical tweezers）、原子力显微术（atomic force microscopy，AFM）等。第二类是采用其他介质，利用流变学原理间接地对细胞进行加载，如流动腔（flowing chamber）、悬浮技术（suspending technique）、微孔滤筛方法等，主要是通过流体流动产生的剪切力或者压力对细胞加载。第三类是利用对细胞黏附的基底材料进行加载，通过对基底材料加载使基底材料的应变传递到细胞上，如四点弯曲梁的单向应变加载和膜材料的双向应变加载方法、气体加压加载技术，以及三维加载技术等。第四类是利用直接对细胞表面受体施加磁场扭曲力的方法，测量细胞骨架刚度的变化。其主要优点是可以测量细胞受体分子水平的力学性质，是定量测量细胞骨架刚度的有效方法之一。

（2）显微材料实验：实验的器械和样本按照宏观拉伸实验、压缩实验、弯曲实验的同比例显微化（如制备 0.2mm 宽、2mm 长的试件），能够测量生物组织内部细微结构（如单个骨小梁、单个哈佛氏系统）的力学特性，如对单个骨小梁的弯曲实验。显微测试还处于发展的初级阶段，样本处理尚无标准，必须以审慎的态度来分析和判断这些显微测试的结果。

（3）材料实验：进行材料层次的宏观力学实验。生物医用工程材料力学实验一般要求制备标准尺寸的试件，并遵照一定试验标准进行。目前，生物活组织材料的力学实验（如皮质骨拉伸试件的制备）尚没有统一的试验标准，实验者多借鉴力学性能相近的工程材料（如金属、塑料、陶瓷等）的试验标准制备实验试件、进行实验和处理数据。由于生物活组织材料一般是一种非均匀、各向异性的复合材料，对于不同部位、沿不同方向及以不同方式选取的材料试样所测得的力学性质也会各不相同，因此必须特别注意试件割取的解剖位置和切取试样的方向。

（4）结构与系统实验：选取某一医疗器械、一个或多个器官或结构进行力学实验，如整骨的弯曲实验、人工骨关节假体的磨损实验、骨-固定器系统压缩实验等。人体器官或植介入器械等的结构和载荷环境非常复杂，结构实验一般需要模拟人体活动时生理载荷环境，这是一个巨大的挑战。

根据研究目的和内容的要求，需要采用各种观察指标来表示实验效应。用作观察指标的量需满足关联性、客观性、灵敏性、可用性和精确性等要求。一般可分为定量指标（如弹性模量、肌肉收缩强度等）和定性指标（如存活与失效、断裂等）。

实验设计必须满足的一般性原则[5]：①科学性原则。生物材料力学实验设计应符合一般的力学原理和规律，应当在理论学习、技能掌握、文献调研、研究积累的基础上提出科学假说，并设计实验。②规范性原则。在制定和实施研究计划过程中，要尽量按照质量管理规范和标准操作规程，以减少差错和遗漏。对于有ISO、GB 等标准的实验，要尽量按照标准方案进行，如人工膝关节假体的磨损实验，就应该尽量按照 ISO 14243 标准进行。③伦理性原则。以人或动物为研究对象的实验，要充分考虑伦理学的要求，经过伦理委员会的审批。④统计学原则。实验设计要充分考虑统计学原则，即对照、随机、均衡、重复等原则。例如分组、样本数、采用指标等，都要事先考虑实验结束后的数据统计方法，以及这些方法需要在设计时注意的问题。常见的实验统计学设计方法有析因设计法、正交设计法、均匀设计法和序贯实验设计法。

## 4.1.6 预实验

在初次实验研究时，往往困惑于如何确定样本的制备、夹具的设计、传感器的选择、实验条件的控制等，如生物材料力学实验中加载速率的设计，这需要进行预实验。最理想的解决方案是借鉴本实验室或文献中以往相同或类似研究的经验，以减少预实验工作量。在没有可借鉴的参考条件时，必须做相应的预实验来探索最佳条件。

### 4.1.7 数据的记录与处理

实验记录直接关系到数据收集的完整性、客观性和可靠性，一定要实行规范化管理。在实验设计时，为避免事后记录不完整，务必周密考虑，制定切实可行的记录格式和内容。同时，要充分考虑实验数据的处理、分析和评估方案，制定出较详尽的数据处理分析方案，特别是统计处理和建模分析方案。

数据的统计处理方法有两大类：①统计描述方法，即用来整理数据和描述数据特征的方法。例如，将收集所得的数据资料用统计表或统计图表示出来，计算数据资料的平均值、标准差、相关系数等特征数以描述这些数据的集中趋势、离散程度和相关性关系，进而揭示所研究事物的内在规律性。②统计判断方法，即利用所研究的样本数据资料对同质总体进行推论的方法，如差异显著性检验（正态性检验、$t$检验、$\chi^2$检验、秩和检验、方差分析等）、因素分析（一元相关回归分析、多元相关回归、Logistic回归分析、协方差分析、逐步回归分析、主成分分析、判别分析、聚类分析、因子分析等）。

建模分析主要有两类：①基于数据拟合的模型分析，建立输入数据和输出结果之间的经验性拟合关系，如一次线性关系、多项式拟合等。例如，骨组织弹性模量与MRI影像灰度之间的经验公式。这种方法一般不清楚或者不关注输入数据与输出结果发生的内在机制，仅关注数据间的定量关联。②基于理论原理的模型分析，这种方法一般要基于力学和其他专业理论，提出输入数据和输出结果之间的发生过程与机制，建立定量分析的力学模型，并求解分析，如关节软骨黏弹性的双相性力学模型。当然，这已经超出了实验本身的内容。

## 4.2 ▸ 生物材料拉伸实验

材料的拉伸实验是材料力学性能测试最基本也是最重要的方法。在承受轴向（一般为单轴，也可为双轴）拉伸载荷下，测定材料的力学特性。拉伸实验可测定材料的刚度、强度和塑性等指标，如材料的弹性模量、弹性极限、比例极限、屈服点、屈服强度、极限强度、断裂强度、伸长率、面积缩减量、极限应变等。拉伸实验几乎适用于所有固态材料的力学性能检测，如金属、橡胶、塑料、生物活性材料、生物高分子材料、骨组织、肌肉组织、软骨组织等。

### 4.2.1 实验目的

生物材料拉伸实验的主要目的是如下或其中部分力学性能的测定：

（1）观测生物材料的拉伸形变过程和破坏过程等力学行为；

（2）测评生物材料的拉伸刚度、弹性模量、弹性极限等弹性性能；

（3）测评生物材料的拉伸屈服强度、极限强度、断裂强度等强度性能；

（4）测评生物材料的伸长率、断面收缩率等塑性性能；

（5）测定生物材料的拉伸蠕变、应力松弛等黏弹性性能；

（6）测评生物材料的应变能、韧性等其他力学性能。

## 4.2.2　实验器材

　　拉伸实验主要使用的器材有：①力学加载和测量的设备，如万能材料力学试验机及其相关卡具；②特殊样件所定制的卡具或固定耗材；③样本制备的精细切割机、刀具、打磨器材等；④样件尺寸测量的量具，如游标卡尺、钢尺、分规等；⑤如需测量试件在拉伸过程中的应变，则需要相应的应变检测装置，如引伸计、应变仪或光学应变检测装置。

　　在材料力学实验中，最常用的机器是万能材料试验机。它可以做拉伸、压缩、剪切、弯曲、蠕变、松弛等实验，故习惯上称它为万能材料试验机，如 AG-IS 岛津材料力学试验机（图 4.2）。万能材料试验机主要由测量系统、驱动系统、控制系统及计算机（计算机系统型拉力试验机）等组成，采用全数字化控制。测量系统主要是由不同的传感器组成的信号采集系统，测量主要包括负荷测量、试样变形测量和活动横梁的位移测量等。驱动系统主要驱动试验机的横梁移动，机电控制一般采用直流伺服控制系统控制预应力滚珠丝杠带动横梁移动。驱动系统也可采用液压、气动和电磁等伺服控制方式。

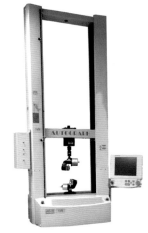

图 4.2　AG-IS 岛津材料
力学试验机

## 4.2.3　实验原理与方法

　　为了检测生物材料受拉伸时的力学性能，对试样施加一维或多维的拉伸载荷，直到预期的形变或断裂，采集拉伸过程中的载荷和变形数据，得到材料的载荷-变形曲线和应力-应变曲线，并进一步得到材料的特征数据和力学性能指标，如弹性模量、刚度、屈服强度、极限强度、断裂强度等。

　　为了测量生物材料固有的力学性能，拉伸实验的试样一般要按统一的规定加工成标准试样，特别是医用的工程材料，应尽量采用相关的国际和国家制定的力学试验标准。例如，按照国家标准《金属材料 拉伸试验 第 1 部分：室温试验方法》（GB/T 228.1—2021）的规定，金属拉伸试样可加工成横截面为圆形和矩形的标准试样（图 4.3）。拉伸试样分为比例试样和非比例试样两种。比例试样的原始标距 $l_0$ 与原始横截面面积 $A_0$ 的关系规定为 $l_0 = k\sqrt{A_0}$。系数 $k$ 的值取为 5.65 时称为短试样，取为 11.3 时称为长试样。实验一般采用短试样。非比例试样的 $l_0$ 和 $A_0$ 不受上述关系的限制。试样的表面粗糙度应符合国标规定。生物活组织材料实验没有统一的试验标准，其试样的制作可以借鉴力学性能相近的工程材料试验标准或者以往研究的试样制备形状和尺寸进行，例如，图 4.4 是做骨组织拉伸实验时制备实验试样的过程。

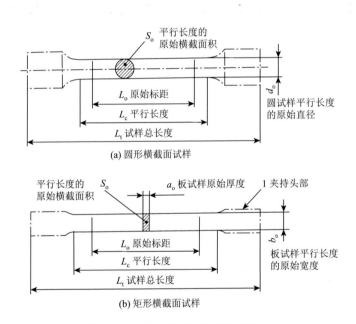

(a) 圆形横截面试样

(b) 矩形横截面试样

**图 4.3 金属拉伸试样的形状与尺寸**

试验机自动绘制出载荷-变形曲线，计算可绘出应力-应变曲线。典型的材料应力-应变曲线如图 4.5 所示。拉伸应力-应变曲线可大致分为两部分，弹性部分 OC 和塑性部分 CDE，以材料的屈服点 C 分界。低碳钢等材料具有明显的屈服阶段，拉伸曲线常呈锯齿状，其下屈服点比较稳定，故工程上均以下屈服点所对应的载荷作为材料屈服时的载荷 $P_s$。屈服点所对应的应力定义为屈服强度：

$$\sigma_s = \frac{P_s}{A_0} \tag{4.1}$$

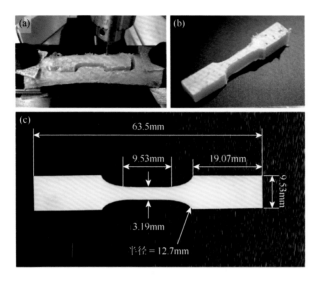

图 4.4　皮质骨拉伸试样的制作[6]

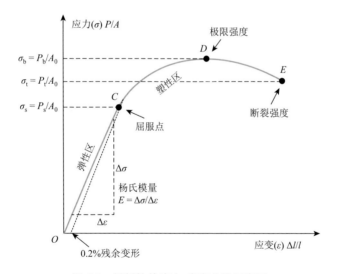

图 4.5　材料拉伸应力-应变曲线示意图

经过屈服点后，曲线进入强化阶段，在拉力达到最大载荷 $P_b$ 之前，试样在标距范围内的变形是均匀的，拉伸曲线上升到最高点 $D$，拉力达到最大载荷 $P_b$，此即极限载荷，相对应的应力为极限强度：

$$\sigma_b = \frac{P_b}{A_0} \qquad (4.2)$$

对于低碳钢等延性材料，一般会有明显的局部收缩阶段 $DE$，试样开始局部伸长和颈缩，所承受的拉力减小，直至试样发生断裂。而对于灰铸铁等脆性材料，没有明显的颈缩阶段，极限点 $D$ 与断裂点 $E$ 接近重合。断裂点对应的应力称为断裂强度：

$$\sigma_{\mathrm{f}} = \frac{P_{\mathrm{f}}}{A_0} \qquad (4.3)$$

对于低碳钢等延性材料，端口有明显的收缩，可通过测量试样断裂后的长度 $l_1$ 得到延伸率：

$$\delta = \frac{L_1 - L_0}{L_0} \times 100\% \qquad (4.4)$$

其中，$l_0$ 为试样原始标距长度；$l_1$ 为试样拉断后，对接两拉断的试样重新测得的标距刻线间的长度。

测量断口处的横截面积 $A_1$ 和试样的初始横截面积 $A_0$，可得断面收缩率：

$$\psi = \frac{A_0 - A_1}{A_0} \times 100\% \qquad (4.5)$$

材料的杨氏模量可通过拉伸弹性阶段的直线斜率获得：

$$E = \frac{\Delta\sigma}{\Delta\varepsilon} = \frac{\Delta P l_0}{\Delta l A_0} \qquad (4.6)$$

其中，$\Delta P$ 和 $\Delta l$ 分别为图中 $\Delta\sigma$ 和 $\Delta\varepsilon$ 对应的载荷增量和形变量。在实验数据处理时，杨氏模量最好通过最小二乘法线性拟合得到。

### 4.2.4 拉伸材料力学实验操作规程

电子万能材料力学试验机的操作过程大同小异。以 AG-IS 岛津材料力学试验机为例，一般力学实验的试验机基本操作规程如下：

（1）根据实验，检查（替换，如有必要）所用载荷传感器和卡具。

（2）打开试验机的电源开关，预热 15min 以上。

（3）载荷调零，载荷传感器电气校准（E-calibration）。

（4）打开计算机，双击桌面 TRAPEZIUM2，启动主机控制软件。

（5）检查硬件设置（Tools→Option→Hardware），点击 OK 键，然后关闭软件，重新启动软件。

（6）设定实验参数：New→Method，打开方法向导建立新的方法，或 New→Test，打开实验向导建立新的实验，或 Open→Method，打开已有的方法再编辑。依次进入 System、Sensor、Testing、Specimen、Data Processing、Chart、Report 等对话框，设定实验类型、传感器、控制参数、试样、数据处理、图表、报告等项目的参数。进入 Finish 对话框，检查所创建方法的概要，存储实验方法文件。

（7）根据试样尺寸，调整十字头限位开关的位置，手动控制调整十字头的位置。

（8）装卡试样。

（9）载荷和十字头行程等传感器调零。

（10）开始实验。

（11）实验结束后，卸下试样。

（12）按操作盘上的 RETURN 键，使十字头返回到零点位置。

（13）处理和存储实验结果。

（14）关闭软件，关闭计算机，关闭试验机的电源开关。

试验机操作过程中，需要注意如下事项：

（1）在连接或卸下电缆进行电气校准时，试验机必须处于关闭状态。

（2）载荷（含卡具的重量）在任何情况下务必不能超过其量程的150%（实际实验时，载荷的设置需要低于载荷的量程），不能施加偏心力和冲击力。

（3）要随时检查十字头限位开关的位置是否适当，特别是在改变实验方式时。

（4）要慎重设定十字头移动和加载速率，以保试件及设备安全。

（5）特别注意气动卡具的电压插座是110V，不得与其他电源插座混淆。

（6）在十字头移动过程中，遇到紧急情况，按主机架上的红色按钮实现紧急停机。

## 4.3　生物材料压缩实验

材料的压缩实验也是材料力学性能测试的最基本方法之一。一般施加一维轴向压缩载荷，测定材料的压缩力学特性。压缩实验与拉伸实验类似，其原理和操作大致可类比进行。实验可测定材料的压缩刚度、强度等指标，如材料的弹性模量、屈服强度、极限强度等。压缩实验一般适用于固态硬材料的力学性能检测，如金属、橡胶、塑料、骨组织等。

### 4.3.1　实验目的

生物材料压缩实验的主要目的是如下或其中部分力学性能的测定：

（1）观测生物材料的压缩形变过程和破坏过程等力学行为；

（2）测评生物材料的压缩刚度、弹性模量、弹性极限等弹性性能；

（3）测评生物材料的压缩屈服强度、极限强度等强度性能；

（4）测定生物材料的拉伸蠕变、应力松弛等黏弹性性能；

（5）测评生物材料的应变能等其他力学性能。

### 4.3.2 实验器材

压缩实验主要使用的器材有：①力学加载和测量的设备，如图 4.2 所示的 AG-IS 岛津材料力学试验机及其相关压缩卡具；②特殊样件所定制的卡具或固定耗材；③样本制备的精细切割机、刀具、打磨器材等；④样件尺寸测量的量具，如游标卡尺、钢尺、分规等；⑤如需测量试件在压缩过程中的应变，则需要相应的应变检测装置，如引伸计、应变仪或光学应变检测装置。

在压缩实验过程中，材料力学试验机的操作规程与拉伸实验过程中的操作规程类似，具体步骤和注意事项参考 4.2.4 节。

### 4.3.3 实验原理与方法

检测生物材料压缩时的力学性能，对试样施加压缩载荷，直到预期的形变或破坏，采集压缩过程中的载荷和变形数据，得到材料的载荷-变形曲线和应力-应变曲线，并进一步得到材料的特征数据和力学性能指标，如弹性模量、刚度、屈服强度、极限强度等。

医用工程材料的压缩实验，应尽量采用相关的国际和国家制定的力学试验标准，例如，金属按照现行的国家标准《金属材料 室温压缩试验方法》（GB/T 7314—2017）的规定进行。生物活组织材料实验没有统一的试验标准，可以借鉴力学性能相近的工程材料试验标准或者以往研究。压缩试样通常加工成短圆柱或方柱（图 4.6[7]）。为了避免压缩实验期间发生失稳，压缩试件的长宽比 [高度与宽度（或直径）的比值] 建议不要超过 2.0。压缩试样一般需要抛光处理，确保其两端表面的平整和平行，以实现压缩夹具表面和试样端部之间的均匀接触和施加载荷。材料力学试验机的压缩夹具一般也引入带有球形接头的自调节压板，以补偿试样的对准困难。通常也可将引伸计连接到试样上，以测量试样在引伸计预设的标距长度（$l_0$）上的收缩。

对于低碳钢等塑性材料，施加轴向压缩时会产生很大的横向变形，在试样两端面与夹具垫板间的摩擦约束下，试样将出现显著的鼓胀效应。为了减小鼓胀效应的影响，通常的做法是除了将试样端面制作得光滑外，还可在端面涂上润滑剂，以利于最大限度地减小摩擦力。试样越压越扁，横截面面积不断增大，试样抗压能力也随之提高。塑性材料不会发生压缩破裂，因此，一般不测定抗压强度（或强度极限），而通常认为抗压强度等于抗拉强度。

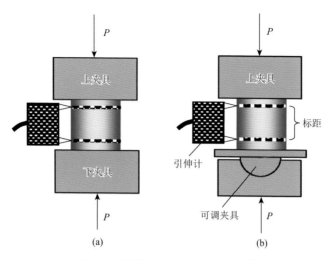

图 4.6　典型压缩试件及加载方式[7]

而对于铸铁等脆性材料，轴向压缩时塑性变形较小，会呈现上凸的光滑曲线，压缩曲线一般无明显的直线段和屈服点，压缩曲线较迅速地达到极限载荷，试样一般会突然发生破裂，断面一般与轴线呈 45°～55°夹角。

试验机自动绘制出载荷-变形曲线，经计算可绘出应力-应变曲线。典型的材料压缩应力-应变曲线如图 4.7 所示，大致分为两部分，弹性部分 $OC$ 和塑性部分 $CD$，以材料的屈服点 $C$ 分界。屈服载荷 $P_s$、极限载荷 $P_b$ 对应的应力分别为屈服强度和极限强度：

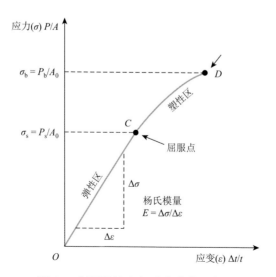

图 4.7　材料压缩应力-应变曲线示意图

$$\sigma_s = \frac{P_s}{A_0} \qquad \sigma_b = \frac{P_b}{A_0} \tag{4.7}$$

材料的杨氏模量可通过弹性阶段的直线斜率获得：

$$E = \frac{\Delta \sigma}{\Delta \varepsilon} = \frac{\Delta P l_0}{\Delta l A_0} \tag{4.8}$$

## 4.4 生物材料弯曲实验

材料的弯曲实验也是材料力学性能测试的最基本方法之一。施加横向力矩，测定材料弯曲变形时的力学特性。实验可测定材料的弯曲刚度、强度等指标，如材料的弹性模量、屈服强度、极限强度等。弯曲实验一般适用于固态硬材料的力学性能检测，如金属、橡胶、塑料、骨组织等。

### 4.4.1 实验目的

生物材料弯曲实验的主要目的是如下或其中部分力学性能的测定：
（1）观测生物材料的弯曲形变过程和破坏过程等力学行为；
（2）测评生物材料的弯曲刚度、弹性模量、弹性极限等弹性性能；
（3）测评生物材料的弯曲屈服强度、极限强度等强度性能；
（4）测定生物材料的弯曲载荷下的蠕变、应力松弛等黏弹性性能；
（5）测评生物材料的应变能等其他力学性能。

### 4.4.2 实验器材

弯曲实验主要使用的器材有：①力学加载和测量的设备，如图 4.2 所示的 AG-IS 岛津材料力学试验机及其相关三点弯曲或四点弯曲卡具；②特殊样件所定制的卡具或固定耗材；③样本制备的精细切割机、刀具、打磨器材等；④样件尺寸测量的量具，如游标卡尺、钢尺、分规等；⑤如需测量试件在弯曲过程中的应变，则需要相应的应变检测装置，如应变仪或光学应变检测装置。

在弯曲实验过程中，材料力学试验机的操作规程与拉伸实验过程中的操作规程类似，具体步骤和注意事项参考 4.2.4 节。

### 4.4.3 实验原理与方法

检测生物材料压缩时的力学性能，对试样施加压缩载荷直到预期的形变或破坏，采集压缩过程中的载荷和形变数据，得到材料的载荷-变形曲线和应力-应变曲线，并进一步得到材料的特征数据和力学性能指标，如弹性模量、刚度、屈服强度、极限强度等。

医用工程材料的弯曲实验应尽量采用相关的国际和国家制定的力学试验标准，如金属按照现行的国家标准《金属材料 弯曲试验方法》（GB/T 232—2010）的规定进行。标准的弯曲试样通常呈棱柱形。为了减少实验过程中剪切的影响，弯曲实验的试件需要满足梁的定义，其长度应比试样的横截面尺寸长得多。

弯曲实验通常有两种类型，三点弯曲［图 4.8（a）］和四点弯曲［图 4.8（b）］。在三点弯曲实验中，将试件放置在两个支架上，并在试件的中心施加载荷，最大弯矩施加在试件中心。在四点弯曲实验中，将试样放置在两个支架上，并在试样上方对称施加两个相等的载荷，最大弯矩均匀地施加在两个力之间的试样中心部分，形成纯弯曲载荷和变形。

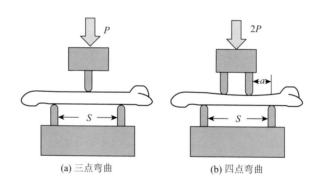

(a) 三点弯曲　　　　(b) 四点弯曲

**图 4.8　典型弯曲试件及加载方式**

试验机自动绘制出载荷-变形曲线。该曲线大致分为两部分，弹性部分和塑性部分，以材料的屈服点分界（图 4.9）。由于弯曲试样在实验过程，不同部位的载荷分布不同，存在拉伸、压缩和剪切多种应力作用，弯曲模量和弯曲强度的获得相对困难一些。

对于横截面均匀的试件，基于梁的弯曲理论，利用荷载-位移曲线，可确定弯曲弹性模量。对于三点弯曲，可表示为[7]

$$E = \frac{48S^3}{I}\frac{\Delta P}{\Delta L} \tag{4.9}$$

其中，$\frac{\Delta P}{\Delta L}$ 为弯曲荷载-变形曲线的初始线性区域的斜率；$I$ 为横截面的面惯矩；$S$ 为支撑试样的跨度。对于四点弯曲，弹性模量可表示为

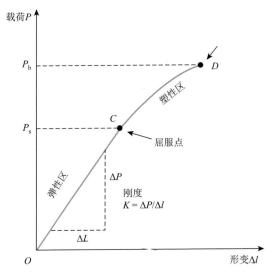

图 4.9　材料弯曲载荷-变形曲线示意图

$$E = \frac{a^2}{6I}(3S - 4a)\frac{\Delta P}{\Delta L} \tag{4.10}$$

其中，$a$ 为从支架到最近荷载的距离［图 4.8（b）］，其他参数与三点弯曲中定义的相同。

　　横截面均匀梁的弯曲屈服载荷 $P_s$ 对应的屈服强度对三点弯曲和四点弯曲分别可表示为

$$\sigma_s = \frac{P_s Sh}{8I} \quad \text{(三点弯曲)} \tag{4.11}$$

$$\sigma_s = \frac{P_s ah}{2I} \quad \text{(四点弯曲)} \tag{4.12}$$

其中，$P_s$ 为屈服时的载荷；$I$ 为面惯矩；$h$ 为试件的高度（$h/2$ 为底面与梁中性面之间的距离）。类似地，弯曲极限载荷 $P_b$ 对应的极限强度对三点弯曲和四点弯曲分别可表示为

$$\sigma_b = \frac{P_b Sh}{8I} \quad \text{(三点弯曲)} \tag{4.13}$$

$$\sigma_b = \frac{P_b ah}{2I} \quad \text{(四点弯曲)} \tag{4.14}$$

## 4.5　生物材料疲劳实验

　　生物材料或医疗器械等结构一般都是在动态载荷下工作的，疲劳破坏是失

效的常见模式，且无论材料为韧性材料还是脆性材料，疲劳失效一般都表现为突然断裂，即脆性断裂，断裂前没有明显的征兆，危害极大。因此，材料或结构的疲劳测试是耐久性和可靠性评估的重要内容，对材料与结构设计、在役寿命评估和延寿都极具研究价值。拉伸、压缩、弯曲和扭转等载荷形式均可以重复施加在试件上来测量材料的疲劳性能。疲劳实验可测定材料的疲劳极限、S-N 曲线等，适用于生物固态材料的力学性能检测，如金属、橡胶、塑料、骨组织等。

## 4.5.1　实验目的

生物材料疲劳实验的主要目的是如下或其中部分力学性能的测定：

（1）观测生物材料的疲劳过程和破坏过程等力学行为；

（2）测评生物材料的疲劳极限、S-N 曲线等强度性能；

（3）测评生物材料试样疲劳破坏的断口特征和疲劳原因等。

## 4.5.2　实验器材

疲劳实验主要使用的器材有：①循环动态力学加载试验机，如 Instron ElectroPuls E10000 拉扭双轴型动态力学试验机（图 4.10），以及其相关加载卡具；②特殊试件所定制的卡具或固定耗材；③试件制备的精细切割机、刀具、打磨器材等；④试件尺寸测量的量具，如游标卡尺、钢尺、分规等；⑤如需测量试件在实验过程中的应变，则需要相应的应变检测装置，如应变仪或光学应变检测装置。

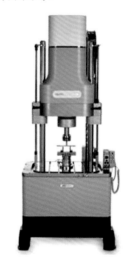

图 4.10　Instron ElectroPuls E10000
拉扭双轴型动态力学试验机

## 4.5.3　实验原理与方法

长期在交变应力作用下的材料或构件，即使应力水平低于屈服极限也会突然断裂。即使在静态载荷下塑性性能很好的材料，在承受交变应力时，往往在应力低于屈服极限，没有出现明显塑性时就突然发生疲劳断裂。构件在外载荷作用下的应力分布和力学行为对缺陷（缺口、裂纹及组织缺陷等）十分敏感。材料表面或内部总会存在各种缺陷，在足够大的交变应力作用下，这些缺陷都可能因较大的应力集中发生微裂纹。微裂纹在动态载荷下集结沟通形成宏观裂纹，并逐渐扩展，当达到一定限度时，构件就会突然断裂。这种失效就是疲劳断裂。

疲劳实验试样的制备可参考前面的章节，具体取决于为实验选择的加载方式，如拉伸、压缩、弯曲等。医用工程材料疲劳实验的动态载荷施加一般要参考相关的国际或国家制定的力学试验标准，如金属按照现行的国家标准《金属材料 疲劳试验 轴向力控制方法》（GB/T 3075—2021）的规定进行。

疲劳实验一般可分为高应力水平应力（低周疲劳）疲劳实验和低应力水平应力（高周疲劳）疲劳实验。应力循环的频率选择一般取决于材料、试件和试验机组合的动态特征，在很多情况下取决于试样的刚度。轴向载荷控制疲劳试验机疲劳实验的频率范围为 $1\sim300Hz$。在高频时，试样会产生较多的热量，从而影响疲劳寿命和强度。材料的一些常用疲劳实验方法通常包括单点疲劳实验法、升降法、高频振动实验法、超声疲劳实验法、红外热像技术疲劳实验方法等。

疲劳实验需要施加循环载荷，大部分情况施加的是等幅应力循环，应力随时间周期性等幅变化（图 4.11）。应力循环中最小应力 $\sigma_{min}$ 与最大应力 $\sigma_{max}$ 的比值 $R_s$ 称为应力比或循环特征；载荷或应力的周期性循环的最小次数 $N$ 称为循环次数；疲劳测试按规定达到失效准则的循环数 $N_f$ 称为疲劳寿命；在规定应力比下，试样具有 $N$ 次循环的应力幅值 $S_N$ 称为条件疲劳强度；材料在无限多次交变载荷作用下不会产生破坏的最大应力称为疲劳强度或疲劳极限。

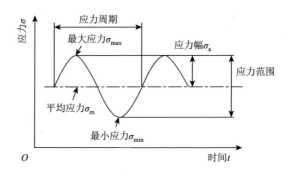

图 4.11　疲劳测试的等幅应力循环

最通用的疲劳实验结果是，以失效时的循环次数为横坐标（循环次数经常采用对数坐标），以应力幅值或依赖于应力循环的其他应力值作为纵坐标，绘制应力-寿命曲线或 S-N 曲线（图 3.7）。在疲劳实验中，平均应力 $\sigma_m$ 和外加应力幅度 $\sigma_a$

对材料的疲劳寿命影响非常大。在同样的循环特征下，最大应力越大，则疲劳寿命越短；随着最大应力的降低，疲劳寿命将迅速增加。

当疲劳实验达到预定的疲劳失效判据时，实验终止。疲劳失效判据一般可采用如下判据之一：

（1）试样断裂；

（2）额定的循环次数；

（3）预定程度的疲劳裂纹；

（4）预定程度的塑性变形；

（5）裂纹的传播速率改变；

（6）实验的频率改变。

疲劳实验终止后，一般需要观测疲劳试样的断口特征。和其他断裂一样，疲劳断口上保留了整个断裂过程的所有痕迹，记载着很多断裂信息，具有明显的特征，这些特征受材料性质、应力状态、应力大小及环境因素影响。因此，疲劳断口分析是研究疲劳过程和失效原因的重要方法之一。

宏观上，典型的疲劳断口具有三个形貌不同的区域：疲劳源、疲劳裂纹扩展区、瞬时断裂区（图 4.12）。疲劳源是疲劳裂纹萌生的策源地，一般在表面出现一个或几个光亮平滑的疲劳源，其经常在试件表面缺陷处（缺口、裂纹、刀痕、台肩、键槽、夹杂物等）。疲劳源的个数与应力状态有关，如单向弯曲有一个，双向弯曲有两个疲劳源。疲劳裂纹扩展区是以疲劳源为圆心的一簇贝纹线（海滩花样的同心圆弧），近源者密，远源者疏。贝纹线的宽窄与过载程度、材质有关，过载大、韧性差的线粗而不明显。贝纹线是载荷变化引起的，如开启和停歇、改变频率、偶然过载等。瞬时断裂区对脆性材料为结晶状，对韧性材料为纤维状、暗灰色，边沿有剪切唇。瞬时断裂区一般在疲劳源对侧，旋转弯曲时，瞬时断裂区的位置沿逆旋转方向偏转一定角度。

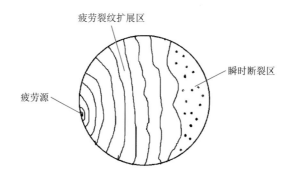

**图 4.12　疲劳试件断口示意图**

微观上，疲劳断口一般会出现疲劳辉纹（疲劳条带、疲劳条纹），大致分塑性辉纹和脆性辉纹（解理辉纹）两种，脆性辉纹出现在解理平面上，河流花样的放射线和辉纹相交并近似垂直。贝纹线和疲劳辉纹是不同的，贝纹线是由交变应力的频率、幅度变化或载荷停歇等原因造成的。而疲劳辉纹是一次交变应力循环使裂纹尖端塑性钝化形成的。二者可以同时出现，也可以不同时出现。有时在宏观断口上看不到贝纹线，而疲劳辉纹在电子显微镜下也未必能看到。

### 4.5.4 动态材料力学实验操作规程

疲劳实验需要在动态力学试验机或专门的疲劳试验机上施行。动态力学试验机的操作过程因伺服系统不一样，具体操作差异较大，但基本步骤大致相同。以 Instron ElectroPuls E10000 动态力学试验机为例，动态力学试验机的基本操作规程如下：

（1）启动。打开控制柜后方的电源开关。过几秒，机器自检完成以后，机架的指示灯变为白色。此时，设备处于待机状态（功率为 0 挡）。

（2）调节机架的位置。由于试验机作动缸的上下运动范围有限（±30mm），为了适应不同实验要求，需要调节机架的位置。在功率为 0 挡或者 I 挡下，分别松开两边的机架锁紧装置（对应的小指示灯变亮即可），通过机架的横梁移动按钮来调节机架上下移动，直到合适的位置，拧紧机架锁紧装置（小指示灯变暗即可）。

（3）安装夹具。根据实验需求，选用合适的夹具和传感器（250N 或者 10kN）。分别将夹具、传感器通过螺钉固定在作动缸和机座上。

（4）打开软件。首先打开 Instron Console 软件，然后根据实验需求，选用打开 Bluehill 软件或者 Instron WaveMatrix 软件。Bluehill 软件适于做静态实验，如拉伸实验、压缩实验、弯曲实验。Instron WaveMatrix 软件适于做动态实验，如疲劳实验。

（5）加持试件。将功率调整为 I 挡，通过手柄调节作动缸的上下位置和旋转角度，将试件恰当地固定于夹具上。

（6）设定实验方法。在 Bluehill 软件或 Instron WaveMatrix 软件的主界面上，选择"方法"选项，新建实验方法，依次设置好相应的实验参数，并保存好实验方法。再做相同参数的实验时，可以直接调用已经编好的实验方法。

（7）开始测试。将功率调整为 II 挡，在软件主界面的"测试"选项，给试样命名并选择对应的实验方法，开始实验。需要注意的是：①如果实验采用的是载荷控制的模式，在实验开始前，必须用 Instron Console 软件对试件进行调谐操作，以获得试件的刚度，实验过程中才能准确进行载荷控制。②动态实验，一定要用 Instron Console 软件设定好位置和载荷的极限值。

（8）实验结束，在软件界面上点击"完成"，即完成试件的测试并将原始数据写入导出文件中。实验结束后，先退出软件，然后关闭控制柜电源，完成实验。

## 4.6　生物材料冲击实验

冲击损伤是人身安全的一大威胁，体育运动中的碰撞、跌倒，汽车交通事故，航空航天灾害等都对人体组织器官产生极大伤害，甚至是生命危险。冲击载荷下生物材料力学响应的研究，对探索损伤耐限、预防人体冲击损伤具有重要价值。

### 4.6.1　Hopkinson 压杆测试系统

1. 实验技术原理

Hopkinson 压杆测试系统（SHPB）[8]是测量材料动态力学性能的主要实验设备，可获得材料在 $10^2 \sim 10^4 \mathrm{s}^{-1}$ 高应变率范围内的应力-应变关系。图 4.13 为 SHPB 的基本结构示意图，主要由轻气枪、弹丸、撞击杆、脉冲整形器、入射杆、透射杆、吸收杆、应变片组成，试样被入射杆和透射杆夹在中间。实验原理是，弹丸在轻气枪中高压氮气的作用下以一定速度发射，撞击杆与入射杆碰撞产生压缩波，压缩波通过入射杆到达试样界面，部分压缩波反射回入射杆中形成反射波。其余部分透射进入试件，对试样产生压力波，由于试件与杆之间的阻抗失衡，压力波将在试件中来回反射，这些来回反射逐渐提高试件的应力水平，并压缩试件。试件中的应力波与试件/透射杆界面间的相互作用形成透射信号波形，为透射波。入射波、反射波、透射波可通过粘贴在入射杆、透射杆处的应变片测得，由数据采集系统采集记录[9]。

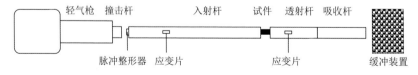

轻气枪　撞击杆　　入射杆　　试件　透射杆　吸收杆

脉冲整形器　应变片　　　　　　应变片　　缓冲装置

**图 4.13　常见的 SHPB**[10]

SHPB 实验必须满足以下两个基本假设：①压杆一维弹性波假设，即假设入射杆、透射杆只产生弹性波，无应力波，且不发生弥散现象；②试样应力应变均匀性假设，即假设整个实验过程中，试样内应力和变形均匀分布。

**2. 试样制备原理**

试样外形：多数研究人员一般采用圆柱体、长方体或立方体作为试样外形，其中圆柱体更方便精确加工。采用空心试件，可以有效地削弱惯性效应。为保证冲击过程中试样的应力均匀，试样需确保两加载面的光洁度与平行度（公差±0.01mm）。

试样直径：整个实验变形中，试件直径最大不能超过杆的直径，一般为杆直径的80%左右。当试样压缩径向膨胀，膨胀到等于杆直径时，轴向应变达30%。

试样长度：确定了试样直径，根据长径比来确定试样长度。试样的最大长径比尺寸的选择依据是既能体现材料整体力学特性，又能满足实验所需的材料最大应变率，此外应尽可能多地降低惯性效应误差。惯性效应误差是指由高应变率实验中纵向与径向惯性效应引起的应力-应变数据误差。考虑了惯性效应，Davies等[11]修正了应力公式，公式如下：

$$\sigma(t) = \sigma_{\mathrm{m}}(t) + \rho_{\mathrm{s}}\left(\frac{l_0^2}{6} - v_{\mathrm{s}}\frac{d^2}{8}\right)\frac{\mathrm{d}^2\varepsilon(t)}{\mathrm{d}t^2} \tag{4.15}$$

其中，$\sigma_{\mathrm{m}}$为试样测试应力；$\rho_{\mathrm{s}}$为试样密度；$v_{\mathrm{s}}$为试样泊松比；$l_0$为试样原始长度；$d$为试样直径。当式中括号内数值为零时，可将误差降低到最小，从而推导试样长径比公式为

$$\frac{l_0}{d} = \sqrt{\frac{3v_{\mathrm{s}}}{4}} \tag{4.16}$$

当泊松比为0.33时，试样最适宜的长径比是0.5，卢芳云[12]推荐的长径比为0.4～0.6，美国金属学会推荐的长径比为0.5～1.0[13]，可降低纵向与径向惯性效应、端面摩擦效应引起的误差。

注意事项：在试件制取时应避免切割过程中摩擦产热，造成试样物理特性改变。

**3. 实验方法**

（1）确定冲击量级。

（2）确定压杆材质。撞击杆、入射杆、透射杆需要波阻抗匹配，因此需要保证压杆的材质一致性。传统压杆为钢杆，波阻抗大，用来测量金属材料的力学特性。对于骨、软组织等，其波阻抗小，透射信号较弱，因此压杆需要选择波阻抗小的材质，一般选择铝杆，铝杆的波阻抗为钢杆的1/3。

（3）确定应变片材质。普通箔式电阻应变片的灵敏系数可以满足金属或较硬的试样，但对于骨、软组织等一般采用半导体应变片来获取透射信号，半导体应变片的灵敏系数是普通箔式电阻应变片的5倍。

（4）确定脉冲整形器。在入射杆撞击端插入脉冲整形器，使撞击杆先撞击脉

冲整形器，再将压力波传入入射杆，可使试样在实验过程中处于良好的应力平衡。脉冲整形器一般选择塑性好的材料，可以通过塑性变形来改善入射波，可采用黄铜、橡皮等。

（5）系统标定。检查杆系是否对中的方法是做无试件的空撞实验，检测杆中应力波状态。

（6）安装试样。试样夹在入射杆和透射杆中间，为降低试样与杆面之间的端面摩擦效应，可用植物油来保证足够的润滑。

（7）数据采集。使用应变片采集数据，此外数字图形（DIC）技术也可用于SHPB 实验中，用高速摄像机拍摄试样高速变形过程中的连续变化。

4. 实验举例

Song 等[10]通过 SHPB 对猪肌肉进行了冲击动态响应。一只 5 个月母猪被屠宰后，马上取新鲜的猪腿肌肉，把肌肉浸泡在三羧酸溶液中。用切片机（Black & Decker）沿垂直于纤维方向将肌肉切成 3.2mm 厚的薄片。使用环钻刀片（Medtronic Ophthalmics）从薄片上切下环形试样。环形试样尺寸为外径 10mm、内径 3mm，该研究采用空心试件，可削弱径向惯性效应，示意图如图 4.14 所示。在试件界面涂植物油以降低摩擦。SHPB 采用直径为 19mm 的铝入射杆和透射杆，入射杆和透射杆的长度分别为 3658mm 和 2134mm。在传输棒上使用一对半导体应变计（Kyowa Electronics Instruments Co. Ltd.）记录软试样传输信号，退火铜盘和铜管被用作脉冲整形器，石英晶体力传感器嵌入试样周围，验证试样动态应力平衡。

Pervin 等[14]通过 SHPB 对牛脑组织进行冲击动态响应。一头 21 个月大的牛在屠宰场死亡后，马上取新鲜脑组织，并在 37℃的人造脑脊液中保存。与以上猪环形试件相同，制备外径 10mm、内径 4.7mm、长度 1.7mm 的环形试件，涂植物油以降低摩擦。SHPB 采用直径为 19mm 的铝入射杆和透射杆，入射杆和透射杆的长度分别为 3668mm 和 2438mm，石英晶体力传感器验证试样动态应力。

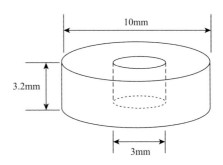

图 4.14　猪肌肉环形试样示意图[10]

外径 10mm、内径 3mm、厚 3.2mm

Ayagara 等[15]通过 SHPB 对猪肋骨进行三点弯曲实验；Rotbaum 等[16]研究了 3D 打印骨植介入聚己内酯（PCL）支架的动态力学行为；Shim 等[17]对人颈椎松质骨进行动态压缩实验等。

### 4.6.2　自由落体冲击系统

#### 1. 实验技术原理

材料力学冲击实验中，落锤测试系统较为常见。落锤测试系统是将一定重量的锤头提升到一定高度，锤头沿光滑导轨以自由落体方式释放，撞击底座上的试样。根据能量守恒原理，通过改变锤头释放高度 $h$、锤头质量 $m$ 来控制冲击速度 $v$（$v = \sqrt{2gh}$）。冲击力由锤头上力传感器测量，冲击初速度由光纤传感器测量，试样的变形与裂纹扩展变化由高速摄像机或激光测距传感器测量。采集冲击力、冲击速度、试样变形，分析生物材料动态力学响应。实验时，严禁将手伸入重锤下。测试静应变时，重锤要缓慢放下。

与落锤冲击原理相同，在生物材料研究方面，自由落体冲击模型常用在动物实验中，研究材料抗冲击防护设备或动物冲击损伤。该装置由以下部件组成：①透明圆筒；②冲击配重块；③支架；④底座（图 4.15）。将材料或实验动物放在泡沫或凝胶底座上，冲击配重块自由下落，撞击到材料（防护装备）、动物身体上，通过调整高度与质量调整冲击级别[18]。

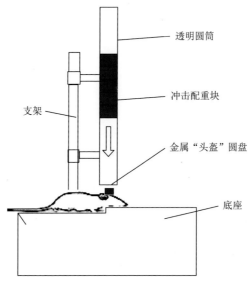

右侧标注：
透明圆筒
冲击配重块
金属"头盔"圆盘
底座

左侧标注：
支架

**图 4.15　自由落体冲击模型**[18]

改进后的自由落体冲击模型，添加旋转机构，可使物体承受旋转角加速度冲击[19]。当重物自由下落，触发底座螺栓，激活旋转机构，固定在连杆上的物体瞬时旋转，产生瞬时角加速度冲击。

2．实验方法

（1）确定冲击量级。

（2）选择合适的冲击配重块，并提升到一定高度。

（3）将实验对象固定在底座上。

（4）冲击配重块自由下落，撞击实验对象。

3．实验举例

Marmarou[11]的自由落体冲击模型（图 4.15）由多根黄铜配重块组成，黄铜（每根 50g）间通过螺纹连接，透明有机玻璃管由环形支架固定，将动物俯卧放置在泡沫床底座上，在头颅上用丙烯酸树脂粘住金属"头盔"圆盘，直径为 10mm、厚 3mm，不锈钢材质，有机玻璃圆柱体底部开口位于金属"头盔"圆盘上方，黄铜从指定高度通过透明有机玻璃管 2m 处垂直下落完成冲击，之后快速拆下有机玻璃框架，以防止第二次碰撞。该研究证实了金属"头盔"对颅骨的防护。

### 4.6.3　摆锤测试系统

摆锤测试系统是根据能量守恒定律，试样被冲击前后摆锤的势能差即为冲击试样吸收的能量。如图 4.16 所示，重力为 $G$ 的摆锤抬高到 $A$ 处自由释放，高度为 $H$，冲击试样，剩余的动能再将摆锤扬起到 $B$ 处，高度为 $h$，摆锤初始势能 $E_1 = GH$，

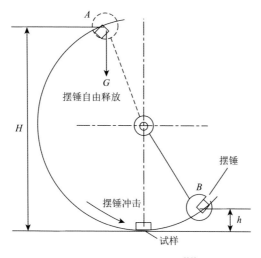

图 4.16　摆锤测试系统[20]

摆锤冲断试样后势能 $E_2 = Gh$，试样变形与断裂所吸收的功 $A_k = E_1 - E_2 = G(H-h)$。由于摆锤测试系统一般用于材料力学性能冲击测试中，生物材料实验方面较少，所以本书不再具体阐述。

## 4.7 生物材料硬度实验

硬度是一项重要的力学性能指标，反映了材料局部抵抗硬物压入其表面的能力。与其他力学性能的测试方法相比，硬度实验可在各种不同尺寸的试样上进行实验，实验后试样基本不受破坏；此外，硬度测试的设备简便、操作方便、测量速度快，在实际中得到广泛应用[21-23]。硬度测试的方法较多，有的硬度表示了材料抵抗塑性变形的能力，有的硬度则侧重于反映材料抵抗弹性变形的能力[24]。一般来说，压入载荷大于 9.81N 时测试的硬度称为宏观硬度，压力载荷小于 9.81N 时测试的硬度称为微观硬度。本书重点介绍最常用的洛氏硬度测试、布氏硬度测试、维氏硬度测试、显微硬度测试和纳米压痕测试。

### 4.7.1 洛氏硬度测试

洛氏硬度测量法是最常用的硬度实验方法之一。它是用压头（金刚石圆锥或淬火钢球）在载荷（包括预载荷和主载荷）作用下，压入材料的塑性变形深度来表示的。图 4.17 表示了洛氏硬度的测量原理。

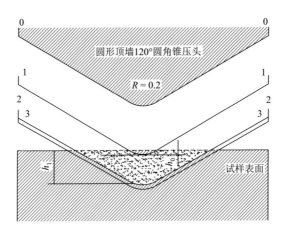

**图 4.17 洛氏硬度测试**

其中，0-0 表示未加载荷，压头未接触试件时的位置；1-1 表示压头在预载荷

$P_0$（98.1N）作用下压入试件深度为 $h_0$ 时的位置（$h_0$ 包括预载荷所引起的弹性变形和塑性变形）；2-2 表示加主载荷 $P_1$ 后，压头在总载荷 $P = P_0 + P_1$ 的作用下压入试件的位置；3-3 表示去除主载荷 $P_1$ 后但仍保留预载荷 $P_0$ 时压头的位置，压头压入试样的深度为 $h_1$。由于 $P_1$ 所产生的弹性变形被消除，所以压头位置提高了 $h$，此时压头受主载荷作用实际压入的深度为 $h = h_1 - h_0$。实际代表主载荷 $P_1$ 造成的塑性变形深度。

为了适应人们习惯上数值越大硬度越高的概念，人为规定，用一常数 $K$ 减去压痕深度 $h$ 的数值来表示硬度的高低，并规定 0.002mm 为一个洛氏硬度单位，用符号 HR 表示，则洛氏硬度值为

$$HR = \frac{K - h}{0.002} \qquad (4.17)$$

此值为无量纲数。使用金刚石圆锥压头时，常数 $K$ 为 0.2mm，此时

$$HR = \frac{0.2 - h}{0.002} = 100 - \frac{h}{0.002} \qquad (4.18)$$

使用钢球（$\Phi = 1.588\text{mm}$）压头时，常数 $K$ 为 0.26mm，此时

$$HR = \frac{0.26 - h}{0.002} = 130 - \frac{h}{0.002} \qquad (4.19)$$

洛氏硬度计的压头共有 5 种（部分示例见表 4.1），为了扩大洛氏硬度的测量范围，可用不同的压头和不同的总载荷配成不同标度的洛氏硬度。因此，洛氏硬度共有 15 种标度供选择，它们分别为：HRA、HRB、HRC、HRD、HRE、HRF、HRG、HRH、HRK、HRL、HRM、HRP、HRR、HRS、HRV（表 4.1）。

表 4.1　部分洛氏硬度值的符号及应用

| 标度符号 | 压头 | 总载荷 $P/\text{N}$ | 硬度范围 | 应用举例 |
|---|---|---|---|---|
| HRA | 金刚石圆锥 | 588.6 | 70～85 | 碳化物、硬质合金、表面淬火钢等 |
| HRB | 1.588mm 钢球 | 981 | 25～100 | 软钢、退火钢、铜合金 |
| HRC | 金刚石圆锥 | 1471.5 | 20～67 | 淬火钢、调质钢等 |
| HRD | 金刚石圆锥 | 981 | 40～77 | 薄钢板、中等厚度的表面硬化工件 |
| HRE | 3.175mm 钢球 | 981 | 70～100 | 铸铁、铝、镁合金、轴承合金 |
| HRF | 1.588mm 钢球 | 588.6 | 40～100 | 薄板软钢、退火铜合金 |
| HRG | 1.588mm 钢球 | 1471.5 | 31～94 | 磷青铜、铍青铜 |
| HRH | 3.175mm 钢球 | 588.6 | | 铝、锌、铅 |

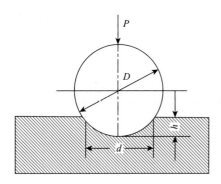

图 4.18 布氏硬度测试

## 4.7.2 布氏硬度测试

布氏硬度是根据压痕单位表面积上的载荷大小来计算硬度值。具体为选择载荷 $P$，把直径为 $D$ 的淬火钢球压入试件表面并保持一定时间，然后卸去载荷，测量钢球在试样表面压出的压痕直径 $d$，计算出压痕面积，算出载荷 $P$ 与压痕面积的比值，这个比值所表示的硬度就是布氏硬度，用符号 HB 表示。布氏硬度的测量原理如图 4.18 所示。

设压痕的深度为 $h$，则压痕的球冠面积为

$$F = \pi D h = 0.5\pi D(D - \sqrt{D^2 - d^2}) \tag{4.20}$$

布氏硬度可表示为

$$HB = \frac{P}{F} = \frac{2P}{\pi D(D - \sqrt{D^2 - d^2})} \tag{4.21}$$

其中，$P$ 为测试用的载荷，kgf；$D$ 为压头钢球的直径，mm；$d$ 为压痕直径，mm；$F$ 为压痕面积，$mm^2$。布氏硬度的单位为 $kgf/mm^2$，但通常只给出数值而不写单位，如 HB200。

布氏硬度的压头钢球直径有 2.5mm、5mm、10mm 三种，载荷有 15.6kgf、62.5kgf、187.5kgf、250kgf、750kgf、1000kgf、3000kgf 七种。可根据材料的软硬不同选择配合使用。为了在不同直径的压头和不同载荷下进行测试时，同一种材料的布氏硬度值相同，压头的直径与载荷之间要满足相似原理，即压入角 $\varphi$（压头圆心压痕两端的连线之间的夹角）不变。满足该条件后，无论压痕大小，金属的平均抗力相等，如图 4.19 所示。

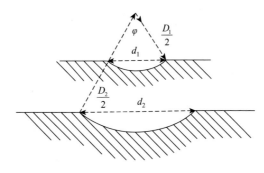

图 4.19 布氏硬度测试的相似原理

因此，在布氏硬度测量中只要满足 $P/D^2$ 为常数，同一材料测得的布氏硬度值是相同的。不同材料测得的布氏硬度值也可以进行比较。$P/D^2$ 的数值不是随便规定的，各种材料软硬相差很大。为了提高测量精度，通常使 $0.25 < d/D < 0.5$，与此对应的压入角 $29° < \varphi < 60°$，这样就需要不同的材料使用不同的 $P/D^2$ 值。标准规定 $P/D^2$ 的比值为 30、10、2.5 三种。不同的布氏硬度范围对应的实验规范见表 4.2。

表 4.2　布氏硬度实验规范

| 布氏硬度范围（HB） | 试件厚度/mm | 载荷 P 与压头直径 D 的关系 | 钢球直径 D/mm | 载荷 P/kgf | 载荷保持时间/s |
|---|---|---|---|---|---|
| 140～150 | 6～3<br>4～3<br><2 | $P = 30D^2$ | 10<br>5.0<br>2.5 | 3000<br>750<br>187.5 | 10 |
| <140 | >6<br>6～3<br><3 | $P = 10D^2$ | 10<br>5.0<br>2.5 | 1000<br>250<br>62.5 | 10 |
| >130 | 6～3<br>4～3<br><2 | $P = 30D^2$ | 10<br>5.0<br>2.5 | 3000<br>750<br>187.5 | 30 |
| 36～130 | 9～3<br>6～3<br><3 | $P = 10D^2$ | 10<br>5.0<br>2.5 | 1000<br>250<br>62.5 | 30 |
| 8～35 | >6<br>6～3<br><3 | $P = 2.5D^2$ | 10<br>5.0<br>2.5 | 250<br>62.5<br>15.6 | 30 |

布氏硬度的表示方法是若用 $\Phi$10mm 钢球，在 3000kgf 载荷下保持 10s，测得的布氏硬度值表示为字母 HB 加上所测得的硬度值，如 HB400。在其他实验条件下，在 HB 后面要注明钢球直径、载荷大小及载荷保持时间，例如，HB2.5/187.5/10 = 200 表示用 $\Phi$2.5mm 的钢球在 187.5kgf 载荷下保持 10s 测得的布氏硬度为 200。

布氏硬度实验的优点是其硬度代表性全面，因压痕面积较大，能反映较大范围内材料各组成相综合影响的平均性能，而不受个别组成相及微小不均匀度的影响，因此特别适用于测定具有粗大晶粒的金属材料。布氏硬度实验的缺点是其压头为淬火钢球。钢球本身的变形问题致使不难试验太硬的材料，一般在 HB450 以上就不能使用；并且压痕较大，成品检验有困难。

### 4.7.3 维氏硬度测试

维氏硬度的测量原理基本上和布氏硬度相同，所不同的是用金刚石正四棱锥压头。正四棱锥两对面的夹角为136°，底面为正方形，如图4.20所示。维氏硬度所用的载荷有 1kgf、3kgf、5kgf、10kgf、20kgf、30kgf、50kgf、100kgf、120kgf 等，载荷的选择主要取决于试件的厚度[25, 26]。

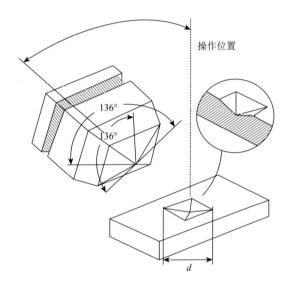

操作位置

**图4.20 正四棱锥压头**

在载荷 P 的作用下压头在试样表面压出一个底面为正方形的正四棱锥压痕。用显微镜测定方坑对角线长度 d，维氏硬度值 HV 等于所用载荷与压痕面积的比值。压痕面积 F 为

$$F = d^2 / 2\sin 68°$$ （4.22）

维氏硬度计算公式则为

$$HV = \frac{P}{F} = P \times 2\sin 68° / d^2 = 1.8544P / d^2$$ （4.23）

其中，P 为载荷；d 为压痕直径；F 为压痕面积。因此，当载荷 P 已知时，只要测得压痕对角线长度 d，就可以求出维氏硬度值。通常是在测量 d 值后从压印对角线与维氏硬度对照表中查出相应的硬度值。φ 角选择 136°是为了使维氏硬度得到一个成比例的并在较低硬度时与布氏硬度基本一致的硬度值。布氏硬度测试法中规定 0.25＜d/D＜0.5，最理想的 d/D 值是 0.375，与此相对应的金刚石正四棱锥的两对面之间夹角就是 180°–44° = 136°。

维氏硬度测试对试样要求抛光，且硬度至少是压痕深度的 10 倍或者不小于压痕对角线的 1.5 倍，在满足这个条件的情况下尽可能选用较大载荷，可减少测量误差[27]。维氏硬度压痕对角线的长度是用附在硬度计上的显微测微器进行测量的。压痕对角线的测量精度可达 $10^{-3}$mm。应测出两条互相垂直的对角线的线度，取平均值作为压痕对角线的长度 $d$。规定两条压痕对角线之差与较短对角线之比不大于 2%。若材料各个方向上的硬度不均匀而使比值＞2%，需要在硬度值后面注明。

维氏硬度不存在洛氏硬度标度无法统一的问题，也不存在布氏硬度测试时负荷与压头直径比例关系的约束和压头变形问题。只要载荷不太小，硬度值与所用载荷无关，即不同载荷下的维氏硬度值可以进行比较。维氏硬度值测量精确可靠，在材料科学研究中被广泛应用。一般在测量过程中，采用计算机控制测量过程可大大提高工作效率。

## 4.7.4　显微硬度测试

### 1. 显微硬度的测量原理

显微硬度的测量原理与维氏硬度一样，也是用压痕单位面积上所承受的载荷来表示的[28]。只是试样需要抛光腐蚀制成金相显微试样，以便测量显微组织中各相的硬度。显微硬度一般用 HM 表示。

显微硬度测试用的压头有两种：一种是维氏硬度压头一样的两面之间的夹角为 136°的金刚石正四棱锥压头；另一种是克努普（Knoop）金刚石压头，它的压痕长对角线与短对角线的长度之比为 7.11，如图 4.21 所示。

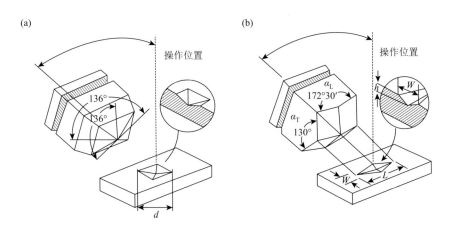

**图 4.21　显微硬度压头**

（a）维氏金刚石棱锥压头；（b）克努普（Knoop）金刚石棱锥压头

对于维氏金刚石棱锥压头，其硬度计算公式为

$$HM = 1854.4P / d^2 \qquad (4.24)$$

其中，$P$ 为载荷，gf；$d$ 为压痕对角线长度，μm。可以看出，维氏金刚石棱锥压头的显微硬度值与维氏硬度完全一致，计算公式差别只是测量时用的载荷和压痕对角线的单位不同造成的。对于克努普压头，显微硬度计算公式为

$$HK = 14229P / L^2 \qquad (4.25)$$

其中，$P$ 为载荷，gf；$L$ 为压痕对角线长度，μm。当使用 kgf/mm$^2$ 作为显微硬度的单位时，可以将单位省去，例如，HM300 表示其显微硬度为 300kgf/mm$^2$。

显微硬度计由显微镜和硬度计两部分组成。显微镜用来观察显微组织，确定测试部位，测定压痕对角线的长度。一般是测两条相互垂直的对角线的长度再取平均值作为压痕对角线的长度 $d$。

影响显微硬度值的因素包括试样制备、载荷、加载速率和时间等。其中，显微试样制备过程中，会因磨削使表面塑性变形引起加工硬化，这会对显微硬度值有很大的影响，低载荷下更为明显。因此试样在制备过程中，要尽量减少表面变形层。根据试样的实际情况，选择适当的荷载，在试样条件允许的情况下，尽量选择较大的载荷，以得到尽可能大的压痕。由于弹性变形的回复是材料的一种性能，对于任意大小的压痕其弹性回复量几乎一样，压痕越小弹性回复量占的比例就越大，显微硬度值也就越高。在同一试样中，选用不同的载荷测试得出的结果不完全相同，一般载荷越小，硬度值波动越大。所以对于同一实验最好始终选相同的载荷，以减少载荷变化对硬度值的影响。另外，加载速率过快会使压痕加大，显微硬度值降低。一般载荷越小，加载速率的影响就越大，当载荷小于 100gf 时，加载速率应为 1～20μm/s。加载后保持载荷 3～5s 即可卸载进行测量。

对于生物组织和生物材料而言，相比常规的金属，硬度偏低。通常采用显微硬度或纳米压痕进行测量。纳米压痕的测量在 4.8 节详细描述。

2. 显微硬度的测量方法

下面以 HVS-1000 型数显显微硬度计为例，介绍显微硬度测量的操作步骤。HVS-1000 型数显显微硬度计由试验机主体、工作台、升降丝杠、加载系统、显示操作面板、高倍率光学测量系统等部分组成，如图 4.22 所示。通过参数的设置，能够实现调节测量光源强弱、预置试验力保持时间、维氏和努氏实验方法切换等功能。设备的 LED 显示可显示实验方法、测试力、压痕长度、硬度值、试验力保持时间、测量次数等，并能键入测试时间。实验结果由打印机直接输出。

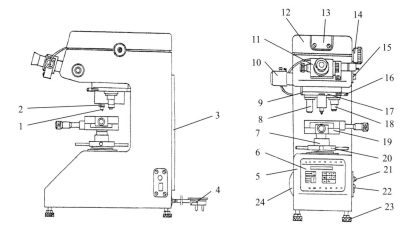

**图 4.22 HVS-1000 型数显显微硬度计**

1. 压头；2. 压头螺钉；3. 后盖；4. 电源插头；5. 主体；6. 显示操作面板；7. 升降丝杆；8. 10×物镜；
9. 定位弹簧；10. 测量照明灯座；11. 数字式测微目镜；12. 上盖；13. 照相接口盖；14. 试验力变换手轮；
15. 照相/测量转换拉杆；16. 物镜-压头转换手柄；17. 转盘；18. 40×物镜；19. 十字试台；
20. 旋轮；21. 电源指示灯；22. 电源开关；23. 水平调节螺钉；24. 面板式打印机

  显微硬度计以微小、薄形样件为主（骨或牙科金属植介入材料、皮质骨等），宜选择成分均匀、表面结构细致和平整度好的样品为待测试样。表面粗糙不平或平整度差的试样，由于压痕会或多或少地发生变形，引起测量误差。因此，测试样件应进行抛光（必要时需要包埋）处理，保证被测表面足够平整。

  显微硬度测量的实验步骤如下：

  （1）转动试验力变换手轮（14），选择符合要求的试验力。旋转变换手轮时，应动作缓慢，防止动作过快产生冲击。

  （2）打开电源开关（22），LED 屏上显示试验力变换手轮所选择的试验力，同时显示初始化日期。

  （3）光标位于"年份"处，按下"TIME +"或"TIME–"键选择年份。按下"SPECI"键，光标移至"月份"下，按动"TIME +"或"TIME–"键选择月份。同理，按上述步骤选择"日"。完成以上操作，当打印机输出测试结果时，即打出所键入的日期。

  （4）日期键入后，屏上显示 D1、D2、HV、N，仪器进入工作状态。

  （5）转动 40×物镜（18）、物镜-压头转换手柄（16），使 40×物镜处于主体前方（光学系统总放大倍率为 400×）。

  （6）将被测试块放置在试样台上，转动旋轮（20）使试样台上升，眼睛接近测微目镜观察。当标准试块或试样离物镜下端 2～3mm 时，目镜的视场中央出现明亮的光斑，说明聚焦面即将来到，此时应缓慢微量上升，直至在目镜中观察到样件表面的清晰成像，聚焦过程完成。

（7）如果目镜中的成像呈模糊状，则说明光源偏离系统光路中心，需调节灯泡的位置。视场亮度可通过操作面板上的软键来调节。

（8）将转换手柄逆时针转动，使压头主轴处于主体前方，此时压头（1）的顶尖与焦平面间的间隙为 0.4～0.5mm。当测量不规则的试样时，一定要注意不要使压头碰及试样，以免造成压头损坏。

（9）根据实验要求键入需要的试验力延时保荷时间，每键一次为 5s。

（10）按下"START"键，此时加实验力，"LOADING"指示灯亮。

（11）试验力施加完毕，延时指示灯"DWELL"亮，LED 屏上按所选定时间倒计时，延时时间到，试验力卸除，卸力指示灯"UNLOADING"亮。

（12）将转换手柄顺时针转动，使 40×物镜处于主体前方，这时可在目镜中测量压痕对角线长度。在测量前，先将测微镜右边的鼓轮顺时针旋转，使目镜内的两刻线边缘相近移动。当两刻线边缘相近时，透光缝隙逐渐减少，当两刻线间处于无光隙的临界状态时，按下"CL"键清零。

（13）先转动左侧鼓轮，使左边刻线对准压痕一角，再转动右侧鼓轮，两刻线分离，使右侧刻线对准压痕另一角。当刻线对准压痕对角线无误时，按下测微目镜下方的按钮输入，并在显示屏的 D1 后显示。

（14）转动右侧鼓轮时，LED 屏上 D1 后的数字闪烁，表示结果还未输入，当结果输入后，光标转入 D2。按上述方法再测试另一对角线的长度，此时，LED 屏 HV 值就同时显示。在进行努氏硬度测量时，只需测试对角线的长度，HK 硬度值就立即显示。在进行维氏硬度测量时，为了减少误差，应在两条垂直的对角线上测量，取其算术平均值。

（15）如对本次测量结果不满意，可重复进行测量或按"SPECI""RESET"复位键重新进行实验。

（16）LED 屏显示测量次数 $N > 1$ 时，可按"SPECI""PRI"输出测试结果。第一次结果（$N = 0$）不予打印。

（17）当目镜中观察到的压痕太小或太大影响测量时，需转动试验力变换手轮，使试验力符合要求，这时应按下"SPECI"和"RESET"键，LED 屏显示所选试验力。

特别需要说明的是，在待测样件正式测试前，需要按上述方法进行标准样件的测试，检查测试结果与标准样件的硬度值是否一致，以保证测试的准确性。

测试中需要注意如下事项：

（1）关于压头：金刚石压头（1）和压头轴是仪器的精密零件，因此在操作的整个过程中都要十分小心，除施压测试时外，其他时间都不要触及压头。压头应随时保持清洁，有油污或灰尘时，可用软布或脱脂棉蘸乙醇或乙醚小心擦洗。压头安装时，应将压头上的红点对准正前方，此时压痕对角线和红点成一线。

（2）关于显微镜和光源：由于各人观察目镜中的刻线存在着视差，在更换观测者时，应微量调节焦距，使观察到的视场内的刻线内侧清晰。当测量压痕对角线 90°转动目镜时，要注意测微目镜要紧贴目镜管，不能留有间隙，否则会影响测量的准确性。光源照明灯的中心位置将直接影响压痕的成像质量。如果像质模糊或光亮不均匀，可小心调节三个调节螺钉，使灯泡中心位置与光学中心位置一致。光线强弱可通过面板软键"LIGHT ＋"或"LIGHT－"来调节使视场光线柔和，反差适中。

（3）关于样件：试样表面必须清洁。如表面沾有油污，可用汽油、乙醇或乙醚等擦拭。当试样为细丝、薄片或小件时，可分别使用相应的夹持台夹持后，再放在十字试台上进行实验。如试样小到无法夹持，则可将试样镶嵌抛光后再进行实验。

（4）关于测试环境：该仪器应安装在远离灰尘、震动、腐蚀性气体的环境中，室温不应超过（20±5）℃，相对湿度不大于 65%的环境中。当光学零件沾有灰尘时，可用电吹风吹去或用软毛笔小心拭去。若沾上污秽时可用脱脂棉或镜头纸蘸少许乙醇轻轻擦拭，但应防止光学零件的黏合剂脱胶。

## 4.8　生物材料纳米压痕实验

传统的硬度测试是将一特定形状的压头用一个垂直的压力压入试样，根据卸载后的压痕照片获得材料表面留下的压痕半径或对角线长度计算出压痕面积。随着现代微电子材料科学的发展，试样规格越来越小型化，传统的压痕测量方法逐渐暴露出它的局限性。新兴纳米压痕技术的产生很好地解决了传统测量的缺陷，它通过计算机程序控制载荷发生连续变化，实时测量压痕深度。由于施加的是超低载荷，监测传感器具有优于 1nm 的位移分辨率。所以，纳米压痕技术可以实现纳米级（0.1～100nm）的压深，特别适用于测试硬度较低的生物材料，特别是薄膜、涂层等超薄层材料力学性能。

### 4.8.1　概述

传统的压痕测量是将一特定形状和尺寸的压头在一垂直压力下将其压入试样，当压力撤除后，通过测量压痕的断截面面积，人们可以得到被测材料的硬度。这种测量方法的缺点之一是仅能够得到材料的塑性性质，另外一个缺点就是只能适用于较大尺寸的试样。新兴纳米压痕方法是通过计算机控制载荷连续变化[29, 30]。由于施加的是超低载荷，加上监测传感器具有优于 1nm 的位移分辨率，所以可以获得小到纳米级的压深，它特别适用于测量薄膜、镀层、细微的生物材料等，可以在纳米尺度上测量材料的各种力学性质，如载荷-位移曲线、弹性模量、硬度、断裂韧性、应变硬化效应、黏弹性或蠕变行为[31-33]。纳米压痕技术大体上有几种技术理论，其中最常用的是 Oliver 和 Pharr 提出的方法，该方法根据实验所测得的载荷-位移曲线，可以从卸载曲线的斜率求出弹性模量，而硬度值则可由最大加载载荷和压痕的残余变形面积求得。本节将以该方法为例，阐述纳米压痕的方法原理。最近十年，纳米压痕技术得到了进一步的改进。例如，通过动态技术测量接触刚度可以连续测量材料性能随深度变化的函数关系，有助于更准确地识别表面接触点[34]；校准压头压入区域和顺应性加载的改进方法，使得测试结果更加可靠。结合有限元仿真技术，可以提升压入过程的接触分析。本节将介绍纳米压痕的基本原理和方法，并进一步讨论纳米压痕技术的最新进展。

## 4.8.2　基本原理和方法

　　纳米压痕技术通过在加载和卸载的循环过程中获得压痕载荷-位移数据来测量材料的硬度和弹性模量。该技术最初应用于 Berkovich 三棱锥压头，其力学 $P$-$h$ 曲线如图 4.23 所示。其中，参数 $P$ 表示载荷，$h$ 表示相对于初始未变形表面的位移。为了方便构建数学模型，加载过程中的变形被假定为既有弹性变形又有

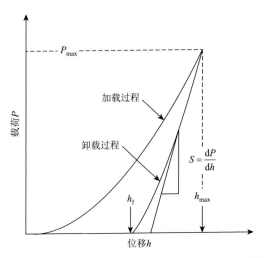

**图 4.23　压痕载荷-位移曲线及其重要参数示意图**[29]

塑性变形的永久硬度压痕形式。在卸载过程中，假设仅有弹性变形被恢复，利用卸载曲线可分析材料的弹性性能。因此，该方法不适用于卸载过程中塑性变形可逆的材料。

$P$-$h$ 曲线上有三个重要的量：最大载荷 $P_{max}$、最大位移 $h_{max}$ 及弹性卸载刚度 $S = dP/dh$ （即卸载曲线初始阶段的斜率，也称接触刚度）。硬度和模量测量的准确性本质上取决于实验测量的这些参数能在多大程度上反映其真实值。另一个重要的量是压头完全卸载后的最终深度 $h_f$，即永久压入深度。这种测定硬度 $H$ 和弹性模量 $E$ 的分析方法实质上是 Doerner 和 Nix 的方法[35]的扩展。该方法阐述了卸载曲线发生显著弯曲的事实，这种弯曲用近似平压头的方式无法解释。平压头近似的方法认为，当压头缩回时，接触面积保持不变，以此得到的卸载曲线呈线性。然而，实验表明卸载曲线发生了明显弯曲，这种曲线通常近似呈现幂指数关系：

$$P = \alpha(h - h_f)^m \tag{4.26}$$

其中，$\alpha$ 和 $m$ 为幂指数函数的拟合常数。表 4.3 总结了各种压头材料的常数值。幂指数的变化范围为 $1.2 \leqslant m \leqslant 1.6$，不仅证明了平压头近似是不充分的（平压头，$m = 1$），而且证明压头看起来更像旋转抛物面（$m = 1.5$）[36]。

表 4.3　使用 Berkovich 压头的纳米压痕实验中卸载曲线参数值[29]

| 材料 | $A$/(mN/nm$^2$) | $m$ | 相关系数 $R$ |
| --- | --- | --- | --- |
| 铝合金 | 0.2650 | 1.38 | 0.999938 |
| 钠钙玻璃 | 0.0279 | 1.37 | 0.999997 |
| 蓝宝石 | 0.0435 | 1.47 | 0.999998 |
| 石英玻璃 | 0.0500 | 1.25 | 0.999997 |
| 钨 | 0.1410 | 1.51 | 0.999986 |
| 二氧化硅 | 0.0215 | 1.43 | 0.999985 |

图 4.24 展示了基于卸载过程的 $H$ 和 $E$ 的精确测量过程，这种情况假设 Berkovich 压头可以用半锥角为 $\phi$ 的圆锥压头来建模，当 $\phi = 70.3°$ 时与所获得的 Berkovich 压头具有同样的深度-面积关系。这种模型的基本假设为，接触边缘下沉可以用简单几何在平面弹性半空间的刚性冲孔压痕模型来描述[36-40]。这一假设限制了该方法的适用性，因为它没有考虑某些弹塑性材料在接触边缘处的堆积现象。然而，假设堆积可以忽略不计，弹性模型表明，下沉 $h_s$ 为

$$h_s = \epsilon \frac{P_{max}}{S} \tag{4.27}$$

其中，$\epsilon$ 为一个常数，取决于压头的几何形状。一些重要取值包括：圆锥压头，$\epsilon = 0.72$；旋转抛物面（近似于小深度的球体），$\epsilon = 0.75$；平压头，$\epsilon = 1.00$。根

据经验观察，卸载曲线最接近于表现为旋转抛物面的压头（$m=1.5$），所推荐的 $\epsilon=0.75$ 成为分析中使用的标准值[36, 37]。

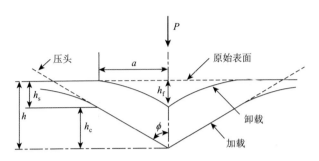

**图 4.24　卸载过程中接触几何参数描述图**[29]

接触深度的垂直位移符合式（4.27）的几何关系，即压头和试样的接触深度 $h_c=h_{\max}-h_s$，则通过式（4.27）近似计算接触深度的垂直位移：

$$h_c = h_{\max} - \epsilon \frac{P_{\max}}{S} \tag{4.28}$$

假设 $F(d)$ 是一个"面积函数"，表示压头在距其尖端 $d$ 处的投影（或横截）面积，则接触面积 $A$ 为

$$A = F(h_c) \tag{4.29}$$

面积函数也称为压头形状函数。考虑到非理想压头的几何偏差影响，因此必须通过单独的测量对面积函数进行校准。由于在磨削过程中不可避免地产生一些圆角，因此几何偏差有可能非常接近 Berkovich 压头的尖端。在接触面积确定之后，即可估算硬度：

$$H = \frac{P_{\max}}{A} \tag{4.30}$$

值得注意的是，由于硬度的定义是基于载荷下的接触面积，在卸载过程中如果有明显的弹性恢复，那么通过传统方法根据残余硬度压痕面积测得的硬度可能会产生偏差。但是，这种现象仅在 $E/H$ 值比较小的材料中体现出重要影响。

根据接触面积及卸载刚度可以计算弹性模量：

$$S = \beta \frac{2}{\sqrt{\pi}} E_{\mathrm{eff}} \sqrt{A} \tag{4.31}$$

其中，$E_{\mathrm{eff}}$ 为有效弹性模量，通过式（4.32）计算：

$$\frac{1}{E_{\mathrm{eff}}} = \frac{1-v^2}{E} + \frac{1-v_i^2}{E_i} \tag{4.32}$$

有效弹性模量考虑了试样（杨氏模量 $E$ 和泊松比 $v$）和压头（弹性常数 $E_i$ 和

$\nu_i$）都发生弹性位移的情况。式（4.31）是适用于任何轴对称压头普遍存在的关系，虽然经常用于平冲头压痕，但并不局限于特定的几何形状[30, 41]。尽管这种计算关系最初仅用于弹性接触[30]，但是后来证明同样适用于弹塑性接触[41]。

### 4.8.3　问题与改进

#### 1. 系统校准

尽管纳米压痕方法已被证明比较可靠和稳定，近些年提出的模型对系统校准有了较大的提升。系统校准一般是基于以下关系：

$$C = C_f + \frac{\sqrt{\pi}}{2E_{\text{eff}}} \frac{1}{\sqrt{A}} \tag{4.33}$$

这个关系简单地说明了总测量柔度 $C$ 为载荷仪器柔度（第一项）与接触性（第二项）之和；也就是说，两者就像弹簧一样串联在一起。这就是假设载荷仪器柔度是一个与载荷无关的常数。如果 $C_f$ 是已知的，那么面积函数就可以通过测量柔度作为深度的函数来确定。或者，如果面积函数已知，那么载荷仪器柔度就可以确定为 $C$ 与 $A^{-1/2}$ 曲线的截距。

在较浅的压痕深度，对应于压痕实验开始时较小的接触面积，接触点的柔度较高并且主导总测量柔度。然而，随着接触深度的增加，接触柔度降低，并在某一时刻，载荷仪器柔度成为更为主导的因素。因此，在大深度的测量中，载荷仪器柔度必须准确知道。对于面积函数，情况正好相反。在批量生产过程中，可以非常准确地控制大深度压头的宏观形状。如果载荷仪器柔度较低且尖端相对尖锐，则存在一个中等深度范围，在此范围内 $C_f$ 和面积函数的不确定性不重要。在这种情况下，确定面积函数和载荷仪器柔度的迭代过程在几个周期后收敛。如果压头尖端不锋利或者载荷仪器柔度高，迭代过程收敛就非常缓慢，有时不会收敛到唯一解。

#### 2. 压头面积函数

原纳米压痕方法中面积函数的数学表达式存在一些问题，最初的数学表达式是

$$A = \sum_{n=0}^{8} C_n (h_c)^{2-n}$$
$$= C_0 h^2 + C_1 h + C_2 h^{1/2} + C_3 h^{1/4} + \cdots + C_8 h^{1/128} \tag{4.34}$$

其中，$C_0 \sim C_8$ 为曲线拟合中确定的常数。严格地选取这个函数是因为它能够在广

泛的深度范围内拟合数据，而不是因为它具有任何物理意义。完美的锥体压头仅用第一项来表示。第二项描述了一个旋转抛物面，它近似于一个小穿透深度的球体，而半径为 $R$ 的完美球体由前两项来描述，即 $C_0 = -\pi$ 和 $C_1 = 2\pi R$ [42]。前两个指标描述了旋转的双曲面。对于在距离顶端很远的地方接近一个固定角度的圆锥体来说，这是一种非常合理的形状。另一种具有物理意义的数学表达式是由 Loubet 等提出的[43]，它描述了一个顶端有一小块平坦区域的金字塔形状，也就是顶端缺陷。这种几何形状是通过在式（4.34）的前两项上加一个常数来描述的。在各种条件下，实验确定的常数可以与相称的几何描述相比较，以验证几何描述。式（4.34）中的高阶项通常用于描述压头尖端附近的完美几何偏差，以探究一个在深度上精确到几个数量级的面积函数。

面积函数的另一个重要方面是它所使用的深度范围。在曲线拟合中，参数的选择可以影响函数的适用范围。如果函数的应用深度大于用于构造它的数据，则必须关注函数如何进行推演。通过将与二次项相关的常数 $C_0$ 赋给一个由金字塔的面角决定的值，并将剩余的常数限制为正值，所得到的函数将接近于对大深度完美金字塔压头的描述。另一种方法是允许所有参数进行拟合，并将拟合过程加权到特定的感兴趣的深度范围。这种方法通常会产生一个比第一种方法更适合指定数据的函数，但是这种函数在构造它们的深度范围之外可能会非常不准确。

### 3. 载荷除以刚度的平方

校准程序的最重要的改进之一是关于载荷与刚度平方的比值，即 $P/S^2$，它是一个直接可测的实验参数，在硬度和弹性模量不随深度变化的情况下，与穿透深度或接触面积无关。结合式（4.30）和式（4.31）得到：

$$\frac{P}{S^2} = \frac{\pi}{(2\beta)^2} \frac{H}{E^2} \tag{4.35}$$

这个参数的效用源于它与接触面积无关。Joslin 和 Oliver 利用这一点，对表面粗糙度导致接触区域不确定性的材料的力学性能进行了比较评估。$P/S^2$ 的面积无关性也使得它在确定载荷仪器柔度时很有价值。前人已经提出了改进程序，其基本思想是：由于 $P/S^2$ 不受面积的影响，仪器柔度可以用一种需要面积函数先验知识的方式确定。计算方法 $P/S^2$ 的特性是它不依赖于堆积或吸收效应。因此，如果已知材料的模量，则可使用式（4.35）准确计算硬度，即使存在明显的堆积物。反之，如果硬度已知（如通过直接测量接触面积），那么模量就可以确定。

此外，Saha 和 Nix 已经证明，只要薄膜和基片的模量是相似的，式（4.35）

对于在基片上的均质薄膜就是准确的[44]。有了已知的模量，就可以方便地测量薄膜的硬度，而且可以充分考虑堆积，在许多薄膜基板系统中堆积是相当大的[45]。以一种类似的方式，Page 等的研究结果也表明 $P/S^2$ 与涂层系统的摩擦学性能直接相关。

### 4. 连续刚度的测量

纳米压痕的测试技术和仪器的进步促进了测量的改进。其中最重要的是连续刚度测量（continuous stiffness measurement，CSM）技术，在压头加载过程中，通过对力信号施加一个小的动态振荡，并用频率放大器测量相应的位移（或力）信号的幅值和相位，连续测量刚度[29, 46-51]。由于这种技术在过去 10 年里已经成熟，它极大地减少了对卸载曲线的依赖，并提供了几个明显的优势。第一，它通过深度函数提供连续的结果。第二，校准和测试程序所需的时间大大减少，因为不需要多次压痕或卸载。第三，在高频下，CSM 可以避免一些复杂的效应，即依赖于时间的塑性和热漂移，这在原来的校准方法中产生了较多的负面效应。第四，CSM技术可以测量初始接触点的刚度变化和阻尼变化的影响。这促进了一项重要的新技术，用于精确地识别压头与样品的初始接触点。

在分析几乎所有的测控压痕数据中，定义初始接触点是关键起点。载荷和位移信号的分辨率以及数据采集速率会明显影响人们确定表面位置的能力。然而，能够解决和探测表面力也很重要，因为这些力通常对表面位置的解释有重要影响。在实验室空气中，即使在简单的情况下，Berkovich 金刚石接触测试中的熔融石英的表面，这至少有一个重要的表面力。另一个重要的表面效应是尖端和样品之间的附着力。因此，使用预加载荷或反推数据来确定初始接触点的技术可能会产生误导。我们更喜欢的方法是在初始接触点之前、期间和之后，观察系统的整个力学响应，并通过检查观察到的整体情况来识别接触点。如 4.8.4 节所示，从 CSM中收集的信息已经被证实是非常有用的，并且这些信息对确定第一个表面接触点有很大帮助。

## 4.8.4　纳米压痕测试操作步骤

下面以 Keysight G200 纳米压痕仪（图 4.25）为例，详细介绍纳米压痕实验的操作步骤。Keysight G200 纳米压痕仪不仅提供纳米压痕功能，同时也提供纳米划痕功能和台阶仪功能，即不仅可以满足薄膜硬度、弹性模量等性能的测量，还可实现薄膜与基体之间的结合力和定量表面形貌的测量。它通过实时记录力和对应位移深度的曲线来测量纳米或微米级薄膜材料力学性能。

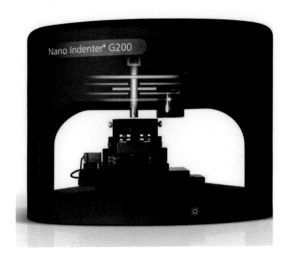

图 4.25　Keysight G200 纳米压痕仪

　　一般的植介入生物材料均可利用该仪器进行测量，其具体操作步骤如下。

　　（1）开关机：开启仪器总电源（控制柜前部面板），再开启计算机电源开关（假定 NanoSwift Controller 的电源开关平时一直处于开启的状态）。机器预热至少30min 后才能进行正常测试。启动 NanoSuite 控制软件，调取相关的测试方法设置测试；打开盖子，将限位钉拔出，使工作台处于工作位置；关机顺序与开机顺序完全相反：首先退出测试程序，关闭计算机，最后关掉仪器总电源。需要注意的是，开机后检查减振台是否处于最佳工作状态，以防止振动噪声影响正确的纳米压痕测试。

　　（2）制备/装备样件：纳米压痕测试对样件的要求为表面足够光滑和平整，因此需要进行上下表面平行抛光，保证表面平整，不得有油污、颗粒物等污染物，且高度不超过 20mm。另外，试样厚度至少大于压入深度 $h$ 的 10 倍，压入深度 $h$ 至少是粗糙度的 20 倍。对于表面比较粗糙的样品，测试结果比较离散，建议测试点数不低于 10 个。样件制备好后，将样件安装在样品托上，如图 4.26 所示。如

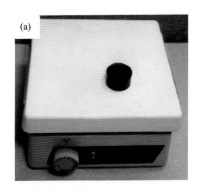
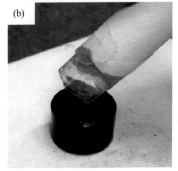

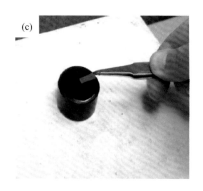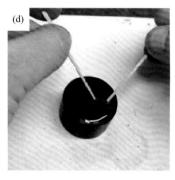

图 4.26　样件的制备

（a）样品托加热；（b）熔化黏合剂；（c）放置样品；（d）压平样品

果样品不能加热固定，可以先在样品托上固定载玻片（可以用两面胶固定），之后再用其他黏合剂固定样品。

（3）安装样件：样品装入样品托台［图 4.27（a）］，同时通过旋转高度调节旋轮手动调节样品高度，使所有样品高度不能超过中央标样的高度（托台两侧共有 4 个指旋螺钉，逆时针方向旋转是向上调高，顺时针方向旋转是向下调低）。通过调节"样品固定钮"将样品固定到仍然可以调节高度的程度，待后期计算机屏幕显示的样品足够清晰时再固定紧；样品托台装入仪器测试轨道后固定托台［图 4.27（b）］。

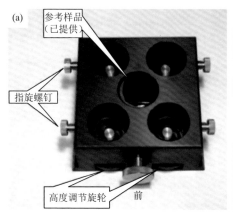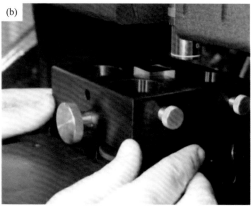

图 4.27　样件的安装

（a）样品托台；（b）托台固定

（4）软件操作：启动 NanoSuite 软件，出现界面［图 4.28（a）］后从方法菜单里选择"Open Method"—"Advanced"—"XP"，并打开计划使用的实验测试方法；随后调节焦距和敏感度，选择打点位置；选择批处理模式，新建一个批处理过程"New Batch"，之后点击"Next"，建立一个文件夹和子文件夹；如果需要，可以设置延迟实验，选择夜间相对安静的时间段，这样有利于减少噪声影响；仪器在开始第一个"真实的"压痕之前，用预压表面来确定样品的表面。"Allowable Drift Rate"设置了开始实验的热稳定标准，当压头以很小恒定的力接触测试表面时，热漂移率必须小于这个值，这个值越低，仪器等待时间越长，实验结果越精确；通过"Surface Approach Distance"给出压头在表面上方开始寻找表面（样品表面越粗糙，该数值就应该越大）的距离。通过"Surface Approach Velocity"给出压头接触表面的速率（一般为 10nm/s），"Surface Approach Sensitivity"给出压头是否接触了实验样品的表面的标准，较低的值将提高表面检测的敏感性，但也增加了误探测的可能性（反之亦然）；接着设置 Depth Limit（压入深度）和 Posisson's Ratio（泊松比）[图 4.28（b）]；点击"Define Array of Tests Beginning at this Location button"设置压痕数目；在"X-Direction"和"Y-Direction"中设置

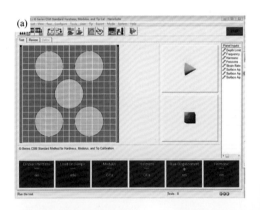
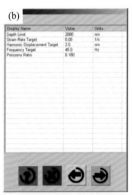
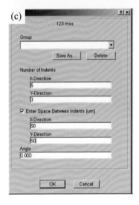
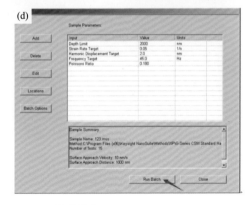

**图 4.28 软件操作**

（a）软件界面；（b）纳米压痕参数设置；（c）纳米压痕点的设置；（d）软件操作设置完成

打点的间距［图 4.28（c）］，压痕点间距或行间距应该大于等于最大压痕深度的 20～30 倍。上述步骤全部完成后，点击"Test"按钮显示 Test 页面［图 4.28（d）］；点击绿色箭头开始实验测试。完成实验后，点击初始化，回到原点。

（5）数据分析：Keysight G200 纳米压痕仪可以自动将测得的力学数据，包括硬度、弹性模量等给出，具体操作步骤如下。点击"review"，出现线图界面，选择不同的压痕点，出现不同数据；选择"Maximum"和"Minimum"深度，划定数据界限。若想查看平均硬度和弹性模量，单击"Excel Output"，输出 Excel 数据。Analyst 中的分析，点击"Analyst"，然后点击"计算器"标志；在"Project"右键选择"Add X-Y Graph"，弹出对话框中选择：X-Axis：Displacement into Surface；Y-Axis：Modulus 或者 Hardness；Sample：$n$ 个，如图 4.29 所示。

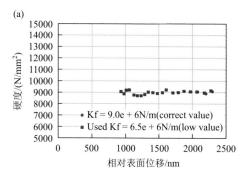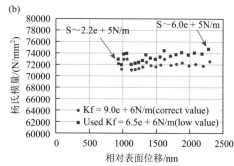

图 4.29　数据分析

（a）硬度结果；（b）弹性模量结果

## 4.9　生物材料磨损实验

　　摩擦磨损现象十分复杂，实验方法和装置种类繁多，各种自制的摩擦磨损实验台所获得的实验数据具有很强的条件性，因此往往缺乏可比性，这对同行重复实验结果或者应用实验结果进行技术开发和应用很不利。所以摩擦磨损实验需要标准化，统一实验规范和方法，研制标准化的摩擦磨损实验装置。

### 4.9.1　实验目的

　　生物材料及其制成的医疗器械的磨损实验的目的主要有：

（1）研究材料磨损过程中的现象和发生机制；

（2）测定不同因素下的磨损量，研究不同因素对磨损的影响；

（3）测定不同医疗器械的磨损量及其机理；

（4）耐磨材料选择和耐磨器械设计等。

### 4.9.2 实验方法

磨损实验的方法主要可分为实验室试件实验方法、模拟台架实验方法和真实场景实验方法等。

#### 1. 实验室试件实验方法

实验室试件实验方法主要用于各种摩擦磨损机理和影响因素的定性研究，以及摩擦副材料、工艺和润滑剂性能评定的参考性实验。根据给定的工况条件，在标准化的通用摩擦磨损试验机上，对尺寸较小、结构简单的标准化试件进行实验。实验室试件实验方法被摩擦学界广泛应用，它是在实验室内利用已标准化的通用摩擦磨损试验机进行实验，实验用的试件也是按标准要求（如形状和尺寸）加工制作。在进行实验室试件实验时，应当尽可能地模拟实际工况条件，包括滑动速度及表面压力的大小和变化、表面层的温度变化、润滑状态、环境介质条件和表面接触形式等。

#### 2. 模拟台架实验方法

模拟台架实验方法一般用于摩擦磨损应用技术开发的前期实验，如校验实验室实验数据的可靠性，校验零件磨损性能设计的合理性。模拟台架实验方法是在实验室试件实验的基础上，根据所选定的参数设计实际的零件和专用的实验台架，在模拟使用条件下进行实验。常见的台架实验台有轴承实验台、齿轮实验台、凸轮挺杆实验台。模拟台架实验条件接近实际工况，从而提高了实验数据的可靠性和实用性。同时，模拟台架实验可以实现实验条件的强化和严格控制，也可以在较短的时间内获得系统的实验数据，还可以进行个别因素对摩擦磨损性能影响的研究。实验时应当尽可能地模拟实际工况条件，如摩擦运动方式、摩擦系数、引起磨损的机理、组成摩擦系统的各要素及其材料性质、摩擦时的温度及摩擦温升。最多有四种实验参数可以不同，如载荷、速度、时间、试样尺寸和形状。

#### 3. 真实场景实验方法

真实场景实验方法是在实验室试件实验和模拟台架实验基础上，对已经进行摩擦磨损设计的零件进行现场的实际应用对比实验的方法。一般应用于摩擦磨损应用技术实际开发过程中的实验，如直接验证摩擦磨损理论研究和应用技术的正确性和有效性，检验实验室试件实验结果和模拟台架实验结果。实验数据的真实性和可靠性好，可以直接验证摩擦磨损理论研究和应用技术的正确性和有效性，也能用于检验实验室试件实验结果和模拟台架实验结果；其缺点是，实验周期长，费用高，实验数据是所有因素综合影响作用下的结果，因而实验数据对具体的摩擦磨损影响因素的深入分析没有帮助。

### 4.9.3　实验器材

磨损实验在摩擦磨损试验机上完成。常见的试验机可根据摩擦副的接触形式分为：点接触、线接触、面接触。根据摩擦副的运动方式分为：滑动、滚动、滚滑、往复运动。不同形式的组合可形成不同的试验机。

（1）销盘式摩擦磨损试验机，是目前用途最广泛的摩擦磨损实验设备。其工作原理是面接触摩擦副，实验时，销固定不动，盘做旋转运动。通过力传感器采集实验过程总摩擦力和载荷的变化，通过位移传感器对试样的总磨损进行测量。SFT-2M销盘式摩擦磨损试验机如图 4.30 所示。

（2）环块式磨损试验机，又称 Timken 试验机，其主动件是标准旋转圆环，被动件是被固定的标准尺寸矩形块。通过测量不同载荷下，被动试件矩形块上出现的条形磨痕宽度，以及摩擦副间的摩擦力、摩

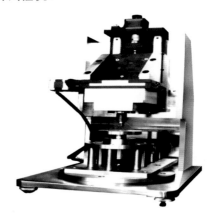

图 4.30　SFT-2M 销盘式摩擦磨损试验机

擦系数，来评定润滑剂的承载能力以及摩擦副材料的摩擦磨损性能。

（3）四球式磨损试验机，由四球（1 个上球 3 个下球）组成摩擦副，上球卡在夹头内，下球组固定不动，上球与下球组相接触。工作时，上球由主轴带动旋转，通过加载系统向下球组加载。

### 4.9.4　磨损评估指标

评定材料磨损的三个基本磨损量是线性磨损量 $W_l$、体积磨损量 $W_v$ 和质量磨损量 $W_w$。线性磨损量是指磨损过程中零件表面尺寸的改变量，这在实际设备的磨损监测中经常使用。体积磨损量和质量磨损量是指磨损过程中零件或试样的体积或质量的改变量。

相对线性磨损率和线性磨损率分别为

$$R_l = \Delta l / L \qquad w_l = \Delta l / t \tag{4.36}$$

相对体积磨损率和体积磨损率分别为

$$R_v = \Delta V / L \qquad w_v = \Delta V / t \qquad (4.37)$$

相对质量磨损率和质量磨损率分别为

$$R_w = \frac{\Delta m}{LA_n} = \frac{\rho \Delta V}{LA_n} \qquad w_w = \frac{\Delta m}{t} = \rho w_v \qquad (4.38)$$

其中，$\Delta l$ 为磨损深度；$\Delta V$ 为磨损体积；$\Delta m$ 为磨损质量；$t$ 为循环次数（一般取为百万次）；$L$ 为滑动距离；$A_n$ 为接触表面积；$\rho$ 为被磨损的材料的密度。

材料的耐磨性是指在一定工作条件下材料耐磨损的特性。定义相对耐磨性为实验材料 A 与标准（或参考）试样 B 在相同的外部条件下磨损量（一般用体积磨损量）的比值：

$$\varepsilon = \frac{R_A}{R_B} \qquad (4.39)$$

定义绝对耐磨为磨损量或磨损率的倒数，即 $W^{-1}$ 或 $R^{-1}$。耐磨性使用最多的是体积磨损量的倒数。

### 4.9.5 磨损实验举例：人工膝关节假体磨损检测实验

全膝关节置换术（TKA）是全球十分普遍的选择性外科手术。全膝关节置换术中聚乙烯胫骨衬垫的磨损是导致其失效的主要原因，会严重影响全膝关节假体的寿命。聚乙烯衬垫的磨损评估是人工膝关节研究的关键[52]。

#### 1. 技术标准简介

人工膝关节的磨损特性检测关系到植入物在体内的寿命和可靠性，是国际、国内相关标准所规定需要检测的指标。磨损性能实验按如下国际标准进行：*Implants for surgery—Wear of total knee-joint prostheses—Part 1: Loading and displacement parameters for wear-testing machines with load control and corresponding environmental conditions for test*（ISO 14243-1:2009/AMD1:2020）[53]. *Implants for surgery—Wear of total knee-joint prostheses—Part 2: Methods of measurement*（ISO 14243-2:2016）[54]，*Implants for surgery—Wear of total knee-joint prostheses—Part 3: Loading and displacement parameters for wear-testing machines with displacement control and corresponding environmental conditions for test*（ISO 14243-3:2014/AMD1:2020）[55]。

人工膝关节磨损检测需要在检测设备上模拟人体正常行走时膝关节的载荷和运动环境。在 ISO 14243-1 和 ISO 14243-3 中，对一个步态内的载荷和运动进行了规定，需要控制轴向、屈曲、胫骨旋转、前后平移等 4 个维度的载荷或运动。人工膝关节磨损的检测设备主要有美国 MTS、AMTI、PROSIM 等公司的产品。该测试系统的关键技术主要是实现人工膝关节体外模拟生理环境的磨损特性测试。

2. 仪器设备、材料、试剂

主要有：ProSim 膝关节模拟试验机（Simulation Solutions Ltd. United Kingdom），人工膝关节假体及衬垫 6 套，膝关节磨损实验卡具 6 套，骨水泥若干，去离子水稀释的小牛血清（蛋白质浓度为 20g/L）20L 以上，密封玻璃容器 2 个，200mL 烧杯一个，密封容器 6 个，精度为 0.02mg 的天平一台，超声波清洗仪一台，真空烘干系统（至少达到 13.33Pa），惰性气体喷射泵（如氮气），内六角扳手一套。

3. 卡具设计与加工

卡具用于人工膝关节的固定与配合，主要考虑人工膝关节假体的固定和夹具与膝关节磨损试验机的连接两方面问题，同时也应当考虑加工与装配等问题。卡具的设计要便于加工和拆装，还要减轻质量。

4. 试样的清洗、干燥及称重

根据 ISO 14243-2 标准进行。磨损实验前后都需要对样品进行清洗、干燥及称重。

（1）用液体测试介质（去离子水稀释的小牛血清）浸泡样品（48±4）h。

（2）从液体测试介质中取出样品，用超声波清洗仪清洗样品（按照典型超声波清洗仪清洗规程），应避免清洗过程中可能导致样品质量损失的摩擦。

（3）用惰性气体喷射泵初步干燥样品（如果没有初步干燥，直接用真空箱干燥是无法完成的），然后用真空干燥箱［要保证真空度优于（13.33±0.13）Pa］干燥样品时间不少于 30min。

（4）把样品从真空干燥箱中取出，在 90min 内用天平轮流称重，直到某样品两次读数小于 100μg，记录该样品质量，继续轮流称重，直到测出每个样品的质量。在样品轮流称重时，将样品存放在一个密封无尘的容器中。

（5）重复步骤（2）到步骤（4），观测样本在密封无尘的容器中超过 24h 的质量变化，当变化量小于总变化量的 10%时，记录样本的平均质量。

5. 水平行走步态运动和载荷的模拟

标准 ISO 14243-1 已给出模拟正常水平行走步态下膝关节的载荷和运动的曲线（图 4.31）和一个步态周期内 100 个时间点的数据，包括屈伸角度、轴向载荷、前后载荷和扭矩。通过插值得到一个步态周期内的 128 个时间点的载荷和运动数据，输入试验机的控制曲线。

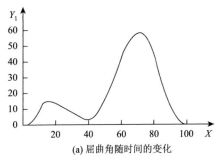

(a) 屈曲角随时间的变化

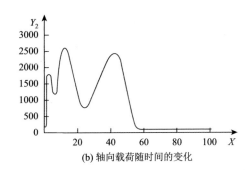

(b) 轴向载荷随时间的变化

符号说明：
$X$：一个循环周期的百分数；
$Y_1$：屈曲/伸展角，°；
$Y_2$：轴向载荷，N

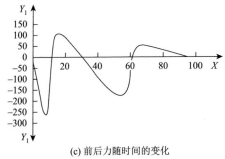

(c) 前后力随时间的变化

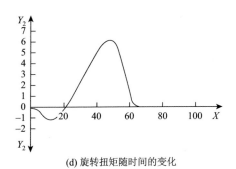

(d) 旋转扭矩随时间的变化

符号说明：
$X$：一个循环周期的百分数；
$Y_1$：前后力，N；
$Y_2$：旋转扭矩，N·m

**图 4.31　ISO 14243-1 规定的正常水平行走步态下膝关节的载荷和运动曲线[53]**

　　若要模拟其他人体动作状态，可按相同的方法输入实验控制曲线数据。特别要注意的是，实验载荷和运动的最大值必须在试验机能实现的最大载荷和运动范围内。

6. 磨损实验步骤

1）样品的清洗与测量
　　将 6 个人工膝关节衬垫样品分别按照 "4. 试样的清洗、干燥及称重" 中所述的方法清洗样品并称重，作为磨损实验前的质量。

2）样品与卡具的安装

根据 ISO 14243-1，使用单位载荷校准测试台，将膝关节假体的股骨髁部分与上卡具用骨水泥固定，胫骨平台部分与上卡具装配。如图 4.32 所示，将膝关节假体及衬垫安装到膝关节磨损试验机，套上硅胶套筒，密封固定。安装测试样本的股骨假体和胫骨假体，并保证假体对位正确。然后灌入液体测试介质，直到浸没测试样品且高出 1～2cm。在安装和整个实验过程中，应当尤其注意检查和避免漏液而严重影响实验结果。最后关闭试验机护窗。

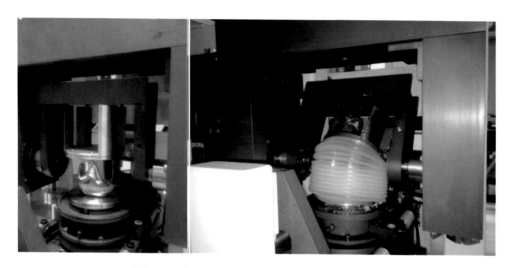

图 4.32　人工膝关节磨损实验试样及卡具的安装

3）磨损实验

依据 ISO 14243-1，模拟人体行走时的载荷与运动设置膝关节假体的载荷与运动，包含股骨假体的屈曲运动角度、轴向载荷、假体前后方向载荷及胫骨旋转力矩。5 个实验样品用于实验，1 个样品用于对照。对照样品只同步加载轴向载荷，其他方向的载荷和运动不进行。

实验控制液体测试介质温度为（37±2）℃（允许用测试液中一点的温度表征整个测试液的温度，通过试验机自动控制实现）。以频率（1±0.1）Hz 进行磨损实验，总循环次数为 $5\times10^6$ 次，$1\times10^6$ 次循环及往后至少每百万次循环都停机测量一次磨损，直至测试结束。

在实验过程中，每天要添加适量去离子水，以补充磨损过程中因蒸发损失的液体测试介质，保证样品接触面被浸没。

试验机的操作步骤，详细情况参见不同的磨损测试试验机。ProSim 试验机的操作步骤大致是：打开气泵，通气，达到要求的气压；打开试验机电源；打开控制计算机电源，运行实验软件；启动试验机，在控制软件中设定实验参数，如载入各控制曲线数据，设定实验运行频率、循环次数、实验数据记录频率等。开始磨损实验。到循环次数或遇到"5）测试实验结束条件"中所述的条件②和③时，关闭磨损试验机，关闭计算机和气泵。

4）磨损量测量

每次停止实验后，小心取下人工膝关节衬垫，避免划痕或摩擦。然后按照"4. 试样的清洗、干燥及称重"中的步骤清洗称重衬垫，并记录衬垫磨损后质量。

5）测试实验结束条件

重复试件安装、磨损实验与测量，直到出现如下条件之一，测试实验结束：①完成 $5\times10^6$ 次循环；②衬垫关节面崩裂或者脱层；③实验设备不能保持 ISO 14243 标准给定的载荷。

### 7. 质量磨损量

磨损实验前后分别对膝关节衬垫清洗烘干后称重，其对应结果的质量差就是每个膝关节衬垫样品的质量磨损。

这一组人工膝关节的质量磨损按式（4.40）计算得到：

$$W_n = W_{an} + S_n \tag{4.40}$$

其中，$W_n$ 为 $n$ 次循环后的质量磨损；$W_{an}$ 为 5 个实验样品的质量磨损的平均值；$S_n$ 为对照样品 $n$ 次循环后的质量增加量。

用最小二乘法对质量磨损 $W_n$ 和循环次数 $n$ 进行拟合，按式（4.41）计算得到质量磨损率 $a_G$：

$$W_n = a_G n + b \tag{4.41}$$

其中，$b$ 为拟合常数。

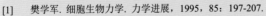

参 考 文 献

[1] 樊学军. 细胞生物力学. 力学进展，1995，85：197-207.

[2] 张西正，匡震邦，蔡绍皙，等. 细胞力学实验技术研究. 实验力学，2001，16：66-76.

[3] van Vliet K J, Bao G, Suresh S. The biomechanics toolbox: Experimental approaches for living cells and biomolecules. Acta Materialia, 2003, 51: 5881-5905.

[4] Lim C T, Zhou E H, Li A, et al. Experimental techniques for single cell and single molecule biomechanics. Materials Science and Engineering C, 2006, 26: 1278-1288.

[5] 王建华. 实用医学科研方法. 北京：人民卫生出版社，2003.

[6] Zdero R. Experimental Method in Orthopaedic Biomechanics. San Diego: Academic Press, 2017.

[7] Wang X, Nyman J S, Dong X, et al. Fundamental Biomechanics in Bone Tissue Engineering. San Rafael: Morgan and Claypool Publishers, 2010.

[8] Hopkinson B. A method of measuring the pressure produced in the detonation of high explosives or by the impact

of bullets. Philosophical Transactions of the Royal Society of London Series A，Mathematical Physical & Engineer Sciences，1914，213：437-456.

[9] 陈为农，宋博. 分离式霍普金森（考尔斯基）压杆设计、试验和应用. 北京：国防工业出版社，2018.

[10] Song B，Chen W，Ge Y，et al. Dynamic and quasi-static compressive response of porcine muscle. Journal of Biomechanics，2007，40（13）：2999-3005.

[11] Davies E D H，Hunter S C. The dynamic compression testing of solids by the method of the split Hopkinson pressure bar. Journal of the Mechanics and Physics of Solids，1963，11（3）：155-179.

[12] 卢芳云. 霍普金森杆实验技术. 北京：科学出版社，2013.

[13] Gray III G T. Classic split-Hopkinson pressure bar testing//Kuhn H，Medlin D. Mechanical Testing and Evaluation. Ohio：ASM International，2000.

[14] Pervin F，Chen W W. Dynamic mechanical response of bovine gray matter and white matter brain tissues under compression. Journal of Biomechanics，2009，42（6）：731-735.

[15] Ayagara A R，Langlet A，Hambli R. On dynamic behavior of bone：Experimental and numerical study of porcine ribs subjected to impact loads in dynamic three-point bending tests. Journal of the Mechanical Behavior of Biomedical Materials，2019，98：336-347.

[16] Rotbaum Y，Puiu C，Rittel D，et al. Quasi-static and dynamic *in vitro* mechanical response of 3D printed scaffolds with tailored pore size and architectures. Materials Science & Engineering C-Materials for Biological Applications，2019，96：176-182.

[17] Shim V P W，Yang L M，Liu J，et al. Characterisation of the dynamic compressive mechanical properties of cancellous bone from the human cervical spine. International Journal of Impact Engineering，2005，32：525-540.

[18] Marmarou A，Foda M A，van den Brink W，et al. A new model of diffuse brain injury in rats. Part I：Pathophysiology and biomechanics. Journal of Neurosurgery，1994，80（2）：291-300.

[19] Frank D，Melamed I，Gruenbaum B F，et al. Induction of diffuse axonal brain injury in rats based on rotational acceleration. Journal of Visualized Experiments，2020（159）：e61198.

[20] 卢智先，张霜银. 材料力学实验. 北京：机械工业出版社，2021.

[21] 杨辉其. 新编金属硬度试验. 北京：中国计量出版社，2005.

[22] 韩德伟. 金属的硬度及其试验方法. 长沙：湖南科学技术出版社，1983.

[23] Tabor D. The Hardness of Metals. Oxford：Clarendon Press，1952.

[24] 虞伟良. 硬度测试技术的新动态与发展趋势. 理化检验：物理分册，2003，39（8）：401-406.

[25] 全国钢标准化技术委员会. 金属材料 维氏硬度试验 第一部分：试验方法（GB/T 4340.1—2009）. 北京：中国标准出版社，2010.

[26] 何力，叶明. 标准维氏硬度块检定规程中的不确定度评估. 计量技术，2007（11）：59-62.

[27] 白新房，张小明，陈绍楷. 试验力选择对维氏硬度值的影响. 理化试验：物理分册，2007，43（11）：560-562.

[28] Loubet J，Georges J M，Meille G. Vickers indentation curves of elastoplastic materials. Microindentation Techniques in Materials Science and Engineering，ASTM STP，1986（889）：72-89.

[29] Oliver W C，Pharr G M. An improved technique for determining hardness and elastic modulus using load and displacement sensing indentation experiments. Journal of Materials Research，1992，7（6）：1564-1583.

[30] Pharr G M，Oliver W C，Brotzen F R. On the generality of the relationship among contact stiffness，contact area，and elastic modulus during indentation. Journal of Materials Research，1992，7（3）：613-617.

[31] Pethicai J，Hutchings R，Oliver W C. Hardness measurement at penetration depths as small as 20 nm. Philosophical Magazine A，1983，48（4）：593-606.

[32] Fröhlich F, Grau P, Grellmann W. Performance and analysis of recording microhardness tests. Physica Status Solidi (A), 1977, 42 (1): 79-89.

[33] Newey D, Wilkins M A, Pollock H M. An ultra-low-load penetration hardness tester. Journal of Physics E: Scientific Instruments, 1982, 15 (1): 119-122.

[34] Lucas B N, Oliver W C, Swindeman J E. The dynamics of frequency-specific, depth-sensing indentation testing. MRS Proceedings, 1998, 522: 3-14.

[35] Bolshakov A, Pharr G M. Influences of pileup on the measurement of mechanical properties by load and depth sensing indentation techniques. Journal of Materials Research, 1998, 13 (4): 1049-1058.

[36] Pharr G M, Bolshakov A. Understanding nanoindentation unloading curves. Journal of Materials Research, 2002, 17 (10): 2660-2671.

[37] Cammarata R C, Nastasi M, Busso E P, et al. Thin-Films-Stresses and Mechanical Properties VII: Volume 505. Cambridge: Cambridge Untversity Press, 1998.

[38] Doerner M F, Nix W D. A method for interpreting the data from depth-sensing indentation instruments. Journal of Materials Research, 1986, 1 (4): 601-609.

[39] Sneddon I N. The relation between load and penetration in the axisymmetric Boussinesq problem for a punch of arbitrary profile. International Journal of Engineering Science, 1965, 3 (1): 47-57.

[40] Love A E H. Boussinesq's problem for a rigid cone. The Quarterly Journal of Mathematics, 1939, os-10 (1): 161-175.

[41] Love A E H. IX. The stress produced in a semi-infinite solid by pressure on part of the boundary. Philosophical Transactions of the Royal Society of London Series A, Containing Papers of a Mathematicd or Physical Character, 1929, 228 (659-669): 377-420.

[42] Harding J W, Sneddon I N. The elastic stresses produced by the indentation of the plane surface of a semi-infinite elastic solid by a rigid punch. Mathematical Proceedings of the Cambridge Philosophical Society, 1945, 41 (1): 16-26.

[43] Sneddon I N. Fourier Transforms. New York: McGraw-Hill, 1951.

[44] Cheng C M, Cheng Y T. On the initial unloading slope in indentation of elastic-plastic solids by an indenter with an axisymmetric smooth profile. Applied Physics Letters, 1997, 71 (18): 2623-2625.

[45] Hey J L, Pharr G M. Instrumented indentation testing: Mechanical testing and evaluation. ASM International, Materials Park, 2000.

[46] Loubet J L, Georges J M, Marchesini O, et al. Vickers indentation curves of magnesium oxide. Journal of Tribology, 1984, 106: 43.

[47] Saha R, Nix W D. Effects of the substrate on the determination of thin film mechanical properties by nanoindentation. Acta Materialia, 2002, 50: 23-38.

[48] Tsui T Y, Pharr G M. Substrate effects on nanoindentation mechanical property measurement of soft films on hard substrates. Journal of Material Research, 1999, 14: 292-301.

[49] Lucas B N, Oliver W C, Swindeman J E. The dynamics of frequency-specific, depth-sensing indentation testing. Proceedings of the Materials Research Society Symposia proceedings. Materials Research Society, 1998, 522: 3-14.

[50] Pethica J B, Oliver W C. Tip surface interactions in STM and AFM. Physica Scripta, 1987: 61-66.

[51] Pethica J B, Oliver W C. Mechanical properties of nanometer volumes of material: Use of the elastic response of small area indentations. Materials Research Society Symposia Proceedings, 1989, 130: 13-23.

[52]　Engh G A，Zimmerman R L，Parks N L，et al. Analysis of wear in retrieved mobile and fixed bearing knee inserts. The Journal of Arthroplasty，2009，24（6）：28-32.

[53]　ISO/TC 150/SC 4. Implants for surgery—Wear of total knee-joint prostheses—Part 1：Loading and displacement parameters for wear-testing machines with load control and corresponding environmental conditions for test：ISO 14243-1：2009 /AMD 1：2020. International Organization for Standardization，2020.

[54]　ISO/TC 150/SC 4. Implants for surgery—Wear of total knee joint prostheses—Part 2：Methods of measurement：ISO 14243-2：2016. International Organization for Standardization，2016.

[55]　ISO/TC 150/SC 4. Implants for surgery—Wear of total knee-joint prostheses—Part 3：Loading and displacement parameters for wear-testing machines with displacement control and corresponding environmental conditions for test：ISO 14243-3：2014/ AMD 1：2020. International Organization for Standardization，2020.

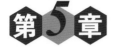

# 第5章

>>

# 生物材料力学的数值仿真

生物材料是一种用于治疗、修复、替换人体损伤组织、器官的一种新材料，是人工器官和医疗器械的基础。常见的生物材料有骨钉、人工关节、人工心脏、血管支架等，作为植介入材料，需满足生物相容性、无免疫排斥反应、无力学环境异常等要求。传统的对于生物力学特性的研究耗时、费力，数值仿真将工程学思想运用到生物学及医学的研究中，通过采集影像数据、构建几何模型和实体模型、进行网格划分、工况添加来模拟不同实验条件，并进行仿真分析，能够对复杂的实验条件进行调控，对恶劣有损工况进行模拟，实时观测各器官、组织实时变化情况，分析不同部位的应力、应变分布。

本章主要从数值仿真层面论述了生物材料力学研究方法，深入介绍了有限元分析技术在生物材料力学方面的应用，并通过举例介绍仿真分析的具体应用，使读者理解更加透彻。生物材料力学的数值仿真能够真实模拟生物材料力学特性，不受实验条件的限制、节约成本，与力学实验结合，能够准确、高效地研究生物力学特性，为疾病的诊断、治疗提供参考依据。

## 5.1 生物材料力学建模

生物材料力学目前是生物力学研究领域中的一个重要发展方向[1]。生物材料是要与生物组织进行接触并且发生相互作用的一种材料，又称生物医用材料，主要用来对生物体的组织、器官等进行诊断治疗、修补置换、诱导再生等操作[2]。生物材料的应用环境使得其需要具有良好的生物相容性，需同生物体相适应，能够满足生物材料不被生物体的免疫系统排斥，其在生物体内能够保持相对稳定的状态。生物材料还需在生物体内完成特定的功能，以实现预期的对生物体的治疗、置换等任务。力学性能是生物材料的基本性能指标，通过生物材料力学建模的方式可以从理论上提高其力学性能，使得生物材料在生物体内高效率、高质量地工作，还可以通过力学建模的方式提高生物材料的耐久性。

常用来进行力学建模分析的生物材料主要有医用金属材料、医用陶瓷材料、医用高分子材料等。医用金属材料具有强度高、韧性好、易加工等优良特性，因此在生物植入材料中应用非常广泛，通常用于生物体内软、硬组织，人工器官或者外科辅助器具等方面。其中，不锈钢、钴基合金、钛基合金的性能较其他医用金属材料更加优良[3]，因此临床上也最为常见。医用陶瓷材料具有高强度、高硬度、耐腐蚀、良好的生物相容性等优点，可以分为生物惰性陶瓷、生物活性陶瓷和生物可降解陶瓷[4]，主要应用于骨、牙等硬组织及瓣膜等软组织器官。医用高分子材料具有良好的性能及生物相容性，可分为生物惰性高分子材料和生物可降解高分子材料[5]，其应用也非常广泛，包括皮肤、血管、韧带、骨、牙等软、硬组织均有医用高分子材料的应用。

生物材料力学建模的主要步骤为：①影像采集；②几何建模；③网格划分；④加载与求解；⑤结果后处理。

## 5.1.1　影像采集

### 1. 图像技术

计算机体层成像（computed tomography，CT）技术是利用 X 射线束对人体的某一部位进行逐层的横断扫描，由探测器接收经组织吸收后的 X 射线，转变为可见光之后再经光电转换器转换为电信号，由模数转换器将模拟信号转换为数字信号，可便于计算机对信号的后续处理[6]。CT 图像处理首先需要将扫描对象分成若干个体积相同的长方体，称为体素（voxel），扫描获得的数据经计算机处理后得到 X 射线经过不同体素后的衰减系数和吸收系数[7]，将其排列成数字矩阵的形式，利用由黑到白不同灰度的色块将矩阵中的每个数字以图像的形式翻译出来，这些色块称为像素（pixel），最终得到的图像即为 CT 图像。

CT 成像与 X 射线成像不同，X 射线成像一般具有重叠性，即组织中密度较低的结构被密度较高的结构遮盖，导致组织中许多结构无法分辨，只能反映组织密度的高与低。而 CT 为断层成像，因此每一层 CT 图像都可以利用不同的灰度等级来呈现组织的内部结构密度的高低，并且可以利用组织对 X 射线吸收系数来表明密度高低的程度，可以对扫描区域进行定量分析，因此 CT 成像密度分辨率更高，解剖关系更清楚[8]。

### 2. 磁共振成像技术

磁共振成像（magnetic resonance imaging，MRI）全名为核磁共振成像（nuclear magnetic resonance imaging，NMRI），又称自旋成像（spin imaging）。磁共振是一种物理现象。磁共振成像主要是利用原子核自旋运动的特点，将研究对象置于某种特殊的磁场内，利用无线电射频脉冲信号激发对象内的某种原子核，使得原子核产生共振现象并吸收能量。射频脉冲信号停止后，原子核将吸收的能量以特定频率的射频信号形式释放出来，这些信号被体外的探测器接收后录入计算机内进行转换处理等操作后最终获得图像，这就是磁共振成像。

磁共振成像也是断层成像，同样也可以表征一些物理量在空间的分布状况。不同的是磁共振成像是任意方位的断层，它可以直接作出横断面、矢状面、冠状面和各种斜面的体层图像[9]，可以从三维视角观察研究对象，并且不会产生 CT 检测中的伪影。由于磁共振成像具有更多的成像参数，因此可以提供更多的判断信息。高的成像对比度使得软组织的成像效果更佳。

## 5.1.2 几何建模

几何建模主要是利用计算机三维图像重建算法对采集的影像序列进行三维图像建模，从而根据影像序列的信息可视化研究对象，实现了从分散的影像序列到立体的几何模型的转化，为后续的模型分析提供了接口。常用的医学断层图像重建软件主要有 Mimics 和 Simpleware。以 Mimics 软件为例，首先将医学影像序列导入软件，选用合适的编辑工具逐层地将目标区域分割开，再结合影像序列携带的信息将目标区域再现成三维立体模型，可以对已经生成的模型进行平滑、去噪等处理，以弥补分割时带来的误差。

## 5.1.3 网格划分

经过上述建模过程之后得到的模型是研究对象几何形状的抽象表达，也就是实体模型。但是实体模型是不能够进行后续的求解运算的，因此需要对实体模型进行网格划分。网格划分是将研究对象离散化，即分割成有限数量的单元，使完整的对象系统转换为形式相同、相对简单的基本组成部分，而这些单元之间又相互联系、互相约束，从而构成一个完整的结构。网格划分的质量直接影响到后续模型求解与原始研究对象的匹配程度，因此网格划分的质量也决定了模型计算的质量。

### 1. 定义单元属性

将实体模型网格划分后，需要对单元赋以特定的属性，包括单元的种类、单元的几何常数、单元的材料属性等。划分的单元需要有形状的定义，一般二维结构中可以选用三角形和四边形，三维结构中可以选用六面体和角锥体。实常数需要根据研究单元特性来定义，并不是所有的单元都需要定义实常数，而且不同的单元的实常数代表的数值和意义也不同，所以实常数的设置需要结合实际问题来研究。选取的材料模型需要较为专业地表达研究对象的材料属性，才能确保模型最大程度地还原实际问题，否则模型的分析将不具有真实解决问题的能力。结构分析中的材料属性主要包括弹性模量、泊松比、摩擦系数、热膨胀系数等。依据实际问题的应用，还需考虑材料特性的线性与非线性问题。

### 2. 设定网格参数

网格参数的设置主要是定义网格的数量和密度。网格的数量直接影响了模型计算的精度和计算规模，网格数量增多，最终求解出的结果精度增高，同时计算机的运算规模也会大幅增加，网格数量减少，则运算规模减小，精度降低[10]。另外，网格数量和计算精度之间并不是正比关系，通常较细的网格同较粗的网格相比，计算精度并没有提高很多，因此这种情况下选用较细的网格会得不偿失。因此，在设定网格数量的同时需要用户权衡计算精度和运算规模这两个因素。

网格密度是网格在模型上分布的疏密程度，例如，参数梯度变化平缓的地方网格密度可以降低，而参数梯度变化较大的地方则需要选取密度高的网格，否则不能精确地反映该部位的参数变化情况，造成计算结果准确度降低。

### 3. 执行网格划分

各项参数设置完成后即可执行网格划分操作。网格划分的基本方法是自由网格划分和映射网格划分[11]。自由网格划分自动化程度较高，对于单元的形状没有特殊要求，生成的单元形状也不固定，因此适用的模型范围较广，对于内部节点的生成用户无法控制。映射网格划分则需要满足一定的条件，是对特定网格的一种规整的网格划分方法，适用于形状规则的面和体。对于面，映射网格只包含三角形或四边形，对于体则只包含六面体[12]。内部节点可由用户自行控制。对于划分结果可依据实际情况重新划分。

## 5.1.4　加载与求解方法

### 1. 载荷类型与施加方式

载荷是模型分析的物理条件，模型分析就是求解在载荷作用下模型的响应问题。

1）不同学科研究领域的载荷类型

结构分析：位移、力、压力、温度、重力等。

热力分析：温度、对流、热生成率、热流率、无限表面等。

磁场分析：磁势、磁通量、励磁电压、磁电流、无限表面等。

电场分析：电压、电流、电荷、电荷密度、无限表面等。

流体分析：速度、压力等。

2）按载荷性质与作用位置分类

位移载荷：也称自由度（DOF）约束，与节点自由度设置相关。

集中载荷：也称点载荷，是施加在点或关键点上的载荷。

表面载荷：作用在结构表面的载荷。

体积载荷：作用在整个结构上的载荷。

惯性载荷：与质量有关的载荷，包括加速度、角速度、角加速度等。

耦合场载荷：分析两个或两个以上物理场的交互作用与影响。

3）载荷施加方式

载荷的施加方式主要有两种，一种是加载于分析模型上，另一种是直接加载于实体模型上，两种方式各有优劣。分析模型的载荷是施加在节点与单元上，但节点与单元数量较多导致加载过程不够方便。实体模型载荷与分析模型独立，网格划分和网格修改时实体模型不参与计算，所以施加在实体模型上的载荷不会受到网格再划分或者网格修改的影响。并且在进行求解前，软件会自动将施加在实体模型上的载荷转换到分析模型上[13]。实体模型的加载相较于分析模型的加载更简单快捷，但有时会出现关键点过约束的情况，而分析模型的载荷施加是不用担心过约束问题的。

2. 分析模型

1）静态分析

静态分析是计算在静态载荷条件下结构的响应，不包括惯性和阻尼的影响，但是可以计算在固定不变的惯性条件（如重力）下的响应，以及可以近似为静态作用的随时间变化的载荷的影响[14]。静态分析下结构的响应有位移、应力、应变等。在分析的过程中需要假定施加的载荷和结构的响应不随时间变化或随时间变化非常缓慢。

2）模态分析

模态分析是用来确定结构的振动特性，即结构的固有频率和振型，在动态载荷条件下结构的固有频率和振型是非常重要的参数[15]。并且模态分析也是其他动力学分析的基础，如顺态分析、谐响应分析、谱分析等，同时也是这些响应分析前期所必需的工作。

3）顺态分析

瞬态响应主要用来计算随时间任意变化的载荷作用下结构随时间的响应情况，可以用来确定在静载荷、瞬态载荷和简谐载荷这三种载荷的任意组合下的响应，包括位移、应力、应变等。在顺态分析中，由于载荷是随时间任意变化的，因此惯性力和阻尼因素比较重要。静态分析可以是瞬态响应在惯性力和阻尼因素不重要时的一种情况。

4）谐响应分析

谐响应分析又称谐波分析，计算结构在随时间是正弦变化的载荷下，即简谐激励下的稳态响应，根据响应获取到响应值与频率之间的变化曲线，从而找到响应峰值，并查找该峰值对应的频率下结构的应力。谐响应分析不考虑载荷激励开始时的瞬态响应，只计算稳态响应，可以预测结构的持续动力特性。谐响应分析为线性分析，所有的非线性行为在分析过程中均为无效或者当成线性情况处理。

5）谱分析

谱指的是谱值与频率之间的关系曲线，代表时间-历程载荷的强度和频率。谱分析的前期必要工作是模态响应的分析，它将模态分析的结果同一个已知的谱相结合之后继续计算结构的响应，主要用于确定结构对随机载荷或随时间变化载荷下的响应，即结构对时间-历程载荷的响应情况。

**3. 方程求解方法**

1）直接法

直接法是通过可事先预算的有限个算数运算来求出方程的解，运算次数取决于矩阵的拓扑结构和方程组的数目。该方法适用于方程阶数不高时，也可用于大型稀疏矩阵（当系数矩阵 $A$ 中只有很少一部分数值非零时，称该矩阵为稀疏矩阵）的求解。但在消元的过程中随时有可能引入新的非零值元素，在计算中通常希望引入的非零元素越少越好，以减少计算机内存的占用。

（1）高斯消去法。

高斯消去法是求解线性方程组的一种方法，出现时间较早且较为常用。其基本思想是首先通过一系列的加减消元运算将方程组的系数矩阵转化为容易求解的上三角矩阵，然后回代到上三角线性方程组，求得该线性方程组的解，即为原方程组的解。

（2）三角分解法。

三角分解法是由消元法演变而来，其主要思想是将方程组的系数矩阵 $A$ 分解为两个三角矩阵 $L$ 和 $U$ 的乘积，即 $A = LU$，将求解方程组 $AX = b$ 的问题变成求解两个三角矩阵方程组 $LY = b$ 和 $UX = Y$ 的问题。即先求解方程组 $LY = b$ 得出 $Y$ 的值，然后将 $Y$ 的值代入方程组 $UX = Y$ 求出 $X$ 的值，从而获得原方程组的解。

2）迭代法

直接法对于低阶稠密的系数矩阵有良好的计算效果，当考虑到大型稀疏矩阵的稀疏性时，直接法往往无法较好地保留矩阵的稀疏性，需要占用大量的内存空间，且计算时间也不容乐观。针对这种情况，迭代法的求解更为合适。迭代法计算过程相对简单，一般只涉及矩阵和矢量的乘法运算，并且收敛速度快，所需存储空间小[16]。因此，迭代法对大型方程组的求解更加省时简便。迭代法的运算次数是不可事先预测的，需要不断地迭代运行，直至达到收敛要求。

（1）共轭梯度法。

共轭梯度法属于最小值搜索法。不同于数值分析中的经典迭代算法，共轭梯度法在求解大型方程组时具有更快的计算速度，因此该算法是求解大型线性方程组和大型非线性方程组的最优化且最有效的算法之一。其基本思想是：假设实际问题是求解方程 $AX = b$ 中 $X$ 的解，假设矩阵 $A$ 对称且正定，构造函数为 $f(x) = \dfrac{1}{2}x^{\mathrm{T}}Ax - x^{\mathrm{T}}b$，那么求解 $X$ 的值可以转化为求解 $f(x)$ 的最小值。系数矩阵 $A$ 的条件数对共轭梯度法的收敛速度有很大的影响，条件数越小收敛速度越快；反之收敛速度越慢[17]。

（2）预条件共轭梯度法。

预条件共轭梯度法基于共轭梯度法，由于共轭梯度法的收敛速度主要取决于系数矩阵 $A$ 的条件数，因此当系数矩阵 $A$ 的条件数比较大时，采用共轭梯度法求解方程组就会导致收敛速度缓慢，会消耗很多的运算时间。针对这种情况，通常会在共轭梯度法前预先对需要求解的方程组 $AX = b$ 进行预条件处理，使之变为有相同 $X$ 解的方程组 $GX = f$，其中矩阵 $G$ 满足条件数远远小于系数矩阵 $A$ 的条件数，再对方程组 $GX = b$ 采用共轭梯度法求解，这样求解时的收敛速度将大幅度提升。

## 5.1.5　结果后处理

后处理操作是用来分析处理及查看求解后的结果，是用户确定特定条件下结构行为变化的直接操作。后处理操作可以用来查看某一特定条件下结构响应的结果，或者特定时间范围内结构在指定节点上的结果随时间或频率的变化情况。针对这两种查看方式，建模软件会有相应的后处理器供用户选择，例如，ANSYS软件中提供的后处理器为通用后处理器和时间历程后处理器。

常用的力学分析指标有应力、应变、应变能密度等。

### 1. 应力

当在外因（载荷、温度变化等）作用下物体发生形变时，物体内部将产生大小相等方向相反的反作用力来抵抗外因的作用，并试图通过这种内力将物体从形变的位置恢复至形变之前的位置，应力定义为单位面积上的这种内力。应力是一个矢量，沿截面法向的分量称为正应力，沿切向的分量称为切应力[18]。应力还分为拉应力和压应力，拉应力是抵抗拉伸趋势的反作用力，压应力是抵抗压缩趋势的反作用力。除此之外，应力还可分为静应力、交变应力等。当物体形状发生急剧变化时，物体中的应力发生局部增加的现象称为应力集中，应力集中可能导致材料产生疲劳裂纹，降低材料使用寿命等。

2. 应变

当物体由于外力不能产生位移时，物体的几何形状和尺寸将发生相对变形，用以描述这种变形程度的量称为应变。应变主要分为线应变和角应变。物体上的每一个点都可取成一个微小的正六面体，称为单元体。单元体上任一条边产生的长度增量（伸长时为正）与原长度的比值称为线应变或正应变。单元体上任意两边夹角的改变量（夹角减小时为正）称为角应变或切应变。单元体的所有面上切应力为零，只有正应力作用时，该单元体称为主单元体，它的各个平面称为主平面，面的法向称为主方向，该方向上的正应变称为主应变。

3. 应变能密度

物体以应力和应变形式存储在内部的势能称为应变能，每单位体积物体内所积蓄的应变能称为应变能密度[19]。它的大小只与应力和应变的大小有关。所以应变能密度函数可以用应力和应变的状态来表示，即应力状态作为状态变量来表示，另一种是应变状态作为应力状态来表示。根据应变能密度函数的不同表示，其可以定义在应力状态空间或者应变状态空间。

## 5.1.6　生物材料力学建模和生物材料力学实验对比

生物材料力学建模和生物材料力学实验的优缺点见表 5.1。

表 5.1　生物材料力学建模和生物材料力学实验对比表

| 对比项 | 生物材料力学建模 | 生物材料力学实验 |
| --- | --- | --- |
| 应用范围 | 可模拟绝大多数力学情况，对于较为复杂的或无法进行实验的项目可以采用建模方法，应用范围广泛 | 对实验条件有严格的要求，若实验条件不能满足则实验无法进行或与实际情况相差甚远 |
| 成本 | 建模成本较低，一般只需在计算机上进行模拟、处理、分析等操作 | 实验成本较高，需要消耗一定的人力、物力、财力 |
| 数据采集 | 建模方式可以对建模对象的各个区域、各个测点进行数据的采集 | 由于实验条件的限制只能采集特定部位或特定测点的数据 |
| 载荷施加 | 建模方式可以施加各种大小、各种方向的载荷，选择范围广泛 | 根据实验条件的限制只能施加实验配备的大小和方向的载荷，选择范围较局限 |
| 直观性 | 建模直观性较差，较为抽象，但计算能力强，结果获取快 | 实验直观性好，但耗时长，操作复杂且严格 |
| 可靠性 | 建模过程中，往往需要将实际情况简化，如边界条件、材料属性等，并且网格的数量和密度也直接影响了建模结果的精度和质量，可靠性降低 | 实验更接近于真实情况，但实验过程中的主观因素和客观条件的限制影响了实验的可靠性。但若严格控制实验条件和操作会大大减小误差，使得可靠性增强 |

在对研究对象进行力学性能分析时，可以综合考虑两种方法的优缺点，在条件允许的情况下，尽量将实验和建模方法相结合。在得出结果后分别进行分析，对比两种方法的结果差异，结合实际情况，有针对性地调整数据进行结果的修正，以逼近或达到实际情况。生物材料力学实验的可靠性强，因此可用来印证建模方法的可行性和准确性。总之，需要根据实际情况选择最适合的方法，才能提高结果的准确性。

## 5.2 ▶ 有限元分析技术

### 5.2.1 简介

有限元分析（FEA）技术集合了力学、计算机技术、数学、物理学等多个学科，是当代科学技术发展和工程研究中运用最为广泛的数值分析的方法。有限元分析法中核心的思想是"化整为零，化零为整"。即将复杂的工程对象用"有限个"方便研究分析的单元来表示，各单元再通过"有限个"节点进行连接，最后通过综合条件结合求解[20]。从数学的角度来看，此法是将一个偏微分方程转化为一个代数方程组，再运用矩阵算法，结合计算机则可以快速算出结果。

有限元分析技术的基本思想最早可追溯到我国数学家刘徽用割圆法求圆周长，其中就体现了有限元分析的"先分散再整合"的思想。而"有限元"概念最早提出是在 1943 年，最早运用是在 20 世纪 50 年代对于航空飞行中飞机结构设计，飞机设计师们发现无法用传统方法分析飞机应变、应力问题，首次使用三节点三角形单元，将机翼拆解为三角形板块再汇总计算，最终成功解决问题[21]。随后在 1960 年克拉夫首次提出"有限元"的概念。在 1970 年商用软件 ANSYS 由史沃森推出，之后，科学家们大量运用此方法解决电、热、力等方面复杂的问题。随着计算机的诞生和技术发展，大量重复且复杂的计算工作可以由计算机替代，并且有限元理论基础不断被完善，有限元分析技术进入一个蓬勃发展时期。在 20 世纪末期，有限元分析技术处于一个成熟壮大时期，这期间大的软件公司为增强自身实力，拓展功能，会选择收购一些小的软件公司，因此有限元分析技术本身得到很大的提升和丰富[22]。现在有限元分析技术已经日益成熟，并在工程领域得到了广泛的应用。现在常用的辅助软件也涵盖了结构分析、流体动力学分析、多场耦合分析等多个板块，为我们解决实际工程问题提供很大的便利。

## 5.2.2　计算力学的基础

### 1. 基本概念

1）任意变形体

即分析的处理对象，结构内任意两点可发生相对移动。

2）基本变量

即对任意变形体的描述，包括：

（1）位移：用位移分量 $u$、$v$、$w$ 表示物体内部分析点位移在 $x$、$y$、$z$ 坐标轴上的投影。

（2）应变：即物体在应力作用下形状的改变，可以用长度改变和角度改变来表征。单位伸缩用正应变 $\varepsilon$ 表示，各线段之间的直角改变用弧度表示，用剪应变 $\gamma$ 表征。

（3）应力：即物体单位面积上的内力常因外界环境改变内部产生抵抗外力的力量。为了更好地解决实际问题，一般不会直接选用应力沿坐标轴的分量，而是选用应力在作用截面的法向分量和切向分量，即正应力 $\sigma$ 和剪应力 $\tau$[23]。

（4）基本变量的指标：自由指标、哑指标。

在处理三维空间问题时使用到表 5.2 所示的基本变量。

表 5.2　三维条件下力学基本变量

| 位移 | $u$ | $v$ | $w$ | | | |
|---|---|---|---|---|---|---|
| 应力 | $\sigma_x$ | $\sigma_y$ | $\sigma_z$ | $\tau_{xy}$ | $\tau_{yz}$ | $\tau_{zy}$ |
| 应变 | $\varepsilon_x$ | $\varepsilon_y$ | $\varepsilon_z$ | $\varepsilon_{xy}$ | $\varepsilon_{yz}$ | $\varepsilon_{zy}$ |

### 2. 基本求解方程组

基本求解方程组主要有平衡（或运动）方程、几何方程和物理方程，以及边界条件。

（1）平衡方程如下：

$$\sum X = 0 \qquad \frac{\partial \sigma_x}{\partial x} + \frac{\partial \tau_{yx}}{\partial y} + \frac{\partial \tau_{zx}}{\partial z} + X = 0 \qquad (5.1)$$

$$\sum Y = 0 \qquad \frac{\partial \sigma_{xy}}{\partial x} + \frac{\partial \sigma_y}{\partial y} + \frac{\partial \tau_{zy}}{\partial z} + Y = 0 \qquad (5.2)$$

$$\sum Z = 0 \qquad \frac{\partial \tau_{xy}}{\partial x} + \frac{\partial \tau_{yz}}{\partial y} + \frac{\partial \sigma_z}{\partial z} + Z = 0 \qquad (5.3)$$

得到平衡微分方程的矩阵等式为：$\nabla \cdot \sigma + b = 0$，其中，$b$ 是体积力矢量；$b = [X, Y, Z]^T$；$\nabla$ 是微分算子，其表达式如下：

$$\nabla = \begin{bmatrix} \dfrac{\partial}{\partial x} & 0 & 0 & \dfrac{\partial}{\partial y} & 0 & \dfrac{\partial}{\partial z} \\ 0 & \dfrac{\partial}{\partial y} & 0 & \dfrac{\partial}{\partial x} & \dfrac{\partial}{\partial z} & 0 \\ 0 & 0 & \dfrac{\partial}{\partial z} & 0 & \dfrac{\partial}{\partial y} & \dfrac{\partial}{\partial x} \end{bmatrix} \tag{5.4}$$

（2）应力边界条件如下：

$$\sum X = 0 \qquad \tau_{xy}l + \sigma_y m + \tau_{xy}n = \bar{X} \tag{5.5}$$

$$\sum Y = 0 \qquad \sigma_x l + \tau_{yx}m + \tau_{zx}n = \bar{Y} \tag{5.6}$$

$$\sum Z = 0 \qquad \tau_{xy}l + \tau_{yz}m + \sigma_z n = \bar{Z} \tag{5.7}$$

（3）几何方程如下：

$$\varepsilon_x = \frac{\partial u}{\partial x} \qquad \gamma_{xy} = \frac{\partial v}{\partial x} + \frac{\partial u}{\partial y} \tag{5.8}$$

$$\varepsilon_y = \frac{\partial v}{\partial y} \qquad \gamma_{yz} = \frac{\partial w}{\partial y} + \frac{\partial v}{\partial z} \tag{5.9}$$

$$\varepsilon_z = \frac{\partial w}{\partial z} \qquad \gamma_{zx} = \frac{\partial u}{\partial z} + \frac{\partial w}{\partial x} \tag{5.10}$$

几何方程是解释位移与应变关系的等式，其矩阵形式为：$\varepsilon = \nabla_t u$，其中，$\nabla_t$ 为前文微分算子 $\nabla$ 的转置，即 $\nabla_t = \nabla^T$。

（4）变形连续方程。

因为 6 个应变分量是由位移分量对 $x, y, z$ 求偏导所确定的，所以这 6 个应变分量存在一定联系，其联系用变形连续方程表征。

第一组关系式如下：

$$\frac{\partial^2 \varepsilon_x}{\partial y^2} + \frac{\partial^2 \varepsilon_y}{\partial x^2} = \frac{\partial^2}{\partial x \partial y}\left(\frac{\partial u}{\partial y} + \frac{\partial v}{\partial x}\right) = \frac{\partial^2 \gamma_{xy}}{\partial x \partial y} \tag{5.11}$$

第二组关系式如下：

$$\frac{\partial \gamma_{xy}}{\partial z} = \frac{\partial^2 v}{\partial x \partial z} + \frac{\partial^2 u}{\partial y \partial z} \tag{5.12}$$

$$\frac{\partial \gamma_{yz}}{\partial x} = \frac{\partial^2 w}{\partial y \partial x} + \frac{\partial^2 v}{\partial z \partial x} \tag{5.13}$$

$$\frac{\partial \gamma_{xz}}{\partial y} = \frac{\partial^2 u}{\partial z \partial y} + \frac{\partial^2 w}{\partial x \partial y} \tag{5.14}$$

第三组关系式如下：

$$\frac{\partial}{\partial y}\left(\frac{\partial \gamma_{xy}}{\partial z}+\frac{\partial \gamma_{yz}}{\partial x}-\frac{\partial \gamma_{zx}}{\partial y}\right)=2\frac{\partial^2 \varepsilon_y}{\partial x \partial z} \tag{5.15}$$

$$\frac{\partial}{\partial x}\left(\frac{\partial \gamma_{zx}}{\partial y}+\frac{\partial \gamma_{xy}}{\partial z}-\frac{\partial \gamma_{yz}}{\partial x}\right)=2\frac{\partial^2 \varepsilon_x}{\partial y \partial z} \tag{5.16}$$

$$\frac{\partial}{\partial z}\left(\frac{\partial \gamma_{yz}}{\partial x}+\frac{\partial \gamma_{zx}}{\partial y}-\frac{\partial \gamma_{xy}}{\partial z}\right)=2\frac{\partial^2 \varepsilon_x}{\partial x \partial y} \tag{5.17}$$

**3. 常用的物理定律**

Hooke 定律：在弹性范围内，应变与应力呈现线性相关，即 $\sigma_x = E\varepsilon_x$，在三维空间中，表示成矩阵形式为：$\{\sigma\} = [D]\{\varepsilon\}$，其中，$E$ 为弹性模量；$\mu$ 为泊松比；$[D]$ 的表达式如下：

$$[D]=\frac{E(1-\mu)}{(1+\mu)(1-2\mu)}\begin{bmatrix} 1 & \dfrac{\mu}{1-\mu} & \dfrac{\mu}{1-\mu} & 0 & 0 & 0 \\[2ex] \dfrac{\mu}{1-\mu} & 1 & \dfrac{\mu}{1-\mu} & 0 & 0 & 0 \\[2ex] \dfrac{\mu}{1-\mu} & \dfrac{\mu}{1-\mu} & 1 & 0 & 0 & 0 \\[2ex] 0 & 0 & 0 & \dfrac{1-2\mu}{2(1-\mu)} & 0 & 0 \\[2ex] 0 & 0 & 0 & 0 & \dfrac{1-2\mu}{2(1-\mu)} & 0 \\[2ex] 0 & 0 & 0 & 0 & 0 & \dfrac{1-2\mu}{2(1-\mu)} \end{bmatrix} \tag{5.18}$$

## 5.2.3　有限元分析求解步骤

（1）对求解的复杂集合体问题进行描述，在坐标轴上进行定义。

（2）对集合体进行离散化。

将集合体根据求解要求分解成有限个单元体，在此基础上再将各个单元和单元、单元和边界之间通过结点连接。此步骤决定了分析计算的精度和计算的效率。离散化包括以下选择。

（a）单元类型选择。

常见的问题处理单元如表 5.3 所示。

表 5.3　基本单元类型

| 单元类型 | | | 节点数 | 节点自由度 |
|---|---|---|---|---|
| 一维单元 | 杆 | | 2 | 1 |
| | 梁 | | 2 | 3 |
| 二维单元 | 平面问题 | 三角形 | 3 | 2 |
| | | 四边形 | 4 | 2 |
| | 轴对称问题 | 三角形 | 3 | 2 |
| | 板弯曲问题 | 四边形 | 4 | 3 |
| | | 三角形 | 3 | 3 |
| 三维单元 | 四面体 | | 4 | 3 |
| | 六面体 | | 8 | 3 |

（b）单元区域划分。

网格的划分：网格划分越细，计算准确度越高，但划分到一定程度，计算精度提高不再明显，以及要兼顾费用和计算时间。因此，网格划分秉承的原则是：在应力改变较大处网格划分细，而在应力变化较平稳处可不用细分网格。单元的划分尽可能接近正多边形；且划分单元需要由同一材料组成；单元的节点需要与其相邻的单元的节点相连接，划分有规律、便于计算机计算。

（3）单元分析：主要包括以下三部分内容。

（a）位移函数的选择：即通过插值法或者广义坐标法以节点位移来表征单元内任意点的位移。

（b）单元的力学性质：由几何方程导出单元应变与节点位移的关系，由物理条件导出单元应力与单元节点位移的关系，由单元刚度方程得到单元刚度与单元节点位移、单元节点力的关系。

（c）计算等效节点力：在离散化之后，假设力是通过节点从单元传递到另一个单元，作用在单元边界的力集中到节点上，即用等效节点替代[24]。

（4）整体分析：采用节点平衡、虚功原理建立整体刚度方程，集成整体节点载荷矢量和整体刚度方程[23]。

（5）数值求解：通过边界条件消除刚体位移，进而导出整体刚度方程，最终求得点位移分量。

### 5.2.4　特点

**1. 对各工程领域问题通用性高**

随着有限元概念的提出及计算机技术的发展，许多工程上不能求解或求解精度不够高的问题都得到了解决。因为在对工程进行有限元划分时，对各单元的方程形式和场函数并没有严格要求，对各领域工程问题都能有效解决。另外，随着各种工程问题的提出，单元库不断被丰富，设计软件也不断被更新，有限元分析技术也从最开始的弹性应力问题逐渐发展到热传导问题、电磁学问题、流体分析问题等，直至现在有限元分析技术几乎可应用于所有复杂结构的连续介质和场问题。

### 2. 对各类复杂构件适用性强

对于不同的三维几何构型可根据需要分解成四面体、五面体等，而不同二维结构则可转换为三边形、四边形等。而各个单元之间进行连接也有多种方式，如不同面之间可以用不同函数连接，而函数之间的分向量也可能不同[21]。故而在处理实际问题的过程中，可根据需要将构件进行"离散化"化解得到不同单元，再根据单元特性进行连接。因此，无论多复杂的构件问题都能转变成有限元模型进行求解。

### 3. 便捷性和高效性

有限元分析过程中各个步骤可以采取矩阵形式表达，所以便于计算机程序的设定和执行，且随着 20 世纪 50 年代计算机的问世和发展，有限元分析技术可以充分利用计算机的便捷性和高效性。

### 4. 理论基础和计算精度的可靠性

基于有限元分析的基本原理（微分方程提法、泛函变分提法、位移有限元法、应力有限元法[25]），只要研究的工程问题有解且问题的数学模型是正确的，用来求解的有限元方程组的算法是稳定可信的。随着单元数目的增加、单元自由度数目的增加、连接函数阶次的增加，有限元方程组的解近似程度也不断提高。只要保证单元满足收敛准则，则得到的近似解会收敛于原问题的精确解。

## 5.2.5  分支

### 1. 有限元法

在求解复杂的定值问题中，对于任何结构形状、边界条件等，"有限元法"无疑是使用最广的方法。历史上随着计算机技术的成熟发展，有限元法的应用领域也不断扩展，从分析比较向优化设计方向转变的同时，求解精度、准确度也不断增加，更加加深了有限元法在工程固体结构中的运用。例如，Mahanty 针对拖拉机进行结构优化设计，焊接工艺的技术简化且成本和自重也大大降低[26]。

同时它又有着自身的局限性，如结构进行离散化处理导致得到解精度不高；单元与单元节点之间连接紧密导致两者之间灵活度低等问题[25]。所以在有限元法的基础上，与其相关的其他方法也逐渐发展成为处理工程问题不可或缺的独立方法。

### 2. 无网格法

在面对实际工程中大变形问题（如冲压成型、裂纹扩展等）时，原有的有限元法已经不能满足求解需要。这是因为结构在离散化处理中得到的网格线与变形中形成的不连续的断裂线不一致，传统方法常采用的是网格重建，但此方法耗时耗力、成本高、计算精度差；而无网格法（meshless method）是采取点近似，抛开网格重构[27]。无网格法距今已有 40 余年历史，在无网格法中进行点近似的方法又分为三类：核函数法、移动最小二乘法和单位分解法。用于数值计算的离散方案又主要分为两类：配点法、Galerkin 法。

近似方案：

（1）核函数近似方法：对函数 $u(x)$ 利用核函数进行近似，$w(\| x - y \|, h)$ 被称作核函数（权函数），其中 $h$ 为紧支集尺寸的度量，积分形式如下：

$$u^h(x) = \int_{\Omega} w(\| x - y \|, h) \cdot u(y) \mathrm{d}\Omega_y \qquad (5.19)$$

建立对应的离散形式，采用梯度积分法如下：

$$u^h(x) = \sum_{I=1}^{nN} w(\| x - x_1 \|) \cdot u_1 \cdot \Delta x_1 \qquad (5.20)$$

（2）移动最小二乘法形式如下：

$$u^h(x) = \sum_{i=1}^{m} P_i(x) \cdot a_i(x) \equiv P^{\mathrm{T}}(x) \cdot a(x) \qquad (5.21)$$

其中，$m$ 为基函数个数；$P_i(x)$ 为基函数；$a_i(x)$ 为对应系数。

（3）单位分解法形式如下：

$$u^h(x) = \sum_{I} \phi_I^K(x) \cdot \left( u_I + \sum_{i=1}^{m} b_{iI} \cdot q_i(x) \right) \qquad (5.22)$$

其中，$q_i(x)$ 为单项式基，对求解区域用多个相交子域 $\Omega_I$ 填充，每个子域对应一个函数 $\phi_I(x)$，且 $\sum_I \phi_I(x) = 1$[28]。

### 3. 边界元法

边界元法（boundary element method，BEM）作为新发展起来的计算方法，融合了有限元法中的离散技术，根据积分定理，将区域内的微分方程转变为边界上积分方程单元，而原本求微分方程的问题变成求单元节点未知量的代数问题[29]。在实际计算中主要有两处不同，一是对于给定区域只需考虑边界，将边界分割成单独的单元，即"边界单元"，这就可以使问题的维度大大降低，进行这一步骤关键是使用格林公式；二是离散化，使用边界元法计算时，处理区域集中于边界，则会大大提高计算的精确度[30]。

### 4. 有限体积法

有限体积法（finite volume method，FVM）又称控制容积法，常用来处理流体流动和传热问题。在流体问题的计算上，有限体积法和有限元法有相同之处，即将求解域划分成多个不规则单元。而不同之处在于有限体积法计算单元边界沿法向输入的流量和动量通量，进行各单元水量和动量的平衡计算，最终可得到各时段各个单元的平均水深和流速[31]。相较于有限元法，有限体积法获得的离散方程各项都有明确的物理意义。

对于大部分流体流动、传热问题都能由这组方程（即质量守恒方程、动量守恒方程、能量守恒方程）来表述。若对这组方程引入一个通用变量 $\eta$，则方程组可表示成通式：

$$\frac{\partial_{(p\eta)}}{\partial_{(t)}} + \text{div}(pu\eta) = \text{div}(\Gamma \cdot \text{grad}\,\eta) + S_\eta \tag{5.23}$$

其中，$\eta$ 可取不同的变量；$\Gamma$ 为扩散系数，又可得到连续性方程、动量范畴、能量方程、紊动能方程和紊动耗散率方程[32]。

## 5.2.6　常用软件

### 1. ANSYS

ANSYS 是第一个通过 ISO9001 质量认证等 20 个专业技术协会认证[33]，并结合工程力学、电场、磁场、流体等多个领域于一体的大型通用软件。

ANSYS 作为目前世界上最顶尖的有限元分析软件，有以下优势：①使用统一的数据库来记录模型数据、分析步骤、求解结果等，达到数据统一。②建模能力强且具有多个问题板块综合分析的优势，在 ANSYS 的图形界面就可以根据需求建立各种模式。③具有非线性分析功能。可进行结构非线性、材料非线性等实际问题的非线性分析。④网格划分的智能化。ANSYS 会根据模型自身的特点自动生成网格单元。⑤ANSYS 完全属于 Windows 系统，故在使用上具有便捷性[34]。

ANSYS 的问题处理过程主要有三块内容：第一是前处理，第二是求解计算，第三是后处理。前处理主要进行建模、网格划分。运用布尔运算进行自上而下或者自下而上的模型建造。网格划分法又分为 4 种：延伸划分、映像划分、自由划分和自适应划分。后处理主要是将得到的分析结果以图形或图表的形式更直观地表示。在应用上主要分为国防军事、民用。国防军事应用上主要是汽车、火车、船只、飞机等交通工具的碰撞研究，以及军事材料的动力分析等；民用主要用于消耗品的安全性分析、零件的制造等[35]。

### 2. ABAQUS

ABAQUS 是一款进行非线性问题分析的软件，也是唯一运用特征分析技术的软件。它的核心模块主要有三个：通用分析模块（ABAQUS/Standard）、显式分析模块（ABAQUS/Explicit）、前后处理模块（ABAQUS/CAE）。前后处理模块有一个显著特点，即采用了基于特征参数建模的 CAD 建模方式。ABAQUS 通过 10 个模块完成有限元建模、分析计算、后处理等步骤[36]。

### 3. MSC

MSC 是将动力学和有限元分析技术结合成一个软件，用户可以在仿真过程中对每一帧进行单独分析，动态直观地观察设计结构。此外，MSC 也具有三维建模功能，可与 CAD 软件完全集成[37]。

## 5.2.7  发展现状及应用领域

### 1. 在水利工程中的应用

1）水工结构的应用

在设计水工结构时，很重要的工作便是确定结构内外的应力和应变。最典型的水工结构拱坝因为受力分析复杂且受基岩地形地势影响大，在结构设计中计算量大且不能充分涵盖全部地势条件。而采取有限元分析技术，可精确分析拱坝内外受力情况和应变，且对坝体内部重要结构可单独进行建模仿真，确定其最大承载力，可节约大量人力物力，具有很大经济效益。

2）岩土工程的应用

此类工程较为复杂。因为岩土结构和地形十分复杂且具有隐蔽性，无法直接勘测，大多凭借经验，导致处理此类问题不够精确。对常出现的断层面问题可进行仿真实验。对围岩进行线性或非线性有限元分析，可得到其应力分布及变形情况，为建造地下洞室的可行性提供依据支撑[38]。

### 2. 在生物医学中的应用

1）生物医疗器械的改良和优化

运用有限元方法中的力学分析对器械的力学性能进行优化，且运用此方法进行的模拟力学实验较传统的实验方法具有时间短、测试全面、处理问题复杂度高等优点，能对医疗器械的优化起到全面指导的作用。

2）利用有限元分析方法进行建模仿真实验

利用有限元软件可以对人体内各部位，如骨骼、肌肉、血管等器官组织进行建模后运用于仿真实验，可对其进行拉伸、弯曲、旋转等多项实验操作得到其应力、应变、内部能量等的变化情况[26]。

对于生物医学工程中建模仿真的具体应用主要有：心血管的流体力学、骨骼力学、人体组织传热等。有限元分析在血管支架的研究主要有支架在变形过程中的接触、支架材料的位移、药物支架的释放及支架与血管的作用[39]。朱彬在实验中[40]就用到了直接生成法建立人体小腿二维几何模型，以及 CT 图像处理法和 DICOM 数据直接建模法建立颅内动脉瘤的三维模型。在人工髋关节领域，有限元分析技术能帮助我们更好地理解髋关节假体的结构及植入后的应力分布[41]。刘志强利用有限元技术研究后踝骨折治疗后的恢复情况，对后踝进行三维建模后得到应力变化和位移情况，为治疗提供理论依据。

## 5.3　数值仿真举例 1：头颈部冲击动力学分析

头颈部冲击动力学分析是研究头颈部冲击损伤的重要手段，多刚体动力学和有限元分析是进行头颈部冲击损伤动力学分析的两种常用方法。多刚体动力学模型由于考虑模型部件为刚体等简化，具有很高的计算效率，而有限元模型能够获得组织内部详细的应力应变等信息。本节以头颈部冲击动力学分析为实例，介绍头颈部多刚体动力学和有限元模型的建立过程和验证方法，以建立的两种模型为基础，提出了一种耦合分析流程，对典型拦阻着舰过程中飞行员的颈部损伤进行了分析。

### 5.3.1　头颈部几何模型的建立

在头颈部的建模中，骨性结构是头颈部多刚体动力学模型和有限元模型建立的基础，本节主要介绍通过 CT，从 CT 图像获得人体头颈部颅骨、椎骨以及胸部骨质结构的几何外形的整个过程，整个建模过程如图 5.1 所示。

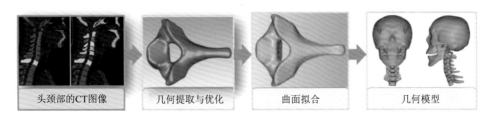

图 5.1　几何模型建立流程

对健康男性进行 CT 扫描，经临床检测确认无头颈部骨质损伤和疾病。受试者保持仰卧姿势，具体扫描参数为层厚 1.5mm，分辨率 0.391mm×0.391mm，扫描方位为人体横断面，获得头颈部的 CT 图像。

将断层扫描图像导入医学影像处理软件 MIMICS（Materialise，Inc.，比利时）中。由于头颈部骨组织与其他组织在断层扫描中呈现不同的灰度值，因此采用阈值分割的方法对骨组织分割进行初步的三维重建。在三维重建的基础上，将模型导入逆向工程软件 Geomagic（Geomagic，Inc.，美国）中，对模型进行几何诊断、局部修补和优化，然后进行模型的曲面拟合，得到头颈部骨质结构的几何模型，完成几何模型的建立。

### 5.3.2 头颈部多刚体动力学模型

#### 1. 多刚体几何模型的建立和质量参数

将几何模型导入动力学建模软件 ADAMS（MSC，Inc.，美国）中，建立包括颅骨、第一到第七颈椎（C1～C7）、第一胸椎（T1）以及胸部的多节段多刚体动力学模型，如图 5.2 所示。模型中的胸部骨骼是为了在随后建立颈部肌肉时，为颈部肌肉提供精准的附着点。

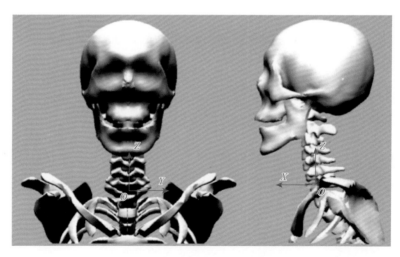

图 5.2　多刚体动力学几何模型

本节中定义局部坐标系，原点位于 T1 椎体的重心位置，$X$ 轴向前为正，$Y$ 轴向左为正，$Z$ 轴向上为正。模型中头颈部的质量和惯量参数参考 Jager[42]给出的参数进行设置，具体参数见表 5.4。

表 5.4 多刚体系统中头颈部质量和惯性参数

| 刚体 | 质量/kg | 转动惯量/(kg·cm²) | | |
| --- | --- | --- | --- | --- |
| | | $I_{xx}$ | $I_{yy}$ | $I_{zz}$ |
| 颅骨 | 4.69 | 181.0 | 236.0 | 173.0 |
| C1 | 0.22 | 2.2 | 2.2 | 4.2 |
| C2 | 0.25 | 2.5 | 2.5 | 4.8 |
| C3 | 0.24 | 2.1 | 2.4 | 4.6 |
| C4 | 0.23 | 2.3 | 2.3 | 4.4 |
| C5 | 0.23 | 2.3 | 2.3 | 4.5 |
| C6 | 0.24 | 2.4 | 2.4 | 4.7 |
| C7 | 0.22 | 2.2 | 2.2 | 4.3 |

**2. 集总参数关节**

为了表示椎间盘、韧带及椎间关节的力学作用，本节采用 Deng 等[43]研究中的方法，建立了能够表示椎间盘、韧带和椎间关节共同力学作用的集总参数关节，用力与位移和速度之间的关系定义了关节参数：

$$F = K \cdot x + D \cdot v \qquad (5.24)$$

其中：

$$F = [F_x, F_y, F_z, M_x, M_y, M_z]^{\mathrm{T}} \qquad (5.25)$$

$$x = [x, y, z, \alpha, \beta, \gamma]^{\mathrm{T}} \qquad (5.26)$$

$$v = [\dot{x}, \dot{y}, \dot{z}, \dot{\alpha}, \dot{\beta}, \dot{\gamma}]^{\mathrm{T}} \qquad (5.27)$$

$$K = \begin{bmatrix} k_{xx} & 0 & 0 & 0 & 0 & 0 \\ 0 & k_{yy} & 0 & 0 & 0 & 0 \\ 0 & 0 & k_{zz} & 0 & 0 & 0 \\ 0 & 0 & 0 & \tau_{xx} & 0 & 0 \\ 0 & 0 & 0 & 0 & \tau_{yy} & 0 \\ 0 & 0 & 0 & 0 & 0 & \tau_{zz} \end{bmatrix} \qquad (5.28)$$

$$D = \begin{bmatrix} d_{xx} & 0 & 0 & 0 & 0 & 0 \\ 0 & d_{yy} & 0 & 0 & 0 & 0 \\ 0 & 0 & d_{zz} & 0 & 0 & 0 \\ 0 & 0 & 0 & \zeta_{xx} & 0 & 0 \\ 0 & 0 & 0 & 0 & \zeta_{yy} & 0 \\ 0 & 0 & 0 & 0 & 0 & \zeta_{zz} \end{bmatrix} \qquad (5.29)$$

其中，$F$ 为力；$M$ 为力矩；$x$ 为位移；$v$ 为速度；$K$ 为关节的刚度矩阵；$k$ 为平动刚度；$\tau$ 为转动刚度；$D$ 为关节的阻尼矩阵；$d$ 为平动阻尼；$\zeta$ 为转动阻尼。

参照 Camacho 等[44]的方法，将颈椎节段之间的刚度用对数函数的形式表示其非线性特性，如下：

$$\theta = \frac{1}{b}\ln\left(\frac{M}{a}+1\right) \tag{5.30}$$

$$k = \frac{\mathrm{d}M}{\mathrm{d}\theta} = a\cdot b\cdot \mathrm{e}^{b\theta} \tag{5.31}$$

其中，$a$ 和 $b$ 为常数，用实验数据及有限元模型获得的数据进行拟合获得；$M$ 为对应节段的力或者力矩；$\theta$ 为相应的线位移或者角位移。而刚度矩阵中的元素非线性刚度值可以通过式（5.31）计算得到。

3. 肌肉模型

以 Horst[45]的研究为参考，通过在肌肉经过的椎体附近设置分割点对肌肉进行离散，分割点的作用类似于滑轮，只改变肌肉作用力的方向，不改变肌肉力的大小。在本节模型中，共有 56 对肌肉单元，包含颈部肌肉的头颈部多刚体动力学模型，如图 5.3 所示。

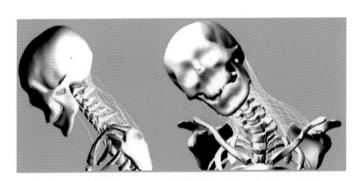

图5.3　包含肌肉多刚体动力学几何模型及肌肉弯曲现象

采用 Hill 肌肉单元描述颈部肌肉的力学行为，颈部肌肉力 $F_{\mathrm{mus}}$ 是主动收缩力 $F_{\mathrm{CE}}$ 和被动收缩力 $F_{\mathrm{PE}}$ 之和，肌肉力计算如式（5.32）所示[46, 47]：

$$F_{\mathrm{mus}} = F_{\mathrm{PE}} + F_{\mathrm{CE}} \tag{5.32}$$

其中：

$$F_{\mathrm{PE}} = \begin{cases} \dfrac{F_{\max}}{\mathrm{e}^{K_{\mathrm{sh}}}-1}\cdot\left[\mathrm{e}^{\frac{K_{\mathrm{sh}}}{L_{\max}}\left(\frac{L}{L_0}-1\right)}-1\right] & L > L_0 \\ 0 & L \leqslant L_0 \end{cases} \tag{5.33}$$

其中，$F_{max}$ 为肌肉的最大输出力，是肌肉生理截面积与最大输出应力的乘积，采用 0.5MPa 的应力来计算肌肉中的 $F_{max}$[48]；$L_0$ 为肌肉的零应力长度；$K_{sh}$ 为肌肉非线性参数，此处取 3.0；$L_{max}$ 为当被动肌肉力等于最大输出力 $F_{max}$ 时的肌肉伸长量，此处取 0.6[49]。

肌肉的主动力学作用力是肌肉长度、速度及激活状态的函数，见式（5.34）：

$$F_{CE} = F_{max} \cdot f_{FL}(L) \cdot f_{FV}(v) \cdot A(t) \tag{5.34}$$

其中，$f_{FL}(L)$ 和 $f_{FV}(v)$ 分别为肌肉上力-长度、力-速度之间的关系，均是与肌肉伸长量和肌肉伸长速度相关的非线性函数，见式（5.35）、式（5.36），而 $A(t)$ 是与神经控制信号相关的函数，见式（5.37）、式（5.38）。

$$f_{FL}(L) = e^{-S_K \cdot (|L| - L_{opt})^2} \tag{5.35}$$

$$f_{FV}(v) = \begin{cases} \dfrac{1 + (v/v_{max}) \cdot (CE_{ml}/CE_{shl})}{1 - v/v_{max} \cdot CE_{sh}} & v > 0 \\[3mm] \dfrac{1 + v/v_{max}}{1 - v/v_{max} \cdot CE_{sh}} & v \leqslant 0 \end{cases} \tag{5.36}$$

$$\frac{dE(t)}{dt} = \frac{u(t) - E(t)}{\tau_{ne}} \tag{5.37}$$

$$\frac{dA(t)}{dt} = \frac{E(t) - A(t)}{\tau_{ne}} \tag{5.38}$$

其中，$S_K$ 为常数；$L$ 为肌肉长度；$L_{opt}$ 为肌肉的优化长度；$v$ 为肌肉伸长率，$v > 0$ 代表伸长；$v_{max}$、$CE_{shl}$ 和 $CE_{ml}$ 为模型参数，Winter 和 Woo 推荐的 $v_{max}$ 值在肌肉静息长度的 $2s^{-1}$ 到 $8s^{-1}$ 倍之间；$CE_{shl}$ 的取值范围在 0.1 至 1.0 之间，较高的值适用于伸缩快的肌肉[50]。由于很难区分肌肉的伸缩快慢，Panzer[46]假设所有的颈部肌肉均取 $v_{max}$ 的值为肌肉静息长度的 $5s^{-1}$ 倍，$CE_{shl}$ 的值取为 0.55。$CE_{ml}$ 为肌肉伸长时的最大相对作用力，通常被假设为比最大输出力高 30%，因此取值为 1.3。$u(t)$ 为理想化的神经输入信号，$\tau_{ne}$ 为神经激励响应的时间常数，当 $E > A$ 时，肌肉处于激活状态，此时 $\tau_a = \tau_{ac}$；当 $E < A$ 时，肌肉处于未激活状态，此时 $\tau_a = \tau_{dc}$。本节中，$\tau_{ne}$、$\tau_{ac}$ 和 $\tau_{dc}$ 都取推荐范围的中间值，分别为 35ms、15ms 和 40ms[49]。

### 4. 8g 加速度峰值前向冲击响应验证

采用美国海军生物动力实验室对志愿者开展的实验对本节中的多刚体动力学模型进行验证[51, 52]。本节对多刚体动力学模型进行加速度峰值为 8g 的前向冲击、加速度峰值为 15g 的前向冲击，以及侧向冲击。使用胸椎 T1 处的运动数据作为边界条件，而使用头部的实验数据对模型进行验证。

加速度峰值为 8$g$ 的前向冲击仿真的输入曲线如图 5.4 所示，包括胸椎处沿 $X$ 轴的线性加速度曲线和绕 $Y$ 轴的转动曲线。

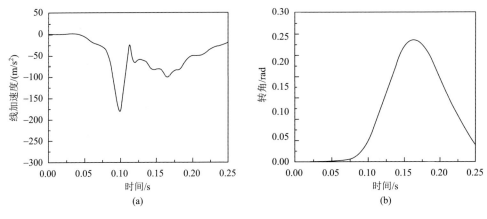

图 5.4　8$g$ 前向冲击胸部加速度、转角

（a）+$X$ 向线加速度；（b）+$Y$ 向转角

图 5.5 为 8$g$ 加速度前向冲击下，头部质心加速度的仿真结果和实验数据的对比情况。从图中可以看出，$X$ 向线加速度、$Z$ 向线加速度及 $Y$ 向角加速度与实验结果的趋势基本一致，$X$ 向的仿真结果基本都在实验结果范围内，$Z$ 向仿真结果在 0.15s 后略小于实验值，$Y$ 向仿真结果的两个峰值出现的时间均比实验提前，在 0.15s 后，$Y$ 向结果几乎均超出了实验值。

5. 15$g$ 加速度峰值前向冲击响应验证

加速度峰值为 15$g$ 的前向冲击仿真的输入曲线如图 5.6 所示，包括胸椎处沿 $X$ 轴的线性加速度曲线和绕 $Y$ 轴的转动曲线。

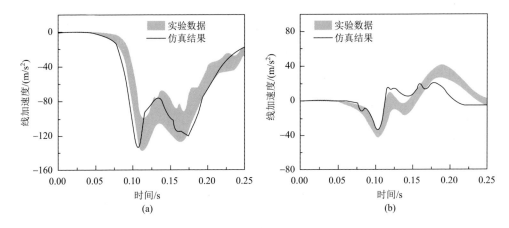

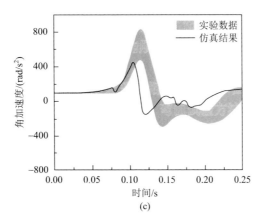

(c)

**图 5.5　8g 前向冲击头部质心加速度验证**

（a）+X 向线加速度；（b）+Z 向线加速度；（c）+Y 向角加速度

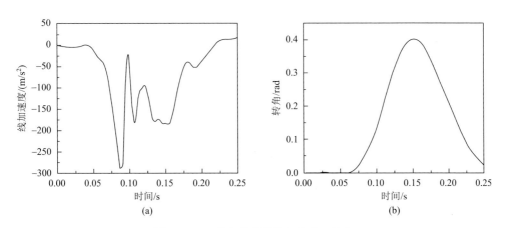

**图 5.6　15g 前向冲击胸部加速度、转角**

（a）+X 向线加速度；（b）+Y 向线转角

图 5.7 为 15g 前向冲击作用下，头部质心处的仿真结果与实验结果的对比情况。从图中可以看出，X 向线加速度、Z 向线加速度及 Y 向角加速度的仿真结果几乎都在实验范围内。与 8g 冲击仿真验证结果相比，15g 冲击载荷的仿真结果与实验结果符合得更好，可能是因为模型中关于集总关节的动态硬化参数和阻尼系数的取值更适合高峰值冲击载荷的情况。

6. 侧向冲击响应验证

侧向冲击仿真的输入曲线如图 5.8 所示，此处只有胸部沿 +Y 向的加速度。

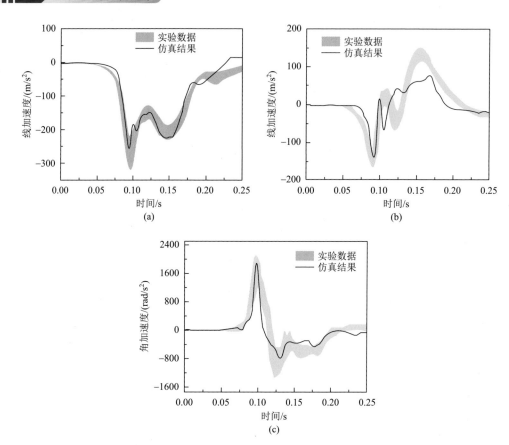

图 5.7　15*g* 前向冲击头部质心加速度验证

（a）+*X* 向线加速度；（b）+*Z* 向线加速度；（c）+*Y* 向角加速度

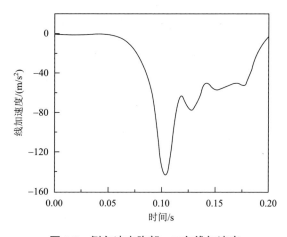

图 5.8　侧向冲击胸部 + *Y* 向线加速度

　　图 5.9 为侧向冲击作用下，头部质心处的仿真结果与实验结果的对比情况。从图中可以看到，四种加速度的趋势与实验结果复合得很好，但是 $X$ 向线加速度、角加速度及 $Z$ 向角加速度仿真结果的峰值均低于实验结果，且四种加速度的峰值较实验结果均提前出现，这可能与肌肉的激活响应有关。

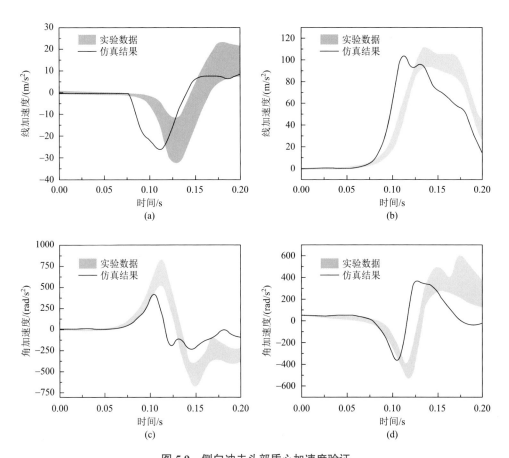

图 5.9　侧向冲击头部质心加速度验证

（a）$+X$ 向线加速度；（b）$+Y$ 向线加速度；（c）$+X$ 向角加速度；（d）$+Z$ 向角加速度

### 5.3.3　头颈部有限元模型

1. 有限元模型的开发

在头颈部的有限元模型中，需要建立除椎骨以外的各种组织，主要包括椎间盘、韧带、软骨终板等结构。

以头颈部颅骨和 C1～T1 椎骨的几何模型为基础，根据解剖学位置，在 Geomagic

（Geomagic，Inc.，美国）中建立 C2～T1 椎体各节段的椎间盘几何模型，开发包含椎间盘几何模型的全颈椎几何模型，如图 5.10 所示。

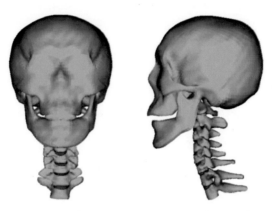

图 5.10　用于建立有限元模型头颈部的几何模型

以 C5 颈椎为例，所开发的颈椎有限元模型的局部尺寸如图 5.11 及表 5.5 所示。

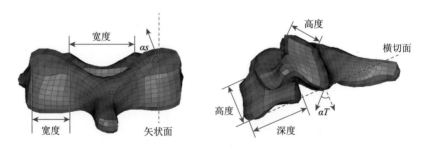

图 5.11　锥体的几何参数

表 5.5　C5 椎体的几何参数

| | 椎体 | | | 小关节 | | | |
|---|---|---|---|---|---|---|---|
| | 深度/mm | 宽度/mm | 高度/mm | 高度/mm | 宽度/mm | αT/(°) | αS/(°) |
| 上部 | 13.70 | 23.93 | 14.87 | 8.71 | 14.23 | 63.63 | 66.43 |
| 下部 | 14.56 | 22.30 | 14.48 | 10.98 | 13.00 | 57.64 | 70.46 |

将全颈椎几何模型导入到 Hypermesh（Altair，Inc.，美国）及 ANSYS ICEM（ANSYS，Inc.，美国）进行网格的划分，得到松质骨和椎间盘的基质与髓核的高质量六面体网格，对皮质骨和软骨终板划分为二维壳单元。根据韧带的解剖学位

置，建立前纵韧带（ALL）、后纵韧带（PLL）、黄韧带（LF）、棘间韧带（ISL）及寰椎枢椎处的十字交叉韧带（CL）。

模型共有 47813 个节点和 80538 个单元，其中有 48960 个四边形壳单元、31492 个六面体单元及 86 个非线性弹簧单元。全颈椎有限元模型和单个节段的有限元模型分别如图 5.12 和图 5.13 所示。

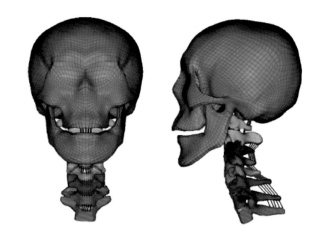

图 5.12　颈椎有限元模型

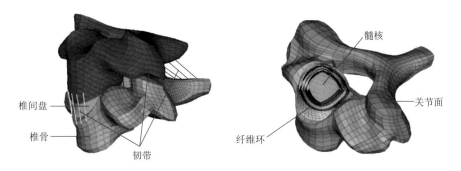

图 5.13　单个颈椎节段的有限元模型

采用各向同性线弹性材料表示颈椎的皮质骨和骨性终板，其中皮质骨的厚度设为 0.5mm，骨性终板的厚度设为 0.6mm[53]。采用各向同性线弹性表示松质骨属性。椎间盘包含纤维环基质、纤维环纤维、髓核三种组织，以及上下两个软骨终板，其中纤维环基质采用六面体超弹性材料建模，纤维环纤维采用 5 对包含 rebar 单元的二维壳单元，髓核采用六面体单元线性黏弹性模型。根据韧带的受力特性，使用仅可承受拉力的非线性弹簧单元模拟[54]，同时考虑韧带的动态硬化现象，如图 5.14 所示。小关节采用刚性接触对进行模拟。材料属性和单元类型如表 5.6 所示。

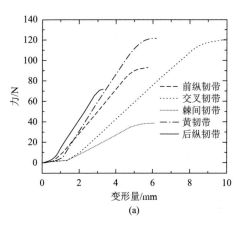 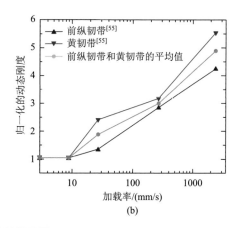

图 5.14  韧带材料属性

（a）韧带的实验参数曲线；（b）不同加载率下韧带归一化的动态刚度

表 5.6  有限元模型材料属性

| 颈部组织 | 单元类型 | 材料参数 | 参考文献 |
|---|---|---|---|
| 皮质骨 | 各向同性线弹性 | $E = 16.8\text{GPa}$，$\nu = 0.3$ | [56] |
| 松质骨 | 各向同性线弹性 | $E = 300\text{MPa}$，$\nu = 0.3$ | [57] |
| 骨性终板 | 各向同性线弹性 | $E = 5.6\text{GPa}$，$\nu = 0.3$ | |
| 软骨终板 | 各向同性线弹性 | $E = 23.8\text{MPa}$，$\nu = 0.4$ | [58] |
| 纤维环基质 | Hill 型材料 | $n = 2$<br>$C_1 = 0.115\text{MPa}$，$b_1 = 4$<br>$C_2 = 2.101\text{MPa}$，$b_2 = -1$<br>$C_3 = -0.893\text{MPa}$，$b_3 = -2$ | [59-62] |
| 髓核 | 线性黏弹性 | $K = 1.720\text{GPa}$<br>$G_1 = 0.5930\text{kPa}$，$\beta_1 = 0.001477\text{s}^{-1}$<br>$G_2 = 0.6763\text{kPa}$，$\beta_2 = 0.061524\text{s}^{-1}$<br>$G_3 = 0.9516\text{kPa}$，$\beta_3 = 1.017839\text{s}^{-1}$<br>$G_4 = 2.0384\text{kPa}$，$\beta_4 = 13.20041\text{s}^{-1}$ | [63] |
| 韧带 | 非线性弹簧 | 实验数据 | [54，64] |

2. 有限元模型的验证

有限元模型的全面验证需要经过大量的研究工作，本节对颈椎 C2～T1 节段的准静态前屈-后伸的响应进行了验证。颈椎各节段的前屈和后伸响应的验证结果如图 5.15 所示。从图中可以看出，本模型与 Panzer 等[65]的模型的预测结果基本一

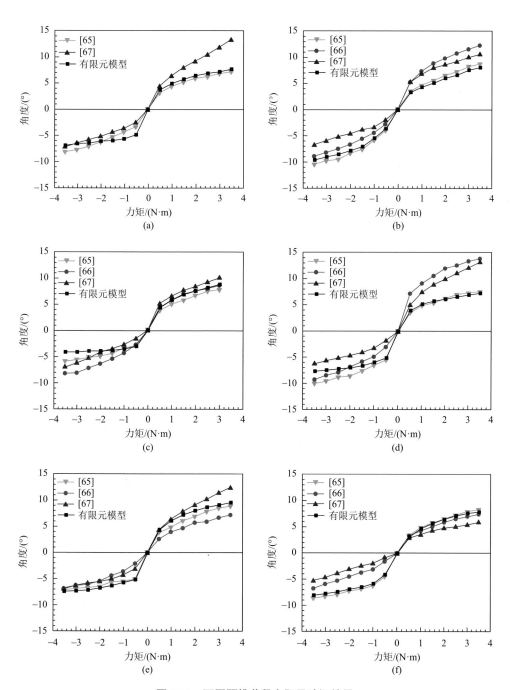

图 5.15 不同颈椎节段有限元验证结果

（a）C2C3；（b）C3C4；（c）C4C5；（d）C5C6；（e）C6C7；（f）C7T1

致。这些结果与 Nightingale 等[66]和 Wheeldon 等[67]的实验结果也符合良好，由此可以说明本节研究中采用的几何模型、材料属性和建模方法能够产生较为精确的结果。

### 5.3.4 头颈部冲击仿真分析

基于建立的头颈部多刚体动力学模型和有限元模型，提出了一种耦合建模的方法，使用耦合建模，对舰载机着陆过程中的颈部损伤进行了分析。

#### 1. 多刚体和有限元模型耦合建模及应用步骤

耦合建模方法主要包括基于头颈部多刚体动力学模型和颈椎有限元模型的"平行"建模，以及先使用多刚体动力学模型开展动力学分析，然后利用有限元模型开展逆向动力学分析的"次序"应用方法。通过这种方法，能够较好地保证两个模型在力学特性，主要是刚度方面的一致性。耦合建模流程包括两个主要的步骤，如图 5.16 所示。

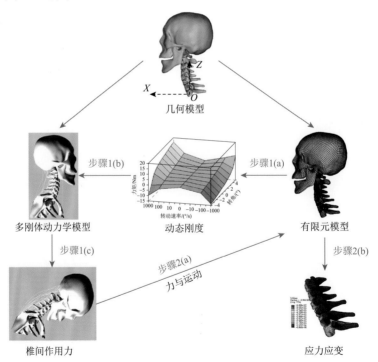

**图 5.16　耦合建模流程**

首先，关于"平行"建模的方法，又分为以下两个步骤：

（1）通过在颈椎各节段有限元模型上施加不同速率和不同位移开展动力学分析，从而获得各节段的力随着位移和运动速率变化的关系。

（2）将各节段获得的力与位移和运动速率变化的关系，定义多刚体系统模型中集总参数关节，保证多刚体动力学模型和有限元模型在动态和静态刚体上的一致性。

其次，关于多刚体动力学模型和有限元模型的"次序"应用流程，又分为以下三个步骤：

（1）将载荷曲线和边界条件施加在多刚体动力学模型上，开展动力学分析。

（2）提取多刚体动力学模型相应部位获得的曲线，包括位移或角位移曲线，作为有限元模型的边界条件，施加在有限元模型上。

（3）使用有限元模型开展相应的动力学分析，获得骨、椎间盘和小关节等组织上的应力应变。

**2. 耦合建模在舰载机着陆时的应用**

拦阻着舰期间的载荷是典型的持续性波动的载荷[68]，如图 5.17 所示。从图中可以看出，拦阻着舰载荷作用时间长，存在着明显的低频振动载荷，可能极易引发颈部损伤。根据耦合流程，先将该载荷施加在多刚体动力学模型中进行动力学分析，相关结果如图 5.18 所示。

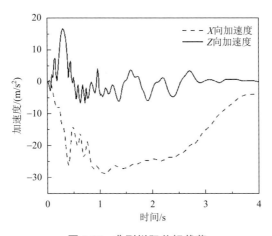

图 5.17　典型拦阻着舰载荷

从图 5.18（a）中可以看出，多刚体动力学的仿真计算结果与文献中实验结果除 X 向加速度在部分位置的波动较多外，整体趋势均与实验结果符合良好。图 5.18（b）给出了 C2C3 节段的力与力矩曲线，可以作为有限元模型的边界条件进行计算。

有限元计算结果如图 5.19 所示，展示了 C3T1 颈椎节段皮质骨、松质骨、软骨终板、椎间盘基质及髓核的应力分布。从图中可以看出，皮质骨的最大应力集

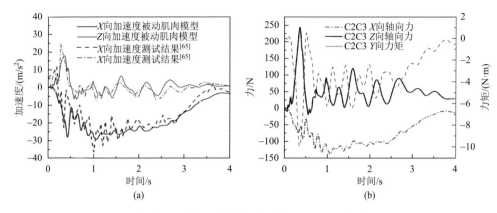

**图 5.18 多刚体动力学验证结果及计算结果**

（a）头顶加速度；（b）C2C3 椎间关节上的力和力矩

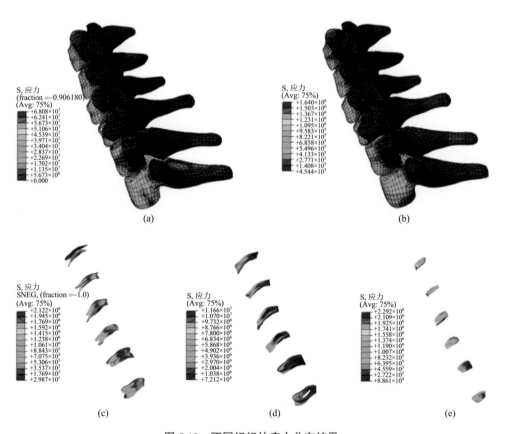

**图 5.19 不同组织的应力分布结果**

（a）皮质骨；（b）松质骨；（c）软骨终板；（d）基质；（e）髓核

中在椎骨前部，计算得到的最大应力为 68.08MPa，小于皮质骨的屈服应力 110MPa[57]。松质骨的最大应力为 1.64MPa，接近松质骨损伤的最大应力 2.23MPa[57]。软骨终板的最大应力也远小于屈服应力，椎间盘组织的最大应力集中在前部。

　　本节所提出的耦合建模和分析流程可以当作具有高效率计算的多刚体动力学模型和能提供组织详细应力-应变关系的有限元模型的一种折中方案，在研究持续性的带有波动性的载荷作用下人体头颈部生物力学损伤方面具有显著优势，一方面可以快速获得头颈部整体的动力学响应，另一方面可以获得相应部位的应力-应变关系。

　　根据计算结果，还可以应用头颈部的损伤准则，结合多刚体动力学和有限元模型计算数据，开展损伤分析，研究不同载荷作用下头颈部的损伤风险，为头颈部损伤防护提供建议。

## 5.4　数值仿真举例 2：足踝部有限元仿真与验证分析

　　足是人体重要的组成部分，在人体运动活动中扮演着重要的角色。在人体行走、跳跃时，足是人体最先接触地面的部分，也是最先受到地面冲击的部位[69]。足踝部结构复杂，由众多骨骼、韧带、肌肉及神经血管等组成，活动较为灵活，在体育运动中容易受到损伤，常见的足踝部损伤有骨折、韧带拉伤等。鉴于足踝部在运动系统中发挥的重要作用及较高的足踝部疾病发病率[70-72]，广大科学工作者开始投身到足踝部生物力学的研究中。

　　随着计算机技术的迅速发展，一种新的研究方法——有限元分析法开始出现，它能够将复杂的实际问题转化为数学问题进行求解，是一种广泛应用于机械设计、磁场分析、流体力学研究及生物力学研究等方面的数值分析方法[73]。有限元分析在人体仿真中的应用为医学研究开辟了新思路，在生物医学工程领域中，通过综合运用 MIMICS、GEOMAGIC 及 ABAQUS 等软件，对医学影像进行三维重建、实体建模并进行有限元分析。本节以足踝部有限元分析为例进行实例讲解。

### 5.4.1　运用 MIMICS 对足踝部进行三维重建

#### 1. 实验设备

本节需要用到的设备如下：

计算机硬件：Intel（R）Core（TM）i7-9700，CPU 3.00GHz，内存 32GB，显卡 AMD Radeon Pro WX 3100，操作系统 Windows10。

应用软件：专业医学图像处理软件 MIMICS 20.0，逆向工程软件 GEOMAGIC 2017，大型有限元分析软件 ABAQUS 2016。

2. MRI 图像数据获取及导入

受试者：正常青年男性，足踝部无疾病，通过与医院合作得到其足踝部影像数据，以 Dicom 格式保存，并导入到 MIMICS 软件中进行三维重建，如图 5.20 所示。

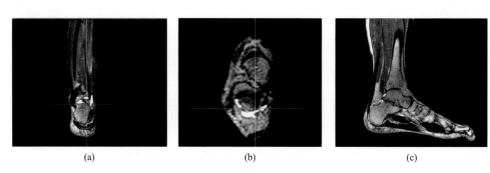

|(a)|(b)|(c)|

图 5.20 MIMICS 中足踝部影像的三个解剖界面

（a）冠状面；（b）横切面；（c）矢状面

3. 足踝部骨骼、软组织、韧带的三维重建

MIMICS 是一种交互式医学图像控制系统，它可以对 CT、MRI 图像进行三维重建，具有强大的图像处理功能。MIMICS 中有很多模块，在"File"中可以新建工程文件、打开工程文件、保存工程文件、输入和输出模型文件，主要用于对模型文件进行处理。在"Edit"中可以对模型进行编辑，包含撤销及复制等功能，在"Preferences"中可以设置用户界面，在"View"中包含了对图像的一些具体操作，用于改变解剖面的布局，改变视图方位，对图像进行放大、缩小、平移等操作。在"Measure"中可以对模型进行一些测量，如测量两点的距离、两条线的夹角等。以上是 MIMICS 中的基本模块，接下来将结合足踝部图像重建过程详细介绍"Segment"、"Analyze"及"3D Tools"模块。

1）足踝部骨骼三维重建

通过观察足踝部 MRI 影像发现，足踝部骨骼、韧带、软组织的分界不够清晰，通过设置阈值进行自动分割得到的 Mask 达不到要求，因而需要手动提取各部分的轮廓进行处理。不同骨骼的三维重建方法类似，本节以跟骨为例介绍骨骼的重建过程。

在进行跟骨的三维重建时，首先利用"3D livewire"操作对 MRI 中的任意两个切面一层层地编辑轮廓线，在完成本操作之后，在第三个切面中就可以看到跟骨的大致轮廓，再点击"3D livewire"中的"Segment"按钮进行分割，这样就得到了含有跟骨的 Mask。然后利用"Edit Masks"功能中的"Draw"操作填充骨髓腔，利用"Erase"功能擦除无用点，此项操作比较简单，但耗时费力，需要耐心认真。在完成无用点擦除和骨髓腔填充之后，点击"Region Growing"进行区域生长操作，可以去除小部分遗漏的未擦除的无用点，使生成的跟骨 Mask 与 MRI 中跟骨部分的图像更加符合。还可以运用"Smooth Mask"操作对 Mask 进行整体的平滑处理，得到足踝部骨骼的 Mask，见图 5.21。然后选中跟骨 Mask 点击"Calculate Part From Mask"生成 3D 模型，在"3D Tools"中包含"Soomth"、"Reduce"等操作，能够去除尖锐部分，使模型更加平滑，生成的 3D 模型见图 5.22。虽然平滑操作能够使模型表面更光滑，但是平滑系数设置要合理，平滑系数过大会使模型变形，脱离实际。其他骨骼重建过程与跟骨类似，只是趾骨部分骨头较小，更需要耐心，不能焦躁。

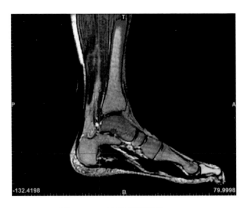

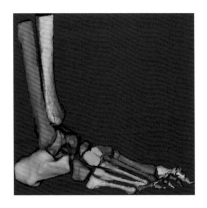

图 5.21　足踝部骨骼 Mask　　　　　图 5.22　足踝部骨骼 3D 重建模型

### 2）足踝部软组织三维重建

足踝部软组织的三维重建基本操作与跟骨相同，只是通过编辑轮廓线生成的只是软组织外轮廓，还需要在此基础上去除骨骼、软骨[74]。骨骼 3D 模型已经重建得到，软骨在 GEOMAGIC 中建立完成后导入 MIMICS 中进行处理。在生成软组织时的主要操作是"Boolean Operations"，在软组织外轮廓 Mask 基础上去除骨骼及软骨部分得到软组织 Mask，考虑到后续建立软组织的实体模型还要进行网格划分等操作，需要对软组织内部进行简化操作，去除较小的无用部分，然后生成软组织 3D 渲染模型并对模型进行平滑操作。足踝部软组织模型如图 5.23 所示。在完成所有骨骼、软组织的重建之后，将所建模型分别以 stl 格式输出。

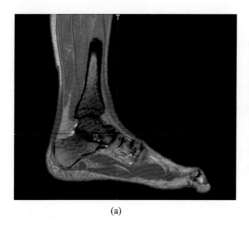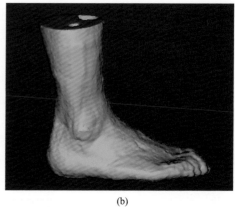

(a)　　　　　　　　　　　　　　　　(b)

图 5.23　足踝部软组织三维重建模型

（a）足踝部软组织 Mask；（b）足踝部软组织 3D 模型

3）足踝部韧带三维重建

足踝部韧带在建模时采用杆单元模拟，在 MIMICS 中运用"Analyze"功能中的"Line"操作生成线单元。在构建韧带时首先需要根据足踝部解剖图谱确定每条韧带的起止点，然后根据起止点在 MIMICS 中画线模拟韧带[75]，最后以 igs 格式导出。

综上，本节运用 MIMICS 软件重建得到了足踝部骨骼、软组织的 3D 渲染模型，并以 stl 格式输出，将韧带模型以 igs 格式输出，模型的三维重建为足踝部有限元分析奠定了基础，为足踝部生物力学的研究提供了参考依据。

## 5.4.2　足踝部实体模型构建

GEOMAGIC WRAP 是由美国 Raindrop 公司生产的一款大型逆向工程常用软件，具有强大的数据处理能力，不仅可以对点、线、面进行处理，还可以对从 MIMICS 生成的 stl 文件进行处理，通过精准曲面操作生成实体模型，完成 3D 渲染模型向实体模型的转变，为有限元分析奠定基础。本节运用 GEOMAGIC 软件完成骨骼、软骨及软组织实体模型的构建。

1. 足踝部骨骼、软组织实体模型的构建

GEOMAGIC 具有良好的相容性，能够处理 stl、igs 及点云文件。在对足踝部骨骼、软组织进行实体建模时，首先要将 MIMICS 中生成的骨骼、软组织模型的 stl 文件导入 GEOMAGIC 中。本节仍以跟骨为例讲述骨骼、软组织实体建模过程。

跟骨的 stl 文件导入 GEOMAGIC 中之后以多边形形式存在，在多边形阶段，通过"简化"操作可以对跟骨进行适量的简化，可以节省模型计算时间。通过"重划网格"去除 MIMICS 重建时生成的过大或者过小的面片，使多边形结构更加合理；"网格优化"、"网格医生"用于检查跟骨的网格质量，自动去除网格质量不好的部分，能够实现网格优化。"松弛"、"删除钉状物"、"减噪"及"快速光顺"操作可以使跟骨表面更加光滑，去除粗糙边缘，但在进行网格优化时要适度，不可一味追求模型光滑度而忽略实际情况。

在完成多边形的处理之后，点击"精准曲面"开始生成曲面，之后点击"探测轮廓线"，计算各区域的轮廓线，在此过程中可以通过控制曲率敏感度、分隔符敏感度和最小面积改变区域的大小，通过删除岛、删除小区域操作、合并区域等操作改变区域分布。在完成区域划分确定区域边界轮廓之后，开始"抽取轮廓线"。在生成轮廓线之后通过编辑轮廓线操作可以对轮廓线进行分裂、合并、细分及松弛等操作，以改善轮廓线的形状及结构，为曲面片生成打好基础。在"构造曲面片"时，如果直接构造的曲面片质量良好则可以直接进行下一步，如果存在交叉曲线及较小的曲面片，需要对曲面片进行进一步编辑。通过曲面片编辑可以去除尖锐边缘，改善曲面片布局，优化曲面片质量。由于在轮廓生成、曲面片生成过程中已经进行了精细的处理，因此构造格栅操作就比较简单，可以直接点击"构造栅格"生成栅格，在完成栅格构建之后可以根据需要对格栅进行松弛，还可以指定尖锐区域并清除尖锐轮廓线及锐化点等建立更规范的栅格，最后进行拟合曲面、合并曲面。完成这些操作之后，跟骨的实体模型就建立完成了，以 igs 格式保存。注意不同的足踝部骨骼有不同的结构特征，选择合适的处理方法对骨骼进行处理，不要过度光滑导致模型失真。

### 2. 足踝部软骨实体模型的构建

关节是骨与骨之间的间接连接方式，软骨是附着在关节面上的骨性部分，起到缓冲压力、减少摩擦阻力的作用，可以有效地保护关节。在本节进行足踝部有限元模型构建时，由于软骨在 MRI 图像中显示不清晰，无法直接在 MIMICS 中进行三维重建，需要借助 CAD 软件进行构建。

软骨的构建建立在骨骼模型的基础上，通过研究解剖图谱确定足踝部关节位置，发现软骨附着在骨面上，并通过 GEOMAGIC 中多边形处理中的"剪切"操作，利用平面或者曲线裁剪出骨与软骨接触部分曲面，然后通过"抽壳"操作对曲面进行加厚[76]，以此来模拟足踝部软骨。在生成软骨时，不同关节之间的厚度设置不同。后续曲面生成操作与跟骨一致，不再赘述。

### 3. 地面支撑物及矫形鞋垫的构建

在 UG 软件中生成长 400mm，宽 200mm，高 25mm 的长方体来模拟地面支撑物，同时建立矫形鞋垫[77,78]，并导入 GEOMAGIC 中调整与足踝部的骨骼、软骨、软组织模型之间的位置，进行配准，模型仍以 igs 格式输出。足踝部骨骼与软骨实体模型如图 5.24 所示，地面支撑物、足踝部软组织及矫形鞋垫实体模型如图 5.25 所示。

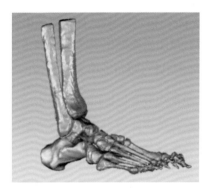 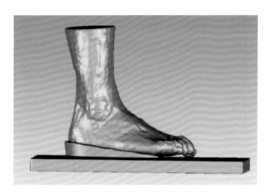

图 5.24　足踝部骨骼与软骨实体模型图　　图 5.25　足踝部软组织、地面支撑物、矫形鞋垫实体模型

## 5.4.3　足踝部有限元模型构建及仿真分析

ABAQUS 是一款大型有限元分析软件，能够将复杂实际问题转化为数学问题进行求解，不仅可以解决简单的线性问题，还可以解决复杂的非线性问题。ABAQUS 中包含丰富的单元库，可模拟任意几何形状；还拥有各种类型的材料模型库，可广泛应用于热传导、质量扩散、热电耦合分析、声学分析、岩土力学分析（流体渗透/应力耦合分析）及压电介质等领域的分析。

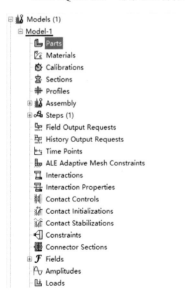

图 5.26　模型导入

1. 模型导入

打开 ABAQUS 软件，在 "Create Model Database" 中点击 "With Standard/Explicit Model"，然后点击 "Parts"，如图 5.26 所示，右击选择 "Import"，找到骨骼、软骨、韧带、软组织、地面支撑及矫形鞋垫等保存位置，开始导入 igs 文件。

2. 材料属性的选择

在进行足踝部有限元建模时，建立了足踝部骨骼、韧带、软组织、软骨、地面支撑及矫形鞋垫等部件，不同部件的材料属性有很大差异，根据相关文献及实际调研[79, 80]，本例采用的材料属性设置见表 5.7，其中所有部件均设置为均质、各向同性、线弹性材料。

表 5.7　模型材料属性

| 名称 | 弹性模量 $E$/MPa | 泊松比 $\nu$ | 横截面积 $S$/mm$^2$ |
|---|---|---|---|
| 大腿骨 | 7300 | 0.3 | — |
| 小腿骨 | 7300 | 0.3 | — |
| 足踝部骨骼 | 7300 | 0.3 | — |
| 足底软组织 | 1.15 | 0.49 | — |
| 地面支撑 | 17000 | 0.1 | — |
| 足踝部韧带 | 260 | — | 18.4 |
| 足底腱膜 | 350 | — | 290.7 |
| 软骨 | 1 | 0.4 | — |
| 矫形鞋垫 | 2 | 0.35 | — |

本例以足踝部骨骼为例讲述 ABAQUS 中材料属性设置过程。

点击"Module"工具栏下的"Property"进行材料属性设置，点击"Create Material"，在"Name"中输入材料名称 bone，在"Material Behaviours"中设置杨氏模量为 7300，泊松比为 0.3。在"Create Section"中选择"Solid/Homogeneous"，再点击"continue"，在"Edit Section"中选择"bone"。最后点击"Assign Section"选取骨骼面，点击鼠标中键完成材料属性的设置。

3. 网格生成

点击"Module"工具栏下的"Mesh"进行网格划分。在"Seed Part"中设置种子大小，设置完成之后点击"Apply"、"OK"完成种子设置。然后在"Assign Mesh Control"中选择单元形状，接下来在"Assign Element Type"中设置单元类型及阶次，最后点击"Mesh Part"完成网格划分。

4. 模型整合

在完成模型导入、材料属性设置、网格划分之后，开始进行模型整合。点击"Module"工具栏下的"Assembly"进行模型整合，在"Assembly"中点击"Create

Instance"，选中"Parts"中的所有部件，点击"Apply"、"OK"，完成模型整合，整合模型如图 5.27 所示。

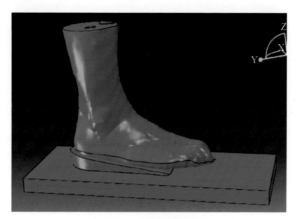

图 5.27　足踝部模型整合

5. 分析步生成

点击"Module"工具栏下的"Step"生成分析步，点击"Create Step"，选择"Static"，"General"，在完成"Basic"、"Incrementation"等设置之后，点击"OK"，完成分析步设置。

6. 接触设置

在足踝部模型中，各部分之间不是相互分离的，骨骼与软骨、软骨与软骨、骨骼与软组织之间都是相互接触的，矫形鞋垫与软组织、地面支撑物之间也存在接触。在对足踝部进行分析时，不能将骨骼、软骨、韧带、软组织等割裂开，要将其看成一个整体进行分析。其中，足踝部骨骼与韧带、软骨及软组织之间用绑定接触，点击"Module"工具栏下的"Create Constraint"进行绑定接触设置。软骨与软骨之间，矫形鞋垫与软组织、地面支撑之间均采用面面接触，法向接触设置为硬接触，切向接触设置为摩擦接触，摩擦系数设置为 0.6[81]，在"Create Interaction Property"中设置面面接触的属性，在"Create Interaction"中选择接触面。

7. 边界条件设置及载荷添加

在进行有限元分析时，最重要的就是约束设置及载荷添加，通过添加约束可以模拟实际状态下足踝部所受约束情况，通过添加载荷可以模拟实际情况下的受力情况。

1）约束设置

本节研究中，主要分析的是人体在双足站立时右足的受力情况，在进行约束设置时将胫腓骨上侧的六个方向的自由度全部进行约束，而对于地面支撑物仅保留垂直方向的位移自由度。点击"Module"工具栏下的"Load"，点击"Create Boundary Condition"，在其中设置载荷名称及其所在分析步，在"Mechanical"中选择"Displacement/Rotation"，点击"continue"，按照此步骤依次对胫腓骨上侧及地面支撑物进行约束。

2）载荷添加

在双足站立时，双足承受了身体的所有重力，已知受试者体重为80kg，则右足承重为40kg，受到的重力作用约为体重一半，即400N[82, 83]，因此将400N的作用力添加于地面支撑物即可。点击"Module"工具栏下的"Load"，点击"Create Load"，设置载荷名称及其所在分析步，在"Mechanical"中选择"Concentrated force"，再点击"continue"，在其中设置坐标系及添加载荷的大小和方向。本节中需要添加的作用力为400N，施加在地面支撑板上，方向垂直向上。

8. 足踝部有限元模型的计算及验证

前边已经详细介绍了足踝部有限元建模的方法，添加了载荷，接下来需要进入 job 分析作业模块，点击"create job"功能生成新的分析作业，"Submit"提交作业开始进行有限元分析，"monitor"功能可以查看模型运行情况，并查询运行过程有无错误，及时进行修正，"Results"可查看运行结果。在"Visualization"可视化模块中可以查看计算结果，观察模型所受应力、应变、位移及扭矩等的变化情况。比较有限元模拟的结果与足底压力测试的结果[84, 85]，发现添加足踝部矫形鞋垫之后，足跟处所受压力显著降低，足中部所受作用力显著提高，有助于保护足踝部，足底压力测试的结果及有限元计算结果分别如图 5.28 及图 5.29 所示。

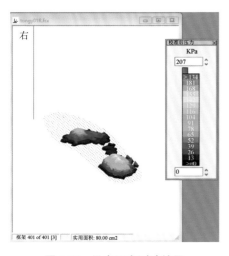

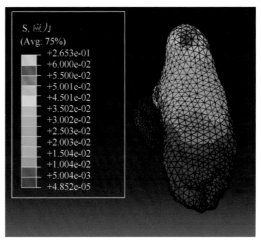

图 5.28　足底压力测试结果　　　　　图 5.29　足踝部有限元计算结果

## 5.5 数值仿真举例 3：人工膝关节磨损的模拟

### 5.5.1 人工膝关节聚乙烯衬垫的磨损

磨损一直是导致人工膝关节假体植入人体后出现失效和翻修的一个主要原因，由微米尺寸的磨粒磨损/黏着磨损产生的聚乙烯磨屑引起溶骨反应，进而导致人工膝关节无菌性松动[86]。因此，对膝关节假体的超高分子量聚乙烯衬垫的磨损研究一直是假体设计和临床使用中关注的一个重点疑难问题[87, 88]。

为了降低上述磨损，研究人员做了很多工作，包括材料的改性、表面处理、植入体的设计优化及植入技术的优化等[89]。虽然对于不同的植入体设计和植入部位的解剖结构需要考虑的重点不一样，但是一个比较普遍的情况是都需要进行体内磨损行为的评估和预测。假体磨损评估最重要的方法是在实验室进行模拟关节近生理运动的磨损实验。该实验包含在体内正常环境下影响磨损的大部分因素。然而，一方面进行体外物理实验的花费昂贵且消耗的时间过长，另一方面很难进行参数调整实现优选研究等，这些限制都促使人们采取计算机模拟仿真的方法对磨损进行评估。

计算机磨损模拟作为一种数值评估方法有效地解决了体外物理实验所存在的问题。1996 年，Maxia 等[90]借助有限元的方法使用 Archard 模型模拟了全髋关节置换后金属和聚乙烯部件的磨损。此后，计算机磨损模拟被越来越多人应用于衬垫表面几何形状的自适应改变、材料非线性、边界元方法及摩擦区域变化等方向的研究，涉及膝关节、髋关节、肩关节和脊柱等各个人工关节假体的磨损研究。

高分子材料具有黏弹性，因此聚乙烯的摩擦磨损行为非常复杂，具有过程依赖性。一般来说，影响聚乙烯材料磨损的因素包括聚乙烯材料的自身因素和摩擦磨损的实验因素。聚乙烯材料的自身因素主要是指材料自身的硬度，一般材料的硬度越大，其耐磨性能越好，因此许多研究人员致力于对聚乙烯材料进行交联改性从而提高整个人工膝关节部件的耐磨损性能。摩擦磨损的实验影响因素主要包括摩擦介质、摩擦副表面粗糙度、载荷、滑动速度、滑移形式和温度等。其中摩擦介质和摩擦副表面粗糙度主要决定摩擦过程中的摩擦系数大小，小的摩擦系数在摩擦过程中通常伴有低的磨损量，因此降低摩擦系数也能提高材料的耐磨性。对于人工关节，不同类型的人工关节之间的表面粗糙程度基本一致，且人工关节植入人体后的摩擦介质为人体自身的组织液，在体外实验中使用的是类似的小牛血清，摩擦系数大致维持在 $10^{-2}$ 左右。载荷对聚乙烯材料磨损的影响目前一直存在着争议[91, 92]。实验表明，恒定加载下载荷的增大会导致磨损呈指数形式降低，而持续增加载荷则会引起磨损量的持续增加。因为聚乙烯表面的微观结构会发生倾向排列，垂直于排列方向的运动相比之下更容易产生磨损，因此不同的运动形式可以得到不同的磨损体积。温度也会通过影响聚乙烯接触面摩擦系数的大小，以及影响聚乙烯自身的弹性模量和强度等性质从而影响磨损[93]。

膝关节股骨髁、胫骨衬垫和胫骨平台的几何结构和尺寸也是影响关节假体磨损的一个重要因素。例如，不同的设计结构和尺寸的部件具有不同的股胫关节面吻合度，而吻合度的大小直接影响接触面的应力分布和磨损区域，因此影响最终聚乙烯衬垫的磨损。目前，吻合度对于磨损的影响尚存在争议，部分学者认为吻合度越高，关节面之间的接触面积越大、接触应力越小，造成的关节磨损越小；而部分学者则认为吻合度越高，股胫关节面之间的相互限制性越明显，可能会造成一些边缘磨损从而增加整体磨损量。

### 5.5.2　人工膝关节衬垫磨损模拟的算法研究

#### 1. 经典 Archard 算法模型

Archard 模型是 Archard 在 1953 年根据销盘磨损实验总结提出，最初主要用来预测粗糙金属表面的黏着磨损。其假设接触面的粗糙部分在受力时会发生塑性变形，因此真实的接触面积与施加的压力呈正比例关系。因此得出了接触表面黏着磨损量的计算公式[94]：

$$H = KPS \tag{5.39}$$

其中，$H$ 为线性磨损深度；$P$ 为接触应力；$S$ 为摩擦滑移距离；$K$ 为磨损因子。

由式（5.39）可以看出，在一定范围之内，材料的磨损量与滑移距离和法向接触应力呈正比例关系。Archard 模型基于滑移距离和施加的压力计算磨损，一直以来被认为是预测材料磨损的“金标准”，但是该模型仍然存在着许多局限和不足。①Archard 模拟算法从金属销在金属圆盘上的旋转滑移磨损实验中得出，并没有对矫形级别的聚合物材料进行验证[95]。②Archard 模拟算法的磨损系数由一定条件下的实验得到，仅适用于摩擦系统中某些特定的情况，如固定的滑移速度和均匀的表面粗糙度。因此，任何上述参数的改变都会使磨损系数的值发生改变。同时它假设 $K$ 与法向压力无关，这与实验中观察到的聚乙烯材料真实磨损情况不符。因此，Archard 模拟算法很难对轴向压力在 1 倍到 3 倍体重之间变化的全膝关节假体进行磨损预测[96]。③Archard 模拟算法认为接触面积与施加的压力呈正比例关系，但是实验研究发现聚乙烯衬垫的接触面积与施加的载荷不存在线性关系，且磨损体积与载荷之间的相关性也相对较小[97]。

随着人们对关节磨损的深入研究，特别是考虑到交叉剪切、蠕变及温度等参数的影响，简单的 Archard 模拟算法越来越不适用于复杂情况的摩擦磨损，因此对于新的模型的继续研究非常有必要[98]。

### 2. 考虑交叉剪切因素的磨损算法研究

研究人员在进行销盘实验模拟聚乙烯的磨损过程中发现，当接触表面的相对运动由单向运动转为多方向运动时，磨损速率发生了明显的增加[92]。同时，膝关节的模拟实验表明增加前后位移和轴向旋转也会增加磨损体积[99]。这是因为在接触表面发生相对滑动时，磨粒磨损/黏着磨损的材料被对立接触面沿运动方向拔出，使聚乙烯表面初始的各向异性链在衬垫表面形成一个有倾向的分子排列。当后续的运动与倾向排列的方向一致时，磨损颗粒产生的可能性便小于沿垂直于倾向排列方向运动时磨损颗粒产生的可能性[96]。

基于上述理论，Wang 以人工假体在多向滑移过程中剥离单位体积磨损颗粒所需要的功为基础建立了新的磨损模型，将磨屑的产生归结为分子键的断裂剥离。另外，提出了基于交叉剪切运动的聚乙烯磨损模型，同时将聚乙烯表面分子排列的主方向定义为在整个磨损过程中消耗摩擦功最大的方向或者消耗摩擦功最小的方向的垂直方向[100]。

Turell 等[101]在 Wang 的理论基础上第一次引入了交叉剪切比概念，定义股骨髁沿长方形路径进行简单滑移时，路径的短边长度和周长的比为交叉剪切比，而磨损因子正比于交叉剪切比。Galvin 等[102]则使用摩擦力和摩擦功的垂直和平行分量比表示交叉剪切比并将其推广到复杂路径的应用。Kang 等[103]在后续的研究中，使用总的摩擦功及其垂直分量更简单地定义交叉剪切比，获得了更好的实验结果。此后很多探究交叉剪切因素的磨损算法模型也多是基于 Kang 等的理论进行了延伸，例如，Curtis 等考虑销盘实验与人工关节运动的差异性将 Kang 的指数算法模型进行了优化。

除此之外，Willing 等[104]在考虑到 UHMWPE 的微观结构不会达到充分排列的情况后，认为只有微观结构达到充分排列之后才会受垂直于主方向的摩擦功的影响从而进一步产生磨屑，提出了假设微观结构呈随机状态分布磨损比例模型，该模型的交叉剪切比的大小与 Kang 模型大致相等。

上述模型均假设总的磨损体积与垂直摩擦功呈正比例关系，磨损因子与各自的交叉剪切比呈正比例关系，同时认为在单一方向的滑动下不会产生磨损。这与实际情况存在差异，因为许多磨损实验表明在单一方向滑移时体积的减少量会急剧下降但是仍然存在。上述模型的另外一个不足之处在于交叉剪切和磨损数量都是基于路径循环的平均数值，无法合理地模拟压力和滑移路径随机改变的情况[105]。上述模型同样认为一个固定形状的路径将会有一个稳定的磨损速率，然而在销盘实验中均表现出路径的尺寸可以明显影响磨损[21]。

针对上述模型的缺点和不足，研究人员开始研究基于之前滑移方向对材料影响的"记忆"参数，从而获得在整个路径的各个点上模拟瞬态磨损速率的新的磨损算法模型。Petrella 等[97]通过将基于交叉剪切的磨损体积计算引入基于摩擦强度的磨损计算中，得到了修改后的 Archard 模型，其交叉剪切参数由基于之前滑移方向和当前滑移方向的三角函数表示。这个模型可以解释磨损实验中的非线性磨损趋势。

Strickland 等[95]提出了另外一个基于记忆的模型，其方法与 Petrella 模型类似，但是不涉及线性滑移磨损。同时该模型使用了一个指数因子而不是简单的平均来表示滑移角度历史。该模型可以很好地对磨损进行预测以及对其他磨损模型进行验证。

**3. 膝关节磨损的其他模拟算法**

因为超高分子量聚乙烯（UHMWPE）属于黏弹性材料，其表面会随着压力和时间的变化发生改变，产生蠕变现象，对磨损部件的接触表面和磨损却有着不可忽略的影响[92]。Lee 和 Pienkowski[106]使用表面深度变化来量化运动过程中的蠕变现象，被许多研究人员引用从而用来将蠕变引入材料缺损的模型。Fregly 等[107]在研究全膝关节置换后植入体的缺损时，将蠕变和磨损共同作为引起聚乙烯材料缺损的因素进行探究。

人们还发现磨损体积与压力存在比较弱的相关性，因此许多研究人员努力寻求一种替代 Archard 模型的磨损模型从而更好地对人工关节聚乙烯衬垫的磨损进行预测。Willing 等[108]在 Archard 模型的基础上进行修改，同时考虑磨损体积与接触面积、接触面的应力、滑移的距离等对膝关节假体磨损体积的影响。Liu 等[91]和 Abdelgaied 等[92]对该模型进一步深化研究，通过体外磨损实验提出了考虑交叉剪切运动的更完善的算法模型表达。

上述所介绍的模型都是基于具体的动态和动力形式去评估磨损，除此之外许多研究人员还从能量的角度对磨损进行了相关的研究。Huq 和 Celis 的研究指出磨损与能量消散之间存在着线性关系[109]。后续的实验也进一步验证了能量消散和磨损之间的线性关系与接触表面所选用的材料、接触面的几何设计（无论是吻合还是非吻合）、运动的形式（单向或多向）及摩擦环境都不存在依赖性。Ramalho 和 Miranda[110]提出在摩擦过程中能量以三种形式消散，分别为温度改变、熵的改变和 UHMWPE 表面的变形。Colaço 等[111]忽略了在摩擦过程中因为温度改变而导致的能量消散，仅考虑磨损和变形两种因素，提出了考虑能量变化的磨损模拟算法，获得了较好的模拟结果。O'Brien 等[112]考虑了聚乙烯材料表面分子随时间变化的行为，以及滑移速度和接触压力的影响，提出了能量消散因子概念并用其评估聚乙烯材料的磨损。

### 5.5.3 上楼梯对人工膝关节假体磨损影响的有限元研究

对膝关节假体磨损的数值计算研究主要集中在模拟人工膝关节在正常水平行走步态（ISO14243 标准采用的载荷）下的磨损。近年来，真实日常运动载荷对全膝关节假体磨损的影响得到了越来越多的关注[113, 114]。Benson 等将水平行走步态载荷与下楼梯载荷以 70∶1 的比例混合加载到人工膝关节磨损试验机上，进行了共 500 万次（million cycles，MC）循环磨损试验，并与只加载水平行走步态载荷的进行对比[115]。该研究发现，水平行走步态和下楼梯载荷混合加载的试验组与只加载步态载荷的对照组相比，磨损率增加了 5 倍。Jaber 等[116]分别进行了 200 万次的水平行走步态载荷和上楼梯载荷的人工膝关节磨损试验，发现上楼梯实验组体积磨损率是水平行走步态对照组的 2 倍 [（22±3）mm³/MC *vs.*（10.68±0.5）mm³/MC]。为了模拟全膝关节假体（TKR）在日常运动中的磨损，Popoola 等[117]采用了一个更全面的日常运动测试方案进行磨损试验，包括水平行走步态（89.2%）、坐起（4.5%）、上楼梯（5.4%）和深蹲（0.9%），发现综合日常运动下衬垫磨损率显著高于水平行走步态的磨损率 [分别为（19.9±4.9）mm³/MC 和（14.9±3.2）mm³/MC]。

上楼梯及其类似的上坡、爬山等运动是常见的高载荷、高屈曲角度的日常运动，会引起 TKR 更多的磨损，但是目前的研究还很不充分，上楼梯对 TKR 磨损的具体影响尚不明确。为此，建立一个人工膝关节衬垫磨损预测的有限元模型，在 ISO 标准步态载荷下进行有效性验证后，对上楼梯的载荷及运动曲线进行加载，得到上楼梯情形下的磨损，并与水平行走步态下的磨损进行对比分析。

#### 1. 运动和载荷数据

水平行走步态和上楼梯的加载都采取位移控制方式。如图 5.30 所示，水平行走的运动和载荷数据采用 ISO 14243-3 标准，包括屈曲角度、内旋-外旋角度、前后位移和轴向力。上楼梯的屈曲角度和内旋-外旋角度选自 Gao 等的工作[118]，前后位移选自 Silvia 等[119]和 Norimasa 等的工作[120]，轴向力选自 Bergmann 等的工作[121]。所有的运动和载荷数据曲线被等分成 100 个数据点进行加载。

#### 2. 磨损的有限元模型

针对左膝人工关节假体（NexGen LPS-Flex Fixed Bearing Knee，Zimmer Inc.，波兰）进行三维几何重建，几何模型包含胫骨衬垫和股骨髁两个部分，在 Abaqus/Standard（Abaqus，Inc.，美国）中建立有限元模型。胫骨衬垫网格主要区域用 8 节点六面体单元（C3D8R）划分，约占总体积的 95%，部分角落和凸轮区域用四面体单元（C3D10M）划分。股骨髁简化为刚体，与参考点设置了刚体

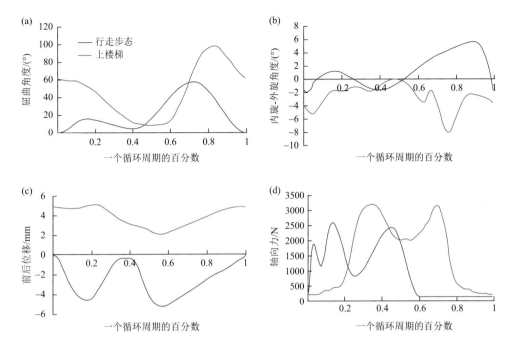

图 5.30　运动和载荷数据曲线：（a）屈曲角度；（b）内旋-外旋角度；（c）前后位移；（d）轴向力；规定前后位移和内外旋角度中胫骨相对股骨向前移动和外旋为正[114]

耦合，网格用四边形单元（S4）划分。衬垫材料属性设置为线弹性，杨氏弹性模量为 463MPa，泊松比为 0.46。股骨髁和衬垫接触面设置罚函数接触，库仑摩擦系数为 0.07。

屈曲角度和轴向力通过参考点施加到股骨髁上，股骨髁参考点在其屈曲转轴上，并且根据 ISO 14243-3 向内侧偏移 5mm。股骨髁剩下的四个自由度被完全约束。内旋-外旋角度和前后位移通过参考点施加到衬垫上，衬垫参考点在上下方向和股骨髁参考点对齐。衬垫参考点的屈膝、内外移动、外翻内翻三个自由度被完全约束，衬垫下表面在上下方向上被约束。

超高分子量聚乙烯衬垫关节面的线性磨损根据 Archard 磨损理论进行计算，其简化表达式为[94]：$H = KPS$。其中，$H$ 为线性磨损，即磨损深度，单位为 mm；$P$ 为接触压力，单位为 MPa；$S$ 为相对摩擦滑移距离，单位为 mm；$K$ 为磨损因子，是一个经验常数，取值为 $2.64 \times 10^{-7} \text{mm}^3/\text{Nm}$[113]。

采用自适应网格技术模拟磨损过程，基于 FORTRAN 语言编写了用户子程序 UMESHMOTION。首先，对步态或上楼梯进行有限元计算，并在每个增量步提取衬垫表面节点的编号、接触压力和摩擦滑移距离等数据。然后根据 Archard 磨损公式计算每个表面节点的线性磨损。Knight 等研究了不同迭代间隔对磨损结果收敛性的影响，认为 50 万次循环是较合理的迭代间隔[113]。本书作者也进行了验证，发现 50 万次、25 万次、12.5 万次迭代间隔的磨损结果虽有不同，但差异小于 5%。在综合考虑计算精度和时间成本的基础上，选择 50 万次循环作为迭代间隔。在第一个迭代结束时，根据计算的线性磨损，沿法线方向移动每一个衬垫表面节点，即完成了第一个 50 万次循环的磨损模拟。然后进入下一个迭代，直到完成 10 次迭代共计 500 万次循环的磨损模拟。

3. 有限元模拟结果

为了验证此力学模型的有效性，对 500 万次水平行走步态循环下的体积磨损和最大线性磨损进行预测，并与磨损实验数据进行对比。如图 5.31 所示，模型预测的体积磨损率为 16.94mm³/MC，与文献报道的实验磨损结果相当[114, 122-124]。其体积磨损随着循环次数的增加呈线性增长趋势，并与 Knight 等的实验及有限元结果一致。模型预测的水平行走步态最大线性磨损率为 0.053mm/MC，发生在内侧平台。图 5.32（a）是本节模型预测的最大线性磨损与 Knight 等的模拟结果对比，在数值和趋势上都有较好的一致性[113]。这进一步验证了本节建立的模型的有效性。

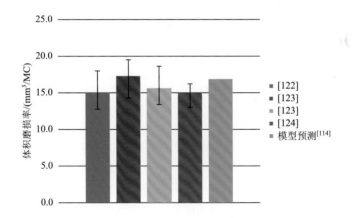

**图 5.31** 模型预测的 ISO 14243 步态下的体积磨损率与文献报道实验结果的对比[114, 122-124]

模型经过验证后，对上楼梯的磨损进行模拟计算和预测，如图 5.32（b）所示。在 0～1MC，上楼梯的体积磨损增长较缓慢，其后磨损增长较快；在 1～5MC，上楼梯的体积磨损率为 37.10mm³/MC，是水平行走步态磨损率（16.94mm³/MC）的 2.19 倍。图 5.32（a）也显示了水平行走步态和上楼梯的最大线性磨损随循环次数的变化曲线。上楼梯的最大线性磨损均显著大于水平行走步态。500 万次循环后，水平行走步态的最大线性磨损为 0.265mm，上楼梯的最大线性磨损为 0.522mm，是水平行走情形下的 1.97 倍。

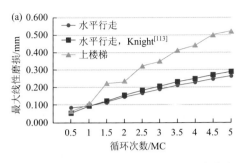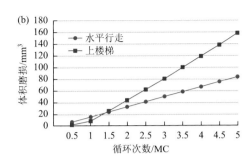

图 5.32　水平行走步态和上楼梯的磨损结果对比[114]

（a）最大线性磨损；（b）体积磨损

500 万次循环后，水平行走步态和上楼梯的磨损分布云图如图 5.33 所示。水平行走步态时的磨损部位在内外方向和前后方向大致发生在胫骨平台的中间部

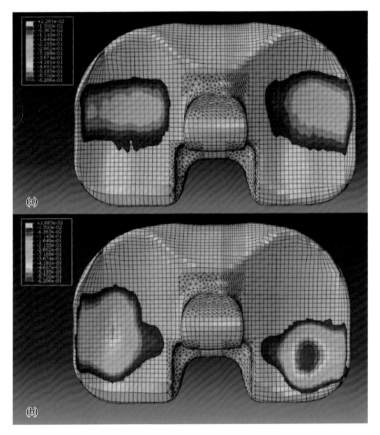

图 5.33　500 万次循环后的磨损深度分布图[114]

（a）水平行走步态；（b）上楼梯

位，内侧的磨损量大于外侧。而上楼梯时在前后方向上内外侧的磨损位置均向后移，而内侧后移明显，磨损在内侧主要发生在后部，区域较为集中；内侧的磨损量明显大于外侧；磨损的分布无论从前后方向还是从内外方向看，都较水平行走时的磨损分布更加不对称。

## 参 考 文 献

[1] 冯西桥，曹艳平，赵红平，等. 生物材料力学研究新进展. 医用生物力学，2011，26（5）：395-401.

[2] 沈健. 生物医用高分子材料的研制及其基础研究. 南京：南京理工大学，2004.

[3] 张文毓. 生物医用金属材料研究现状与应用进展. 金属世界，2020（1）：21-27.

[4] 张文毓. 生物陶瓷材料的研究与应用. 陶瓷，2019（8）：22-27.

[5] 杨时巧. 医用高分子材料的研究进展. 科学技术创新，2018（22）：179-180.

[6] 刘全胜. 医学影像技术学 CT 的工作原理以及新应用探讨. 影像研究与医学应用，2019，3（4）：123-124.

[7] 单旭，张富涛. X 射线诊断设备简介. 中国医疗器械信息，2011，17（3）：46-49，61.

[8] 董贾寿. 医疗器材与管理. 成都：西南交通大学出版社，2006.

[9] 周贝贝，王晶，赖伟建. 磁共振成像的常见伪影及解决方法探究. 影像研究与医学应用，2019，3（13）：82-83.

[10] 杨森. 基于特征的四边形网格生成. 大连：大连理工大学，2006.

[11] 李庆龄. ANSYS 中网格划分方法研究. 上海电机学院学报，2006（5）：28-30.

[12] 仇亚萍，黄俐军，冯立飞. 基于 ANSYS 的有限元网格划分方法. 机械管理开发，2007（6）：76-77.

[13] 朱旭，霍龙，景延会，等. 基于 ANSYS 软件的有限元分析. 科技创新与生产力，2018（7）：97-100.

[14] 孙艳鹏. 载重汽车车架有限元分析及优化. 重庆：重庆交通大学，2008.

[15] 张秀辉，胡仁喜，康士廷等. ANSYS 14.0 有限元分析从入门到精通. 北京：机械工业出版社，2012.

[16] 汪仲文. 解线性方程组的迭代方法之比较. 喀什师范学院学报，2008，29（6）：21-25.

[17] 方荣，叶坰兴. 有限元支配方程的解法探讨. 浙江水利水电专科学校学报，2002（3）：7-9.

[18] 赵海宏. 对材料力学中三个主要概念的探讨. 沈阳大学学报，2002（2）：48-50.

[19] 孙训方，方孝淑，关来泰. 材料力学. 北京：高等教育出版社，2001.

[20] 曾攀. 有限元分析及应用. 北京：清华大学出版社，2004.

[21] 丁科，陈月顺. 有限单元法. 北京：北京大学出版社，2006.

[22] 于亚婷，杜平安，王振伟. 有限元法的应用现状研究. 机械设计，2005，22（3）：6-9.

[23] 傅永华. 有限元分析基础. 武汉：武汉大学出版社，2003.

[24] 程蓉. 有限元分析方法在模具设计中的应用. 机电工程技术，2004，（8）：63-65.

[25] 薛守义. 有限单元法. 北京：中国建材工业出版社，2005.

[26] 陈锡栋，杨婕，赵晓栋，等. 有限元法的发展现状及应用. 机械设计与制造工程，2010，39（11）：6-8.

[27] 杨敏，赵慧明，臧彤，等. 无网格方法研究进展. 安徽理工大学学报（自然科学版），2010，30（2）：71-74.

[28] 宋康祖，张雄，陆明万，等. 固体力学中的无网格方法. 力学进展，2000，30（1）：11.

[29] 王元淳. 边界元法基础. 上海：上海交通大学出版社，1988.

[30] 杨德全，赵忠生. 边界元理论及应用. 北京：北京理工大学出版社，2002.

[31] 谭维炎. 计算浅水动力学：有限体积法的应用. 北京：清华大学出版社，1998.

[32] 李凤蔚，鄂秦. 有限体积法的分析与改进. 空气动力学学报，1994，（4）：465-470.

[33] 郭海鹰. 大型通用有限元分析软件 ANSYS 简介及应用体会. 无线电通信技术，1996，（5）：51-55.

[34] 王立涛. 大型有限元分析软件 ——ANSYS 的应用技巧. 安徽工程科技学院学报（自然科学版），2003，

18（3）：18-21.

[35]　高兴军，赵恒华. 大型通用有限元分析软件 ANSYS 简介. 辽宁石油化工大学学报，2004，24（3）：94-98.

[36]　张玉峰，朱以文，丁宇明. 有限元分析系统 ABAQUS 中的特征技术. 图学学报，2006，（5）：148-154.

[37]　刘淑萍. 有限元分析软件的介绍及其应用. 机械管理开发，2007，（3）：87-88.

[38]　李重伟. 有限元分析方法综述. 天津建设科技，2006，16（B07）：1-4.

[39]　钟振茂，刘道志，孙康. 有限元分析技术在血管支架设计中的应用. 威海：全国介入医学工程学术会议，2007：104.

[40]　朱彬. 有限元方法在生物医学工程中的应用. 上海：复旦大学，2009.

[41]　马文辉，张学敏，王继芳. 有限元技术及其在人工髋关节领域的应用. 中国骨伤，2011，（4）：349-352.

[42]　Jager M. Mathematical head-neck models for acceleration impacts. Eindhoven：Eindhoven University of Technology，1996.

[43]　Deng Y，Goldsmith W. Response of a human head/neck/upper-torso replica to dynamic loading-Ⅱ. Analytical/numerical model. Journal of Biomechanics，1987，20（5）：487-497.

[44]　Camacho D，Nightingale R，Robinette J，et al. Experimental flexibility measurements for the development of a computational head-neck model validated for near-vertex head impact. Proceedings of the 41st Stapp Car Crash Conference：Warrendale，Pennsylvania，USA，1997：473-486.

[45]　Horst M. Human head neck response in frontal，lateral and rear end impact loading. Eindhoven：Eindhoven University of Technology，2002.

[46]　Panzer M. Numerical modelling of the human cervical spine in frontal impact. Waterloo：University of Waterloo，2006.

[47]　Panzer M，Fice J，Cronin D，et al. Cervical spine response in frontal crash. Medical Engineering & Physics，2011，33（9）：1147-1159.

[48]　Winters J，Stark L. Estimated mechanical properties of synergistic muscles involved in movements of a variety of human joints. Journal of Biomechanics，1988，21（12）：1027-1041.

[49]　Winter J. How detailed should muscle models be to understand multi-joint movement coordination. Human Movement Science，1995，14（95）：401-442.

[50]　Winters J，Woo L. Multiple muscle systems：biomechanics and movement organization. Berlin：Springer-Verlag，1990.

[51]　Ewing C，Thomas D. Human head and neck response to impact acceleration. DTIC Document. Report No.：NAMRL Monograph 21，1972.

[52]　Thunnissen J，Wismans J，Ewing C，et al. Human volunteer head-neck response in frontal flexion：a new analysis. SAE Technical Paper Report No：SAE952721，1995.

[53]　Panjabi M，Chen N，Shin E，et al. The cortical shell architecture of human cervical vertebral bodies. Spine，2001，26（22）：2478-2484.

[54]　Yoganandan N，Kumaresan S，Pintar F. Geometric and mechanical properties of human cervical spine ligaments. Journal of Biomechanical Engineering，2000，122（6）：623-629.

[55]　Yoganandan N，Pintar F，Butler J，et al. Dynamic response of human cervical spine ligaments. Spine，1989，14（10）：1102-1110.

[56]　Reilly D，Burstein A，Frankel V. The elastic modulus for bone. Journal of Biomechanics，1974，7（3）：271-275.

[57]　Kopperdahl D，Keaveny T. Yield strain behavior of trabecular bone. Journal of Biomechanics，1998，31（7）：601-608.

[58] Yamada H. Strength of Biological Material. Baltimore: Williams and Wilkins, 1970.

[59] Fujita Y, Duncan N, Lotz J. Radial tensile properties of the lumbar annulus fibrosus are site and degeneration dependent. Journal of Orthopaedic Research, 1997, 15 (6): 814-819.

[60] Iatridis J, Kumar S, Foster R. Shear mechanical properties of human lumbar annulus fibrosus. Journal of Orthopaedic Research, 1999, 17 (5): 732-737.

[61] Iatridis J, Setton L, Foster R, et al. Degeneration affects the anisotropic and nonlinear behaviors of human anulus fibrosus in compression. Journal of Biomechanics, 1998, 31 (6): 535-544.

[62] Wagner D, Lotz J. Theoretical model and experimental results for the nonlinear elastic behavior of human annulus fibrosus. Journal of Orthopaedic Research, 2004, 22 (4): 901-909.

[63] Yang K, Kish V. Compressibility measurement of human intervertebral nucleus pulposus. Journal of Biomechanics, 1988, 21 (10): 865.

[64] Chazal J, Tanguy A, Bourges M, et al. Biomechanical properties of spinal ligaments and a histological study of the supraspinal ligament in traction. Journal of Biomechanics, 1985, 18 (3): 167-176.

[65] Panzer M, Cronin D. C4-C5 segment finite element model development, validation, and load-sharing investigation. Journal of Biomechanics, 2009, 42 (4): 480-490.

[66] Nightingale R, Winkelstein B, Knaub K, et al. Comparative strengths and structural properties of the upper and lower cervical spine in flexion and extension. Journal of Biomechanics, 2002, 35 (6): 725-732.

[67] Wheeldon J, Pintar F, Knowles S, et al. Experimental flexion/extension data corridors for validation of finite element models of the young, normal cervical spine. Journal of Biomechanics, 2006, 39 (2): 375-380.

[68] Smith S. Cockpit seat and pilot helmet vibration during flight operations on aircraft carriers. Aviation Space and Environment Medicine, 2004, 75 (3): 247-254.

[69] 谢幼学. 足踝部解剖结构与运动的探讨. 体育研究与教育, 1994 (1): 32-34.

[70] Church C, Lennon N, Alton R, et al. Longitudinal change in foot posture in children with cerebral palsy. Journal of Childrens Orthopaedics, 2017, 11: 229-236.

[71] Bartels E M, Korbo L, Harrison A P. Novel insights into cerebral palsy. Journal of Muscle Research and Cell Motility, 2020, 41 (2-3): 265-267.

[72] Paterson M. Varus and valgus deformities of the foot in cerebral palsy (1982). Developmental Medicine & Child Neurology, 2008, 50 (3): 164.

[73] 崔红新, 程方荣, 王健智. 有限元法及其在生物力学中的应用. 中医正骨, 2005, 17 (1): 53-55.

[74] Cheung T M, Zhang M, Leung K L, et al. Three-dimensional finite element analysis of the foot during standing—a material sensitivity study. Journal of Biomechanics, 2005, 38 (5): 1045-1054.

[75] Filardi V. Finite element analysis of the foot: Stress and displacement shielding. Journal of Orthopaedics, 2018, 15 (4): 974-979.

[76] Yan Z, Awrejcewicz J, Baker J S, et al. Cartilage stiffness effect on foot biomechanics of Chinese bound foot: A finite element analysis. Frontiers in Physiology, 2018, 9 (11): 1434.

[77] Park E S, Kim H W, Park C I, et al. Dynamic foot pressure measurements for assessing foot deformity in persons with spastic cerebral palsy. Archives of Physical Medicine & Rehabilitation, 2006, 87 (5): 703-709.

[78] Cheung T M, Zhang M. A 3-dimensional finite element model of the human foot and ankle for insole design. Archives of Physical Medicine & Rehabilitation, 2005, 86 (2): 353-358.

[79] Cheung J T M, Zhang M. Finite element modeling of the human foot and footwear. ABAQUS Users' Conference, 2006.

[80] Geng X，Shi J Q，Chen W M，et al. Impact of first metatarsal shortening on forefoot loading pattern：a finite element model study. BMC Musculoskeletal Disorders，2019，20（1）：625.

[81] Guo J C，Wang L Z，Mo Z J，et al. Biomechanical behavior of valgus foot in children with cerebral palsy：A comparative study. Journal of Biomechanics，2015，48（12）：3170-3177.

[82] 章浩伟，孙洋洋，刘颖，等. 基于三维膝-踝-足有限元模型的足跟痛足底压力生物力学分析. 医用生物学，2017，32（5）：436-441.

[83] 金乾坤，何盛为，何飞熊，等. 足踝部三维有限元仿真模型的构建及验证. 中国数字医学，2016，11（4）：83-86.

[84] Pena E，Calvo B，Martínez M A，et al. A three-dimensional finite element analysis of the combined behavior of ligaments and menisci in the healthy human knee joint. Journal of Biomechanics，2006，39（9）：1686-1701.

[85] 金立夫，胡海威，温建民，等. 第 1 跖楔关节失稳与拇外翻术后转移性跖骨痛相关性-前足跖骨头下压力的有限元研究. 中国矫形外科杂志，2013，21（9）：908-913.

[86] Lachiewicz P F，Soileau E S. The rates of osteolysis and loosening associated with a modular posterior stabilized knee replacement. Results at five to fourteen years. Journal of Bone & Joint Surgery American Volume，2004，86-a（86-A）：525-530.

[87] Cho W. Knee Joint Arthroplasty. Heidelberg：Springer，2014.

[88] Walker P S. The Artificial Knee：An Ongoing Evolution. Cham：Springer，2020.

[89] Goreham C M. Cross-shear implementation in sliding-distance-coupled finite element analysis of wear in metal-on-polyethylene total joint arthroplasty：Intervertebral total disc replacement as an illustrative application. Journal of Biomechanics，2010，43（9）：1674-1681.

[90] Maxian T A，Brown T D，Pedersen D R，et al. A sliding-distance-coupled finite element formulation for polyethylene wear in total hip arthroplasty. Journal of Biomechanics，1996，29（5）：687-692.

[91] Liu F，Galvin A，Jin Z，et al. A new formulation for the prediction of polyethylene wear in artificial hip joints. Proceedings of the Institution of Mechanical Engineers，Part H：Journal of Engineering in Medicine，2011，225（1）：16-24.

[92] Abdelgaied A，Liu F，Brockett C. Computational wear prediction of artificial knee joints based on a new wear law and formulation. Journal of Biomechanics，2011，44（6）：1108-1116.

[93] Lu Z，Mckellop H，Liao P，et al. Potential thermal artifacts in hip joint wear simulators. Journal of Biomedical Materials Research，2015，48（4）：458-464.

[94] Archard J F. Contact and rubbing of flat surfaces. Journal of Applied Physics，1953，24（8）：981-988.

[95] Strickland M A，Dressler M R，Taylor M. Predicting implant UHMWPE wear in-silico：A robust，adaptable computational-numerical framework for future theoretical models. Wear，2012，274-275（3）：100-108.

[96] Schwenke T，Wimmer M A. Cross-shear in metal-on-polyethylene articulation of orthopaedic implants and its relationship to wear. Wear，2013，301（1-2）：168-174.

[97] Petrella A J，Armstrong J R，Laz P J，et al. A novel cross-shear metric for application in computer simulation of ultra-high molecular weight polyethylene wear. Computer Methods in Biomechanics & Biomedical Engineering，2012，15（11）：1223-1232.

[98] Liu F，Fisher J，Jin Z. Computational modelling of polyethylene wear and creep in total hip joint replacements：Effect of the bearing clearance and diameter. Proceedings of the Institution of Mechanical Engineers Part J：Journal of Engineering Tribology，2012，226（6）：552-563.

[99] Knight L A，Galvin A，Jeffers J R T，et al. Influence of cross shear on the wear of polyethylene：A finite element

study. In Transactions of the 51st Annual Meeting of the Orthopaedic Research Society，2005.

[100] Wang A. A unified theory of wear for ultra-high molecular weight polyethylene in multi-directional sliding. Wear，2001，248（1）：38-47.

[101] Turell M，Wang A，Bellare A. Quantification of the effect of cross-path motion on the wear rate of ultra-high molecular weight polyethylene. Wear，2003，255（7）：1034-1039.

[102] Galvin A，Kang L，Tipper J，et al. Wear of crosslinked polyethylene under different tribological conditions. Journal of Materials Science Materials in Medicine，2006，17（3）：235-243.

[103] Kang L，Galvin A L，Brown T D，et al. Quantification of the effect of cross-shear on the wear of conventional and highly cross-linked UHMWPE. Journal of Biomechanics，2008，41（2）：340-346.

[104] Willing R，Kim I Y. A holistic numerical model to predict strain hardening and damage of UHMWPE under multiple total knee replacement kinematics and experimental validation. Journal of Biomechanics，2009，42（15）：2520-2527.

[105] Patten E W，Citters D V，Ries M D，et al. Quantifying cross-shear under translation，rolling，and rotation，and its effect on UHMWPE wear. Wear，2014，313（1-2）：125-134.

[106] Lee K Y，Pienkowski D. Reduction in the initial wear of ultrahigh molecular weight polyethylene after compressive creep deformation. Wear，1997，203-204（96）：375-379.

[107] Fregly B，Sawyer W，Harman M S. Computational wear prediction of a total knee replacement from *in vivo* kinematics. Journal of Biomechanics，2005，38（2）：305-314.

[108] Willing R，Kim I Y. Three dimensional shape optimization of total knee replacements for reduced wear. Structural & Multidisciplinary Optimization，2009，38（4）：405-414.

[109] Huq M Z，Celis J P. Expressing wear rate in sliding contacts based on dissipated energy. Wear，2002，252（5）：375-383.

[110] Ramalho A，Miranda J C. The relationship between wear and dissipated energy in sliding systems. Wear，2005，260（4）：361-367.

[111] Colaço R，Gispert M P，Serro A P，et al. An energy-based model for the wear of UHMWPE. Tribology Letters，2007，26（2）：119-124.

[112] O'Brien S T，Bohm E R，Petrak M J，et al. An energy dissipation and cross shear time dependent computational wear model for the analysis of polyethylene wear in total knee replacements. Journal of Biomechanics，2014，47（5）：1127-1133.

[113] Knight L A，Pal S，Coleman J C，et al. Comparison of long-term numerical and experimental total knee replacement wear during simulated gait loading. Journal of Biomechanics，2007，40（7）：1550-1558.

[114] 王川，赵峰，丁文宇，等. 上楼梯对人工膝关节假体磨损影响的有限元研究. 医用生物力学，2017，32（2）：109-114.

[115] Benson L C，DesJardins J D，Harman M K，et al. Effect of stair descent loading on ultra-high molecular weight polyethylene wear in a force-controlled knee simulator. Proceedings of the Institution of Mechanical Engineers，Part H：Journal of Engineering in Medicine，2002，216（6）：409-418.

[116] Jaber S A，Taddei P，Tozzi S，et al. *In vitro* effects on mobile polyethylene insert under highly demanding daily activities：Stair climbing. International Orthopaedics，2015，39（7）：1433-1440.

[117] Popoola O O，Yao J Q，Johnson T S，et al. Wear，delamination，and fatigue resistance of melt-annealed highly crosslinked UHMWPE cruciate-retaining knee inserts under activities of daily living. Journal of Orthopaedic Research，2010，28（9）：1120-1126.

[118] Gao B，Cordova M L，Zheng N. Three-dimensional joint kinematics of ACL-deficient and ACL-reconstructed knees during stair ascent and descent. Human Movement Science，2012，31（1）：222-235.

[119] Silvia F，Maria G B，Alberto L，et al. Fluoroscopic and gait analysis of the functional performance in stair ascent of two total knee replacement designs. Gait & Posture，2003，17（17）：225-234.

[120] Norimasa S，Tetsuya T，Takaharu Y，et al. Posterior sliding of the femur during stair ascending and descending in a high-flex posterior stabilized total knee arthroplasty. The Journal of Arthroplasty，2013，28（10）：1707-1711.

[121] Bergmann G，Bender A，Graichen F，et al. Standardized loads acting in knee implants. PLoS One，2014，9（1）：e86035.

[122] Stoller A P，Johnson T S，Popoola O O，et al. Highly crosslinked polyethylene in posterior-stabilized total knee arthroplasty：*In vitro* performance evaluation of wear，delamination，and tibial post durability. The Journal of Arthroplasty，2011，26（3）：483-491.

[123] Haider H，Alberts L R，Laurent M P，et al. Comparison between force-controlled and displacement-controlled *in-vitro* wear testing on a widely used TKR implant. In Transactions of the 48th Annual Meeting of the Orthopaedic Research Society，2002.

[124] Johnson T S，Laurent M P，Yao J Q，et al. Comparison of wear of mobile and fixed bearing knees tested in a knee simulator. Wear，2003，255（s7-12）：1107-1112.

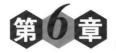

第**6**章

>>

# 活组织材料的力学

生物活组织材料是人体或其他生物体内的具有生命特征或生物活性的组织材料，如骨、肌肉、韧带等。生物活组织材料的力学性能描述和研究，是认识生物体的生理或病理生理过程和机制的重要内容，也是研究宿主组织与医疗器械材料的相互作用以及医疗器械的设计和临床应用的重要基础。

成年生物体在不停地新陈代谢，体内的组织在不断地动态重建，活组织材料的最主要特征就是生物活性，然而，遗憾的是，目前的生物力学还不能很好地定义和描述生物活性，对生物活性的力学建模和定量分析还需要非常艰难而长期的探索和研究。对生物活组织材料的力学研究，一般根据研究问题的具体情况，将活组织材料简化抽象为某种工程材料，并建立相应材料的力学模型，进一步应用弹性力学、黏弹性力学等的理论和方法进行力学研究和分析。

本章介绍人体的骨组织、软骨组织、肌肉组织、韧带等活组织材料的力学性能，主要包括皮质骨和松质骨的弹性和黏弹性，骨组织的力学功能重建；关节软骨的黏弹性、渗透性、润滑和磨损；肌肉组织收缩的力学，肌肉力学的 Hill 方程与力学模型；韧带的力学性能等。

## 6.1 生物活组织材料的力学特点

生物材料可分为生物活组织材料和生物医用材料，生物医用材料多为工程材料。生物活组织材料与一般的工程材料相比，有其独特的复杂的特性，一般具有很高的非线性、黏弹性、各向异性和非均质性等性质。而更为关键的是在应力的作用下活组织要进行重建，由于重建，活组织材料的形态结构、力学性质、本构关系、零应力状态等都会发生变化。这已超出了传统连续体力学的范围，给生物力学工作者在应用连续介质力学时展现了一个新的局面，传统的力学原理与分析方法不能完全搬用，需要根据生物活组织材料的特点进行改造和创新，这也正是生物力学及其研究的任务和困难之处。

## 6.1.1 生物活性

生物组织一般分为硬组织（骨、牙等）和软组织。从材料的观点来看，它们都是复合材料，但和无生命特征的工程材料截然不同，生物组织是有活性的，时时刻刻在进行着新陈代谢和自我重建。主要体现在以下三个方面[1]。

（1）它们是有生命的。即使是最接近于工程材料的骨，由于骨细胞的代谢活动，它本身就有生长和消亡，而且这种生命活动和骨组织内部的应力、应变有密切关系。

（2）肌肉和含有肌细胞的活组织不仅能够承载（被动地），还能够直接将化学能转化为机械能而能动地做功。

（3）生物组织保持其构造完整且生理功能正常的条件是相当苛刻的，因而活组织力学实验对环境条件的控制是相当严格的。

生物体受力后，不像工程材料只改变速度或变形应答，活体更以肌肉和神经的活动，以及生长或吸收，发生质及量的改变和物性的改变。生物组织的生长或重建受多种因素的影响，如营养、生长因子、力学环境（应力和应变等）、物理和化学环境及疾病等。

应力和生长的关系问题一直是生物力学的关键问题和研究热点，也一直困扰着生物力学研究者。最大的难点在于如何定量描述活组织材料的力学性能，在力学模型中精确地定义和表征"生命"的活性。

## 6.1.2 个体差异性

生物活组织材料是有生命特征的，其性能受生理特征（性别、年龄、种族、遗传等）和生活条件（劳动、职业、营养、气候、健康状况等）诸因素的影响，造成生物个体发展之间的差异。因此，生物活组织的力学性能也有非常明显的个体差异性。例如，青年人比老年人的骨强度高百分之十以上，男性比女性高百分之五，运动员与体力劳动者经常用到的身体部位的骨力学性能超过一般人。

个体差异使得进行生物力学测量时，所得的实验数据离散性很大，因此必须有足够的样本量，以进行统计分析，个体差异越大，需要的样本量越大。

由于生物组织的个体差异较大，不同的研究小组，即使采取同样的实验方法和控制条件，测量得到的实验结果一般也有较大差异，甚至互相矛盾，这为总结一般的普适性结论提出了极大的挑战；也使得在数据拟合和力学建模等研究工作中，参数的取值范围较大。因此，在生物力学的研究中，不要太关注具体数量的论证，而应该更加注重一般性的规律的发现。

### 6.1.3　非线性

线性可以从相互关联的两个视角来界定，其一是线性叠加原理成立；其二是物理变量间的函数关系是线性的，变量间的变化率是恒量。相应地，非线性可以界定为：定义非线性算符 $N(\varphi)$ 为不满足叠加原理的算符，即若 $\alpha$、$\beta$ 为标量，$\varphi$、$\psi$ 为自变量，$N(\varphi)$ 不满足线性算符：

$$L(\alpha\varphi+\beta\psi)=\alpha L(\varphi)+\beta L(\psi) \tag{6.1}$$

这意味着 $\varphi$ 与 $\psi$ 之间存在着耦合，对（$\alpha\varphi+\beta\psi$）的操作，等于分别对 $\varphi$ 和 $\psi$ 操作外，再加上对 $\varphi$ 与 $\psi$ 的交叉项（耦合项）的操作，或者 $\varphi$、$\psi$ 是不连续（有突变或断裂）、不可微（有折点）的。

作为等价的另一种表述，可以这样来理解非线性：在用于描述一个系统的一套确定的物理变量中，一个系统的一个变量最初的变化所造成的此变量或其他变量的相应变化是不成比例的。换言之，变量间的变化率不是恒量，函数的斜率在其定义域中有不存在或不相等的地方。概括地说，就是物理变量间的一级增量关系在变量的定义域内是不对称的。可以说，这种对称破缺是非线性关系的最基本的体现，也是非线性系统复杂性的根源。

对非线性概念的这两种表述实际上是等价的，叠加原理不成立必将导致物理变量关系不对称；反之，如果物理变量关系不对称，那么叠加原理将不成立。在不同的场合，对于不同的对象，两种表述有各自的方便之处，例如，前者对于考察系统中整体与部分的关系、微分方程的性质是方便的，后者对于考察特定的变量间的关系（包括变量的时间行为）将是方便的。

生物活组织材料一般不仅不满足材料非线性，还会发生大位移、大转动和大变形，同时具有几何非线性，如活动关节的运动、生物软组织的拉伸很容易发生大变形。有些情况还伴随有边界非线性，如关节的接触应力分析问题。

研究非线性弹性的流行方法是利用增量定律，即通过在平衡条件附近给材料以微小的干扰，测得增量应力和应变之间的线性关系。因为无限小增量应变与增量应力之间的关系是线性的，所以可以应用线性理论来逼近材料的非线性。仅当施加干扰的初始状态已知时，这种方法才能应用。就是说，增量模量强烈地依赖于应力的初始状态（而且对某些组织也依赖于应变的历史）。通常都是通过选择有意义的平衡状态，如在各个方向上均匀膨胀，或是明确定义的生理状态，来推导增量定律。

### 6.1.4　非均匀性

材料的均匀性或均质性是指材料的某种性质（如组分、结构或者力学性能等）在物体内部不同位置是完全一样的，均匀分布的。生物活组织材料的组成成分、解剖结构或者力学性能等一般是很不均匀的，如物质密度、应力、应变、弹性模量、强度等特性都是解剖位置依赖的，是空间位置的某种复杂的函数分布。

如骨的密度、弹性模量和强度等在不同的解剖部位分布是不同的。Vahey 和 Lewis 以边长为 5mm 的立方体为试件，对狗股骨头中松质骨做压缩试验，试件取自不同的解剖位置，得到的极限应力有很大的差异。1977 年，Goldstein 等在人胫骨近端松质骨的研究中发现，在同一干骨后端不同位置松质骨的弹性模量相差可达 100 倍，从而证实松质骨的高度不均性。这也从侧面证实了 Wolff 定律，即不同解剖部位松质骨的不同功能直接影响了其本身的结构和力学性质。在皮质骨段，骨的强度和骨的密度分布不完全相同。

## 6.1.5　各向异性

材料的各向同性是指材料的某种力学的、物理的或化学的性能在不同方向上是完全一样的，这种方向的无关性可以用各向同性张量来表述，如静水压就用各向同性的球张量表征。而材料的各向异性是指物体的某种性质随方向的不同而各自表现出一定的差异的特性，即在不同的方向所测得的性能数值不同。

物质性能的各向异性是由构成物体的微观晶体结构的各向异性所致，晶体的各向异性即沿晶格的不同方向，原子排列的周期性和疏密程度不尽相同，由此导致晶体在不同方向的物理化学特性也不同，这就是晶体的各向异性。晶体的各向异性具体表现在晶体不同方向上的弹性模量、硬度、断裂抗力、屈服强度、热膨胀系数等都是不同的。

生物组织材料一般是各向异性的，即沿不同的方向选取试件，得到的力学性能是不一样的。例如，骨密质与骨松质均为各向异性。由于骨骼结构在横向与纵向上是不同的，故骨骼强度随载荷的方向而异。在最常见的载荷方向上，骨骼的强度和刚度最大。1964 年，Evan 对经防腐处理的人股骨和胫骨的皮质骨沿纵向、切向和径向取出试件，得到的抗拉强度的切向和径向强度相近，约是纵向强度的 1/5。

## 6.1.6　非定常性

定常性是指变量或特性显性地不依赖于时间，不随时间变化，在数学上可以用定常方程或时均化方程的形式来表达。而非定常性则指变量或特性显性地依赖于时间，随时间不断变化、瞬时脉动，而不是像定常那样在一定范围内恒定不变。

在数学模型中，定常系统是指描述系统的微分方程或差分方程的系数是非时间依赖的系统。而时变系统则是特性随时间变化而变化的系统，又称变系数系统。时变系统的特点是，其输出响应的波形不仅与输入波形有关，而且与输入信号加入的时刻有关。严格地说，没有一个物理系统是定常的。然而如果在所考察的时间间隔内，其参数的变化相对于系统运动变化要缓慢得多，则这个物理系统就可以看作定常的。

在经典力学里，如果一个系统的所有约束都是定常约束，则称此系统为定常系统。定常约束显性地不依赖于时间。假若约束显性地依赖于时间，则称此约束为非定常约束。

由于组织的活性，生物组织在不断地新陈代谢，生物分子如肌动蛋白、胶原纤维、弹性纤维等，可以不断地在细胞中、细胞间、组织中用已经存在的原子生成，也可以分化为原子。细胞也在不断地迁移、增殖、分化、凋亡等。动态的重建、生长等使得组织的质量、结构、力学性能等都是在随时间不断变化的，是不定常的。

### 6.1.7 耦合

生命体既是一个生物学和化学系统，也是一个力学和物理学系统，是一个复杂的多相多场耦合系统。作用力广泛存在于生命体各个层次，生命系统时刻发生着复杂的力学过程，存在多力场的耦合，如流固耦合。一般情况下，生物体内同时还存在其他复杂的物理（热、电等）过程、化学过程和生物学过程，而且这些过程往往是相互影响和互为制约的。生物材料是多相复合材料，在多场载荷耦合作用下材料的性能十分复杂，为了揭示生物材料多场耦合的相互作用规律，必须研究生物材料的力学-热学-电学-生物学-化学等多场耦合效应和机理。特别是力学-生物学、力学-化学耦合研究，既是生命科学与基础科学交叉研究的前沿，也是生物（医学）工程、生物技术及其相关产业的重要源泉。

以关节软骨为例，关节软骨是被电解质溶液包围的多孔介质，电学-化学-力学的耦合作用对介质起着重要的作用。在软骨组织中，维持压应力的关键是存在适当的水合作用。水合作用主要是由带有负电荷的蛋白聚糖产生的。凝胶体由水和蛋白聚糖以及加强胶原纤维构成。胶原纤维形成纤维状结构来约束其中的水。带电粒子的运动引起化学过程，由于化学势梯度的存在离子发生扩散和转移，材料发生局部的膨胀或者收缩。内外纤维中的水和离子发生交换，关节软骨通过调整和改变其内部形状来平衡外部载荷的作用。

求解多场耦合有很多途径和方法，大体来说可分为多场直接耦合和多个场顺序耦合。对于多场直接耦合，如热压电材料的热-力-电耦合，其经典理论方程包括变形场、温度场和电场，基本变量包括位移、温度和电势。这三个场的控制场方程、梯度方程、本构方程一共由 27 个方程组成，通过数学推导，可以将这 27 个方程简化为 5 个含位移、电势和温度的偏微分方程，加上边界条件，直接耦合就是求这些偏微分方程。这就是直接耦合的过程。

顺序耦合则是先计算单个场，在计算下一个场时调用上一场的结果，体现场和场的影响。例如，模拟心血管系统的血流动力学与血管重建的流-固-生长的多场顺序耦合模型，血液流动与血管变形顺序耦合，再与血管重建耦合，继而引起血液流动的变化，并不断迭代求解。对于流-固耦合，目前的求解趋向于 NS 方程与非线性结构动力学。一般使用迭代求解，也就是在流场、结构上分别求解，在各个时间步之间耦合迭代，收敛后再向前推进。其优点就是各自领域内成熟的代码稍做修改就可以应用。

从原理上看，直接耦合最接近实际情况，因为采用耦合单元，它的每步计算同时地、无中间条件地体现了多场作用和影响。而顺序耦合，不是点点、时时耦合，更像阶段-阶段耦合，只能算是多场耦合的一种方法，结果是否合理可靠需要谨慎对待。

## 6.2　骨组织材料的力学

骨是坚硬而有生命特征的器官，是人体中能再生和自修复的组织。骨的形态结构是长期自然演变的结果，符合最优化原则（即最少的结构材料来承受最大的外力），并具有良好的功能适应性，将随环境条件的改变而发生动态变化，随着年龄的增长在结构上和化学成分上也都发生缓慢的变化。

骨的主要功能是：①骨与骨骼相连接构成人体的支架，支持人体的软组织，赋予人体一定的外形，并承担全身的重量。②骨形成体腔壁，对身体重要内脏器官起保护作用。③为骨骼肌提供附着面。肌肉收缩时以关节为支点牵引骨改变位置而产生运动。④骨的红骨髓有造血的功能，黄骨髓有储藏脂肪的功能。⑤骨参与机体的钙和磷等的代谢，是人体矿物盐（主要是钙和磷）的储备仓库。

骨组织材料的力学研究骨组织、骨和骨骼在运动过程和承受外载荷作用时的响应及变化规律，如变形、增生、吸收、消退、断裂等，揭示骨组织生长、发育、畸变、衰退和死亡等与力作用之间的相互影响和定量关系，为预防骨损伤，诊断和治疗骨科疾患，进行骨矫形、骨移植等提供理论基础和定量数据。主要研究内容是骨组织材料的静力和动力特性，骨的微观结构和宏观力学效应的关系，骨的耦合力学效应，骨的生长与断裂的力学问题及骨骼生长的控制论等。

骨组织材料力学的研究方法是将工程力学原理应用于骨这种特殊生物活组织材料，首要任务是选择材料的力学模型，建立活骨的本构关系。依照连续介质力学的理论和方法，在充分了解骨组织结构的基础上，将骨抽象为一种模型化了的工程材料，如理想弹性体、黏弹体等力学模型。骨组织材料模型可以简化为各向同性的、横观各向同性的、正交各向同性的、两相或多相复杂形成的复合材料等。在什么条件下，取哪种材料性质的模型，是研究骨力学首先要解决的问题。确定了材料的力学模型后，骨的本构关系就可以确定了。当然，建立真实骨的本构关系是一个非常困难的问题，最大的难点在于目前还无法把有生命特征的组织的本构关系用精确的数学方式表达出来。而在本构关系中反映"生命"，却正是生物力学工作者最关心的课题。

从材料力学看，骨有着和工程材料类似的力学性质。骨组织可视为由无机矿物质和有机成分组成的双相性复合材料，有机成分（胶原纤维等）组成网状结构，使骨具有弹性；无机成分（羟基磷灰石等）填充在有机物的网状结构中，像玻璃钢一样，使骨具有坚固性。故骨材料乃强而带脆的材料包含于弱而易屈的材料之中，并比两者都轻而结实[1]。有的研究认为，无机物使骨具有抗压能力，而有机物胶原使骨具有抗张能力。从功能看，骨最重要的机械性能是其强度和刚度。在重荷时，将引起骨的形变和结构大小的变化。

骨材料具有复杂的层次结构（图 6.1），不同的层次跨越很大的长度尺度[2, 3]。第 1 级是有机基质，是骨材料的基本组成单元，主要是 I 型胶原和矿物相（羟基磷灰石等）。在更高的第 2 级是矿化胶原纤维（直径为 $80 \sim 100$nm）。矿化胶原纤维通过规则和交错排列，形成第 3 级的胶原分子阵列，晶体（长约 50nm，宽 25nm，厚 $2 \sim 3$nm）位于这些原纤维内部和周围。在第 4 级层次上，矿化胶原纤维构成各种结构图式类型，其中最常见的是薄片（厚度为 $2 \sim 3\mu$m），由多个离散的平行原纤维层组成，每层具有不同的原纤维方向。胶合板中也有类似的排列，因此被称为旋转胶合板图式。在第 5 级层次上，根据位置和种类，片层以几种可能的方式之一排列；在成熟的马和犬骨中，最常见的排列是同心层（称为次生骨或哈佛氏系统）。这些中心空心管（直径约 $80\mu$m）圆柱体构型的直径为 $150 \sim 250\mu$m，包含血管和神经[4]。其他常见形式包括纤维板层骨（也称为丛状骨，如大部分牛骨）和板层带状骨（如爬行动物的长骨）。在 $1 \sim 10$mm 尺度的第 6 级层面上，骨材料形成皮质骨或松质骨（海绵状多孔结构，有许多空隙分隔薄的杆和板）。皮质骨（也称为致密骨）和松质骨（也称为小梁骨或海绵骨）组织之间的区别主要基于孔隙度：皮质骨的孔隙度为 5%～15%，而小梁骨的孔隙度为 40%～95%。因而两者的力学性能差异很大，皮质骨强度高，应变能力差，应变超过 2%就会断裂；而松质骨强度低，应变可达 7%左右，多孔结构使其有较高的能量储存能力。最终形成的第 7 级的器官骨（整骨），具有复杂的内部排列、独特的三维几何形态和力学性能。

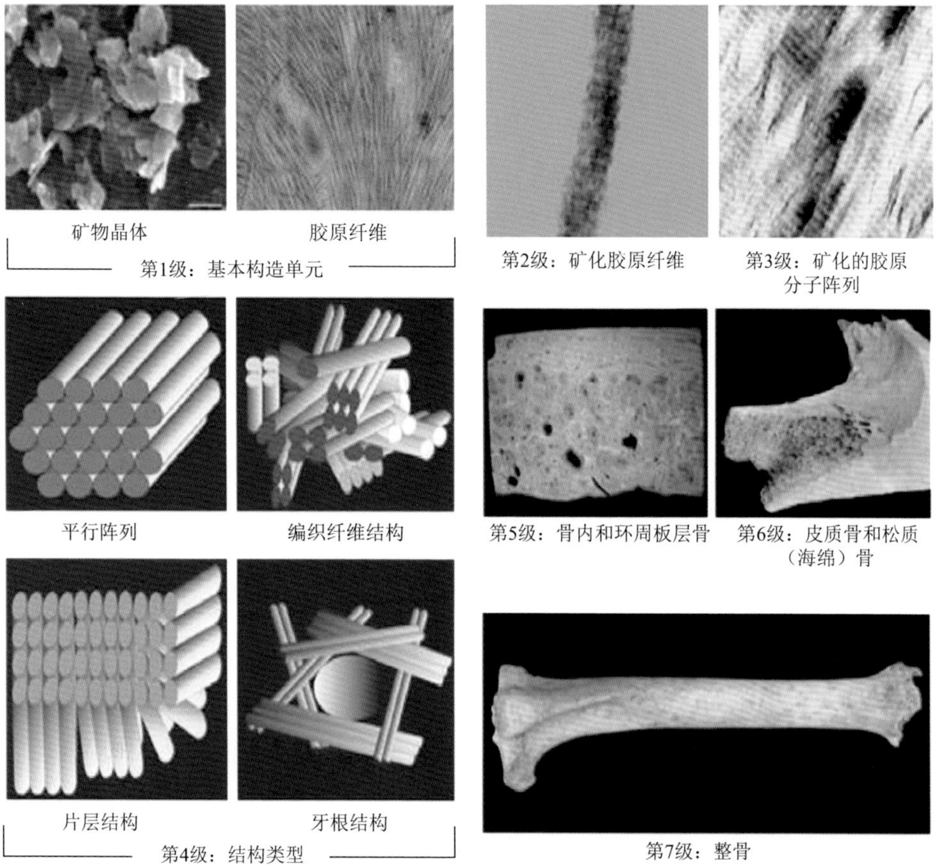

第1级：基本构造单元 — 矿物晶体 / 胶原纤维

第2级：矿化胶原纤维 第3级：矿化的胶原分子阵列

第4级：结构类型 — 平行阵列 / 编织纤维结构 / 片层结构 / 牙根结构

第5级：骨内和环周板层骨 第6级：皮质骨和松质（海绵）骨

第7级：整骨

**图 6.1 骨的层次结构**[2]

对骨力学性质、几何结构（微观结构）和组成成分的跨多个层次进行评估分析的技术如图 6.2 所示[5]。评估力学性能的方法包括整骨力学测试、组织材料力学测试、显微力学测试、显微硬度测试和纳米压痕测试技术等。测试结果包括结构刚度、强度和材料模量等，可以直接评估骨的强度等力学性能。表征骨几何结构和微观结构的方法包括定量 CT（QCT）、高分辨率外周定量 CT（HR-pQCT）、高分辨率 MRI（HR-MRI）和微-CT（micro-CT）等无创成像技术。可以测评骨的三维几何结构、骨小梁形态和组织矿物质密度等。测量组织成分的方法包括扫描电镜、振动光谱、核磁共振成像，以及化学和物理分析技术，可以测评矿物密度和结晶度、元素组成和胶原交联组成等材料特性。这些无创成像技术与体外力学测试和组分分析技术相结合，能够提供对骨质量的全面了解。

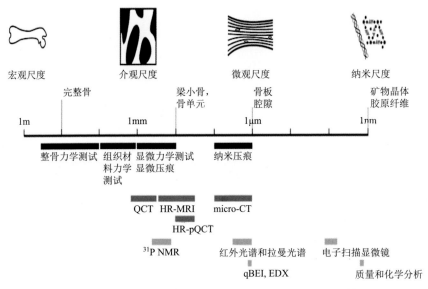

图 6.2　骨分层结构的力学、微观结构和组分检测技术[5]

## 6.2.1　哈佛氏系统的力学性能

哈佛氏系统又称骨单元，是骨承载的最小的结构单元，具有优良的力学性能。哈佛氏系统具有葱样横断面，外有黏合鞘，黏合鞘由不含胶原、高度钙化的黏合糖形成。哈佛氏系统以骨胶原纤维束高度有规律地成层排列为特征，它与骨盐和有机质结合紧密构成骨板，同一层骨板内的纤维大多是相互平行的，相邻两层骨板中的纤维层的方向呈交叉状。骨板厚薄不一，一般为 3～7μm。骨细胞体积较小，其长轴基本上与骨胶原纤维的长轴平行，也显示出有规律的排列。所有板层中的胶原纤维与哈佛氏系统的长轴呈斜向螺旋性交叉排列，并非完全平行或呈直角。

Ascenzi 和 Bonucci 最早沿纵向切磨分离出近似长方体的单个骨单位进行拉伸实验，试件宽约 50μm，长 100～300μm。也分离出较完整的圆柱形单个骨单位做压缩实验，直径为 180～200μm，且包含哈佛氏管与哈佛氏骨板。哈佛氏系统沿纵向和横向显示出不同的力学性能，纵向负载时，其抗拉能力大于抗压能力，而横向受力时情况正好相反。Vincentelli 和 Grigorov 的试验结果如下，初级骨强度 161MPa±11MPa，刚度 19.4GPa±2.4GPa，而哈佛氏骨强度 130MPa±14MPa，刚度 17.6GPa±2.0GPa。Reilly 和 Burstein 的研究结果，对于初级骨，轴向、环向和径向的抗拉强度之比为 3∶1∶0.4，而哈佛氏骨为 3∶1∶0.7，即径向的抗拉强度相对提高了。

## 6.2.2　皮质骨的力学性能

### 1. 皮质骨的线弹性应力-应变关系

皮质骨较硬，其应力应变关系与许多工程材料很类似。故皮质骨的应力分析可采用通常工程材料分析中的类似方法。从构成皮质骨材料的不同假设出发，将得到不同的应力分析结果[6]。假设皮质骨材料为理想线弹性材料，就可以根据弹性力学的原理得出皮质骨材料的本构关系。干骨较脆，应变为 0.4% 时就被破坏；湿骨的韧性较大，应变为 1.2% 时才被破坏。在应变的一定范围内，应力-应变关系近似为线性，故可应用 Hooke 定律。

皮质骨材料的力学行为具有明显的各向异性。皮质骨沿纵向（与骨干轴对齐的方向）的强度和拉伸/压缩模量大于沿径向和环向的强度及拉伸/压缩模量（表 6.1）[7-9]。在径向和周向上的力学特性差异较小，这表明皮质骨可以被视为横向各向同性材料。当沿纵向加载张力时，皮质骨表现出双线性应力-应变响应，其中一个明显的屈服点将线性弹性区域和线性硬化区域分开，该区域在小于 3% 的断裂应变下突然终止 [图 6.3 (a)][10]。相反，对于沿纵向的压缩载荷，屈服后发生快速硬化，随后软化，然后在约 1.5% 应变下发生破坏。与纵向加载的皮质骨试样相比，横向加载的皮质骨试样以更脆的方式破坏。在各种加载模式下对人体股骨极限强度的测量表明，纵向压缩时强度最大，横向拉伸时强度最弱。

**表 6.1　人体股骨皮质骨的力学性能**[7-9]

| 纵向 | | |
|---|---|---|
| 弹性模量/GPa | 17.9±3.9 | [7] |
| 泊松比 | 0.62±0.26 | |
| 拉伸屈服应力/MPa | 71.56±10.19 | |
| 拉伸屈服应变/% | 0.67±0.04 | |
| 抗拉极限应力/MPa | 92.95±10.07 | |
| 抗拉极限应变/% | 1.9±0.6 | |
| 压缩屈服应力/MPa | 115.06±16.36 | |
| 压缩屈服应变/% | 0.98±0.09 | |
| 压缩极限应力/MPa | 153.59±21.63 | [8] |
| 压缩极限应变/% | 1.3±0.3 | |
| 剪切模量/GPa | 3.3±0.4 | |
| 剪切屈服应力/MPa | 40.95±5.16 | |
| 剪切屈服应变/% | 0.87±0.04 | |
| 剪切极限应力/MPa | 46.31±5.82 | |

续表

| 横向 | | |
|---|---|---|
| 弹性模量/GPa | 10.1±2.4 | |
| 泊松比 | 0.62±0.26 | |
| 抗拉极限应力/MPa | 53±10.7 | [7] |
| 压缩极限应力/MPa | 131±20.7 | |
| 环向 | | |
| 压缩屈服应力/MPa | 41.8±19.4 | |
| 压缩屈服应变/% | 0.83±0.42 | [9] |
| 压缩极限应力/MPa | 65.2±13.8 | |
| 径向 | | |
| 压缩屈服应力/MPa | 44.1±21.1 | |
| 压缩屈服应变/% | 0.84±0.23 | [9] |
| 压缩极限应力/MPa | 63.1±20.7 | |

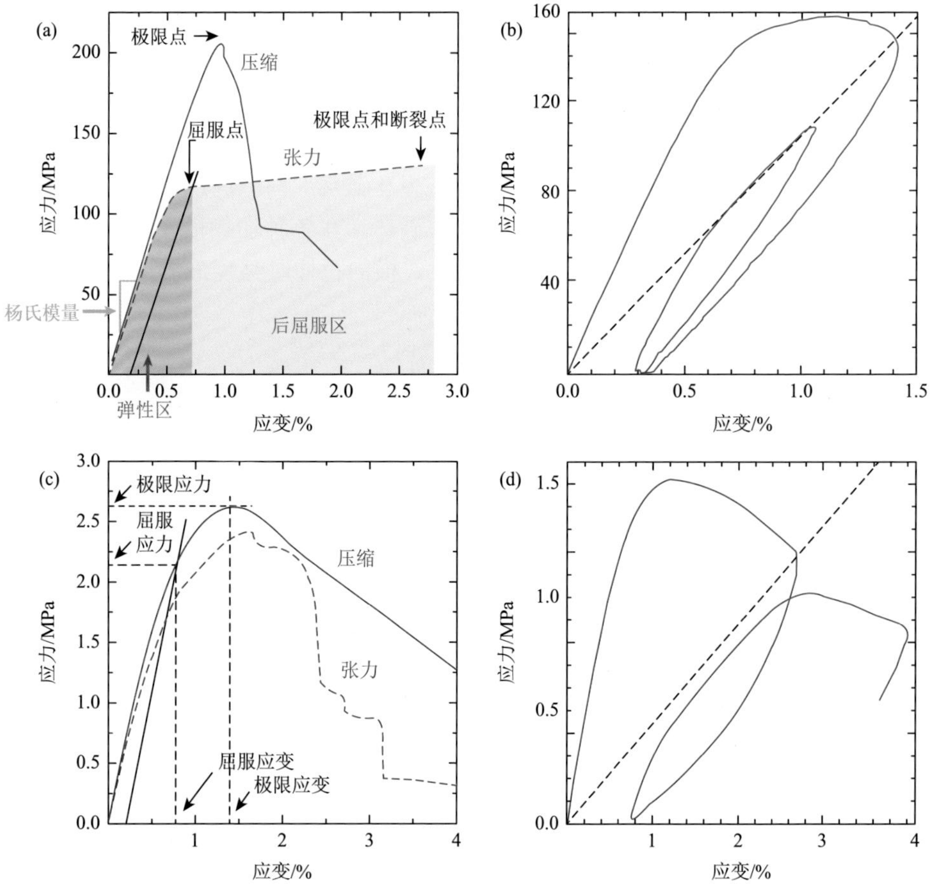

图 6.3  皮质骨沿纵向测试 [(a),(b)] 和松质骨沿主方向测试 [(c),(d)] 的应力-应变曲线[10]

Cowin 建议用均质各向异性线弹性体的本构关系作为骨的本构方程：$\sigma_{ij} = C_{ijkl}\varepsilon_{kl}(i,j,k,l=1,2,3)$，其中，$\sigma_{ij}$ 为应力张量；$\varepsilon_{kl}$ 为应变张量；$C_{ijkl}$ 为弹性张量，是表示材料弹性性能的常数。由于应变范围很小，可用无限小 Cauchy 应变来描述 $\varepsilon_{ij} = \dfrac{1}{2}\left(\dfrac{\partial u_i}{\partial x_j} + \dfrac{\partial u_j}{\partial x_i}\right)$，其中，$x_1, x_2, x_3$ 为直角笛卡儿坐标；$u_1, u_2, u_3$ 分别为位移在 $x_1, x_2, x_3$ 上的分量。因为 $\sigma_{ij}, \varepsilon_{ij}$ 均为对称张量，各有六个独立分量，所以在讨论线性各向异性弹性材料时，习惯采用如下形式[11]：

$$\sigma_\alpha = c_{\alpha\beta}\varepsilon_\beta \quad (\alpha, \beta = 1,2,3,4,5,6) \tag{6.2}$$

其中，$c_{\alpha\beta}$ 称为刚度矩阵，因为 $c_{\alpha\beta} = c_{\beta\alpha}$，故有 21 个独立分量。

对于正交各向异性对称材料，$C_{\alpha\beta}$ 仅有 12 个非零分量，其中 9 个分量是独立的，即

$$C_{\alpha\beta} = \begin{bmatrix} c_{11} & c_{21} & c_{31} & 0 & 0 & 0 \\ c_{12} & c_{22} & c_{32} & 0 & 0 & 0 \\ c_{13} & c_{23} & c_{33} & 0 & 0 & 0 \\ 0 & 0 & 0 & c_{44} & 0 & 0 \\ 0 & 0 & 0 & 0 & c_{55} & 0 \\ 0 & 0 & 0 & 0 & 0 & c_{66} \end{bmatrix}$$

而正交各向异性材料的柔性系数张量可表示为[11]

$$S_{\alpha\beta} = \begin{bmatrix} \dfrac{1}{E_1} & -\dfrac{v_{21}}{E_2} & -\dfrac{v_{31}}{E_3} & 0 & 0 & 0 \\ -\dfrac{v_{12}}{E_1} & \dfrac{1}{E_2} & -\dfrac{v_{32}}{E_3} & 0 & 0 & 0 \\ -\dfrac{v_{13}}{E_1} & -\dfrac{v_{23}}{E_2} & \dfrac{1}{E_3} & 0 & 0 & 0 \\ 0 & 0 & 0 & \dfrac{1}{G_{23}} & 0 & 0 \\ 0 & 0 & 0 & 0 & \dfrac{1}{G_{31}} & 0 \\ 0 & 0 & 0 & 0 & 0 & \dfrac{1}{G_{12}} \end{bmatrix} \tag{6.3}$$

刚度矩阵 $c_{\alpha\beta}$ 与弹性模量 $E_i$、剪切模量 $G_{ij}$、Poisson 系数 $v_{ij}$ 之间的关系分别为[11]

$$c_{11}=\frac{1-v_{23}v_{32}}{E_2E_3\varDelta} \qquad c_{22}=\frac{1-v_{13}v_{31}}{E_1E_3\varDelta} \qquad c_{33}=\frac{1-v_{12}v_{21}}{E_2E_1\varDelta}$$

$$c_{12}=\frac{v_{12}+v_{32}v_{13}}{E_1E_3\varDelta} \qquad c_{13}=\frac{v_{13}+v_{12}v_{23}}{E_1E_2\varDelta} \qquad c_{23}=\frac{v_{23}+v_{21}v_{13}}{E_1E_2\varDelta} \qquad (6.4)$$

$$c_{44}=G_{23} \qquad c_{55}=G_{31} \qquad c_{66}=G_{12}$$

其中，$\varDelta=\dfrac{1-v_{12}v_{21}-v_{23}v_{32}-v_{31}v_{13}-2v_{21}v_{32}v_{13}}{E_1E_2E_3}$。$v_{ij}$ 的下标 $i,j$ 分别表示外加单轴性应力方向和正交应变方向。将皮质骨简化为正交各向异性材料，则通过一系列材料力学实验可以得到弹性系数张量的各分量，如表 6.2 所示[12]。表中下标 1，2 和 3 分别代表长骨的径向、切向和轴向，即取柱坐标系（如 $r$，$\theta$，$z$），$z$ 轴与皮密骨试样的长轴方向相同。

表 6.2　正交各向异性皮质骨材料的弹性常数[12]

| 弹性常数 | Reilly 和 Burstein | Knets 等 | Katz | Ashman 等 |
|---|---|---|---|---|
| $E_1$ | 11.5 | 6.91 | 18.1 | 12.0 |
| $E_2$ | 11.5 | 8.51 | 19.4 | 13.4 |
| $E_3$ | 17.0 | 18.4 | 26.5 | 20.0 |
| $G_{12}$ | 3.6 | 2.41 | 7.22 | 4.53 |
| $G_{13}$ | 3.28 | 3.56 | 8.65 | 5.61 |
| $G_{23}$ | 3.28 | 4.91 | 8.67 | 6.23 |
| $v_{12}$ | 0.58 | 0.488 | 0.285 | 0.376 |
| $v_{13}$ | 0.31 | 0.119 | 0.222 | 0.222 |
| $v_{23}$ | 0.31 | 0.142 | 0.207 | 0.235 |
| $v_{21}$ | 0.58 | 0.622 | 0.305 | 0.422 |
| $v_{31}$ | 0.46 | 0.315 | 0.325 | 0.371 |
| $v_{32}$ | 0.46 | 0.307 | 0.283 | 0.350 |

根据骨的解剖结构和许多实验材料，可将皮质骨进一步简化为横向各向同性材料，其长轴 $z$ 为对称轴。依据对称性有：$c_{11}=c_{22}$，$c_{13}=c_{23}$，$c_{44}=c_{55}$，$c_{66}=\frac{1}{2}(c_{11}-c_{12})$ 或 $E_1=E_2$，$v_{31}=v_{32}$，$v_{12}=v_{21}$，$G_{31}=G_{23}$，$G_{12}=\dfrac{E_1}{2(1+v_{12})}$，故 $c_{\alpha\beta}$ 只有 5 个独立的弹性常数，则皮密骨试样的应力与应变的特征方程变为

$$
\begin{bmatrix} \sigma_r \\ \sigma_\theta \\ \sigma_z \\ \tau_{\theta z} \\ \tau_{zr} \\ \tau_{r\theta} \end{bmatrix} = \begin{bmatrix} c_{11} & c_{12} & c_{13} & 0 & 0 & 0 \\ c_{12} & c_{11} & c_{13} & 0 & 0 & 0 \\ c_{13} & c_{13} & c_{33} & 0 & 0 & 0 \\ 0 & 0 & 0 & c_{44} & 0 & 0 \\ 0 & 0 & 0 & 0 & c_{44} & 0 \\ 0 & 0 & 0 & 0 & 0 & \dfrac{c_{11}-c_{12}}{2} \end{bmatrix} \begin{bmatrix} \varepsilon_r \\ \varepsilon_\theta \\ \varepsilon_z \\ 2\varepsilon_{\theta z} \\ 2\varepsilon_{zr} \\ 2\varepsilon_{r\theta} \end{bmatrix}
\tag{6.5}
$$

1975 年，Reilly 和 Burstein[7]在研究皮质骨的弹性性质时对牛骨进行周向和径向拉伸实验，并采用方差分析方法证明弹性系数在垂直于纤维方向是基本相同的（表 6.3）。

表 6.3　正交各向异性皮质骨材料的弹性系数[7]

| 材料 | 弹性系数/($10^{-10}\mathrm{N/m^2}$) | | | | |
|---|---|---|---|---|---|
| | $c_{11}$ | $c_{33}$ | $c_{12}$ | $c_{13}$ | $c_{44}$ |
| 新鲜牛趾骨 | 1.70 | 2.97 | 1.03 | 0.98 | 0.36 |
| 新鲜人股骨 | 4.66 | 5.34 | 3.94 | 3.96 | 0.33 |

而弹性常数之间的关系变为

$$
E_r = \frac{(c_{11}-c_{12})(c_{33}c_{11}+c_{33}c_{12}-2c_{13}^2)}{(c_{11}c_{33}-c_{13}^2)} = E_\theta
$$

$$
E_z = c_{33} - \frac{2c_{13}^2}{c_{11}+c_{12}} \qquad v_{z\theta} = \frac{c_{13}}{c_{11}+c_{12}}
\tag{6.6}
$$

$$
v_{r\theta} = \frac{c_{33}c_{12}-c_{13}^2}{c_{11}c_{13}-c_{13}^2} \qquad v_{rz} = \frac{c_{13}(c_{12}-c_{11})}{c_{13}^2-c_{11}c_{33}}
$$

若试件仅受正压力，则式（6.5）变为

$$
\begin{bmatrix} \sigma_r \\ \sigma_\theta \\ \sigma_z \end{bmatrix} = \begin{bmatrix} c_{11} & c_{12} & c_{13} \\ c_{12} & c_{11} & c_{13} \\ c_{13} & c_{13} & c_{33} \end{bmatrix} \begin{bmatrix} \varepsilon_r \\ \varepsilon_\theta \\ \varepsilon_z \end{bmatrix}
\tag{6.7}
$$

在单向拉伸时，$\sigma_z = \sigma$，令此时应变为 $\varepsilon_r', \varepsilon_\theta', \varepsilon_z'$，用式（6.6）不足以解出刚度矩阵中的四个未知数，还需要两个以上的独立方程，最简便的方法是再做流体静压试验。对于压强 $p$，令相应的应变分别为 $\varepsilon_r'', \varepsilon_\theta'', \varepsilon_z''$，则可得四个独立方程：

$$
\begin{bmatrix} L_1 \\ L_2 \\ L_3 \\ L_4 \end{bmatrix} = \begin{bmatrix} \varepsilon_\theta' & \varepsilon_z' & 0 & 0 \\ 0 & \varepsilon_\theta' & \varepsilon_z' & 0 \\ \varepsilon_\theta'' & \varepsilon_z'' & 0 & -p \\ 0 & \varepsilon_\theta'' & \varepsilon_z'' & p\dfrac{\varepsilon_\theta''}{\varepsilon_z''} \end{bmatrix} \begin{bmatrix} 0 \\ 0 \\ -p \\ -p\left(1+\dfrac{\varepsilon_\theta'}{\varepsilon_z'}\right) \end{bmatrix}
\tag{6.8}
$$

其中，$L_1, L_2, L_3, L_4$ 可给出刚度系数：

$$c_{11} = \frac{L_1}{1-L_4^2} \qquad c_{12} = c_{11}L_4$$

$$c_{13} = \frac{L_2}{1-L_4} \qquad c_{33} = L_3 + \frac{c_{13}^2}{c_{11}}$$

(6.9)

当然，刚度系数 $c_{44}$（即剪切模量 $G_{31}$）可用试件所受的沿试样长轴的扭矩给出：

$$c_{44} = G_{31} = \frac{\tau_{\theta z}}{2\varepsilon_{\theta z}}$$

(6.10)

沿着上述思路，可以直接做静态或准静态实验来测定皮质骨的弹性常数，此称为直接测量法。

**2. 皮质骨的复合材料的本构关系**

骨大体上可看成由磷酸钙黏结成的胶原纤维构架，因此可参照工程复合材料的概念，将骨看作二相复合材料，一相是基体，即羟基磷灰石晶体，另一相是胶原，起增强作用。根据骨的超微结构，Gurrey 于 1964 年首先提出骨是胶原纤维增强的复合材料，他的这个模型起了奠基的作用。1967 年，Bonfied 和 Li 采用 Voigt 模型或称等应变模型，于是骨的弹性模量 $E_b$ 为

$$E_b = V_m E_m + V_c E_c V_m + V_c = 1$$

(6.11)

其中，$E$ 和 $V$ 分别为弹性模量和相对体积；下标 m、c 分别为骨中矿物质和胶原。但是缺乏可用于计算的能描述骨的弹性性能的参数。

Katz 于 1971 年和 Piekarski 于 1973 年都给骨设计了一个由矿物质和胶原纤维组成的夹层板模型。当平行于板方向受力时，采用等应变模型模拟骨的本构关系，其弹性模量由式（6.11）表示，当垂直于板方向受力时，采用等应力模型，弹性模量间的关系为

$$\frac{1}{E_b} = \frac{V_m}{E_m} + \frac{V_m}{E_c}$$

(6.12)

这种模型与试验结果的差别也较大。所以又有人建议用加强纤维复合材料来描述骨的力学性质，但都难以得到十分理想的结果。

1976 年和 1980 年 Kate 设想了一个等级复合材料模型。它以骨的两个结构水平，即哈佛氏系统和皮质骨为基础。在第一个水平上，假定哈佛氏系统为一紧密黏结的受力实体，由层层叠套的围绕哈佛氏管的同心圆柱形骨板形成的中空圆柱体。在超微结构上，则假定磷灰石晶体以某种堆砌方式注入胶原纤维。其晶轴沿胶原纤维方向。按照这个模型，骨单位的弹性模量将是胶原-矿物质集成物相对方向的函数，计算结果和 1974 年 Frasca 测量的结果符合较好。对于皮质骨，假定骨单位捆束成近似六角形，骨单位被认为以上述空心纤维形状浸没在结合线和相

邻间板中的细胞基质、胶原和矿物质中。Kate 采用 1964 年 Hashin 和 Rosen 提出的六角对称分布的空心纤维增强的复合材料的计算方法，计算模型的弹性模量。理论计算的结果与 1976 年 Yoon 和 Kate 的试验结果比较一致。

1979 年 Gottsman 和 Hashin 在 Kate 模型的基础上引进了黏弹性性能，即认为骨是二相的纤维增强的复合材料，一相是黏弹性黏结材料，另一相是骨单位。宏观上认为骨是横观各向同性的，而黏弹性基体则假定是各向同性的，剪切具有牛顿流体性能。借此，他们提出了一个纤维增强的黏弹性复合柱体群模型，并给出了力学表达式。在他们的算式中，单个骨单位是层层叠套的，同心圆柱壳之间是牢固黏结的。

### 3. 皮质骨的黏弹性

皮质骨是由高度复杂的材料构成的，其中力学行为具有明显的时间相关性，即呈现黏弹特性。

皮质骨具有明显的应变率相关性。它的力学性质，如弹性模量和强度极限等都随应变率的不同而变化。1966 年，McElhaney 用新鲜骨做试验，采用空气枪筒获得的应变率的变化范围，$0.001 \sim 1500 s^{-1}$ [单位为微应变（$10^{-6}$）每秒]，随着应变率的提高，骨的极限强度和刚度都提高，也变得更脆了。McElhaney 没有量化他们试件的组织学结构，但是注意到了高应变时受载试件沿结合线的破坏，而低应变率时试件沿横过骨单位的剪切面破坏。

1976 年，Wright 和 Hayes 采用中等程度的应变率范围，$10^{-3} \sim 10^{-2} s^{-1}$，这包含了实际生理环境下的应变率，或许更具实际意义。他们由统计规律得到，皮质骨的抗拉强度极限与应变率有关系：

$$\sigma_B = \dot{\varepsilon}^{0.07} \tag{6.13}$$

这与 1975 年 Currey 在较低应变率范围（$10^{-4} \sim 10^{-1} s^{-1}$）做的拉伸试验的结果大致相符。Wright 和 Hayes 还注意到，皮质骨的弹性模量随骨中哈佛氏骨含量的增加而降低。

加载速率对强度和模量的影响只是中等的。在正常体力活动期间，骨组织承受 $0.001 \sim 0.01 s^{-1}$ 的应变，并且可以假设皮质骨的单调响应仅具有较小的速率依赖性。然而，随着应变率的增加而观察到的硬化和强化效应仍然与临床相关，因为冲击载荷期间的应变率可能比正常生理范围大 10 倍以上。皮质骨在高应变率下更脆，加载速率也会影响骨组织内损伤的累积。

Lewis 和 Goldsmith 采用分离式 Hopkinson 压杆技术（简称 SHPB 技术）对牛股骨进行了试验，得到皮质骨的抗压强度极限随应变率增加而明显提高。例如，当应变率 $\dot{\varepsilon} = 400 s^{-1}$ 时，压缩破坏应力要高出静载抗压强度极限的 2 倍。为描述骨的黏弹性行为，他们基于试验结果，给出了在时间区间从 10μs 至 150μs 内的压缩松弛函数：

$$S_{(t)} = \left[3.61 - 0.78\left(1 - \exp\frac{-t}{13}\right)\right] \times 10^6 \text{psi}^{①} \tag{6.14}$$

其中，松弛时间 $t$ 的单位为 μs。试验发现骨有塑性变形，在压缩破坏时，弹性应变和塑性应变近似相等。他们还试图考察骨断裂与负荷历史的关系，认为骨的破坏应力不仅取决于应变率，而且不同的加载历史有影响。

1979 年，Lakes 和 Katz 对骨的黏弹性能展开了全面的研究，做了松弛和蠕变试验、扭转及双轴扭转-拉伸的试验，在试验基础上 Lakes 和 Katz 引入一个三角形松弛时间谱：

$$H_{(\tau)} = \begin{cases} \lg\tau & \tau_1 \leqslant \tau \leqslant \tau_2 \\ 0 & \tau < \tau_1, \tau > \tau_2 \end{cases} \tag{6.15}$$

并提出线性 Boltzmann 叠加原理不能用来描述骨的黏弹性，而要用非线性黏弹性方程：

$$\sigma_{(t)} = \int_{-\infty}^{t} [G_{(t-\tau,\varepsilon_{(t)})} - G_e]\frac{\mathrm{d}\varepsilon}{\mathrm{d}\tau}\mathrm{d}\tau + G_e\varepsilon \tag{6.16}$$

其中，$G_e = \lim\limits_{t\to\infty} G_{(t)}$，方程中的核函数 $G_{(t',\varepsilon)}$（其中 $t' = t - \tau$）可被分离为

$$G_{(t',\varepsilon)} = G_{0(t')}A_{(\varepsilon)}$$
$$A_{(\varepsilon)} = a_1 - a_2\exp[-(a_3\varepsilon)^2] \tag{6.17}$$

其中，$a_1 = 1.055, a_2 = 0.07, a_3 = 550$。结果表明，理论和实验数据符合得较好。此外，他们还导出了 Green-Rivlin 重积分多项式形式的骨的本构方程。

由于 Lakes 和 Katz 是用扭转振动做动力试验的，所以所取最高频率只有 100Hz。为探讨骨在高速撞击下的力学特性，1981 年，赵均海和毛晓岗等采用 SHPB 方法对人骨进行了试验研究。1987 年杨桂通和吴文周也采用同样的技术研究了高应变率下牛骨的动态响应，都认为可用三参数流变模型描述高应变率下的黏弹性行为：

$$\sigma_{(t)} = E_0\varepsilon_{(t)} + \alpha^2\varepsilon_{(t)} + G_1\int_0^t \varepsilon_{(t)}\exp\left(-\frac{t-\tau}{T}\right)\mathrm{d}\tau \tag{6.18}$$

其中，$E_0$、$\alpha$、$G_1$ 和 $T$ 由试验资料的值确定。对于皮质骨，$E_0 = 25\text{GPa}$，$\alpha = -500\text{GPa}$，$G_1 = 22\text{GPa}$，$T = 13\mu\text{s}$。

### 4. 皮质骨的年龄与性别特征

皮质骨的年龄与性别特征在骨的生理学、病理生理学及临床研究中具有重要意义。虽然男、女的骨平均密度并没显著差异（男：$1.79\text{g/cm}^3$，女：$1.80\text{g/cm}^3$），

---

① $1\text{psi} = 6.89476 \times 10^3 \text{Pa}$。

但在骨的生长过程中，骨密度随年龄而变化，特别是女性，在 24～85 岁范围内骨密度降低约 8%，而且在绝经期骨密度降低较快。极限弯曲应力是年龄的函数，在骨的生长期和成熟期内渐增，大约 30 岁时达到最大，老年逐步下降。若在人体股骨的皮质骨上取 4 小段，每段约 4mm，并每段分前、后、内、外 4 部分。不同性别之间截面惯性矩随年龄的变化有显著差异：女性在 35 岁后明显下降，而男性则在一生中都渐增，只不过老年时速度缓慢。而这种差异在骨干的两端更加明显。男性皮质骨的抗压强度在 26 岁时最低，到 31 岁时最大，然后渐减。弹性模量在 26 岁时最大，以后逐渐减小；而压应变则是从 26 岁至 54 岁一直增加，到 61 岁达到最小，然后 75 岁时再次增加到最大。

## 6.2.3　松质骨的力学性能

松质骨的力学性能对代谢性疾病的诊断与治疗，骨折、关节退行性疾病及全关节置换术都有十分重要的意义。研究松质骨与其随生理和力学环境改变的适应性是骨力学的重要内容之一。松质骨具有很强的耗散能量的功能，呈现强的黏弹性。松质骨在宏观材料层面上大致可视为是各向同性的。松质骨的弹性模量与其结构形式有关系，但与其表观密度或组织的多孔性有更密切的关系。

### 1. 弹性

对松质骨的弹性性能研究较多，但数据分散，传统的松质骨压缩试验测试是将松质骨试件置于两刚性台板之间，根据其台板的相对位移和试件承受的压力计算出弹性模量和强度。

由于松质骨的孔隙度很高（50%以上），试验时将首先面临一个问题：试件取多大才能满足连续性假定。1980 年，Brown 和 Ferguson 用股骨头中松质骨做试验时注意到，取边长为 5mm 的立方体试件，可作为满足连续性假定的最小尺寸试件。1991 年 Linde 等则提出，试件的长度（$L$）和直径（$D$）之比（$L/D$）必须小于 5 才可避免微观失稳现象的发生。

松质骨的表观力学性能主要由其孔隙率或表观密度决定。1977 年，Carter 和 Hayes 通过大量实验给出松质骨的弹性和强度都与其表观密度 $\rho$（即不包括髓脂的骨的质量除以试件的体积）的 3 次方成比例：

$$E = E_0 \left(\frac{\dot{\varepsilon}}{\dot{\varepsilon}_0}\right)^{0.06} \left(\frac{\rho}{\rho_0}\right)^3 \tag{6.19}$$

其中，$E$、$\dot{\varepsilon}$ 和 $\rho$ 分别为弹性模量、应变率和表观密度；$E_0$、$\dot{\varepsilon}_0$、$\rho_0$ 是三个参考值，可取自应变率为 $0.01\text{s}^{-1}$ 时人的皮质骨的相应数值，如 $E_0 = 22.16\text{Pa}$，则有 $E = 3790\dot{\varepsilon}^{0.06}\rho^3$。他们还给出抗压强度 $\sigma$ 的表达式：

$$\sigma = \sigma_0 \left( \frac{\dot{\varepsilon}}{\dot{\varepsilon}_0} \right)^{0.06} \left( \frac{\rho}{\rho_0} \right)^2 \tag{6.20}$$

若取 $\sigma_0 = 221\text{MPa}$，$\rho_0 = 1.8\text{g}/\text{cm}^3$，则有 $\sigma = 68\dot{\varepsilon}^{0.06}\rho^2$。必须指出，对于上述表达式中的系数，各位研究者得出的各不相同。1991 年 Linde 等给出的表达式为：$E = 6227\dot{\varepsilon}^{0.06}\rho^3$，$\sigma = 51.5\dot{\varepsilon}^{0.06}\rho^2$。

**2. 黏弹性**

1977 年，Carter 和 Hayes 发现松质骨试件的弹性模量和强度与应变率的 0.06 次方相关。其他学者的研究也先后证明了机加工的松质骨试件对应变率相对不敏感这一结论。在准静态载荷下，骨髓的液压效应并不对松质骨试件的力学性质产生任何影响，而随着应变率的提高则不应忽视骨髓的液压效应。在 1991 年 Linde 的实验中，当应变率为 $10\text{s}^{-1}$ 时，松质骨的弹性模量和强度已明显提高。1991 年，Ochoa 的有髓和无髓的全股骨头加载研究提示在体内可能存在骨髓的液压效应。

**3. 终应变**

在连续介质水平的松质骨，其弹性模量-密度、强度-密度有着相似的关系，且有大量文献证实弹性模量与抗压强度是线性相关，表明在连续介质水平终应变（屈服应变）可作为表示松质骨破坏的一个重要参数。松质骨的终应变与表观密度或弹性模量无关的事实支持了这一说法。1989 年，Turner 报道了牛股骨远端的终应变均值（标准差）为 0.74%（0.14%）；1989 年，Linde 报道了人股骨近端的终应变值为 2.02%（0.43%）。1987 年，Mosekilde 等的试验表明人锥体松质骨的终应变具有各向异性，且在纵向载荷下的终应变最小。采用终应变描述松质骨破坏的一个主要优点是避免了用弹性模量描述松质骨破坏所带来的极大差异，从而简化了松质骨破坏的数学模型。

## 6.2.4  骨的塑建与重建

活骨区别于非生命材料的本质在于骨是有活性的，它在人体的生长发育和骨病康复过程中不断地发生塑建与重建，通过塑建与重建适应变化的力学环境，适应并调整其功能。

骨塑建是指骨表面在组织间隙单方向运动，引起骨的几何形状、大小及所含骨量的改变，以形成一定的外部形态和内外直径。人大约在青春期呈现这种改变，直至骨成熟为止。骨重建是指骨骼成熟后，在人的一生中仍存在骨的不断更新和改造，此过程包括骨吸收、骨形成及静止期。这说明生长骨骼和成人骨骼在骨转换的过程中存在着根本差异。

皮质骨重建是在哈佛氏管内进行的，哈佛氏管活跃的骨重建单位长而窄，重建单位与骨长轴平行，而骨沉积则与其垂直。骨小梁的重建则在其表面进行，对于骨内膜，破骨细胞仅在一个大的表面上侵蚀而不穿透骨，一旦深度达 $60\sim80\mu m$ 即停止，然后由成骨细胞将被侵蚀的表面充满。任何时候，骨内膜表面都存在着与骨表面垂直的吸收表面和形成表面。

一般可将骨重建行为分为外部重建和内部重建两大类，前者指骨表面的转换，即骨在其表面的沉积和吸收所引起的骨外形变化；后者指骨内部矿物质含量及孔隙度的变化所致的骨密度和骨质量的变化。表面重建是一个长期的、缓慢的过程，一般要延续数月或数年的时间，而内部重建则可在很短时间内出现。

骨的内部结构和外部形态取决于遗传的程序、激素的活性及施加到骨上的载荷这三个因素。1738 年，Galileo 首先发现施加载荷与骨的形态间的关系，指出骨的形态与体重及活动有直接关系。1834 年，Bell 指出骨可以使用尽可能少的材料来承担载荷。1838 年，Word 报道增加压缩载荷可以增加骨的形式。1867 年，Herman von Meyer 报道骨的内部结构和外部形态均与其所承受载荷大小及方向有直接关系。

德国医学家 Wolff 于 1884 年就指出骨的功能性适应原则："骨的功能的每次改变，都按照数学法则，以某一定的方式来改变其内部结构和外部形态。"此即 Wolff 定律或骨转化定律[13]，这说明骨的外部形态和内部结构是反映其功能的，骨骼在其功能需要的部分有骨形成，而在不需要的部分发生骨吸收，骨的生长、发育、萎缩和消退等变化与其承受的应力有密切的关系。骨的重建就是活体骨不断地进行着生长、加强和再吸收过程，目标是使其内部结构和外部形态适应于其载荷环境的变化。

Wolff 定律已经成为现代骨科的核心原则之一[6]。用来调控活体骨的重建性能的力学环境，不但在骨折临床处理和矫形等方面有重要的作用，对合理设计接触骨组织的假肢器械也特别重要，这些器械包括骨折固定板、外科螺杆、外固定支架及人工关节等。例如，植入假体施加在邻近骨组织上的应力与骨组织所习惯承受的应力不同，则骨将按新的力学环境重建，这有可能形成对骨组织的应力遮挡，诱发骨吸收并导致假体无菌性松动失效。

在骨重建的研究中出现过很多不同的观点。例如，1965 年 Bassett 提出"压长拉消"，即在发生压应变区，骨细胞铺设骨，而在拉应变区，骨细胞腐蚀骨。按照这种意见，则某些长骨应该是受压侧要明显地比受拉侧厚，但解剖所见不能证明这一点。而后来的牵张成骨理论的发展更是直接的反证。1964 年，Frost 提出骨重建取决于载荷产生的骨表面曲率，在骨塑建或重建过程中，凹面的成骨细胞活跃，主要表现为骨沉积；凸面更多为骨吸收。椎体的构造和重建方式可以很好地用这种假说来说明，但是 Frost 理论对于有正常曲率的骨却难以解释。1971 年，Liskova 和 Hert 通过动物实验提出，间歇性动态载荷可诱发明显的重建活动，而持续的载荷对骨重建行为的影响很小。这一观点被普遍接受，并在骨科和运动医学中广泛应用，如骨折治疗要及早地进行功能锻炼，就是要为骨愈合提供一个动态的间歇性力学刺激。

Wolff 定律提出已经一百多年，但迄今为止，对骨重建的定量描述和定律中的"数学法则"还是很不清楚。随着模拟仿真能力的提高和大量定量生理学数据的增加，对骨组织及其重建的模型越来越多，以描述和分析复杂的动态过程。骨的数学建模的早期阶段是试图建立一个准确的（虽然迄今为止还没有完成）骨细胞活动和骨组织形成与吸收的数学描述[14]。目前，越来越多的研究尝试将骨的细胞水平上发生的事件与骨组织的宏观力学特性之间建立一个明确的联系。例如，一些模型包括骨组织有效密度的演化方程，而这个宏观变化取决于某些生物因素，如刺激或成骨细胞和破骨细胞的局部浓度等，进而影响骨组织的杨氏模量。

骨骼数学建模的一个重要问题就是，以某种定量的方法描述机械载荷与骨组织演化之间的相互作用。这通常是通过对骨的某种力学刺激和骨的生理学功能响应建立联系来实现的[15]。可定义局部的或全局的力学刺激变量，如变形能量密度、累积损伤变量、适当定义的有效应力或应变、载荷的频率或强度等。作为对机械刺激的响应，骨组织将发生变化，如骨的机械性能（如杨氏模量）、骨量密度、形态结构等。

### 1. 应力或应变大小理论

Pauwels 认为骨重建与骨中的应力大小有关。骨功能适应性可用骨截面增长速度 $u$ 与骨中应力 $\sigma$ 的关系以三次函数来描述：

$$u = A[(\sigma_s - \sigma_u)^2(\sigma_i - \sigma_s) - (\sigma_i - \sigma_s)^3] \tag{6.21}$$

其中，$A$ 为骨增长系数；$\sigma_i$ 为实际应力；$\sigma_s$ 为最优应力；$\sigma_u$ 为容许应力下限。式（6.21）变形为

$$u = -A(\sigma_i - \sigma_u)(\sigma_i - \sigma_s)(\sigma_i - \sigma_0) \tag{6.22}$$

其中，容许应力上限 $\sigma_0 = 2\sigma_s - \sigma_u$。骨增长系数 $A$ 对不同的骨是不一样的，$A$ 值直接描述了骨的增长和萎缩速率，标志着骨适应外载荷的能力。

Pauwels 建议把骨看成一个反馈控制系统，如在应力的某一最优值 $\sigma_s$ 作用下，骨的定常变化是平衡的，即骨重建与再吸收一样多；在容许应力上限 $\sigma_0$ 和下限 $\sigma_u$ 范围内，当实际应力 $\sigma_i$ 大于最优应力 $\sigma_s$ 时，骨重建占优势，而当 $\sigma_i < \sigma_s$ 时，再吸收占优势；若实际应力 $\sigma_i$ 大于容许应力上限 $\sigma_0$，则骨会被病理性再吸收所伤害或骨组织损伤，而当 $\sigma_i < \sigma_u$ 时，再吸收将停止。在这一反馈控制系统中，载

荷将引起应力和应变，它们对骨组织的变化过程是一种刺激，使骨组织发生聚集和再吸收。

　　Frost 提出骨重建的力学稳态理论（图 6.4）[16]，认为应变是骨重建的主要控制因素。通过与应变阈值对比，判断其在力学调控系统中所处区域，以确定骨平衡的方向，来调整骨量增加或减少。正是这个调控系统的作用，使骨结构总是力图适应力学环境，并以最优的结构形式适应力学环境。骨结构在载荷作用下，应变达到如下阈值时，骨重建应变阈值（MES$_r$，50～100$\mu\varepsilon$，1～2MPa）、骨塑建应变阈值（MES$_m$，1000～1500$\mu\varepsilon$，约 20MPa）、病理性骨重建应变阈值（MES$_p$，约 3000$\mu\varepsilon$，约 60MPa）、骨折强度（F$_x$，约 25000$\mu\varepsilon$，约 120MPa），骨从废用性窗口（DW，骨吸收活跃）分别进入适应性窗口（AW，骨重建处于动态平衡）、中度超负荷窗口（MOW，骨生理性重建活跃）、病理性超负荷窗口（POW，骨病态重建），最后达到骨的极限强度而断裂。

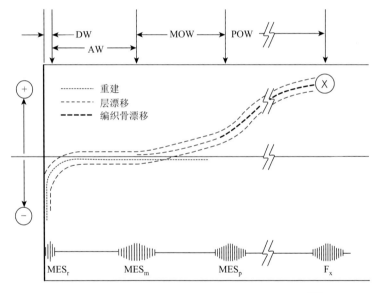

图 6.4　承载骨的 Forst 力学稳态理论及应变阈值[16]

### 2. 骨表面重建与内部重建理论

　　Cowin 等通过一系列研究建立了骨表面重建和内部重建的适应性线弹性理论[17]。他们认为骨重建分为外部重建和内部重建两大类，前者指骨表面的转换，引起骨外形的变化；后者指内部矿物质含量及孔隙度的变化所致的骨密质和骨质量的变化。骨化学成分及骨质量变化同样遵循热力学、能量、质量和动量守恒定律，并运用连续介质力学理论推导出骨重建的理论公式。

对于内部重建，设骨组织为多孔线弹性固体，$\rho$ 为骨组织的体积密度（表观密度），$\gamma$ 为骨基质的局部质量密度，$\xi$ 为骨基质的体积比，$e$ 为体积分数的改变，$\xi_0$ 为骨材料体积分数在无应变下的参考值（假设对所有 $\xi$ 有唯一的参考值 $\xi_0$）。在恒温条件下，其内部重建服从以下本构方程：

$$\sigma_{ij} = \xi \cdot C_{ijkl}(\xi)\varepsilon_{kl} \tag{6.23}$$

其中，$C(\xi,\varepsilon_{ij})$ 为由于化学反应而生成骨基质的速率；$\xi \cdot C_{ijkl}(\xi)$ 为骨基质弹性常数的四阶张量，假定它们依赖于骨基质的体积分数。保留线性近似，式（6.23）可近似为

$$\sigma_{ij} = (\xi_0 + e) \cdot C_{ijkl}(e)\varepsilon_{kl} \tag{6.24}$$

假设在外载荷 $f_i$ 作用下，骨重建过程是准静态变化，则平衡方程可表示为

$$\sigma_{ji,j} + \gamma(\xi_0 + e)f_i = 0 \tag{6.25}$$

基于质量平衡考虑，可假设骨重建速率为

$$\dot{e}(e,\varepsilon_{ij}) = A(e) + A_{km}(e)\varepsilon_{km} \tag{6.26}$$

其中，$A$ 为骨重建速率系数。假设骨重建过程中形变为小变形，则

$$\varepsilon_{ij} = \frac{1}{2}(u_{i,j} + u_{j,i}) \tag{6.27}$$

方程（6.23）～方程（6.27）构成骨的内部重建模型，在不同边界条件下进行求解。

对于表面重建，Cowin 等假定骨在表面沉积或吸收的速率与表面应变相对于一参考应变的改变成正比。设在骨表面上任一点 $Q$，单位法矢为 $\bar{n}$，$U$ 为表面沿 $\bar{n}$ 方向的重建速率，而表面在切平面内沿任何方向的再造速率都等于零。当应变很小时，控制骨表面重建速率的力学关系为

$$U(Q) = K_{ij}(\bar{n},Q)[\varepsilon_{ij}(Q) - \varepsilon_{ij}^0(Q)] \tag{6.28}$$

其中，$\varepsilon_{ij}^0(Q)$ 为 $Q$ 点不会引起骨重建的参考应变值；$K_{ij}(\bar{n},Q)$ 为骨表面重建速率系数，它一般与 $Q$ 点的位置及 $Q$ 点法矢 $\bar{n}$ 有关。

假设骨为正交各向异性线弹性材料，可建立再造速率与骨中应力的关系。将长骨抽象成线弹性空心圆柱体，采用柱坐标系，对正交各向异性线弹性体有

$$\varepsilon_\alpha = S_{\alpha\beta}\sigma_\beta \quad (\alpha,\beta = 1,2,\cdots,6) \tag{6.29}$$

其中，$S_{\alpha\beta}$ 为柔性张量，则式（6.28）可改写为

$$U = K_\alpha(\bar{n},Q)[S_{\alpha\beta}(Q)\sigma_\beta(Q) - \varepsilon_\alpha^0(Q)] \tag{6.30}$$

据此表面再造理论，1981 年 Cowin 具体分析了长骨在长期轴向压力作用下的表面再造行为，即求出长骨的内、外半径随时间的变化，得到了 10 种可能出现的骨重建模式，其中 8 种有实际意义，在这些再造模式中，有的已经在 1980 年被 Woo 等及 1978 年被 Uhthoff 的试验所证实。

3. 力-电效应理论

在外载荷作用下，骨发生变形时会产生压电效应和流动电位，这种电效应诱导或调控骨的重建。

1953 年，Yasuda 在研究骨的动力学特性时发现了骨的压电效应，即长骨受弯时，受压侧产生负电位，受张侧产生正电位。从这以后电刺激成骨及骨电学特性的研究又开始活跃起来。1957 年，Fukada 等对取自人骨和牛骨试件进行了系列研究，测量了骨的压电效应。1968 年，Anderson 等提出湿骨的力-电效应不仅有压电电位，还存在流动电位。1968 年，Cochran 等发现用活组织骨测量到的电位变化与用离体骨测量到的电位变化基本相似。1964 年，Besett 提出骨的力-电效应可能是影响骨重建过程的重要因素之一，认为电刺激能诱发骨生长，并于 1977 年首先用电磁波治疗一例先天性假关节并获得成功。1967 年，McElhaney 测量了完整股骨受轴向压缩载荷后的 2000 个位置的电位分布。

压电效应是指压电晶体受力后会引起极化，即在单位体积内形成电偶极矩，产生正负电荷的分离，从而在相对两个表面上出现数量相等符号相反的电荷。经典压电理论的压电方程为

$$P_i = d_{i\alpha}\sigma_\alpha \quad (i=1,2,3; \quad \alpha=1,2,\cdots,6) \tag{6.31}$$

其中，$P_i$ 为极化强度矢量；$d_{i\alpha}$ 为压电系数，C/N。骨压电效应研究的一个重要内容就是确定压电系数矩阵。1964 年，Fukada 认为

$$d_{i\alpha} = \begin{pmatrix} 0 & 0 & 0 & d_{14} & d_{15} & 0 \\ 0 & 0 & 0 & d_{15} & -d_{14} & 0 \\ d_{31} & d_{31} & d_{33} & 0 & 0 & 0 \end{pmatrix} \tag{6.32}$$

其中，$d_{14}, d_{15} > d_{31}, d_{33}$，即效应主要由剪应力产生。Yasuda 和 Fukada 得出干骨的压电系数矩阵为

$$d_{i\alpha} = \begin{pmatrix} 0 & 0 & 0 & 0.2167 & 0 & 0 \\ 0 & 0 & 0 & 0 & -0.2167 & 0 \\ 0 & 0 & 0 & 0 & 0 & 0 \end{pmatrix} \times 10^{-12} \text{C} / \text{N}$$

Anderson 和 Eriksson 在研究湿胶原电信号时发现干胶原与湿胶原的差异在于湿胶原中边界水分子相互结合，从而增加了胶原分子的对称性，暗示出压电效应分布较低。他们提出骨的力-电电位形成机理为压电效应和流动电位并存。流动电位产生于固液两相处于同一体系中时在固液界面形成的双电层，液相和骨相接触后，在电场力和范德瓦耳斯力作用下在固体表面吸附了一层离子，称为紧密层；紧密层附近和紧密层电荷的同号离子浓度大于异号离子浓度，这一区域称为扩散层；远离界面的区域正负离子浓度趋于相同；从而在从界面到远离界面的区域间

形成电位分布，这一电位分布称为双电层。双电层的电位分布由流体内离子的类型、浓度和介电常数等决定，满足 Poisson 方程。

在骨内哈佛氏管、Volkman 管、骨小管等维管中的液体和骨基质间形成双电层，当骨受力变形时，维管体积的变化导致流体在维管中流动，进而产生流动电位。由弯曲应力产生的骨的流动电位被认为是由骨内横向骨小管及血管孔隙内液体流动所致。当骨试件弯曲时，压缩侧孔隙变窄，拉伸侧变宽，管内液体被迫流向拉伸侧；当变形去除时，管内流体迅速反向流动，这一结果可以解释湿骨中典型的双向电位图形。

应力所产生电位和加于骨的电流均可影响参与骨重建和修复的未分化间充质细胞、成骨细胞和破骨细胞。1971 年，Friedenberg 发现若对骨施以弱电流（5～20μA），在阴极可促进骨生成，在阳极则导致骨吸收。1982 年和 1984 年，Bassett 等认为骨受压侧产生的负电位引起骨形成是由于负电荷激活成骨细胞，抑制破骨细胞活动。目前认为电流参与骨重建的机制如下。①作用于环磷酸腺苷系统：电刺激能对骨与软骨细胞产生直接作用，激活细胞内的环磷酸腺苷系统，再依次活化酶系统，由各种酶系统激活骨或软骨细胞产生特殊生理效应。②改变细胞微环境的生化因素：电刺激能影响骨和软骨细胞周围的微环境，产生生物化学因素改变。电解作用造成局部组织氧消耗和氢增多，低氧张力能刺激未分化间充质细胞分化为软骨细胞和成骨细胞而成骨，pH 值增高有利于钙化。③有利于钙化：电流可促进钙离子向负电极泳动而与骨质结合，加速钙化过程。改善局部血液供应，直接激活成骨细胞，促进细胞合成 DNA 和胶原。

### 4. 应变能-骨密度理论

1987 年，Carter 等提出了应变能-骨密度理论[18]。他们检验了骨骼生长、成熟和老化与增殖、退化，以及软骨钙化和局部应力、应变的历史的关系，用有限元模型可确定出受典型载荷作用时的骨平均应变能。他们提出骨密度 $\rho$ 与引起骨生物学效应的应力的平方根成正比，并假定生理应力是断裂应力 $\sigma_f$ 的倍数，$\sigma_f = k\rho^2$（$k$ 为常数）。

Huiskes 等[19]基于应变能提出了骨力学适应性重建模型，应变能密度被用作反馈控制变量，以确定形状或骨密度对替代功能需求的适应性，并用于研究全髋关节置换假体周围股骨皮质的"应力遮挡"与骨吸收之间的关系。骨重建过程中弹性模量的改变与应变能的关系为

$$\frac{\mathrm{d}E}{\mathrm{d}t} = \begin{cases} C_e[u - (1+s)u_n] & u > (1+s)u_n \\ 0 & (1-s)u_n \leqslant u \leqslant (1+s)u_n \\ C_e[u - (1-s)u_n] & u < (1-s)u_n \end{cases} \tag{6.33}$$

其中，$E$ 为骨组织的杨氏模量；$u$ 为应变能密度；$u_n$ 为应变能密度的稳态值；$C_e$ 为骨重建率常数。骨重建"死区"（lazy zone，骨重建在该区处于动态平衡状态，不重建也不吸收）宽度为 2s。

Peyroteo 等通过最小化应变能密度（SED）场来描述重建过程（图 6.5）[20]，结合不同的离散化技术［有限元法、径向点插值法（RPIM）和自然邻近］，在反复重塑过程中，骨组织的力学性能通过现象学规律与骨表观密度相关。其中，无网格解决方案产生了更平滑、更精确的结果，更接近真实的 X 射线图像。

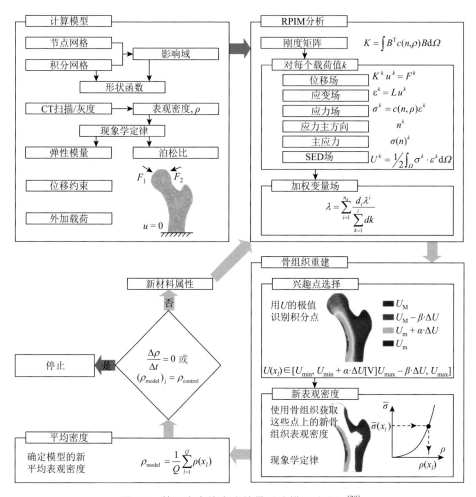

图 6.5 基于应变能密度的骨重建模拟流程图[20]

### 5. 骨显微裂纹理论

1977 年，Carter 等在研究骨骼弯曲变形过程时，发现长管状骨在弯曲应变作用下，拉伸侧的微裂纹发生在骨单位结合线或板层骨之间，压缩侧则横穿骨单位，但也中止在板层骨之间，这说明正常皮质骨中同心圆排列的骨板能有效地阻止微裂纹扩展。1982 年，Martin 等认为交变应力产生的微裂纹改变了存在于骨单位内的应力场，从而使骨单位内的电环境发生改变，它引起的骨重建也是按照拉伸侧产生骨吸收，压缩侧使得骨沉积的原则进行的。1988 年，Frost 也认为交变应力产生的微裂纹是诱导骨重建的主要原因。通常骨在生理状况下受交变应力的作用，能产生微裂纹，但由于骨具有自修复功能，所以微裂纹并不一定会发展为宏观骨折。骨正是按照微裂纹后再修复的不断循环使骨组织得以重建的。

### 6. 结合骨细胞行为的骨重建模型

对骨重建模型的另一研究方向是对骨细胞的行为进行模型描述。目前，有关骨细胞的数学模型可以分为两类：一类是描述细胞种群动态的模型，另一类是试图将这些生物学数据与骨的力学行为相结合的模型。在这类模型中，考虑两种或两种以上细胞共存的简化情况，并试图描述决定种群增加或减少的因素的行为。在第一种情况下，研究者主要致力于发展计算系统生物学模型，这些模型是典型的有限维动态系统，其状态变量是每单位体积中不同种类细胞的浓度。当然，动力学是非常复杂的，涉及大量的生化途径，一般需要简化假设。例如 Komarova 等引入了一个简单的非线性常微分方程组来描述成骨细胞和破骨细胞的局部密度，两种细胞类型的产生率取决于两者的浓度，并通过描述自分泌和旁分泌因子的影响的数值参量来调控[21]。这一观点已在许多著作中得到应用和/或推广。由于骨细胞的谱系目前已相当广为人知，因此研究者很自然地尝试在模型中包括成骨细胞和破骨细胞的前体细胞，如 Pivonka 等[22]和 Pastrama 等[23]的研究。

在第二类模型研究中，很多模型试图将力学模型与骨细胞动力学相耦合。Hambli 建立骨细胞活动与力学刺激的连续介质模型，并进行有限元模拟，以预测特定载荷条件下的骨密度分布[24]。Scheiner 等则建立了一种多尺度模型，认为骨组织的细胞浓度直接影响血管空隙和血管外骨基质的体积分数[25]。Rapisarda 的工作扩展了骨的生物学和力学模型之间的耦合，以便在描述细胞群的动力学系统中包含刺激，孔隙率、成骨细胞向骨细胞的分化等也被引入模型[26]。

骨及其重建模型的创新必然与骨生物学的新发现密切相关，例如近年来，在骨生理学和病理生理学方面关于骨信号转导方面的发现和理解，导致了刺激模型的改进[27]。又如，骨细胞分化方面的研究也直接影响到用于描述其行为的动力学模型[28]。而包含损伤的概念不仅可以用于骨折及其行为的建模，而且可以用于描述普通骨生理学[29]。在这个方向上，损伤模型（包括广义连续统）可能会引起特别关注[30]。Bahia 等将骨细胞群动力学与基于生理学的寻骨剂药代动力学结合起来建立骨重建的数学模型（图 6.6）[31]，骨细胞群的进化涉及由生化因子介导的成骨细胞-破骨细胞信号转导，并接受微观尺度的机械刺激和药理学调节，进而研究在机械和药物刺激下骨的预期适应性行为。

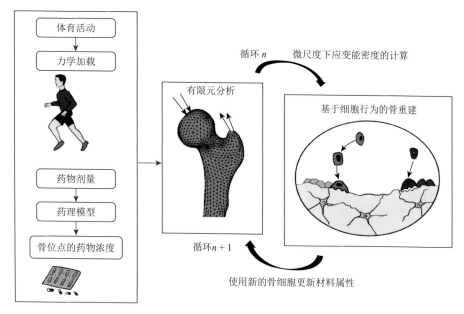

图 6.6　骨细胞群动力学和药代动力学结合的骨重建模型示意图[31]

## 6.3 关节软骨组织材料的力学

　　软骨和骨都是特殊的结缔组织，均由三种要素组成：充满纤维系统的胞间基质包埋着细胞。在胚胎早期，骨骼的大部分都是软骨，而后来多半发育为骨。到成年期软骨仅存留于滑液关节的关节表面、胸廓、喉管、气管、支气管、鼻、耳的壁以及颅骨中的一个孤立的小块。软骨通常可分为透明软骨（hyaline cartilage）、白色的纤维软骨（fibrocartilage）（含大量胶原纤维）、黄色的弹性软骨（elastic fibrocartilage）（含丰富的弹性蛋白网络）。肋骨、鼻骨、气管、支气管、颞颌的软骨，以及所有的暂时的软骨和大多数的关节软骨都属于透明软骨的变种。纤维软骨存在于椎间盘、关节盘及存放腱的骨沟槽的衬料里。弹性软骨存在于外耳、喉、会厌和杓状软骨的尖端等部位。

　　软骨和骨骼在材料成分上的差别在于它不含无机盐成分，较柔软，易变形。但它和许多软组织材料在力学性质上也有所区别，它不仅能承受拉伸载荷，而且在一定程度上还能承受压缩、弯曲和剪切载荷。一般软骨能在自重下大体上维持本身的几何形状。总的说来，软骨的力学功能包括：维持某些器官的外形，避免骨骼与骨骼之间的局部硬接触而产生的集中应力；在冲击载荷作用下利用自身的变形以吸收一部分冲击能力；在关节部位的软骨还能很好地起润滑作用。

软骨是一种复杂的组织，它具有确定的超微结构的纤维排列，并具有生理的反应和流变的复杂性。从力学角度来研究软骨时主要研究其黏弹性、渗透性、表面润滑和磨损等特性[1]。

### 6.3.1　关节软骨的组成与结构

关节软骨有固态有机母质充以水所形成，其中含有各种活动的电解质。在形成关节软骨的各主要成分中，胶原为净重的 10%～30%，蛋白多糖（PG）为 3%～10%，水为 60%～80%，其余为少量的无机电解质、糖蛋白、母质蛋白、脂肪等。

在关节软骨内软骨细胞约占整个组织容量的 10%，关节软骨中细胞呈分区分布（图 6.7）[32]：表层区占总厚度的 10%～20%，细胞呈椭圆形，其长轴与关节面平行；中层区占总厚度的 40%～60%，排列紊乱，软骨细胞呈圆形，分散杂乱；深层区占总厚度的 30%～40%，软骨细胞呈柱状排列，与潮标垂直；潮标位于非钙化和钙化组织之间。

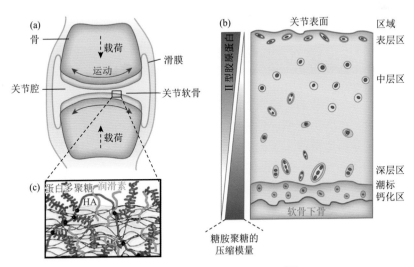

图 6.7　关节及软骨的结构示意图[32]

软骨细胞分泌的细胞外基质称软骨基质。基质呈凝胶状，主要由蛋白多糖和水组成，形成"分子筛"结构，含有 70%的水分，具有韧性和渗透性。蛋白多糖与胶原原纤维结合，共同形成固态结构，称为软骨基底。软骨中固态基质和液体含量的变化对软骨的力学行为有重要的影响。就整个软骨而言，固体含量约占 20%，液体占 80%，但它们在软骨中不是均匀分布，而是随离关节表面的深度而变化。1979 年 Mow 和 Lai 依据他们自己的实验观察，以及 1976 年 Lipshitz 等的实验结果，发现固体体积和液体体积之比随表面深度的变化有线性关系。在软骨表层（约 25μm 厚），固体及液体的含量不变，随着深度的增加，液体含量呈线性减少，固体含量呈线性增加。

软骨组织内蛋白多糖为净重的 3%～10%，比较集中于中层区。糖蛋白有一特殊部分与胶原密切相连，并把胶原纤维结合到一起。这种蛋白多糖聚集体可使蛋白多糖在胶原网内得到稳定并可增加细胞外基质的结构刚度。关节软骨的抗压缩能力与软骨基质中蛋白多糖的数量成正比。蛋白多糖是大的多肽分子，可表现为单体或聚集体，高度带电，对水化作用、液体转移速率及其他电-力学效应有重要影响。蛋白多糖单体含约 200nm 长的蛋白核心，与之呈共价性接连有 150 条葡糖胺聚糖。蛋白多糖中的多糖链为杂多糖，因其组分中均含氨基己糖，故称氨基多糖或糖胺聚糖（GAG）。常见的氨基多糖有透明质酸、硫酸软骨素、硫酸角质素和肝素等。

纤维埋于基质中，使软骨具有韧性或弹性，纤维成分的种类因软骨类型而异。光镜下透明软骨基质中看不见胶原纤维；透明软骨中的纤维成分是由 II 型胶原蛋白构成的胶原原纤维。电镜下可见基质中含有许多细小的胶原原纤维。软骨中 II 型胶原比骨、韧带和肌腱内的 I 型胶原更细，使其能在软骨内分布最大化且分布不均匀。胶原纤维最重要的力学性能是其拉张刚度和强度。

胶原纤维在软骨中具有分层三维超微结构（图 6.8）[33]：表层区占总厚度的 10%～20%，呈细而致密紧排的纤维，不规则交织成片状，与关节面平行。这

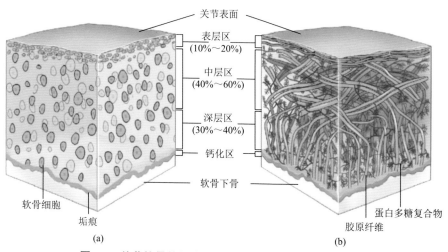

图 6.8　关节软骨的细胞和胶原纤维的三维分布示意图[33]

既能耐摩擦又能抵抗各种应力的破坏,不致发生拉裂、压断等损伤情况。中层区占总厚度的 40%~60%,随机排列,纤维之间距离较大,分布不均,以适应高浓度的蛋白多糖和水分。深层区约占总厚度的 30%~40%,纤维密集排,排列形成大而定向辐射状纤维束,穿越软骨潮标,进入钙化区,纤维束分叉并与其下的钙化软骨形成一个交锁的"根"系统,使软骨牢固地附着在骨性酶解物上。这种结构对抵抗压缩性的破坏力是最佳的。1973 年,Mow 等认为,软骨的表层区可看作横观各向同性材料;中层区和深层区则可看成是各向同性的。

胶原是人体内最丰富的蛋白质。软骨中胶原含量占软骨组织净重的 10%~30%;有机基质包括细的胶原(Ⅱ型)原纤维的致密网,缠在蛋白多糖的浓缩溶液内,共同抵抗关节的应力和应变。胶原是基质的主要结构大分子,至少有 15 种。关节软骨内的胶原为高质量结构,提供纤维的超微结构。胶原的基本生物性单位为原胶原(tropocollagen),含有三种前胶原(procollagen)多肽链,呈螺旋(helix)结构,然后再互相绞旋,绕成三链螺旋。这种绳状原胶原分子(直径约 1.4nm,长 300nm)聚合成较大的胶原纤维(平均直径 25~40nm),然后进一步聚合成纤维和较粗的纤维束(在关节软骨内直径可达 200nm)。原胶原分子之间的共价交联可增加原纤维的拉张强度。

水是软骨中最丰富的成分,以近关节面的部分最多(约 80%),越向软骨内深入,水将越少,至深区约 65%。液体内含有许多游动的阳离子(如钙、钠),它们会大大影响软骨的力学行为。关节软骨的液体成分也是无血管组织正常新陈代谢的重要部分,有利于气体、营养和废物的弥散,在软骨细胞和周围营养丰富的滑液之间相互交换。只有极少部分的水是在软骨细胞内,约有 30%与胶原原纤维有密切联系,认为它对细胞外母质的结构组成很重要。这些水占据分子内间隙,当组织承受负荷和压力梯度时约有 70%的水流动。这种流动对软骨力学行为的控制和关节的润滑有重要意义。

### 6.3.2 关节软骨的黏弹性

软骨是黏弹性固体。软骨的黏弹性主要表现为变形对载荷响应的滞后性,应力松弛、蠕变、变形速率敏感性等。

研究软骨黏弹性的一种简单方法就是压痕试验,这也是早期研究大多数采用的方法。1944 年,Hirsch 采用压凹实验研究了人髌骨中关节软骨的压缩特性,并采用二弹性球接触问题的 Hertz 解对试验结果进行了分析,以确定关节软骨"弹性模量"。1963 年,Zaarek 等则采用刚性球和弹性半无限平板接触问题的 Hertz 解法。1971 年,Kempson 等考虑关节软骨的层性结构而采用薄橡皮片置于刚性半无限体上为模型,得到了修正的 Hertz 解。这些压凹实验使人们对关节软骨的宏观力学特性有了一些认识。

　　软骨有明显的黏弹性性质。在突加载荷作用时，软骨呈现有瞬时弹性响应，随后进入蠕变阶段，随时间增长而逐渐达到渐近平衡值，这一过程一般延续 1000s 以上。卸载时则重新产生瞬时恢复，接着便是缓慢的与时间相关的恢复阶段，变形恢复速率比蠕变速率更低。

　　软骨黏弹性的重要标志之一是变形速度的敏感性。在高变形速度下，软骨的刚度增加。由于关节软骨的渗透性很低，在快速加载和卸载的情况下，液体来不及挤出，软骨组织更加倾向于单相弹性材料。但如果缓慢地对软骨组织施加负荷，由于液体有充裕的时间发生流动，组织将表现出更明显的黏弹性。

　　对关节软骨的黏弹性定量分析最具代表性的工作：一个是 1979 年 Woo 等的软骨准线性黏弹性模型，其较精确地描述了关节软骨的拉伸应力松弛和对循环加载的响应[34]。另一个是 1980 年 Mow 等的双相性黏弹性模型，以围限单轴压缩实验得到的双相性黏弹性应力松弛和蠕变反应[35]。

　　准线性黏弹性模型假定松弛函数 $K(t)$ 是 Green 应变 $E=(\lambda^2-1)/2$ 和时间 $t$ 的函数，即

$$K(t)=K[E(t),t]=G(t)S^e[E(t)] \tag{6.34}$$

其中，$S^e$ 为弹性响应；$G(t)$ 为归一化松弛函数，且 $G(0)=1$。应力-应变取积分形式，即

$$S(t)=\int_{-\infty}^t G(t-\tau)\dot{S}^e(\tau)\mathrm{d}\tau = S^e[E(t)]-\int_0^t \frac{\partial G(t-\tau)}{\partial \tau}S^e(\tau)\mathrm{d}\tau \tag{6.35}$$

只要模型中的力学性质函数 $G(t)$ 和 $S^e[E(t)]$ 被确定，则应力时间函数 $S(t)$ 可由已知的应变历程 $E(t)$ 确定。根据 Fung 的理论，Woo 采用如下形式的 $G(t)$：

$$G(t)=\{1+c[E_1(t/\tau_2)-E_1(t/\tau_1)]\}/[1+c\lg(\tau_2/\tau_1)] \tag{6.36}$$

其中，$E_1$ 为指数积分函数；$c$、$\tau_1$、$\tau_2$ 为材料常数。

　　关节软骨是一种充满液体的多孔材料，为固液二相结构。关节软骨的挤压黏弹行为主要是因为间质液的流动，而剪切主要是由于长的聚合体链的活动，如胶原和蛋白多糖。因间质液流动而引起的关节软骨成分的黏弹性称为双相性黏弹行为，因大分子活动而引起的黏弹行为则称为流动依赖或内在性胶原-PG 固体母质的黏弹行为。

　　单轴挤压实验时关节软骨的双相性蠕变行为（图 6.9）[1]可描述为，在某时刻阶跃性施加一恒定挤压应力 $\sigma^0$ 在组织上，由于间质液渗出，软骨组织发生蠕变至最后平衡值。外加应力使基质内压超过膨胀压，液体从软骨中流出，初期渗出很快，表现为早期形变增加的快速率，然后逐渐降低，直至流动停止。蠕变时，面上承受的负荷与胶原-PG 固体基质内产生的挤压应力相平衡，摩擦性拖动是在渗出时由间质液流动所产生，当固体基质内产生的膨胀压足以平衡施加的应力时，蠕变停止，应变趋近于渐进值 $\varepsilon_\infty$。

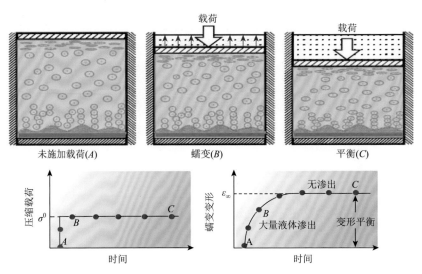

图 6.9　关节软骨在围限压缩下的双相性蠕变示意图[1]

　　以围限单轴压缩实验得到双相性黏弹性应力松弛反应（图 6.10）[1]。用牛股骨踝和人髌骨作成圆柱形试件，快速施加至常压缩载荷。为使软骨中液体能从关节表面自由渗出，加压头附有多孔渗透层，表面的粗糙度对液体的渗出有影响。为阻止隙间液体径向流动和试件横向位移，对试件加以"围限"，即将试件套在环形刚性圈内。在圈内壁和试件侧面涂以拒水的脂油，以消除摩擦的影响。软骨在

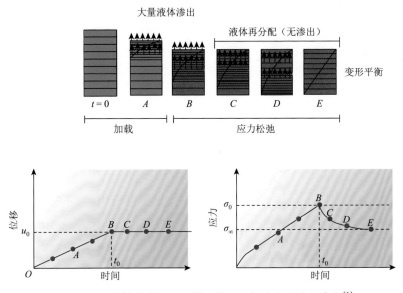

图 6.10　关节软骨在围限压缩下的双相性应力松弛示意图[1]

快速压缩阶段，应力和位移不断增加，软骨组织中的液体不断被挤出，它的尺寸越来越小。在应力松弛阶段，软骨位移不变即尺寸不变，压应力的存在使软骨内的液体继续流动，它们在软骨内的分布由不均匀逐渐趋于均匀，软骨中的应力逐渐减小，即出现应力松弛。

### 6.3.3 关节软骨的渗透性

关节软骨是一种高度泡沫性材料。若孔间互通，这种泡沫材料有渗透性。渗透性是一种物质参数，表示液体流经多孔性固体渗透材料的通透性，与液体流经材料时所发生的摩擦牵拉力成反比，渗透性越低，液体流通所受的摩擦阻力越大。

隙间液体在软骨中的运动及其流过关节表面是两种基本现象。它们支配着组织力学的响应及生物力学功能，即润滑滑膜关节，支配着成熟组织的软骨细胞所需的营养代谢。

关于流经软骨基质的液体的输送有两种机制，一种是隙间液体输运，借助于组织两边液体的正压力梯度经过多孔的可渗透基质输送。液体的输送与压力梯度成正比。对于软骨，假定液体遵从 Darcy 定律，即

$$Q = AK\Delta P / \Delta h \tag{6.37}$$

其中，$Q$ 为流经软骨面积 $A$ 的体积流量；$\Delta P$ 为厚度为 $\Delta h$ 的试样两侧的压差；$K$ 为渗透率。一般渗透率的平均值为 $0.58 \times 10^{-15} \text{m}^4 / (\text{N} \cdot \text{S})$，这么小的渗透率值表明液体流动时摩擦阻力很大。另外，观察到渗透率随深度而变，自表面到深处，起初升高然后下降，表面低是因为表层在胶原纤维的稠密网，而深部低则是因为电荷密度增加。

另一种是软骨基质的形变。两块刚硬多孔压板之间的软骨组织受到挤压时可渗出液体。挤压时，被压缩的固体基质使作用于软骨组织内液体的内压升高，同时挤压变形降低了蛋白多糖分子的溶解度。在正常关节软骨上，这两种机制同时起作用。

Mansour 测定了软骨组织的形变与组织渗透性之间的非线性相互关系。单参数渗透率曲线族是"预压缩应变"$\varepsilon$ 的函数，取压差 $\Delta P$ 为试验函数，可用经验的指数率，即

$$K = A_{(\Delta P)} \exp[\alpha_{(\Delta P)}\varepsilon] \tag{6.38}$$

给出这组试验数据的拟合曲线。其中，$A_{(\Delta P)}$、$\alpha_{(\Delta P)}$ 均为压差 $\Delta P$ 的函数。

Mow 也通过试验证明在增加压力并发生形变时，健康软骨的渗透性大大降低，关节软骨具有一个机械反馈调节机制来阻止所有的组织液流出。这个生物力学调节系统与正常组织的营养需要、关节的润滑、承载能力和软骨组织的磨损程度有密切关系。

### 6.3.4 关节软骨的摩擦与润滑

关节软骨在滑摩关节中作为骨的衬里材料，表现出非凡的润滑性能。其摩擦系数（表面间滑动阻力除以正应力）比人工材料要低许多倍，比大多数金属面之间加油润滑后的摩擦系数要低两个数量级。这种优良品质可显著地降低人运动时消耗的能量，避免了关节磨损（成年人的关节几乎没有再生能力，须维持一生而不出现磨损破坏），而且防止因摩擦导致组织灼伤。

从工程学角度看，润滑有两种基本类型，即界面润滑和液膜润滑。界面润滑是依赖于化学吸附于接触固体表面的润滑剂单分子层进行的。关节滑液对关节软骨能起到界面润滑作用，这时吸附在软骨表面上的是玻尿酸蛋白复合物的单分子层。对工程液膜润滑而言，液膜的厚度、宽度和承受能力完全取决于滑膜液的黏度、液膜的几何形状，以及二表面相对运动的速度。关节软骨则不同，它质地柔软，液膜压力会使软骨表面发生较大变形。这种变形反过来又改变了液膜的几何形状和增加接触面积，更有效地限制了滑液渗出，从而使关节的承受能力明显提高，此即弹性液动润滑。

关节软骨的润滑机理比工程润滑要复杂得多，主要表现为渗出润滑（weeping lubrication）和增压润滑（boosted lubrication）。渗出润滑是软骨中液体的排出效应，当软骨受力后，其中的液体可渗透出来形成液膜以润滑接触面，在力消失或应力峰值过去后，液体又被吸回到软骨内。增压润滑由 Walker 等于 1968 年提出，在挤压膜活动时，通过胶原-蛋白多糖固体基质滑膜超滤作用，增压润滑保护软骨表面。这种超滤作用允许滑膜溶剂成分（水和小电解质）受液压后进入关节软骨内，剩下的透明质酸蛋白复合体的浓缩层则润滑表面。这种超滤过程最终将形成一种高黏度的浓缩胶黏体，其厚度或许小到 $1\mu m$。

## 6.4 ▶ 肌肉组织材料的力学

动物和人的骨骼上都附着肌肉，肌肉是运动系统的主要组成部分。此外，人和动物的内脏器官也是由各种各样的肌肉组成的，因此肌肉的收缩和松弛不仅决定着肢体的运动，而且关系到各内脏器官的活动。

肌肉与一般软组织不同，它不仅能被动承载，而且能在神经冲动或化学刺激下通过自身主动收缩产生张力而做功。肌肉是把食物氧化反应所产生的化学能转化成机械能的生物学机器。肌肉收缩越缓慢，维持收缩的力量就越小，产生的机械功率也就相应地减少。尽管整个动物界在运动机理方面有明显差别，但主要的生物化学过程都一样。肌肉由蛋白质组成，通常分为肌动蛋白（actin）和肌球蛋白（myosin）两种，收缩的能量来自腺苷三磷酸（ATP）。

　　动物的肌肉有横纹肌和平滑肌之别，骨骼肌和心肌属于横纹肌，它们的组织成分相同，收缩的生化机理相近，但在结构功能和力学性质上有许多差别。对于肌肉的研究，目前了解最多的是骨骼肌，心肌次之，平滑肌最少。Hill 方程和肌肉收缩的肌丝滑移理论都是针对哺乳动物和两栖动物的骨骼肌，但这些原理也可适当修正后应用于心肌和平滑肌。本节仅介绍骨骼肌的力学。

## 6.4.1　颤搐和强直

　　骨骼肌收缩受运动神经支配，运动神经的一个适宜刺激将导致肌肉产生一个动作电位，使骨骼肌产生收缩反应，称颤搐（twitch）。

　　神经刺激后到肌肉活动之间有数毫秒的间隔时间，称为潜伏期，这段时间代表肌肉弹性成分需要接受"松弛"所需的时间。从发生张力到张力峰值的时间称为收缩时间，从张力峰值到下降为零的时间称为松弛时间。肌肉收缩的过程取决于被试肌肉的种类，同一种类肌肉则取决于温度。

　　收缩反应的大小取决于刺激强度。太弱的刺激没有反应；当刺激强度超过阈值时可有一个弱反应；此后，随着刺激强度的增大，收缩反应也逐渐增加，直到刺激强度达到最大值为止。这种刺激与反应依从关系的原因在于：弱刺激只兴奋了刺激电极附近的少数肌纤维，而最大刺激则兴奋了全部肌纤维。

　　肌肉收缩的时间各不相同，有的仅 10ms，有的可达 100ms 或更长些。活动电位差只能维持 1～2ms，这比其后的肌肉收缩反应的时间短得多。如果第一个刺激后，在肌肉完全舒张前给予第二个刺激，就将在第一次收缩基础上叠加第二次收缩，产生的张力附加到第一次张力上，一连串刺激所产生的机械反应叠加于起始的反应上，其结果称总和。刺激频率越高，产生的张力总和越大，待达到临界频率后，张力达到最大值，且不再随频率的增大而改变，称肌肉处于痉挛状态，又称强直（图 6.11）。

　　生理条件下，支配骨骼肌的传出神经总是发生连续的冲动（50～200 次/s），所以骨骼肌的收缩几乎全是强直收缩。在等长收缩条件下，强直收缩产生的张力可达单收缩的 3～4 倍。因为单收缩时胞浆内 $Ca^{2+}$ 浓度上升的持续时间太短，被激活的收缩蛋白尚未产生最大张力时，胞浆内的 $Ca^{2+}$ 浓度即已开始下降，因而单收缩产生的张力不能达到与胞浆内 $Ca^{2+}$ 浓度相应的最大张力；强直收缩时，肌细胞连续兴奋，使胞浆内 $Ca^{2+}$ 浓度持续升高，故收缩张力可达到一个稳定的最大值。

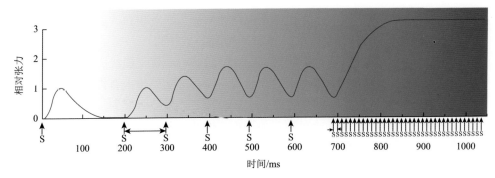

图 6.11　肌肉强直的产生[1]

## 6.4.2　骨骼肌收缩机制

Huxley 和 Huxley 分别独立提出了肌肉收缩的肌丝滑移理论，认为肌肉收缩力量由重叠区域的横桥产生，且肌肉缩短也是由横桥的运动所引起的。骨骼肌收缩时在形态上的表现为整个肌肉和肌纤维的缩短，但在肌细胞内并无肌丝或它们所含的分子结构的缩短，而只是在每一个肌小节内发生了细肌丝向粗肌丝之间的滑行，使肌小节长度变短，造成整个肌原纤维、肌细胞和整条肌肉缩短。肌肉松弛时，肌凝蛋白的分子的头部贴近纤维丝，受刺激时，头部突起，黏结于肌动蛋白丝上，形成横桥，产生张力，使肌凝蛋白丝和肌动蛋白丝之间发生相对滑移。两种肌丝的长度均不改变，收缩时肌丝间重叠部分增加，Ⅰ带缩短，整个肌肉长度也因此变短，拉伸时则相反。肌肉在静息时都处于部分收缩状态，肌肉越是收缩，承受载荷的能力就越强。横桥间距只相当于半个肌节长度的 5%，而骨骼肌和心肌主动收缩时可缩短 30%，所以每个横桥必须与原先的肌动蛋白脱离，然后在另一处再次与肌动蛋白接触，这样重复 5~6 次。

实验表明，是 $Ca^{2+}$ 的释放或移除触发了肌肉的收缩或松弛，使收缩活动断断续续。主要过程是：①神经冲动引起终池膜上的钙通道开放，$Ca^{2+}$ 进入肌浆；②$Ca^{2+}$ 结合肌钙蛋白，使原肌球蛋白暴露出肌动蛋白与横桥的结合位点；③横桥和肌动蛋白相结合，横桥分解 ATP 获得能量；④横桥牵拉细肌丝向肌节中心滑行，最终完成肌肉收缩。

运动神经通过兴奋-收缩耦联支配肌肉的收缩。兴奋-收缩耦联是以肌膜的电变化为特征的兴奋过程和以肌丝滑行为基础的收缩过程之间的中介过程，$Ca^{2+}$ 是兴奋-收缩耦联的耦联物。主要过程是：①电兴奋沿横管系统向细胞深处传导；②三连管处信息传递、转化；③肌浆网 $Ca^{2+}$ 释放，再聚。

骨骼肌收缩过程中的能量来源于 ATP。主要的能量转换有：

（1）腺苷三磷酸（ATP）：　　　　ATP $\rightleftharpoons$ ADP + 磷酸 + 能量

（2）磷酸肌酸（CP）：　　　　　　　CP $\rightleftharpoons$ 肌酸 + ATP

（3）肌糖原的酵解：　　　　　　肌糖原 $\rightleftharpoons$ 丙酮酸 $\rightleftharpoons$ 乳酸 + ATP

（4）丙酮酸与脂肪酸的氧化：　丙酮酸 $\longrightarrow$ $CO_2$ + $H_2O$ + ATP

　　肌肉以磷酸肌酸的形式短期储存能量，磷酸肌酸由 ATP 产生，并在需要时可通过肌酸激酶产生 ATP。骨骼肌收缩的 ATP 主要来源于葡萄糖的有氧代谢和无氧代谢。有氧代谢时，葡萄糖会分解产生丙酮酸并进入柠檬酸循环供能；无氧代谢时，葡萄糖在糖酵解过程中产生 ATP 和乳酸。有氧代谢需要更长的时间和更多的生化步骤产生 ATP，但产生的 ATP 要远多于无氧代谢。骨骼肌通过肌糖原的形式储存葡萄糖，在运动时肌糖原可以迅速转化为葡萄糖产生 ATP。同时在有氧运动中，肌细胞还可以利用脂肪供能。

## 6.4.3　影响骨骼肌力量的因素

### 1. 肌肉长度

　　肌肉的张力按其在受刺激时所保持的长度而异。图 6.12 所示为一根青蛙缝匠肌纤维在等长收缩和强直收缩时所表现的长度-张力曲线[36]。等长强直张力与肌肉内肌凝蛋白上横桥的数目密切相关，最大等长张力发生于肌节静止长度时（2～2.5μm），这时肌动蛋白丝和肌凝蛋白丝在其整个长度重叠，横桥数目最多；若肌节拉长，丝间接触减少，张力也减小，直至张力为零，此时肌节长约 3.6μm，丝间无重叠；若肌节比静止长度短时，张力减小，因为细丝将在肌节的另一端重叠，其作用将偏极致反方向；肌节长度小于 1.65μm 时粗丝邻接 Z 线，张力迅速下降，至 1.27μm 时接近于零，广泛的重叠干扰横桥的形成。

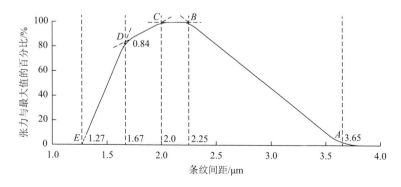

图 6.12　蛙缝匠肌肌节的等长收缩和强直收缩时的长度-张力关系[36]

若测量整块肌肉等长收缩和强直收缩的关系，应考虑自动组分和被动组分所产生的张力，如图 6.13 所示[1]。主动张力代表肌肉收缩成分产生的张力，与一根纤维收缩时表现的曲线相似，收缩元的力最大时的肌肉长度称静止长度；被动张力反映肌肉超越其平衡长度（完全撤除一切负荷时肌肉力图保持的长度）和牵伸未收缩肌腹所产生的力量，这种被动张力基本发生于平行或串联弹性成分（图 6.15）。当肌腹收缩时，自动张力与被动张力的联合将产生总张力。

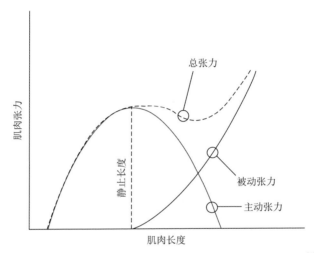

**图 6.13** 肌肉等长收缩和强直收缩时肌肉张力与长度的关系[1]

### 2. 收缩（或牵伸）速度

用肌肉杠杆臂运动的速度对照外负荷所产生的负荷-速度曲线显示，当外负荷为零时，肌肉将有最大的向心性收缩；随着负荷的增加，肌肉的缩短将更缓慢；当外负荷等于肌肉能发生最大的力，肌肉就不再缩短，即速度为零，呈等长性收缩状态；当外负荷进一步增加，肌肉呈离心性伸延，负荷越大，肌肉的离心性伸延也越快。

Hill 于 1938 年通过测量青蛙的缝匠肌肌束在等张收缩下的放热率数据总结得到 Hill 方程。在其单次实验中，肌束所承受的负载一定；而在不同组别的实验中，可认为是规定负载的大小，甚至完成肌肉在激活状态下的拉伸。实验进行时，肌肉首先被强直激活，而后在一定负载下被快速释放。Hill 取一块青蛙的缝匠肌为试样，两端加紧并保持定长 $L_0$，以足够高的频率和电压对肌肉进行电刺激，使其达到挛缩，这一等长收缩产生的张力为 $T_0$；然后将肌肉一端松开，保持一定的负荷，使其张力下降为 $T$（$T<T_0$），同时肌肉将以速度 $v$ 缩短，这一过程称等长收缩。实验中可测 $T$、$v$ 和 $T_0$ 的关系，此外还需测定肌肉收缩时产生的热量，以及维持挛缩状态所需要的热量。

设上述等长-等张收缩过程单位时间肌纤维所释放的化学能为 $E$，单位时间肌肉内保持的热量为 $A$，单位时间肌肉收缩产生的收缩热为 $S$，肌肉收缩时的机械功率为 $W = Tv$，按照热力学第一定律有

$$E = A + S + W \qquad (6.39)$$

对于等长收缩 $E = A$，则对于等张收缩，Hill 测量了 $E$ 和 $A$，实验表明 $E = bT_0$、$A = bT$，故得经验公式：

$$S + W = b(T_0 - T) \qquad (6.40)$$

进而，Hill 假设 $S = av$，则式（6.40）变为

$$(T + a)(v + b) = b(T_0 + a) \qquad (6.41)$$

此即 Hill 方程。其中，$a$、$b$ 为经验常数，它表明骨骼肌的收缩速度与张力近似呈双曲关系。图 6.14 给出了挛缩状态下蛙缝匠肌在快速释放实验中测得的等张收缩时张力 $T$ 与收缩速度 $v$ 的数据[37]，与 Hill 方程比较，可见是相当一致的。

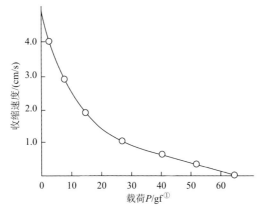

**图 6.14 挛缩状态下蛙缝匠肌快速释放实验在等张收缩时张力与收缩速度的关系**[37]

从力学观点看，骨骼肌等张收缩时，张力越大，肌肉收缩速度越小。这一点与黏弹性材料是完全不同的，因为黏性的影响与此恰恰相反。这种不同的根本原因在于肌肉具有主动收缩做功的能力，它同样也会表现在与黏弹性材料应力松弛现象完全不同的主动张力恢复等方面。

Hill 方程还可表示为

$$v = b\frac{T_0 - T}{a + T} \quad \text{或} \quad T = a\frac{v_0 - v}{b + v} \qquad (6.42)$$

其中，$v_0$ 为当 $T = 0$ 时 $v$ 所能达到的最大值，$v_0 = \dfrac{bT_0}{a}$。以 $T_0$、$v_0$ 为参数可将 Hill 方程表示成无量纲形式：

_____

① 1gf = 9.80665mN。

$$\frac{v}{v_0} = \frac{1 - T/T_0}{1 + CT/T_0} \qquad (6.43)$$

或

$$\frac{T}{T_0} = \frac{1 - v/v_0}{1 + Cv/v_0} \qquad (6.44)$$

其中，

$$C = \frac{T_0}{a} = \frac{v_0}{b} \qquad (6.45)$$

Hill 方程有三个独立常数 $T_0$、$a$、$b$ 或 $T_0$、$v_0$、$C$，这些常数与肌纤维初始长度、温度、周围环境的化学组分，特别是 $Ca^{2+}$ 的浓度等因素有关。$av$ 是肌纤维缩短时单位时间内产生的热，故从某种意义上说 $a$ 代表了肌肉收缩的效率；$b$ 的意义和 $a$ 相仿；$T_0$ 是肌纤维在等长收缩过程中产生的最大张力，也是初始长度 $L_0$ 的肌纤维受激后所能得到的最大张力；$v_0$ 是张力为零时肌纤维所能得到的最高收缩速度，某种意义上说它表示了肌纤维收缩的能力（收缩势）。相对而言，$v_0$ 对 $L_0$ 的依赖性不如 $T_0$ 那样大，而 $C$ 则几乎与 $L_0$ 无关。

3. 收缩时间

肌肉产生的张力与收缩时间成正比，直至最大张力点。较慢的收缩可导致较大的力产生，这时收缩成分所产生的张力须经足够的时间才能转移到弹性成分。

4. 肌肉的预牵伸

人类与两栖动物的实验研究显示，当肌肉在向心性收缩状态下被牵伸后而立即收缩时，与在等长收缩状态下相比，肌肉进行更多的活动。该现象是由于牵伸时弹性能量不仅储存于弹性成分内，也储存于收缩成分内。

5. 肌肉的温度

肌肉温度的升高可引起穿越肌纤维膜传导速度的增加，增加刺激的频率，导致肌力产生；也可引起肌肉代谢活动升高，增加肌肉收缩的效能；增加弹性成分内胶原的弹性，加强肌肉-肌腱单位的能展性，这种预伸牵的增加将增加肌力的产生。

肌肉温度通过两个机能来增加：血流的增加和代谢发生的热的产生，前者发生于如"暖身"活动，后者除代谢产生的热的反应外，还有收缩时能量的释放和收缩成分相互滑动时所产生的摩擦作用。

6. 肌肉疲劳

肌肉收缩和松弛的能力有赖于 ATP 的效力。若肌肉有足够的氧和营养物供应，并能分解而提供 ATP，它可能在长时间内承受一系列低频率的颤搐反应，即频率应足够低以使肌肉有足够速率来合成 ATP，保持 ATP 在收缩时分解的速率；若刺激频率增加，超过 ATP 替代的速率，颤搐反应很快逐渐变弱，甚至降到零。这种持久刺激后形成的张力下降称为肌肉疲劳。若频率高至产生强直性收缩，疲劳会过早出现。

## 6.4.4　Hill 三元素模型

Hill 方程给出的是骨骼肌在挛缩状态下等张快速释放时的 $T$-$v$ 关系，这仅揭示了肌肉力学性质的一个方面，在其他情况下，如低频刺激、非等张过程等，肌肉的力学特性应怎样描述呢？为此许多学者提出了各自的解决方案，如 1938 年 Hill 的三元素模型，1979 年 Bergel 和 Hunter 的线性记忆理论，Huxley 的肌丝滑移理论等。

Hill 提出用图 6.15 所示三元素模型来表示骨骼肌。根据骨骼横纹肌的特点，可假设肌细胞在松弛状态，即静态时，其收缩元中张力为零，长度可以自由伸缩而无应力，也就是肌凝蛋白和肌动蛋白之间没有相互作用，不形成横桥。于是在没有主动应力存在的情况下，其表现出来的力学性能可视为完全弹性体，用图中的并联弹簧来代表，称为并联弹性元，它可表示细胞膜、线粒体、胶原外鞘等所具有的弹性。当肌肉受刺激而挛缩时，肌球蛋白和肌动蛋白微丝发生相对滑动，这一特性用一收缩元表示，收缩元张力的大小应与它们之间的横桥数有关，在松弛状态下其张力为零。此外，这些肌丝、横桥、子线及肌纤维间的结缔组织等所具有的弹性作用，用一个与收缩元串联的弹簧来代表，称为串联弹性元。

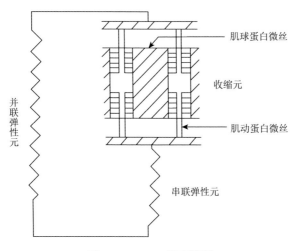

图 6.15　Hill 三元素模型

设收缩元、并联弹性元、串联弹性元上的张力分别为 $T_c$、$T_p$、$T_s$，其长度分别为 $L_c$、$L_p$、$L_s$，整个模型的张力、长度分别为 $T$、$L$，则有

$$\left.\begin{array}{l} T = T_s + T_p = T_c + T_p \\ L = L_p = L_s + L_c \end{array}\right\} \qquad (6.46)$$

则收缩速度：

$$v_c = -\frac{dL_c}{dt} = \frac{dL_s}{dt} - \frac{dL}{dt} \qquad (6.47)$$

设为完全弹性体，唯一确定了当时的伸长比 $\lambda_s = \dfrac{L_s}{L_{s_0}}$，

$$\frac{d\lambda_s}{dt} = \frac{d\lambda_s}{dT_s} \cdot \frac{dT_s}{dt} = \frac{d\lambda_s}{dT_s}\left(\frac{dT}{dt} - \frac{dT_p}{dt}\right) = \frac{d\lambda_s}{dT_s}\left(\frac{dT}{dt} - \frac{dT_p}{d\lambda}\frac{d\lambda}{dt}\right) \qquad (6.48)$$

故

$$v_c = \frac{d\lambda_s}{dt} - \frac{d\lambda}{dt} = \frac{dT/dt}{dT_s/d\lambda_s} - \frac{d\lambda}{dt}\left(1 + \frac{dT_p/d\lambda}{dT_s/d\lambda_s}\right) \qquad (6.49)$$

Hill 三元素模型描述了 Hill 方程不能描述的状态，可以描述一个比较真实的骨骼肌。当前对于肌肉的力学模型大多是在 Hill 三元素模型的基础上进行修改，例如，Hossain 等基于 Hill 模型建立的力电模型来监测肌肉的非线性动力学[38]。

## 6.5 韧带组织材料的力学

韧带、肌腱和关节囊是三个紧密围绕、连接和稳定骨骼系统的关节的主要结构，它们是被动结构，不像肌肉那样能自动产生运动，但它们对关节运动仍起到重要作用。韧带的作用是使骨与骨相连接，加强关节的机械性稳定，引导关节的运动和防止其过度活动。

韧带是致密的、规则的胶原组织，它主要由平行排列而堆积成的胶原纤维组成，其他的组成材料包括弹性纤维、网状纤维、蛋白多糖及水等。胶原纤维使原组织具有一定的强度和刚度；弹性纤维使胶原组织在载荷作用下具有延伸的能力；而网状纤维提供容积；胶原组织附加成分基质是一种胶状材料，能减少纤维间的摩擦。

### 6.5.1 韧带的黏弹性

韧带是一种黏弹性组织材料，具有易变性和能屈性，使相连的骨有自然的活动，但仍有一定强度和不可伸展性，使之对施加的力有适当的抗力。韧带对时间和历史依赖的黏弹性特性可用冯元桢的准线性黏弹性理论来描述。

对于非线性弹性响应，$\sigma^e(\varepsilon)$ 可选为指数表达式：

$$\sigma^e(\varepsilon) = A[\exp(B\varepsilon) - 1] \tag{6.50}$$

常数 $A$、$B$ 可通过常应变率 $\alpha = \dot{\varepsilon} = \mathrm{const}$ 下的准静态拉伸试验来确定。应力对时间的变化可表示为

$$\sigma(t) = \sigma^e(0^+)G(t) + \int_0^t G(t-\tau)\frac{\partial \sigma^e(\varepsilon)}{\partial \varepsilon}\frac{\partial \varepsilon}{\partial \tau}\mathrm{d}\tau \tag{6.51}$$

进一步改写为

$$\sigma(t) = AB\alpha\int_0^t G(t-\tau)\mathrm{e}^{\alpha B\tau}\mathrm{d}\tau \tag{6.52}$$

由于 $\sigma(t)$ 和 $G(t)$ 已知，利用最小二乘法曲线拟合方法确定常数 $A$、$B$。

例如，1981 年 Woo 等在常应变率 $\alpha = 100\mu\varepsilon/\mathrm{s}$ 下对狗的内侧副韧带做实验，由 $\sigma(t)$、$G(t)$ 的演化可将式（6.50）转化为

$$\sigma^e(t) = 0.193[\exp(161\varepsilon) - 1] \tag{6.53}$$

又对狗内侧副韧带快速拉伸（以 $0.1\mathrm{s}^{-1}$ 的应变率达到应变 2.5%），后做应力松弛实验（松弛 16h），据此实验得到 $\mathrm{d}G/\mathrm{d}(\ln t)$，$G(\infty)$（用 $t = 16\mathrm{h}$ 代替）和 $G(t)$（如 $t = 120\mathrm{s}$），则可得

$$G(t) = \frac{1 + c\left[E_1\left(\dfrac{t}{\tau_2}\right) - E_1\left(\dfrac{t}{\tau_1}\right)\right]}{1 + c\ln(\tau_2/\tau_1)} \tag{6.54}$$

$$G(\infty) = [1 + c\ln(\tau_2/\tau_1)]^{-1} \tag{6.55}$$

$$\mathrm{d}G/\mathrm{d}(\ln t) = c/[1 + c\ln(\tau_2/\tau_1)] \tag{6.56}$$

可建立三个联立方程，从而确定出三个未知常数：$c = 0.099\mathrm{s}$，$\tau_1 = 0.29\mathrm{s}$，$\tau_2 = 1.99\times10^5\mathrm{s}$。故内侧副韧带归一化松弛函数可由式（6.54）改写为

$$G(t) = 0.749 - 0.042\ln t \tag{6.57}$$

由于式（6.53）和式（6.57）分别由两组独立的实验而得，故其结果须用一组附加的试验数据来证实。例如，在两个应变水平 1.5% 和 2.5% 之间，对内侧副韧带进行了应变率为 $0.001\mathrm{s}^{-1}$ 的 10 个循环拉伸试验，用准线黏弹性理论计算出的应力与实验值相当匹配。

## 6.5.2　影响韧带力学性质的因素

### 1. 力学性能随韧带种类而异

人体大多数韧带主要由胶原纤维组成，但在脊柱中的项韧带和黄韧带是由 2/3 弹性纤维组成，并且几乎完全呈现出弹性特性。这两种韧带有特殊的功能，可防止神经根受机械冲击，给椎间盘施加预应力而使脊柱产生固有的稳定性。

### 2. 决定韧带强度的因素

两个主要因素决定了在载荷作用下的韧带强度：韧带的形状和大小及加载速率。韧带的截面面积也影响韧带的强度。与载荷方向一致的纤维数目越多，这些纤维越宽越厚，则韧带的强度就越大。和骨骼一样，若加载速率增大时，韧带的强度和刚度也增加。在膝关节韧带的拉伸实验中发现加载速率是原来的 4 倍时，则破坏载荷比原来增加 50%。

### 3. 韧带破坏时的关节位移

当韧带受到载荷时，在达到屈服点前微衰竭就已发生；超过屈服点之后，韧带开始产生明显破坏。同时，关节开始出现不正常的位移。由于韧带破坏引起关节大幅度位移，关节周围组织如关节囊和其他韧带也要受到损坏。

### 4. 加载速率的影响

与骨组合在一起时，单根韧带可储存较多能量，需要大的力才能使其断裂。当载荷速率增加时韧带能承受更大的伸长。在对骨-韧带-骨组合做拉伸破坏实验时可以看出它们具有更复杂的力学特性。

在不同载荷速率作用下，骨-韧带-骨组合中具有最大强度的部位也不同。对灵长类动物的膝关节前交叉韧带试体做慢速和快速加载的拉伸破坏实验，慢速加载（60s）比活体损伤机制慢得多，韧带的骨附着部分最弱而造成胫骨棘撕脱；在快速加载（0.6s）时，相当于活体的损伤机制，试件中有 2/3 是韧带部分最弱。慢速加载时韧带达到破坏时所需的载荷小 20%，能量储存少 30%。但骨-韧带-骨组合则几乎不变。这说明随着加载速率的增加，骨的强度增加多于韧带的强度增加。

## 参 考 文 献

[1] Nordin M，Frankel V H. Basic Biomechanics of the Musculoskeletal System. 4th ed. Philadelphia：Lippincott Williams & Wilkins，2012.

[2] Sharira A，Barakb M M，Shahara R. Whole bone mechanics and mechanical testing. The Veterinary Journal，2008，177：8-17.

[3] Weiner S，Wagner H D. The material bone：Structure-mechanical function relations. Annals Review Mathematical Science，1998，28：271-298.

[4] Currey J D. Bones：Structure and Mechanics. Princeton：Princeton University Press，2002.

[5] Donnelly E. Methods for assessing bone quality. Clinical Orthopaedics and Related Research，2011，469：2128-2138.

[6] Martin R B，Burr D B，Sharkey N A，et al. Skeletal Tissue Mechanics. 2nd ed. New York：Springer，2015.

[7]    Reilly D T，Burstein A H. The elastic and ultimate properties of compact bone tissue. Journal of biomechanics，1975，8：393-396.

[8]    Mirzaali M J，Schwiedrzik J J，Thaiwichai S，et al. Mechanical properties of cortical bone and their relationships with age，gender，composition and microindentation properties in the elderly. Bone，2016，93：196-211.

[9]    Dong X N，Acuna R L，Luo Q，et al. Orientation dependence of progressive post-yield behavior of human cortical bone in compression. Journal of Biomechanics，2012，45：2829-2834.

[10]   Morgan E F，Unnikrisnan G U，Hussein A I. Bone mechanical properties in healthy and diseased states. Annual Review of Biomedical Engineering，2018，20：119-143.

[11]   Cowin S C. Bone Mechanics Handbook. Boca Raton：CRC Press，2001.

[12]   Natali A N，Meroi E A. A review of the biomechanical properties of bone as a material. Journal of Biomedical Engineering，1989，11：266-276.

[13]   Wolff J. The Law of Bone Remodelling. Translated by P Maquet and R Furlong. New York：Springer-Verlag，1986.

[14]   Peyroteo M M A，Belinha J，Vinga S，et al. Mechanical bone remodelling：Comparative study of distinct numerical approaches. Engineering Analysis with Boundary Elements，2019，100：125-139.

[15]   Corte A D，Giorgio1 I，Scerrato D. A review of recent developments in mathematical modeling of bone remodeling. Proceedings of the Institution of Mechanical Engineers，Part H：Journal of Engineering in Medicine，2020，234（3）：273-281.

[16]   Frost H M. Bone's Mechanostat：A 2003 Update. The anatomical record Part A：Discoveries in Molecular，Cellular，and Evolutionary Biology：An Official Publication of the American Association of Anatomists，2003，275A：1081-1101.

[17]   Cowin S C. The mechanical and stress adaptive properties of bone. Annals of Biomedical Engineering，1983，11：263-295.

[18]   Carter D R，Fyhrie D P，Whalen R T. Trabecular bone density and loading history：Regulation of connective tissue biology by mechanical energy. Jounal of Biomechanics，1987，20：785-794.

[19]   Huiskes R H，Weinans H J，Grootenboer H J，et al. Adaptive bone-remodeling theory applied to prosthetic-design analysis. Journal of Biomechanics，1987，20：1135-1150.

[20]   Peyroteo M M A，Belinha J，Vinga S，et al. Mechanical bone remodelling：comparative study of distinct numerical approaches. Engineering Analysis with Boundary Elements，2019，100：125-139.

[21]   Komarova S V，Smith R J，Dixon S J，et al. Mathematical model predicts a critical role for osteoclast autocrine regulation in the control of bone remodeling. Bone，2003，33（2）：206-215.

[22]   Pivonka P，Zimak J，Smith D W，et al. Model structure and control of bone remodeling：A theoretical study. Bone，2008，43（2）：249-263.

[23]   Pastrama M I，Scheiner S，Pivonka P，et al. A mathematical multiscale model of bone remodeling，accounting for pore space-specific mechanosensation. Bone，2018，107：208-221.

[24]   Hambli R. Connecting mechanics and bone cell activities in the bone remodeling process：An integrated finite element modeling. Frontiers in Bioengineering and Biotechnology，2014，2：6：1-12.

[25]   Scheiner S，Pivonka P，Hellmich C. Coupling systems biology with multiscale mechanics，for computer simulations of bone remodeling. Computer Methods in Applied Mechanics and Engineering，2013，254：181-196.

[26]   Rapisarda A C，Della Corte A，Drobnicki R，et al. A model for bone mechanics and remodelling including cell populations dynamics. Zeitschrift for angewandte Mathematik und Physik，2019，70：9：1-17.

[27]   Robling A. Osteocytes orchestrate mechanical signal transduction in bone via WNT. The FASEB Journal，2017，

31（Suppl.1）：7.3.

[28] Dallas S L，Bonewald L F. Dynamics of the transition from osteoblast to osteocyte. Annals of the New York Academy of Sceiences，2010，1192（1）：437-443.

[29] Gao H. Application of fracture mechanics concepts to hierarchical biomechanics of bone and bone-like materials. International Journal of Fracture，2006，138（1-4）：101-137.

[30] Placidi L，Barchiesi E，Misra A. A strain gradient variational approach to damage：A comparison with damage gradient models and numerical results. Mathematics and Mechanics of Complex Systems，2018，6（2）：77-100.

[31] Bahia M T，Hecke M B，Mercuri E G F，et al. A bone remodeling model governed by cellular micromechanics and physiologically based pharmacokinetics. Journal of the Mechanical Behavior of Biomedical Materials，2020，104：103657：1-18.

[32] Jahn S，Seror J，Klein J. Lubrication of articular cartilage. Annual Review of Biomedical Engineering，2016，18：235-258.

[33] Neumann D A. Kinesiology of the Musculoskeletal System：Foundations for Rehabilitation. 3rd ed. St. Louis：Elsevier，2017.

[34] Woo S L Y，Simon B R，Kuei S C，et al. Quasi-linear viscoelastic properties of normal articular cartilage. Journal of Biomechanical Engineering，1979，102：85-90.

[35] Mow V C，Kuei S C，Lai W M，et al. Biphasic creep and stress relaxation of articular cartilage in compression：Theory and experiments. Journal of Biomechanical Engineering，1980，102：73-84.

[36] Gordon A M，Huxley A F，Julian F J. The variation in isometric tension with sarcomere length in vertebrate muscle fibres. Journal of Physiology，1966，184：170-192.

[37] Hill A V. The heat of shortening and dynamic constants of muscle. Proceedings of the Royal Society，Series B，1938，126：136-195.

[38] Hossain M Z，Grill J，Grill W. Monitoring skeletal muscle dynamics and modelling the nonlinear response. SN Applied Sciences，2019，1：1538：1-16.

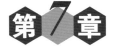

# 生物医用材料的力学

　　生物医用材料的力学性能是植介入领域关注的重点。在植入体内后，植入物产生的生物力学信号和细胞与细胞外基质（ECM）之间的相互作用决定了细胞的表型和基因型。生物医用材料的刚度还可能调节相关细胞信号通路进而影响干细胞的黏附、增殖、迁移和分化，并影响再生组织类型及质量。良好的力学性能使得植入物能够具备与周围组织更好的相容性，为植入部位的修复和再生提供支撑。而力学性能不佳的材料植入体内后则可能会导致严重的临床并发症，如高弹性模量导致的应力遮蔽效应会影响组织的正常愈合及重建；脆性大、强度低会影响承重骨部位的骨再生。机体各个部位的生理功能不同，其力学特性也各不相同，因此在使用生物医用材料进行组织修复或替代时，为了保证植入体的安全性、有效性和稳定性，其力学特性需能够与植入部位的力学性能适配。

　　本章主要从生物医用材料的成分和结构两个维度论述生物医用金属材料、生物医用高分子材料、生物陶瓷材料及生物纳米材料的力学，比较各种材料的力学性能特点。了解各种生物医用材料的力学性能特点，有利于利用各种材料的优势，设计和制造符合临床需求的各类医疗植入器械，帮助患者恢复健康。

## 7.1　生物医用金属材料的力学

### 7.1.1　生物医用金属材料概述

　　金属材料作为医用外科植入材料的历史最早可以追溯到 19 世纪工业革命时期，但直至 1896 年有人利用镀镍钢螺钉进行骨折治疗后，才正式开始对金属医用材料进行系统的研究[1]。与其他材料相比，金属材料具有高强度、高韧性、耐疲劳和易加工等许多优良性能，因此在外科手术尤其是整形外科中，已作为结构型生物材料发挥了主要作用，如骨折内固定板、螺钉、人工关节和牙根种植体等，此外在非骨组织（如血管）中金属材料也有较多应用。

　　尽管工业上可以生产大量金属和合金，但只有少数具有生物相容性，并且能够作为长期植入人体的材料。目前临床应用的医用金属材料主要有不锈钢、钴铬合金、钛基合金及镍钛合金等，而近年来镁、铁和锌及其合金等可降解金属因其独特的生物可降解性也逐渐成为研究人员开发新型医用金属材料的重点。本节主要从不锈钢、钴铬合金、钛及钛合金、镍钛合金和可降解金属等方面论述生物医用金属材料的力学。

## 7.1.2　生物医用金属材料的力学性能

### 1. 不锈钢

　　不锈钢是一类特殊钢材料，一般指主要含有合金元素铬和镍的铁基合金。不锈钢依据不同的耐腐蚀性能和强度要求，按其显微组织分为奥氏体（$\gamma$ 相）、铁素体（$\alpha$ 相）、马氏体（M 相）、双相（$\gamma+\alpha$、$\gamma+M$ 等）和沉淀硬化（M + 沉淀析出相）等多种类型[1]。其中以 AISI 316L 和 317L 为代表的奥氏体不锈钢以其良好的生物相容性、良好的力学性能、优异的耐腐蚀性能及良好的加工成型性，已经成为临床广泛应用的外科植入金属材料。医用奥氏体不锈钢具有高密度（约 7.8g/cm$^3$）、高强度（300～1000MPa）及高弹性模量（约 200GPa）等力学特性。医用不锈钢材料的力学性能与合金类型和加工工艺有关。表 7.1 总结了不同制造工艺下各型号不锈钢的力学性能，数据显示冷加工制造的不锈钢材料的力学性能均明显优越于其他工艺材料。

表 7.1　医用不锈钢的力学性能

| 型号 | 工艺 | UTS/MPa | 屈服强度(0.2%)/MPa | 断裂伸长率/% |
|---|---|---|---|---|
| F138 | 退火 | 490 | 190 | 40 |
| | 冷加工 | 860 | 690 | 12 |
| | 超硬化 | 1350 | — | — |
| F1314 | 退火 | 690 | 380 | 35 |
| | 冷加工 | 1035 | 862 | 12 |
| F1586 | 退火 | 740 | 430 | 35 |
| | 冷加工 | 1000 | 700 | 20 |
| | 硬化 | 1100 | 1000 | 10 |
| F2229 | 退火 | 931 | 586 | 52 |
| | 10%冷加工 | 1062 | 786 | 37 |
| | 20%冷加工 | 1262 | 952 | 25 |
| | 30%冷加工 | 1496 | 1227 | 9 |
| | 40%冷加工 | 1731 | 1551 | 12 |

注：UTS 表示极限抗拉强度，后同。

316L 不锈钢中镍含量较高，镍易引起Ⅳ型超敏反应，不锈钢腐蚀造成的镍离子的释放增加了潜在的生物学风险，因此许多研究者选择用氮元素代替镍作为不锈钢的合金元素，例如，BIOSSN4[2]是中国科学院金属研究所设计的一种高氮无镍奥氏体不锈钢。氮作为间隙原子对奥氏体不锈钢具有显著的强化效果，在几乎不降低塑性的同时，使强度随氮含量的增加呈线性提高，并具有优异的耐磨性[3]。此外，316L 不锈钢还存在尺寸效应[4]。研究发现，316L 不锈钢材料的屈服点依赖于样品的厚度，较薄的样品具有较低的屈服应力、极限抗拉强度和失效应变，且在临界纵横比≤0.2 时明显降低。这一特性要求在设计不锈钢外科植入物时需考虑尺寸因素，以保证植入体具有足够的强度。

## 2. 钴铬合金

钴铬合金是以铬为主要合金元素，同时含有少量钨、钼、碳等其他元素的钴基合金。钴铬合金密度（8.9g/cm$^3$）和弹性模量（210～253GPa）高于不锈钢，并且具有高硬度（300～400HV）和高强度（655～1300GPa）[5]。钴铬合金的特性主要是由钴的晶体学性质决定的。钴元素具有两种紧密堆积的晶体结构：HCP 和 FCC 结构[6]。FCC 结构在高温（>900℃）时比较稳定，有助于塑性变形；而 HCP 结构通常在室温下稳定，可增强耐腐蚀性和耐磨性。由于低温时原子扩散速率较低，从 FCC 到 HCP 的转变在低温下非常缓慢，因此热加工成型的钴基合金中最主要的结构是 FCC。在冷加工过程的应力作用下，合金基体的一部分会从 FCC 结构转变为 HCP 结构，两个同样紧密堆积但截然不同的晶体结构的存在对位错运动构成障碍，使得材料得到明显的强化。

目前在医用植入材料中应用最广泛的钴铬合金有铸造 CoCrMo 合金（ASTM F75）、锻造 CoCrMo 合金（ASTM F799）、锻造 CoCrWNi 合金（ASTM F90）及锻造 CoNiCrMo 合金（ASTM F562）[7]。钴铬合金中添加的各种合金元素是影响其力学性能的重要因素，钼的加入可使合金产生更细的晶粒，以提高铸造后的强度；铬可增强合金耐腐蚀性；而铬、钨、钼等元素都对合金起到固溶强化作用。

钴铬合金的制造工艺显著影响合金的力学性能。铸造的钴铬合金含有富铬基体和不均匀的大晶粒组织，而锻造合金呈现出奥氏体微观结构和细密分布的小块状碳化物，因此锻造的钴铬合金比铸造的具有更高的强度值。对于骨科应用而言，锻造、冷加工和热压变形[8]的钴铬合金在力学性能上均优于铸造合金。人腿和手臂骨骼的强度范围为 100～200MPa，椎体的强度为 1～10MPa[9]，有限元分析表明人体髋关节承受的最大拉应力约为 200MPa[10]，而表 7.2 中数据显示大多数钴铬合金的屈服强度远远超过上述生物学值，因此其可用于四肢关节置换植入体。然而，由于钴铬合金很难加工，制造钴铬合金植入体时要同时考虑成本和性能之间的利弊。

表 7.2　医用钴铬合金的力学性能

| 合金类型 | 弹性模量/GPa | UTS/MPa | 屈服强度/MPa | 断裂伸长率/% |
|---|---|---|---|---|
| F75/铸造退火 | 210 | 650～890 | 450～520 | 15 |
| F75/P/M 热压 | 250 | 1280 | 840 | — |
| F799/锻造 | 210 | 1400～1590 | 900～1030 | 28 |
| F90/退火 | 210 | 950～1220 | 450～650 | — |
| F90/44%冷加工 | 210 | 1900 | 1610 | — |
| F562/锻造 | 230 | 1210 | 960～1000 | — |
| F562/冷加工＋时效 | 230 | 1800 | 1500 | 8 |
| F563/退火 | 230 | 600 | 280 | 50 |
| F563/冷加工 | 230 | 1000～1310 | 830～1170 | — |
| F563/冷加工＋时效 | 230 | 1590 | 1310 | 12～18 |
| F1058/丝材 | 230 | 1860～2280 | 1240～1450 | — |

### 3. 钛及钛合金

钛属于轻金属，密度 4.505g/cm$^3$，合金化和变形处理可以显著增强力学性能。低强度的纯钛通常应用于耐腐蚀的非承重型外科植入物。钛中常见的杂质元素有氧、碳、氮等，都属于间隙元素，增加此类杂质含量可以提高钛的强度，降低塑性。纯钛在室温下以 HCP 结构稳定存在，加热至大约 882℃时发生同素异构转变，从 HCP 晶体结构（α 相）变为 BCC 晶体结构（β 相）。根据合金元素及微观结构的不同，可将钛合金分为三类：α 合金、α＋β 合金和 β 合金，力学性能如表 7.3 所示。钛合金的弹性模量为 110GPa，接近人体骨骼，约为不锈钢和钴铬钼合金的一半，抗拉强度和屈服强度与 316L 不锈钢相当，但低于钴铬合金平均水平。目前以 Ti-6Al-4V 为代表的 α＋β 合金广泛用于承重型外科植入物。Ti-6Al-4V 合金的强度可通过固溶处理和时效处理来提高，控制固溶温度、冷却速率和时效温度会使 Ti-6Al-4V 合金产生层状、等轴和双峰三种微观结构[11]，其中等轴微结构具有高强度和延展性以及相对较低的断裂韧性，层状结构可提供良好的断裂韧度，但强度和延展性较差，而双峰结构的高周疲劳性能最为出色。目前已开发的医用钛合金的抗拉强度在 500MPa 至 1000MPa 之间，断裂伸长率在 10%～20% 之间。

表 7.3　医用钛合金的力学性能[11]

| 合金类型 | UTS/MPa | 屈服强度/MPa | 断裂伸长率/% | 弹性模量/GPa |
|---|---|---|---|---|
| α 型 | | | | |
| 一级钛 | 240 | 170 | 24 | 102.7 |

续表

| 合金类型 | UTS/MPa | 屈服强度/MPa | 断裂伸长率/% | 弹性模量/GPa |
|---|---|---|---|---|
| 二级钛 | 345 | 275 | 20 | 102.7 |
| 三级钛 | 450 | 380 | 18 | 103.4 |
| 四级钛 | 550 | 485 | 15 | 104.1 |
| α+β 型 | | | | |
| Ti-6Al-4V | 895~930 | 825~869 | 6~10 | 110~114 |
| Ti-6Al-4V ELI | 860~965 | 795~875 | 10~15 | 101~110 |
| Ti-6Al-7Nb | 900~1050 | 880~950 | 8.1~15 | 114 |
| Ti-5Al-2.5Fe | 1020 | 895 | 15 | 112 |
| β 型 | | | | |
| Ti-13Nb-13Zr | 973~1037 | 836~908 | 10~16 | 79~84 |
| Ti-29Nb-13Ta-4.6Zr | 911 | 864 | 13.2 | 80 |
| Ti-12Mo-6Zr-2Fe | 1060~110 | 1000~1060 | 18~22 | 74~85 |

为了降低钛合金高弹性模量所带来的应力遮蔽效应,提高综合力学性能,自20 世纪 90 年代起开始研发新型医用 β 钛合金,目前已成功设计开发 Ti13Nb13Zr、Ti12Mo6Zr2Fe(TMZF)、Ti29Nb13Ta4.6Zr(TNTZ)等多种新型医用 β 钛合金。β 合金的主要优点包括更低的弹性模量、良好的耐腐蚀性和优秀的生物相容性等。β 合金中 Nb 的加入可显著降低合金的弹性模量,提高材料力学性能;合金元素Zr 可完全固溶于 α-Ti 基体,提高材料的强度,改善材料的室温塑性[12]。Ti-Nb-Zr-Ta系合金在迄今为止开发的所有金属植入钛合金中具有最低的弹性模量[13]。在加工方面,经固溶处理后的 β 合金具有出色的可锻性和良好的冷成型性[14]。时效处理后 β 合金会形成亚稳态结构,产生细小的晶粒,使其密度更高,强度和断裂韧性增加,但同时其弹性模量和拉伸延展性下降。

### 4. 镍钛合金

镍钛合金具有超弹性、形状记忆等特点,在医用金属材料领域具有独特应用。镍钛合金的弹性模量在 30~50GPa[15]范围内,是最接近人体皮质骨弹性模量的合金,并且其屈服强度和抗拉强度与不锈钢相当。此外,镍钛合金还具有高达±10%的可逆弹性应变,比其他传统合金高出一个数量级。

镍钛合金一般至少有两个相:马氏体相和奥氏体相。马氏体在相对较低的温度下稳定,抗拉强度相对较低,可塑性高,其组织由自适应孪晶组成,施加应力可以轻松使其产生变形;奥氏体则在较高温度下稳定,具有相对较高的抗拉强度,合金表现出与钛相似的性质。直接（反向）马氏体相变可由温度的降低（升高）或外加载荷的施加（去除）引起[16]。镍钛合金的形状记忆效应和超弹性分别与以上两种以温度和应力驱动的相变模式密切相关。

形状记忆效应是指塑性形变后的马氏体相合金在加热到奥氏体相时自发地恢复到先前未变形的形状的过程。形状记忆效应可用于输送和放置含镍钛合金的植入器械。通常在高于室温时，镍钛合金以奥氏体相稳定存在，将植入物冷却到马氏体相稳定温度下，并使其塑性变形为所需形状再输送到植入位置，随后进行加热，经过奥氏体转变后植入物逐渐回复到原始形状并固定在植入位置，此过程需注意输送时保证合金的冷却以防止马氏体结构过早转变为奥氏体。

超弹性是镍钛合金另一个特殊的性能，即在施加载荷时在相对恒定的应力下镍钛合金会产生显著应变并在载荷消除后恢复到原来的形状。这种超弹性行为出现在应力作用下由奥氏体相变为马氏体相中。这种特殊的马氏体相称为应力诱发马氏体，它在高于室温的温度下不稳定，因此如果施加的应力被消除，这种马氏体则会重新转变为奥氏体相，这种独特的性能使得镍钛合金被广泛用于脊柱矫形和正畸装置中。与不锈钢和其他传统器械相比，镍钛合金装置的优势在于可在较长的治疗期间施加恒定的矫形力而不需要经常性地进行调节。

### 5. 可降解金属

可降解金属可在植入后缓慢降解，免于二次手术取出，释放的金属离子能够被人体代谢，在骨折修复、血管支架及吻合夹等领域具有巨大的发展潜力。目前研究的可降解金属包括镁、锌、铁及其合金。镁合金密度（约 $1.74g/cm^3$）和弹性模量（40～45GPa）与人体皮质骨相似，但延展性相对较低[17]。锌合金与镁合金强度相似，密度（约 $7.14g/cm^3$）和杨氏模量（108GPa）更高，但锌合金在应力下会经历再结晶过程，因此抗蠕变性较低。铁合金的机械性能优于镁合金和锌合金。表 7.4 总结了不同医用金属材料的力学性能，可降解金属的力学性能相对较差，可通过合金化及热处理等方法对其进行改善。由于固溶强化及结构中存在的金属间相的影响，可降解金属的硬度和强度会随着合金元素浓度的增加而增加[18]。热轧、热挤压和等通道转角挤压（ECAP）对可降解金属的硬度、强度和伸长率均有积极影响，但同时会降低其延展性[19]。

表 7.4　医用金属材料的力学性能比较[7]

| 材料种类 | 弹性模量/GPa | UTS/MPa | 断裂韧性/$(MPa \cdot m^{\frac{1}{2}})$ |
|---|---|---|---|
| 镁合金 | 40～45 | 100～250 | 15～40 |
| 锌合金 | 108 | 100～300 | — |
| 铁[20] | 130～370 | 200～500 | — |

| 材料种类 | 弹性模量/GPa | UTS/MPa | 断裂韧性/$(MPa \cdot m^{\frac{1}{2}})$ |
|---|---|---|---|
| CoCrMo 合金 | 240 | 900～1540 | 约 100 |
| 316L 不锈钢 | 200 | 540～1000 | 约 100 |
| 钛合金 | 105～125 | 900 | 约 80 |
| 镍钛合金 | 30～50 | 1355 | 30～60 |
| 皮质骨 | 10～30 | 130～150 | 2～12 |

### 7.1.3　生物医用金属材料的疲劳性能

#### 1. 不锈钢

在体内复杂的循环载荷作用下，不锈钢植入体通常会遭受严重的疲劳损伤，即腐蚀疲劳[21]或微动疲劳[22]。相比其他金属材料，奥氏体不锈钢的疲劳强度更低，且在生理环境下其疲劳寿命比在空气中更短。表 7.5 总结了 316L 不锈钢在空气和溶液中的疲劳特性，数据表明 316L 不锈钢在模拟体液中的疲劳强度普遍在 200～600MPa 之间。

表 7.5　医用不锈钢在空气及模拟体液中的疲劳性能

| 合金类型 | 空气中疲劳强度/频率/MPa/Hz | 液体环境中疲劳强度/频率/MPa/Hz | $R$ | 参考文献 |
|---|---|---|---|---|
| 铸造/锻造 316L | 约 220/20Hz（光滑无缺口） | 约 200/2Hz（光滑无缺口，PBS） | −1 | [24] |
| 冷加工 316LVM | — | 约 300/1Hz（有缺口，Ringer 溶液） | 0.053 | [25] |
| | | 约 550/1Hz（光滑无缺口，Ringer 溶液） | | |
| 冷加工 316LVM | <600/10Hz（光滑无缺口） | <600/10Hz（光滑无缺口，NaCl 溶液） | 0.0 | [26] |
| 冷加工 316LVM | 约 340/120Hz（有缺口） | <340/120Hz（有缺口，Ringer 溶液） | 0.1 | [27] |
| 退火 316L | 约 290/120Hz（有缺口） | <290/120Hz（有缺口，Ringer 溶液） | 0.1 | [28] |
| 退火 316L | — | <400/1Hz（光滑无缺口，SBF 溶液） | −1 | [29] |
| 退火 316L | — | <460/1Hz（光滑无缺口，SBF 溶液） | −1 | [30] |
| ISO5832-9 | <550 | <500/10Hz（光滑无缺口，NaCl 溶液） | 0.01 | [31] |

表面粗糙度是影响不锈钢疲劳性能的重要因素之一，研究发现对不锈钢进行抛光处理降低表面粗糙度，可显著增加材料的疲劳寿命[23]。因为粗糙表面的凹坑造成了该处应力集中，使得疲劳裂纹在此处优先萌生，并随着应力循环次数增加

逐渐发展最终导致疲劳断裂失效。此外，不锈钢的合金成分也对材料疲劳性能有一定影响。合金成分中钼和氮可提高奥氏体不锈钢的抗点蚀性能，减少应力集中水平，适当添加这些元素是提高不锈钢植入物疲劳性能的有效途径之一。

### 2. 钴铬合金

因有助于塑性变形的 FCC 结构在钴铬合金中占据主体部分，所以钴铬合金具有较好的疲劳性能。当合金持续受到应力作用，晶体一部分由 FCC 结构转变为 HCP 结构时，其疲劳性能会显著降低[30]。HCP 基体中滑移系统的数量有限，严重限制了塑性变形，从而促进了疲劳裂纹的产生，导致合金疲劳寿命减少。制造工艺也会对钴铬合金的疲劳性能产生很大影响，锻造钴铬合金的疲劳强度明显高于铸造合金，对合金进行热等静压（HIP）处理可以细化微观结构，从而进一步提高疲劳强度。锻造的钴合金在空气中的疲劳强度超过 500MPa，因此基本可以满足人工关节的力学性能要求。如图 7.1 所示，铸造和锻造钴铬合金在模拟体液中的疲劳强度和疲劳寿命均会明显降低，因为当合金植入到体内后极有可能发生腐蚀疲劳。在达到 $10^7$ 次循环时，铸造 CoCrMo 和锻造 CoCr 合金在体液中的腐蚀疲劳强度分别在 100MPa 和 200MPa 左右。因此，锻造的 CoCr 合金人工髋关节使用寿命长。钴铬合金的疲劳强度要高于相似加工状态的不锈钢，且与不锈钢和钛合金相比，钴铬合金对于缺口的敏感性要低得多[28]。

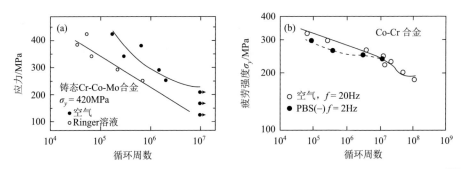

图 7.1 铸造 CoCrMo（a）和锻造的 Co-Cr 合金（b）在空气和模拟体液中的 *S-N* 曲线[32]

### 3. 钛及钛合金

钛及钛合金在 $10^7$ 次循环下的疲劳极限如表 7.6 所示。纯钛的疲劳强度相对较低，而且很大程度上取决于其微观结构，例如，超细晶粒 2 级纯钛的疲劳极限可达到 500MPa，比同类的粗粒纯钛几乎高一倍，在高低循环疲劳范围内，超细晶粒钛的疲劳强度均比粗晶粒钛高。氧和铁作为纯钛的主要杂质也会影响其疲劳性能，随着氧含量的增加，纯钛的疲劳强度也会提高。此外，钛的疲劳裂纹扩展速率还会受环境的影响，纯钛在 0.9% NaCl 溶液中的疲劳裂纹扩展速率大于干燥空

气中的疲劳裂纹扩展速率。α+β 合金的疲劳性能较好，疲劳极限普遍在 500MPa
以上，不同的微观结构之间疲劳强度也有所区别。Ti-6Al-4V 合金中双峰结构具有
最高的高循环疲劳强度，其次是等轴结构，而层状微结构具有最低的高循环疲劳
强度。β 合金的疲劳强度水平相比 α+β 合金低。

表 7.6　医用钛合金的疲劳强度[33]

| 合金类型 | 疲劳极限（$10^7$循环）/MPa |
|---|---|
| 商业纯钛 | 430 |
| Ti-6Al-4V | 500 |
| Ti-6Al-7Nb | 500～600 |
| Ti-5Al-2.5Fe | 580 |
| Ti-13Nb-13Zr | 500 |
| Ti-12Mo-6Zr-2Fe | 525 |

　　因全髋关节置换植入物的柄通常呈楔形，且表面常覆有多孔涂层，应力集中
部位较多，所以主要用于髋关节置换植入物的钛合金材料缺口疲劳性能也是重要
的性能指标。与光滑合金相比，有缺口的材料在疲劳极限上有很大的降低，一般
带缺口的 α+β 和 β 钛合金样品的疲劳强度会降低 40%左右[34]。

　　4. 镍钛合金

　　由于镍钛合金会发生奥氏体和马氏体之间的相变，因此疲劳性能也会随之发
生变化。奥氏体镍钛合金的疲劳强度通常高于马氏体合金，在室温和体温下奥氏
体镍钛合金的疲劳强度通常约为 400MPa。而对于马氏体合金而言，其抗疲劳裂
纹扩展能力随着温度的降低而增强。A. L. McKelvey 等[13]评估了温度、微观结构
和可逆应力诱发马氏体相变对医用镍钛合金疲劳裂纹生长的影响，特别比较了稳
定奥氏体、超弹性奥氏体和马氏体结构的不同行为，发现马氏体疲劳裂纹扩展阻
力随着温度的降低而增加，因此与稳定奥氏体和超弹性奥氏体相比，马氏体中的
疲劳阈值更高，裂纹扩展速率更慢。应变条件也会导致镍钛合金疲劳性能产生变
化。通常在实验中疲劳环境可分为两类：应变控制和应力控制，研究发现在高应
变和控制应变的条件下镍钛合金具有出色的抗疲劳性，而在应力控制条件下疲劳
极限则有所下降[35]。

　　5. 可降解金属

　　可降解金属材料的抗疲劳性能较差，断裂韧性较低，其中铁的疲劳强度最高，
镁的疲劳强度与锌相似，但抗蠕变性能优于锌[36]。研究发现，在简单的静态或准

静态载荷（如单轴拉伸或压缩）下，镁合金经常在远低于阈值的循环载荷下发生疲劳失效[37]。环境因素也会对金属的疲劳性能造成影响，图 7.2 表明在腐蚀介质下镁合金的疲劳强度均低于空气中的强度，因为疲劳裂纹通常会在滑移带和孪晶界面处产生，可降解金属极易腐蚀，疲劳和腐蚀会产生协同作用，加速疲劳裂纹的扩展。多项研究表明镁合金裂纹尖端溶解和析氢导致的氢脆是疲劳裂纹扩展的主要机制[38, 39]。改善可降解金属疲劳性能的方法通常包括表面改性、优化加工工艺及添加合金元素等。在表面涂层可以减弱金属的腐蚀，从而减少了腐蚀诱发的裂纹和点蚀坑等，这些裂纹和蚀坑通常是疲劳裂纹的起始位置[40]。在加工工艺方面，与铸态相比，锻造和挤压态的镁合金通常具有更高的抗疲劳性。此外，添加合金元素改变合金微观结构也可以提高可降解金属的疲劳性能。在 AZ91 镁合金中引入稀土元素可以有效改善金属的断裂韧性，使其疲劳裂纹扩展速率降低[30]。

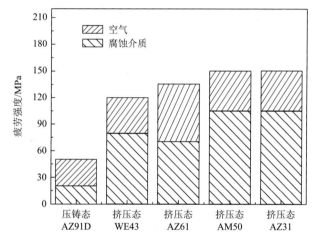

图 7.2　镁合金在空气及腐蚀介质中 $10^6$ 次循环下的疲劳强度[41]

### 7.1.4　生物医用金属材料腐蚀中的力学问题

#### 1. 腐蚀对生物医用金属力学性能的影响

医用金属材料在体内与人体体液之间发生的腐蚀称为生理腐蚀[42]，严重的腐蚀行为会导致金属材料的力学性能发生改变，植入体失去相应的承载能力而失效。一般来说，金属材料的耐腐蚀性为钛合金＞镍钛合金＞钴铬合金＞不锈钢 ≫ 可降解金属。耐腐蚀金属通常会在表面形成较为稳定的钝化层，如钛合金、钴铬合金[30]及镍钛合金[43]，钝化层可以有效地减缓腐蚀速率，因此该类金属材料可在体液环境中保持稳定的力学性能。而不锈钢由于钝化层较脆弱，在机械载荷作用下容易被破坏，且在生理环境下无法再钝化，从而产生局部腐蚀，蚀孔诱发疲劳腐蚀裂纹和应力腐蚀裂纹的萌生，在腐蚀性介质和循环载荷的共同作用下裂纹逐渐扩展最终导致植入体断裂失效。此外，奥氏体不锈钢在腐蚀介质的作用下还会发生晶间腐蚀现象，腐蚀沿着金属晶粒间的分界面向内部逐渐扩展，破坏晶粒间的结合，导致不锈钢的机械强度等力学性能受到严重的影响。

可降解金属因降解特性导致其在生理环境下极易腐蚀，所以腐蚀对其力学性能的影响也是最大的。镁的标准电极电位为$-2.37V$，腐蚀速率在可降解金属中最高，且镁合金中的贵金属元素在腐蚀反应中充当阴极，会进一步加重腐蚀。镁的快速腐蚀会使表面产生大量蚀孔，在应力作用下，这些薄弱部位会发生韧性断裂形成裂纹，断裂部位的材料会形成新的位错使裂纹进一步扩展。镁基材料在水环境中容易被氧化产生氢气，并在裂纹处富集，当氢的浓度到达一定程度时，氢化物就会在裂纹尖端沉淀，引发脆变效应，导致材料力学性能快速下降[44]。

### 2. 生物医用金属材料的摩擦磨损

奥氏体不锈钢耐腐蚀性能优良，但硬度偏低（200～250HV），耐磨损性能较差。奥氏体不锈钢的磨损机制主要是黏着磨损及磨粒磨损。不锈钢植入体内时固定不稳或与其他部位弹性模量不一致会导致植入物刚植入或者一段时间后发生微动，微动磨损过程不但伴随植入材料腐蚀，还会发生磨屑扩散。微动腐蚀磨损是机械和电化学相互作用下的磨损，不锈钢和聚合物之间的微动磨损会对金属表面产生很大的损伤，导致植入体连接处松动失效，磨损产物还会对人体造成危害。王安东等[45]研究了在蒸馏水及模拟体液下医用 316L 不锈钢的磨损腐蚀行为，结果显示在模拟体液环境下不锈钢磨损质量损失与载荷并非呈线性关系，而是在10kgf 时最小，在高于或低于该载荷下都逐渐增大，且同载荷下模拟体液环境中不锈钢磨损质量损失普遍更高，磨损机制也更为复杂。

钴铬合金尤其是钴铬钼合金作为骨科和牙科植入物的主要优势在于其出色的耐磨性，远高于不锈钢及钛合金。由于骨关节及牙科等植入物需要承受因反复使用和在高应力接头处施加压力而造成的大量摩擦，在高剪切应力下会诱发合金基体 FCC 到 HCP 结构的转变和原位重结晶。虽然 HCP 结构中有限数量的滑移面不利于塑性形变，然而正是这种性质使其具有高耐磨性能。当合金基体完全为 HCP 结构时，无论是在与金属还是与塑料的摩擦对中，钴铬合金都显示出最佳的磨损性能。而且 HCP 基质中的磨损碎屑量相对较小，有助于减缓合金的进一步磨损。此外，富铬碳化物在合金中的分布与加工硬化等都会大大提高其耐磨性。Doni 等[46]研究发现相同条件下铸造钴铬钼合金的磨损率是热压的三倍，主要原因在于铸造合金微观结构呈现树枝状组织，而热压钴铬钼合金呈现出具有相对较小尺寸晶粒的粒状结构，这种差异造成了合金之间硬度的差异，硬度更高的热压合金则显示出更好的耐磨性能。综合来说，钴铬合金的微观组织结构及其硬度对耐磨性有着重要影响。

常规钴铬合金的主要磨损机制为黏着磨损、磨料磨损、摩擦氧化和三体磨料磨损[6]。通常情况下，在摩擦腐蚀条件下，由于机械作用（即滑动）和腐蚀之间的协同作用，材料的磨损率会相对增加。但是由于钴铬合金在干式滑动条件下会发生三体磨料磨损，即滑动过程中形成固体颗粒（即第三体颗粒），并夹在滑动表面之间，这种情况会影响合金之后的磨损行为。

钛及钛合金的耐磨性能远低于钴铬合金等硬度较高的材料，植入体内后会因过量的摩擦磨损而引起植入物体积变形、尺寸变化等问题，导致植入体部分部位应力集中或产生无菌性松动等现象。而且在腐蚀的作用下磨损会加剧，磨损量显著增加，导致使用寿命大幅降低。研究发现，较低的加工硬化率、低塑性剪切抗力及钛合金表面薄弱的氧化膜等是造成钛及钛合金耐磨性能较差的主要因素[47]。钛合金植入体内后，在应力作用下表面钝化氧化物层易被破坏，受损的表面层无法立即重新形成，从而导致局部合金材料损失，材料消耗不均会增加金属表面粗糙度，从而增加磨损率。此外，氧化物层的击穿还会产生硬氧化物碎片，进而引起三体磨粒磨损。因此，钛合金作为股骨柄时常与陶瓷股骨头组合以加强其耐磨性能。

### 3. 应力对可降解金属腐蚀的影响

在可降解金属的腐蚀或降解研究中，应力是不可忽视的问题。例如，镁合金作为典型的可降解金属材料，其应力腐蚀敏感，在远低于屈服强度的力学加载下即可发生断裂失效。从生物相容性角度，应力造成的腐蚀加速效应也将加速金属离子的释放，镁离子、锌离子和铁离子的细胞毒性具有明显的剂量-毒性关系，局部离子浓度过高将影响组织修复。从功能性角度，应力造成的局部腐蚀及断裂失效将直接导致治疗失败。

针对镁合金，多数研究采用慢应变拉伸实验开展镁合金的应力腐蚀研究。各研究尝试通过合金化、表面改性等方法，降低其应力腐蚀敏感性。生物力学知名学者樊瑜波教授等[48, 49]首次开展应力对镁合金体内外腐蚀降解的定量研究，指出加载 13.2MPa 的拉伸应力，镁棒 10 天即出现点蚀坑，深度接近镁棒直径的一半（图 7.3）。

铁和锌应力腐蚀敏感性不高，3D 打印知名学者 Zadpoor 教授等[50, 51]发现 3D 打印的铁和锌的多孔支架材料的腐蚀疲劳强度变化较小，裂纹源均在连接处。但是当加载从 $0.8\sigma_y$ 增加至 $0.9\sigma_y$ 时，腐蚀速率加速接近 10 倍，导致大量的铁离子和锌离子释放。樊瑜波教授等[52]选择对微小腐蚀坑较敏感的丝材，直径 $200\sim500\mu m$，与血管支架的连接筋尺寸接近，进一步比较了拉伸应变量对 WE43 镁合金、铁和锌三种可降解金属腐蚀的影响及其机制，指出应变对 WE43 镁合金腐蚀加速作用非常明显，并且氢脆作用使得其抗拉强度及塑性快速衰减，浸泡 20 天抗拉强度损失 89.6%，延伸率减少 65.3%。弹性应变对铁和锌的影响较小，但是在塑性变形阶段观察到材料表面氧化膜破裂，形成的腐蚀微电偶造成腐蚀加速，但是这两种材料具有较好的钝化能力，膜破裂处能够得到修复，因此其力学性能衰减较慢。浸泡 20 天，变形量 10% 的铁丝材强度衰减 52.9%，延伸率减少 65.7%，而同等变形量的锌丝强度减少 46.9%，延伸率减少 53.3%。由此可见，恒定的应力应变均会加速三种可降解金属腐蚀，尤其对于小尺寸构件，力学性能衰减仍较快（图 7.4），在植入体构型设计时应予以关注。

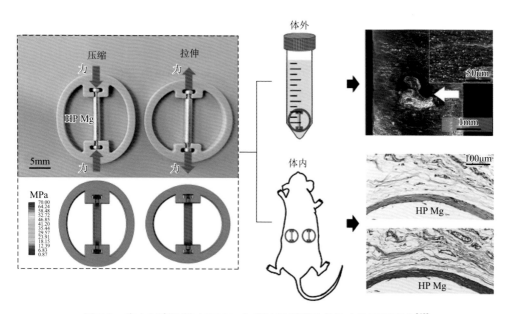

图 7.3　应力对高纯镁（HP Mg）腐蚀降解影响的体内外定量研究[48]

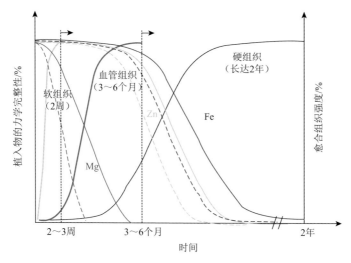

图 7.4　应力环境下镁合金、铁和锌的降解及力学性能衰减[52]

### 7.1.5　其他材料

除目前广泛应用于临床的不锈钢、钴铬合金、钛合金，以及被广泛研究的可降解金属和镍钛合金外，还有许多金属材料也在医学领域有所应用。医用贵金属如金、银、铂及其合金具有独特、稳定的理化性质[53]，可用于口腔修复及精密植入装置等，但其力学性能较差，很少应用于承重型植入器械。医用铌、钽、锆具有良好的力学性能及加工性能，可用于制造外科植入器械，用于修补破损组织及作用于承重部位等。

### 7.1.6　小结

医用金属材料临床使用范围广，尤其在承重部位具有不可替代性，因此其力学性能尤为重要。不同种类金属材料之间性能各有优劣，在选择材料应用于不同需求的植入物时应最大限度发挥其优势，避其短处，使得物尽其用。针对体内植入的特殊性，金属植入物往往会在循环载荷和体液腐蚀的复杂环境下工作，这就对金属材料的综合力学性能的要求更加严格，因此目前对于医用金属材料的研究也多注重于如何使金属在体内环境下保持良好的力学性能，延长其使用寿命。

## 7.2　生物医用高分子材料的力学

### 7.2.1　生物医用高分子材料概述

#### 1. 高分子材料的发展历程

高分子材料的历史[54]可追溯到生命的起源，生命体中的细胞、组织、器官等都主要以高分子的形式存在，可以说高分子材料支撑着生命的延续。随着科学技术的发展，研究人员以天然高分子材料为切入点，找到了高分子的结构规律，并设计合成出一系列人工高分子。高分子材料的显著优势使其在各行各业中都得到了广泛应用，人们在日常生活中已经离不开高分子材料了。

高分子材料是材料领域的后起之秀，是在人们长期的生产实践和科学实验的基础上逐渐发展起来的。几千年前，人们就开始将棉、麻、丝、毛等天然高分子作为纺丝织物材料。为了增加性能，采用一些特殊加工方法改变天然高分子的化学组成，如天然橡胶硫化、皮革鞣制、天然纤维制成人造丝等。但由于受科学技术发展的限制，一直到 19 世纪中叶，人们仍未能探究到高分子材料的本质。

高分子材料科学萌芽于 19 世纪后期到 20 世纪初，高分子的长链结构获得公认，高分子的思想逐步形成[55]。20 世纪以后，苯酚已经能从煤焦油中大量获得，甲醛作为防腐剂被大量生产，而且二者的反应产物成为新的关注热点。20 世纪 30~40 年代是高分子材料科学的创立时期，新的聚合物单体不断出现，具有工业化价值的高效催化聚合方法不断创新，加工方法及产物结构性能不断改善。20 世纪 50 年代是高分子工业的确立时期，大规模的生产成为可能。同时，石油化工产业的发展为高分子材料提供了新的原料来源，单体的获取从煤焦油转化为石油，重要的烯烃（如乙烯、丙烯）年产量可达数十万吨，工业化的生产技术日趋成熟。

自 20 世纪 30 年代出现高分子合成技术到 60 年代实现大规模生产，高分子材料虽然只有几十年的发展历史，但速度远远超过其他传统材料。世界高分子材料工业的迅猛发展，一方面是由于其优异性能适应于多个应用领域；另一方面更因其生产应用成本低于其他材料，尤其是金属材料，经济效益显著。特别是到了 80 年代，工业发达国家钢铁产量逐渐衰退而塑料产量高速提升，如美国在过去的 40 年里塑料生产猛增了 100 倍。20 世纪末，高分子材料的世界总产量已接近 20 亿吨。目前，高分子材料已经与金属材料、陶瓷材料并列成为工业、农业、交通、运输、通信及日常生活中三类最重要的材料。

我国对于高分子材料科学的研究自 20 世纪 50 年代开始，主要是根据国内资源情况、配合工业建设进行合成仿制，建立测试表征手段，在此过程中培养了大批科研与生产的技术力量，为深入研究奠定了基础。60 年代时为满足新技术和高技术的需要，研制了大量特种塑料（如氟、硅高分子）、耐热高分子及一般工程塑料（如浇注尼龙、聚碳酸酯、聚甲醛、聚芳酰胺）、大品种（如顺丁橡胶）。其中，最突出的成就是 1965 年制备了生物高分子——结晶牛胰岛素，这是世界上首次以人工合成的方式获得蛋白质分子，对于揭开生命的奥秘有着重大意义。高分子化学与物理也发展迅速，对材料结构与性能间内在机制的研究更加深入。越来越多的高分子材料进入人们的视野，在生产生活中发挥巨大的作用。

## 2. 高分子材料的分类

塑料是以合成树脂或化学改性的天然高分子为主要成分，再加入其他添加剂制得的高分子聚合物，是合成高分子材料的典型代表。目前的塑料从是否可生物降解的角度分为两类：生物可降解与非生物可降解。生物可降解是指材料百分之百可通过生物降解转化为无机成分、水和二氧化碳（图 7.5 中 C、D 象限）；而非生物可降解塑料则不会被生物降解成无机物或水和二氧化碳（图 7.5 中 A、B 象限）。塑料按照原料来源又可分为生物基塑料与化石基塑料。生物基塑料是以动植物和微生物的生物质为主要原料，通过化学改性等方式制得的产物（图 7.5 中 A、C

象限）；而化石基塑料则从化石中获得原料，通过聚合反应得到产物（图7.5中B、D象限）。

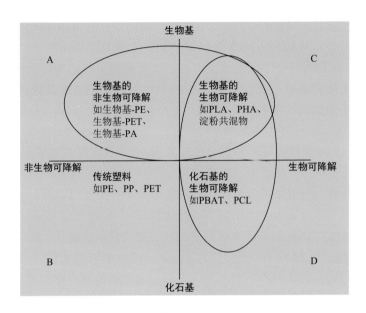

**图7.5 高分子材料分析图**

传统塑料（B象限）如聚乙烯（PE）、聚丙烯（PP）、聚对苯二甲酸乙二醇酯（PET）等是由化石基原料制成的，并且不能被生物降解。不可降解高分子同样可由生物原料制成（A象限），如生物基-PE、生物基-PET，这些材料通常被称为生物高分子，它们的降解性能和传统塑料是一样的，进入环境以后会因不可降解而产生持久性的污染问题，因此生物高分子材料并不等同于可降解高分子材料。例如，聚己二酸/对苯二甲酸丁二醇酯（PBAT）和聚己内酯（PCL）等塑料类型（D象限）从石油中提炼制备，却同样可以做到生物降解，是符合大规模工业生产的先进高分子材料。目前研究热点更多地集中在生物可降解高分子材料（C象限），这类高分子从天然生物质如玉米淀粉或甘蔗等中获得，原料来源广泛，同时具备完成特定使命后完全生物降解的优异性能，在实际生产中更满足应用需求。

3. 可降解高分子材料

高分子材料是由单体聚合而成的，其结构中的碳分子长链十分牢固，不易断裂，这也是造成普通塑料难以分解的主要原因。可降解塑料的原理便是降低碳分子长链的断裂难度，使其易由聚合体分解为小片段，再进一步降解为二氧化碳和水[56]。相比于普通高分子材料，可降解高分子材料的降解过程更快速，条件要求更低，是应对"白色污染"和"海洋塑料污染"的有效方法。可降解高分子材料既可以用生物原料生产，也可以来自石化或煤化工原料。世界各国对塑料袋和一次性塑料制品的使用规定及限制的不断增加推动了可降解塑料的需求增长[57]。联合国环境规划署（UNEP）的调查结果显示，已有至少 67 个国家及地区对一次性塑料袋采取限制措施。

可降解高分子材料主要分为光降解材料高分子、可生物降解高分子材料及兼具生物/光降解性的高分子材料。

1）光降解高分子材料

光降解高分子材料[58]主要是指利用紫外光引起光化学反应而分解的高分子材料。其吸收紫外光后发生光引发作用，使键能减弱，分裂成较低分子量的碎片，碎片在空气中进一步氧化，发生自由基断链反应，进一步降解为能被生物分解的低分子量化合物，最后成为二氧化碳和水。这类对光敏感的塑料称为光降解塑料，根据其制备方法可分为共聚型和添加型两种类型，目前已实现工业化生产的光降解性聚合物有乙烯-乙烯酮共聚物等[59]。

2）生物降解高分子材料

生物降解高分子材料[60]是指在土壤微生物和酶的作用下能降解的塑料类产品。具体来说，是指在温度、湿度、酸碱性合适的条件下，能在细菌、霉菌、藻类等自然界微生物作用下发生生物降解的高分子材料。理想的生物降解塑料在微生物作用下能够完全分解为二氧化碳和水，没有残余碎片。这种材料可根据降解形式和机理分为生物破坏性高分子材料和完全生物降解高分子材料，又可从来源上分为化学合成型、天然高分子型、掺混型、微生物合成型、转基因生物生产型等[61]。

3）光-生物降解高分子材料

这是一类结合光和生物的降解作用，达到较完全降解目的的高分子材料，它兼具光、生物双重降解功能，是目前的开发热点之一。当前常用的制备方法是在通用高分子材料（如 PE）中同时加入光敏剂、自动氧化剂等添加剂和作为微生物培养基的生物降解助剂，通过添加型技术途径实现双重降解功能。光-生物降解高分子材料可分为淀粉型和非淀粉型两种，其中采用天然高分子淀粉作为生物降解助剂的技术目前已较为成熟。例如，在低密度聚乙烯（LDPE）膜中填充 5%～12%的淀粉、0.1%～0.3%的 $FeSt_3$ 或 0.05%～0.20%的光敏剂，在自然曝露条件下可实现 LDPE 膜使用寿命的有效控制。该膜在光敏剂作用下首先出现明显的光氧化降解，一段时间后，其表面出现裂纹，裸露出填充的淀粉细粒，之后才发生生物侵蚀，达到光-生物降解的复合效果。而采用 LDPE、线型低密度聚乙烯（LLDPE）、高密度聚乙烯（HDPE）等作为基础原料，添加光敏剂、光氧稳定剂等组分，并以含有 N、P、K 等多种元素的化学物质为浓缩母料，可以构建非淀粉型光-生物降解体系，通过挤出吹塑等工艺可制成可控降解地膜材料。经应用考核，该降解地膜不仅具备普通地膜的保温、保墒和力学性能，而且可控性好、诱导期稳定，在曝晒的条件下，当年可基本降解为粉末状，在无光照（如埋于土壤下）的条件下，也可促进生物繁殖生长。

生物降解塑料[62]是应用最多的可降解高分子材料，2003年全世界生物降解塑料的消费量估计约为100kt/a。按照合成方式与原料来源的不同，聚羟基脂肪酸酯（PHAs）生物基可降解塑料可以分为生物基可降解高分子材料和石油基可降解高分子材料。

生物基可降解高分子材料主要来自粮食和微生物，来源可再生，使用后对环境无污染，符合国家可持续发展战略方针。虽然目前的原料、技术、设备成本均较高，但工艺水平和生产规模进一步发展，必定会带动成本下降，其发展前景明朗。已经商品化的生物基可降解塑料包括PLA、再生纤维素、淀粉塑料、PHAs等，其中PHAs生物基可降解塑料有聚3-羟基丁酸酯（PHB）、3-羟基丁酸酯和3-羟基戊酸酯的共聚物（PHBV）、3-羟基丁酸酯和3-羟基己酸酯的共聚物（PHBH）等多种类型。

石化/煤化制可降解高分子材料路线丰富，并且石化/煤化行业对装置放大的经验成熟，通过装置大型化，提高能源综合利用效率，降本潜力巨大，石化/煤化动辄十万吨甚至上百万吨的布局规模，是可降解塑料产能增长的重要组成部分。已经商品化的石油基生物可降解高分子材料包括聚丁二酸丁二醇酯（PBS）、PCL、聚乙醇酸（PGA）、二氧化碳可降解高分子材料（一般指二氧化碳和环氧丙烷的聚合物聚甲基乙撑碳酸酯，PPC），以及一类共聚酯，如PBAT和聚己二酸丁二醇酯共聚物（PBSA），与PBS同属聚酯类生物可降解高分子材料。PBS的原料是丁二酸和1,4-丁二醇，目前丁二酸可以由生物法得到，对1,4-丁二醇也正在开发生物法生产技术。从减少石油资源消耗的角度考虑，PBS未来将完全转变为生物法生产，从而成为生物基可降解高分子材料。

目前常用的可降解生物医用高分子材料包括以下几种。

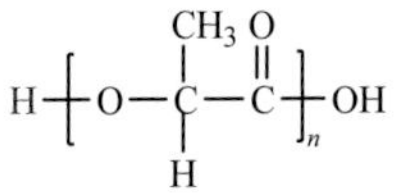

**图7.6 聚乳酸的结构式**

（1）聚乳酸（PLA）：一种新型的生物降解材料，其结构式如图7.6所示，使用可再生的植物资源（如玉米等）所提出的淀粉原料制成。淀粉原料经由发酵过程制成乳酸，再通过化学合成转换成聚乳酸[63]。聚乳酸材料透明性好，热变形温度低，脆性大，易变形；需用专门的加工设备，条件苛刻；具有良好的生物相容性；具有良好的生物可降解性，使用后能被自然界中微生物完全降解，最终生成二氧化碳和水；降解后不产生污染物，这对保护环境非常有利，是公认的环境友好材料[64]。聚乳酸制成的各种材料主要应用于日用塑料制品、薄膜，医用产品包装等。

（2）二氧化碳基降解材料（PPC）：又称为聚甲基乙撑碳酸酯（图7.7）。它是以二氧化碳和环氧丙烷为原料合成的一种完全可降解的环保型塑料,是目前最有希望的环保塑料之一。作为一种新型脂肪族聚酯,PPC 具有良好的降解性能和阻隔性能,还有透明和无毒等优点,因此在食品包装、医用材料、胶黏剂及工程塑料等方面具有较好的应用前景。

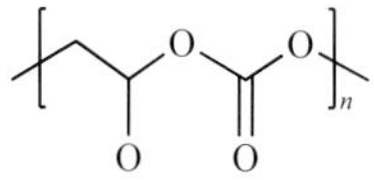

图 7.7　二氧化碳基降解材料的结构式

（3）聚丁二酸丁二醇酯（PBS）：由丁二酸和丁二醇经缩合聚合制得（图 7.8）,产物树脂呈乳白色,无嗅无味,易被自然界的多种微生物或动植物体内的酶分解、代谢,最终形成二氧化碳和水[65],是典型的可完全降解的生物降解性聚酯塑料。PBS 的显著特点在于热变形温度高（85℃）,耐热性能好；加工温度范围广,适应注塑、挤出、吹塑等加工方法；透明度与硬度较差；多用于包装薄膜、袋、盒、发泡包材、日用品瓶及药品瓶、农用薄膜、绳线、农药及化肥缓释材料等[66]；可通过纺织的工艺手段与 PLA 等降解塑料改性共混。

（4）聚己内酯（PCL）：聚己内酯的结构式见图 7.9。该材料的缺点是机械强度差、韧性差、热变形温度低（40℃）,加工性能较差；但具有良好的生物相容性、良好的有机高聚物相容性,以及良好的生物降解性,可用作细胞生长支持材料,可与多种常规塑料互相兼容,被广泛应用于药物载体、增塑剂、可降解塑料、纳米纤维纺丝、塑形材料的生产与加工领域。由 PCL 制备的材料在自然环境下 6～12 个月即可完全降解[67]。

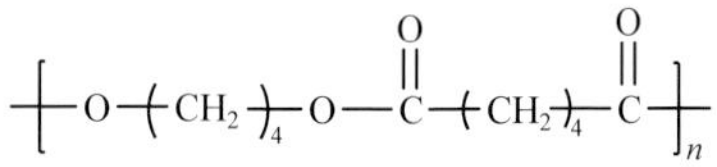

图 7.8　聚丁二酸丁二醇酯的结构式

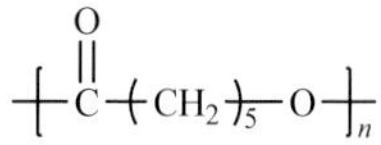

图 7.9　聚己内酯的结构式

（5）聚己二酸/对苯二甲酸丁二醇酯（PBAT）：是己二酸丁二醇酯和对苯二甲酸丁二醇酯的共聚物（图 7.10）,综合了脂肪族聚酯的优异降解性能和芳香族聚酯的良好力学性能。PBAT 既有较好的延展性和断裂伸长率,又有较好的耐热性和冲击性能。此外,PBAT 还具有优良的生物降解性,是目前生物降解塑料研究中非常活跃和市场应用最好的降解材料之一[68]。

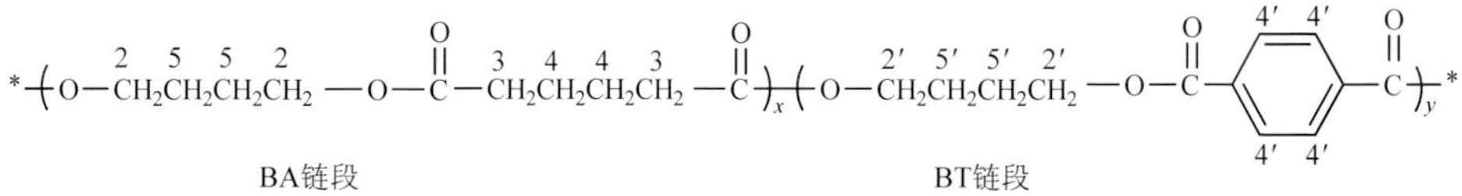

BA 链段　　　　　　　　　　　　BT 链段

图 7.10　聚己二酸/对苯二甲酸丁二醇酯的结构式

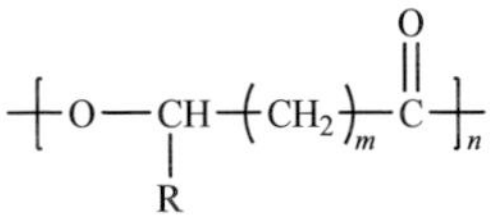

图 7.11　聚羟基脂肪酸酯的结构式

（6）聚羟基脂肪酸酯（PHA）：是由多种细菌合成的一种胞内聚酯（图7.11），在生物体内主要是作为碳源和能源的储藏性物质而存在。它具有类似于合成塑料的物化特性，以及合成塑料所不具备的生物可降解性、生物相容性、光学活性、压电性、气体相隔性等许多优异性能。主要表现为热变形温度高（105℃）；加工温度范围窄，热稳定性差；脆性较大；在可生物降解的包装材料、组织工程材料、缓释材料、电学材料，以及医疗材料，如一次性用品、医疗器械手术服、包装袋、医用缝线、修复装置、绷带、骨科针、防粘连膜、支架等方面有广阔的应用前景。但目前PHA的制备成本较高，还未实现大规模工业生产[69]。

## 7.2.2　生物医用高分子材料的力学性能

### 1. 生物医用高分子材料力学特性概述

聚合物的力学性能是高分子聚合物在作为材料使用时所要考虑的重要性能。它涉及生物医用高分子材料的选材设计、产品设计及材料的使用条件。掌握聚合物的力学性能参数，是应用生物医用高分子材料的必要前提。

聚合物的力学性能[70]参数主要包括模量（$E$）、强度（$\sigma$）、极限形变（$\varepsilon$）及疲劳性能（包括疲劳极限和疲劳寿命）。生物医用高分子材料在应用中的受力情况因聚合物类型不同而存在较大差异，需要有各自的特殊表征方法[71]；同种生物医用高分子材料在实际应用中的受力方式也不尽相同，聚合物的力学性能表征要根据具体情况选择拉伸（张力）、压缩、弯曲、剪切、冲击、硬度、摩擦损耗等不同受力方式下的表征方法，获得相应的模量、强度、形变等可以代表聚合物受力情况的各项参数。综上，生物医用高分子材料的力学性能主要受两方面因素的影响：一是与材料本身结构有关的内因；二是与材料受力环境有关的外因。其中，内因主要有以下四点。

（1）分子结构。①主链结构：在高分子主链引入芳杂环或脂肪环，会使分子链刚性增强，导致分子运动阻力增大、模量升高，这类生物医用高分子材料通常有较高的抗拉强度；②链支化：分子链支化程度增加，使分子之间距离增大，分子间作用力减小，因而高分子聚合物的抗拉强度会降低；③极性：极性高聚物具有比非极性高聚物更强的分子间作用力，增加高分子的极性或产生氢键可以提高材料的强度；④交联：适度的交联可以有效地增加分子链之间的联系，限制分子链间的相对滑移及分子链的活动性，有利于强度的提高；⑤结晶和取向：结晶和取向可使分子链规整排列，分子间作用力增强，强度增加，但结晶度过高可导致抗冲强度和断裂伸长率降低，使材料变脆[72]。

（2）应力和缺陷。缺陷的存在将使材料受力时内部应力分布不均匀，缺陷附近范围内的应力急剧增加，远远超过平均值，这种现象称为应力集中[73]。缺陷就是应力集中物，包括裂缝、空隙、缺口、银纹和杂质等。缺陷是材料整体的薄弱环节，材料的破坏就从这些缺陷处开始而扩展到整个体系，严重降低材料的强度。缺陷形状不同，应力集中系数也不同，锐口缺陷的应力集中系数比钝口的大，也更易发生破坏[74]。制品设计时应尽量避免有尖锐的转角，将制品的转弯处做成圆弧形，制品成型时进行退火处理，保证制品厚度尽可能均匀等措施均能确保制品的强度。

（3）增塑剂。凡是添加到高聚物中能使其塑性增加的物质都称为增塑剂，一般为与高聚物相容性较好且不易挥发的小分子物质。增塑剂的加入对高聚物起屏蔽和隔离作用，减小高分子之间的相互作用力，使材料抗拉强度降低[75]。

（4）共聚和共混。通过共聚将两种性质不同的单体经化学键结合，形成综合两种以上均聚物性能的新材料，提高材料的抗拉强度。共混是通过物理方法使两种及以上材料均匀混合的改性手段，从而提升高聚物的强度。

外因主要有以下四点。

（1）载荷种类及大小。生物医用高分子材料在实际应用中必然存在力学性能上的极限状态，无论以何种方式施加作用力，如拉伸、压缩、弯曲、振动等，载荷逐渐增大，材料内部应力接近极值而产生破坏。

（2）加载速率。在确定的加载方式下，施加载荷的速率大小对生物医用高分子材料力学参数有一定的影响。以简单的拉伸试验为例，PC/ABS（聚碳酸酯和丙烯腈-丁二烯-苯乙烯共聚物与混合物）生物医用高分子材料的屈服应力随加载速率的增加而缓慢增加，而断裂应力分散性较大，与加载速率没有明显的关系；试件厚度方向比宽度方向的收缩大；残余塑性应变随加载速率的增加而增加，以断裂均匀塑性伸长的增加最为明显[76]。

（3）温度高低。温度对生物医用高分子材料力学性能的影响包括加工温度和环境温度两方面。加工温度主要通过改变材料自身内部结构影响力学性能；而环境温度则在受力过程中发挥影响作用。例如，低温时聚乙烯类塑料呈脆性行为，拉伸屈服应力和定挠度弯曲应力增大；温度升高时呈韧性行为，分子运动加剧引起拉伸弯曲应力降低[77]。

（4）湿度大小。湿度对生物医用高分子材料力学性能的影响主要是通过进入材料内部的湿度含量起作用。受实验技术条件的限制，目前的研究仍集中在环境湿度方面。有研究探讨了含湿率对湿度敏感型生物医用高分子材料尼龙力学性能的影响，结果表明：材料的强度模量及弹性极限随湿度增加而降低，但这种影响会因材料变形增大而逐渐减弱[78]。

为了定量分析以上因素对生物医用高分子材料力学参数的影响，常用到以下力学性能表征手段。

1）拉伸性能的表征

选用万能材料试验机，换上拉伸实验的样品夹具，在恒定的温度、湿度和拉伸速度下，对按一定标准制备的聚合物试样进行拉伸，直至试样被拉断。仪器可自动记录被测样品在不同拉伸时间的形变值和对应此形变值所受到的拉力（张力）值，同时自动画出应力-应变曲线。根据应力-应变曲线，可得到样品的屈服点及相应的屈服应力值、断裂点及相应的断裂应力值、样品的断裂伸长值等数据[79]。将屈服应力、断裂应力分别除以样品断裂处在初制样时样品截面积，即可分别求出该聚合物的屈服强度和抗拉强度（抗张强度）$\alpha$ 值。样品断裂伸长值除以样品原长度，即聚合物的断裂伸长率。在应力-应变曲线中，对应小形变的曲线中（即曲线中直线部分）的斜率，即聚合物的拉伸模量（也称抗张模量）$E$ 值。聚合物试样拉伸断裂时，试样断面单维尺寸（厚或宽的尺寸）的变化值除以试样的断裂伸长率 $\varepsilon$ 值，即为聚合物样品的泊松比（$\mu$）数值。

2）压缩性能、弯曲性能、剪切性能的表征

选用万能材料试验机，分别用压缩试验、弯曲试验、剪切试验的样品夹具，在恒定的温度、湿度及应变速率下进行不同方式的力学试验。根据不同的计算公式，求出聚合物的压缩模量、抗压强度、弯曲模量、弯曲强度、剪切模量、剪切强度等数据。

3）冲击性能的表征

选用摆锤式冲击试验机，按一定标准制备样品，在恒定温度、湿度下，用摆锤迅速冲击被测试样，根据摆锤的质量和刚好使试样产生裂痕或破坏时的临界下落高度及被测样品的截面积，按一定公式计算聚合物试样的冲击强度（或冲击韧性，单位为 $J/cm^2$）。

4）高分子聚合物单分子链的力学性能

采用原子力显微镜（AFM）检测设备，将聚合物样品配制成稀溶液，铺展在干净玻璃片上，除去溶剂后得到一吸附在玻璃片上的聚合物薄膜（厚度约 90mm）。用原子力显微镜针尖接触、扫描样品膜，由于针尖与样品中原子之间的作用力，高分子链将被拉起。记录单个高分子链被拉伸时拉力的变化，直至拉力突然降至零，可得到若干高分子链被拉伸时的拉伸力-拉伸长度曲线，由此曲线可估算单个高分子链的长度和单个高分子从凝聚态中被拉出时的"抗张强度"。

5）聚合物老化处理前后的力学性能

紫外老化试验仪可以对 PLA 进行加速老化处理，用于探究短周期紫外老化后 PLA 试样表面与内部不同的老化行为，以及不同老化时间对 PLA 的晶体结构与力学性能的影响。之前有研究表明[80]：相比于原始材料，老化 72h 的 PLA 试样抗拉强度、冲击强度、弹性模量分别提高了 11.49%、38.38%、43.2%。从图 7.12 可以得出，未老化处理时，随着拉伸应力的逐渐增加，PLA 在发生线弹形变后不经屈服而发生脆性断裂，呈现硬而脆的特性；经老化处理后，PLA 的拉伸应力-应变曲线出现屈服点，存在初始的线弹形变和随后的非线性应变软化阶段，直至材料发生断裂，呈现硬而强的特性。

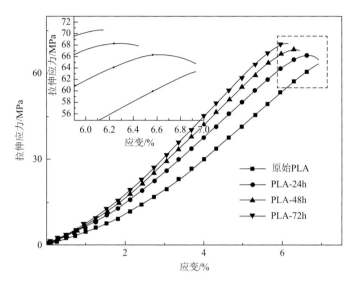

图 7.12　不同老化时间 PLA 的拉伸应力-应变曲线

出现这一现象的原因是：在老化过程中，PLA 分子链水解断裂为小分子链段，在热的作用下未结晶区域进一步调整，结晶度提高；同时，由于表面部分受紫外光的影响，分子链发生适度的交联固化，两者共同作用导致拉伸应力有所增强。分子链上大量 σ 键的内旋转运动是聚合物分子链表现柔性的本质原因，经老化的 PLA 分子链断裂为小分子链段，其主链上 σ 键减少，分子链的稳定构象数变低，同时 PLA 表面部分受紫外影响产生交联，对 σ 键的内旋转产生阻碍作用，导致分子链柔性变差，应变随之变低。

从图 7.13 可以看出，随着老化时间的延长，PLA 的冲击强度及弹性模量都有所提高。交联使分子链间有一定的缠绕和相互作用，在材料受外力作用时，会受到分子链间的相互牵扯，阻止其断裂，这是冲击强度提高的直接原因。老化过程中结晶度增加，使 PLA 的刚度变强，弹性模量有所提高。

## 2. 生物医用高分子材料的力学状态

塑料在不同的温度下所表现出来的分子热运动特征称为聚合物的物理状态。热塑性塑料的物理状态分为玻璃态（结晶型聚合物也称结晶态）、高弹态和黏流态。图 7.14 为线型无定形高分子聚合物受恒定压力时变形程度与温度之间关系的曲线，也称热力学曲线。塑料的物理、力学性能与温度密切相关，温度变化时塑料的受力行为发生变化，呈现出不同的物理状态，表现出分阶段的力学性能特点。塑料在受热时的物理状态和力学性能对其成型加工有着非常重要的意义。

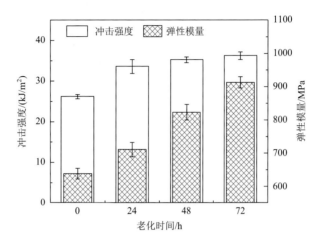

图 7.13　不同老化时间对 PLA 冲击强度及弹性模量的影响

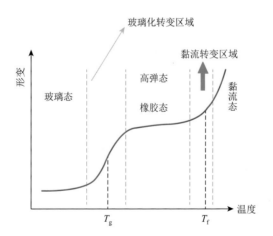

图 7.14　线型无定形高分子聚合物热力学曲线

$T_g$表示玻璃化转变温度；$T_f$表示黏流温度

从相态角度来看，玻璃态、高弹态和黏流态均属液相，即分子间的相互排列均是无序的，它们之间的差别主要是变形能力不同，即模量不同，因此称为力学状态。从分子运动角度来看，玻璃态、高弹态和黏流态只不过是分子（链段）运动能力不同而已。因此，从玻璃态到高弹态再到黏流态的转变均不是热力学上的相变，而是因高分子结构不同引起分子热运动方式发生改变，进而影响聚合物的各项性能。高分子由于具有长链结构，不仅分子量高，还具有多分散性。此外，它还可以带有不同的侧基，加上支化、交联、结晶、取向、共聚等，使得高分子聚合物的运动单元具有多重性，或者说高分子聚合物的分子运动具有多重模式，包括：①链段的运动，即主链中碳-碳单键的内旋转，使得高分子链有可能在整个高分子中不动，也就是分子链质量中心不变的情况下，一部分链段相对于另一部分链段而运动；②链节的运动，是比链段还小的运动单元；③侧基的运动，是多种多样的，如转动、内旋转、端基的运动等；④高分子的整体运动，将会导致分子质量中心发生移动；⑤晶区内的运动，包括晶型转变，晶区缺陷的运动，晶区中的局部松弛模式等。同时，高分子的分子运动还具有时间依赖性和温度依赖性，如在黏流态下聚合物的应力应变具有蠕变性，存在松弛时间等，而在温度作用下，分子内能与体积变化，克服运动能垒而引发某一运动模式。高分子在不同环境、不同外界作用下具有不同分子运动机制，在宏观上表现为不同的力学状态[81]。

1）玻璃态

$T_g$ 称为玻璃化转变温度，是聚合物从玻璃态转变为高弹态（或高弹态转变为玻璃态）的临界温度，是多数塑料使用的上限温度，也是合理选择塑料的重要参数。塑料在温度 $T_g$ 以下的状态是坚硬的固体，称为处于玻璃态，它是大多数塑件的使用状态。处于此状态的塑料，在外力作用下分子链只能发生很小的弹性变形并且弹性变形服从胡克定律。聚合物在 $T_g$ 以下还存在一个脆化温度 $T_x$，在此温度下受力很容易断裂，所以 $T_x$ 是塑料使用的下限温度。$T_x \sim T_g$ 的范围越宽，表明塑料的使用温度范围越宽。

由于温度较低，分子热运动能较低，链段的热运动能不足以克服主链内旋转的势垒，因此，链段处于被"冻结"状态，分子链几乎无运动，只有侧基、链节、短支链等小运动单元的局部振动及键长、键角的变化，因此弹性模量很高，通常为 10～108MPa，形变很小，只有 0.1%～1%。而进入玻璃化转变区后，在 3～5℃范围内，聚合物几乎所有的性质都会发生突变，如热膨胀系数、模量、介电常数、折光指数等。从分子运动机制看，在此温度下链段已经开始"解冻"，链段的运动被激发，但整个大分子链还无法运动。链段绕主链轴的旋转使分子的形态不断发生变化，即由于构象的改变，长链分子可以在外力作用下伸展或卷曲，因此弹性模量迅速下降 3～4 个数量级，形变迅速增加，聚合物便显出与皮革类似的行为。

通常情况下，无定形高聚物的成型加工是通过将材料加热至高于 $T_g$ 的温度，并使其软化或流动化进行的。然而，这种成型法具有能耗大，因高温而导致作业环境恶化，制造工艺复杂，以及不适用于耐热性差的材料等缺点[82]。因此，人们一直期望能够在 $T_g$ 以下的温度对其进行塑性加工，即冷拉成型。但目前存在的问题是冷拉条件下生物医用高分子材料会发生大变形，引起材料产生龟裂或立即断裂等，这正是难以实现塑性加工的原因。研究表明，在单轴拉伸、压缩模式下使生物医用高分子材料产生形变，会使高分子凝聚态结构形成非平衡，容易引起应力松弛。因此，利用生物医用高分子材料玻璃态下产生应力松弛的机理，能够实现在低于 $T_g$ 的温度下不发生龟裂、热老化的前提下，将材料加工成各种形状，以提高其强度。

崔善子等[83]以典型的工程用聚碳酸酯（PC）与通用型聚氯乙烯（PVC）为研究对象，对试样分别进行退火形变（ASA）和淬火形变（QSA），通过单轴拉伸使高分子结构实现非平衡化，观察其力学特性随时间的变化，并测试了试样形变过程中动态储存弹性模量与热量的变化。

由图 7.15 可知，无论是退火处理还是淬火处理，形变后的 PC 试样弹性模量 $E$ 对时间 $t$ 的对数呈单调增加。虽然 ASA 与 QSA 试样差异不大，但与未发生形变的试样的弹性模量曲线相比差异很大，始终位于其上方。同样地，图 7.16 给出了形变下屈服应力随时间的变化曲线，PVC 试样的屈服应力随时间 $t$ 的对数的增大而增加，形变越大，屈服应力越大，并且 ASA 试样对应的关系曲线大部分位于上方，未发生形变的原始试样位于最下方。通过以上的静态力学特性可知，由于形变后的短时间内材料结构的热力学非平衡程度高，固体高分子呈"软化"状态。经过一段较长的时间后，形变下的材料结构将趋于平衡状态。因此，与形变前相比，形变后的试样屈服应力、弹性模量等力学特性明显提高。这一结果为利用材料形变后短时间内其结构呈软化的特性来实现固体高分子的低温成型，利用形变后长时间发生"硬化"的现象来实现固体生物医用高分子材料的高强度化，提供了实验性依据。

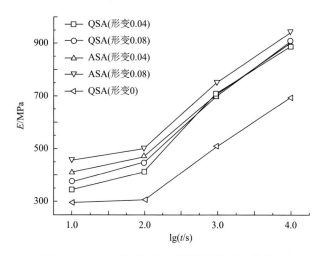

图 7.15　90℃下聚碳酸酯弹性模量与时间的关系

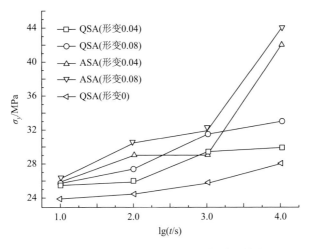

图 7.16　60℃下聚氯乙烯屈服应力与时间的关系

　　为了进一步了解试样的硬化现象，对试样进行了 QSA 测试，结果如图 7.17 所示。在图 7.17 中，随着时间 $t$ 的对数值的增大，PVC 的 QSA 试样（0.08）的弹性模量呈增大趋势。图 7.18 中曲线显示，形变量越大，弹性模量值越大。同样地，图 7.19 中，PVC 的 ASA 试样的形变量也显示出相似的规律。该试验结果进一步表明，施加了有限形变量之后，随着时间的延长，材料的力学特性得到了提高，而这一结果与热处理方式及材料种类无关。

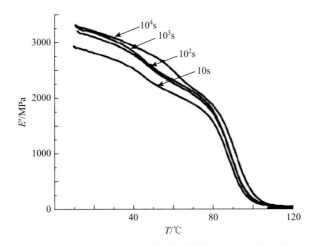

图 7.17　QSA 聚氯乙烯试样的弹性模量与时间、温度的关系

2）高弹态

当塑料受热温度超过 $T_g$ 时，由于聚合物的主要运动单元链段开始运动，塑料

进入高弹态。高弹态的聚合物弹性模量只有 0.1～10MPa，外界应力作用下在形变-温度曲线上出现平台区，受较小的力就可以发生很大的形变，为 100%～1000%，形变能力显著增大，但仍具有可逆的形变性质，处于这一状态的塑料类似橡胶状态的弹性体[84]。

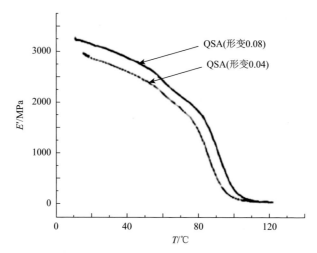

图 7.18　QSA 聚氯乙烯试样的形变、弹性模量与温度的关系（$t = 10^4$s）

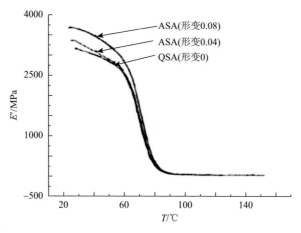

图 7.19　ASA 聚氯乙烯试样的形变、弹性模量与温度的关系（$t = 10^4$s）

随着温度的进一步升高，链段的热运动逐渐剧烈，链段沿作用力方向的协同运动不仅使分子链的形态改变，而且导致大分子的重心发生相对位移。此状态下的聚合物既呈现橡胶弹性，又开始呈现流动性，弹性模量下降，形变迅速增加。

聚合物弹性体是能够在受力发生大形变并在外力撤出后迅速回复其近似初始

形态的一类聚合物材料，在日常生活中具有广泛应用，其中以橡胶和热塑性弹性体最为常见[85]。用于制备橡胶的基底聚合物包括聚异戊二烯、聚丁二烯、聚氯丁二烯、苯乙烯-丁二烯共聚物、乙烯丙烯共聚物等多种不饱和、饱和、取代或共聚高分子。而热塑性弹性体一般为线型共聚物，通过分子链内形成物理交联使其在低温下表现为良好的橡胶弹性，在高温下可通过挤出、注塑、吹塑、压缩等塑化方法成型。其聚合物基底可由聚氨酯、聚苯乙烯、聚双烯、聚氯乙烯、聚酰胺、有机氟类和有机硅类等组成。

材料通过在受力及其梯度、涡度方向的近似可逆形变表现出弹性，而这正可以用本构模型描述，即 $\sigma = H\varepsilon$，其中 $\sigma$ 是应力矢量，$\varepsilon$ 是应变矢量，$H$ 是本构方程。一般地，$H$ 是 $3\times3$ 矩阵，而在研究更细致的形变时 $H$ 可被展开为高维矩阵。本构方程的推导、设计和解析是材料力学性能分析的核心，其与材料内部组分的多层次结构，特别是分子及其聚集体结构的关联是研究的前沿。在微观层面，弹性是通过材料内部的物质迁移、相变、可逆键断裂、解缠结和内生热等过程实现能量耗散体现出来的。为此，科学家发展了一系列基于连续介质力学的唯象模型及基于分子结构及构象熵的统计力学模型，用以定量描述弹性体材料的应力-应变关系。

由于材料的高维形变可以从一维形变叠加得到，以及一维（单向）拉伸的简易性和可重复性，单向拉伸的应力-应变曲线被广泛应用[86]。单向拉伸测量一般在固定温度和频率下，恒速拉伸试样来测量材料的应力-应变关系，得到应力-应变曲线。从应力-应变曲线中，可以得到材料的重要力学性能指标，包括杨氏模量、屈服强度、抗拉强度、断裂伸长率和韧度等，以此判断材料的力学性能品质。例如，图 7.20 是典型的单轴拉伸应力-应变曲线图。

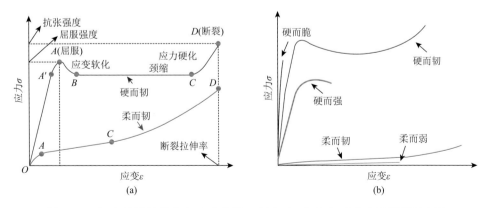

图 7.20　（a）单轴拉伸应力-应变曲线示意图；（b）应力-应变曲线类型示意图

图 7.20 中，$OA'$ 段表示材料发生弹性变形，其斜率为杨氏模量；$AD$ 段为塑性

变形区，可能会出现应变软化（*AB*）、细颈（*BC*）、取向硬化（*CD*）等过程。基于该曲线，可以得到一系列材料力学性能参数。此外线下积分面积被定义为韧度，可以表征材料抗形变破损的能力。一般地，依据不同的应力-应变曲线特征，聚合物材料的力学性能可分为 5 种［图 7.20（b）］：①硬而脆，代表性材料有聚苯乙烯、聚甲基丙烯酸甲酯及酚醛树脂等。②硬而韧，代表性材料有尼龙、聚碳酸酯及硬段含量高的聚氨酯等。③硬而强，代表性材料有聚氯乙烯和聚苯乙烯共混物等。④软而韧，代表性材料有橡胶材料、增塑聚氯乙烯等。常见聚合物弹性体材料的杨氏模量在 0.1～10MPa 区间，大形变下可逆回复，多属于此种类型。⑤软而弱，代表性材料有聚合物物理凝胶、水凝胶、未交联的聚电解质等。常见聚合物弹性体材料一般属于硬而韧或软而韧的材料，无明显应力值下降的应变软化过程。交联的橡胶屈服不明显，而弹塑体的屈服较为明显，聚合物弹性体材料的细颈形变区间较窄或与取向硬化融合。

3）黏流态

$T_f$ 称为黏流温度，是聚合物从高弹态转变为黏流态（或从黏流态转变为高弹态）的临界温度。当塑料受热温度超过 $T_f$ 时，由于分子链的整体运动，塑料开始有明显的流动，塑料开始进入黏流态变成黏流液体，通常也称为熔体。在这种状态下，塑料熔体在不太大的外力作用下就能引起宏观流动，此时形变主要是不可逆的塑性形变，一经成型和冷却后，其形变会永远保持下来。当塑料继续加热至温度 $T_d$ 时，聚合物开始分解变色。$T_d$ 称为热分解温度，是聚合物在高温下开始分解的临界温度，聚合物的分解会降低产品的物理性能、力学性能或产生外观不良等缺陷。$T_f$ 是塑料成型加工的重要的参考温度，$T_f \sim T_d$ 的范围越宽，塑料成型加工就越容易进行。

高聚物熔体和溶液（简称流体）在受外力作用时，既表现黏性流动，又表现出弹性形变，因此称为高聚物流体的流变性或流变行为。聚合物的流动，不是高分子链之间的简单滑移，而是运动单元依次跃迁的结果（如同蚯蚓蠕动）。聚合物流变行为强烈依赖于分子结构、分子量及其分布、温度、压力、时间、作用力的性质和大小等。高分子流变学是研究聚合物流动和变形的一门科学，涉及材料受外界作用时流动变形规律，研究的内容非常丰富，可以分为生物医用高分子材料结构流变学和生物医用高分子材料加工流变学两大部分。其中，结构流变学又称为微观流变学或分子流变学，主要研究生物医用高分子材料奇异的流变性质与其微观结构——分子链结构、聚集态结构之间的联系，以期通过设计大分子流动模型，获得正确描述生物医用高分子材料复杂流变性的本构方程，沟通材料宏观流变性质与微观结构参数之间的联系，深刻理解生物医用高分子材料流动的微观物理本质；加工流变学属于宏观流变学或唯象性流变学，主要研究与生物医用高分子材料加工工程有关的理论与技术问题。

在外力的作用下，高分子响应的方式是形变和流动。响应量的大小可以由两种基本方式描述，如式（7.1）和式（7.2），也就是胡克模型和牛顿模型[87]。对于简单体系，胡克模型和牛顿模型是相对独立描述在外力作用下固体和流体的响应方式。式（7.1）描述的是一种理想的弹性状态，即所有作用在物体上的力仅仅产生一种形变效果，其中一个很重要的参数模量 $E$ 是常数，与形变和应力大小无关。但在大多数实际情况下，形变和应力的关系总是不满足线性关系，也就是说，模量 $E$ 不总是常数。金属材料、生物医用高分子材料在外力作用下都可能出现非线性的响应。式（7.2）是流体力学中的经典公式，即作用在流体上的力全部用于体系流动。黏度 $\eta$ 是体系内摩擦力的体现，是抗流动的表现。对于理想牛顿流体，黏度 $\eta$ 是常数。但在实际情况下，无论是高分子流体，还是其他物质的流体，不满足应力和形变速率是线性关系的情况也是普遍的。

$$\sigma = E\varepsilon \tag{7.1}$$
$$\sigma = \eta\gamma = \eta \times \mathrm{d}\varepsilon / \mathrm{d}t \tag{7.2}$$
$$\varepsilon = \varepsilon_1 + \varepsilon_2 + \varepsilon_3 = \sigma / G_1 + \sigma / G_2(1 - e - t / \tau) + t\sigma / \eta \tag{7.3}$$

式（7.3）用来阐述高分子在外力作用下产生的形变是随着时间的延续而不断发展的。形变随时间不断发展的过程，其实就是高分子的黏弹性的表现。时间对于高分子的黏弹性是个重要的因素：一方面，黏性形变 $\varepsilon_3$ 对时间具有依赖性。没有足够长的时间，黏性形变 $\varepsilon_3$ 就不能显现，或者说 $\varepsilon_3$ 对总形变贡献不大；另一方面，弹性形变 $\varepsilon_2$ 的形成也是需要时间的。因此，时间对于高分子黏弹性的表现是个重要的因素。但必须意识到，时间是外部影响因素，并不是内因，内因是材料本身，是高分子的结构和内部作用。从公式上看，就是体系的性质参数 $G$、$\tau$、$\eta$，它们是直接与力的作用对象关联的。公式中还有一个重要参量 $\sigma$，它对高分子的黏弹响应存在一定的影响，例如，一个很小的应力作用只能使材料发生轻微的弹性形变，如果应力太大，又会导致材料损坏，只有在合适的应力作用下，高分子才能表现出明显的黏流特性，对材料性能的影响也是不可忽视的[88]。

### 3. 应力对高分子性能的影响

聚合物力化学是介于力学和聚合物化学这两门科学之间的新兴科学，主要研究物质在力场作用下的化学过程和化学现象，以及由此引起的材料性能的改变。在力场作用下，聚合物产生分子内应力，进而发生分子链断裂，形成两个大自由基，这种大自由基一般具有较强的活性，可以同氧分子等自由基接受体作用而趋于稳定，最终使聚合物分子量降低而实现降解。力的作用也可以引发可聚合单体合成嵌段或接枝共聚物，甚至还可以同具有活性点的其他聚合物直接形成接枝共聚物。如果有两种或两种以上的聚合物同时发生力化学断裂，形成多种自由基，则可以得到更为复杂的聚合物产物。

1）应力对生物医用高分子材料结构的影响

应力的存在会引起生物医用高分子材料物理化学结构的变化，影响其老化速度，从而引起材料性能和寿命的改变[89]。在应力作用下，聚合物分子链发生取向结晶，末端产生新的自由基，分子重新构建，从而导致生物医用高分子材料的分子组成、蠕变行为、取向结晶性发生变化。研究人员对工程塑料尼龙6（聚酰胺）进行应力加速老化处理，并研究其蠕变行为、力学性能、组成结构及取向结晶行为的变化，发现如下。

从图7.21中可以看出，在应力老化初期，尼龙6形变随老化时间延长而急剧增加，在200～300min后其形变趋于稳定。在一定应力作用下，尼龙6分子链迅速沿着应力作用方向取向，蠕变明显，随后拉伸使分子链排列规整，自由体积减小，分子链运动变得缓慢而艰难，最终到达平衡，分子链的取向逐渐趋于完善，蠕变也就基本趋于稳定。外加应力越大，尼龙6分子链受力越大，分子链越易运动，取向程度越大，蠕变也就越大，并且蠕变稳定时间越长。

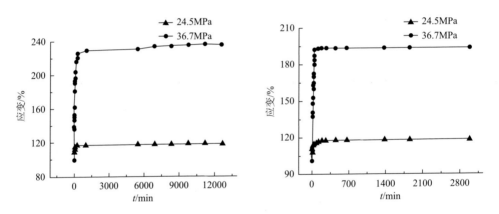

图 7.21　不同应力作用下尼龙 6 在 2 天与 3 天时间内蠕变随老化时间的变化曲线

图7.22与图7.23是尼龙6在不同应力作用下的组成结构与老化时间的关系。由图7.22可以看出，在老化初始，尼龙6的比浓黏度略微下降，随着老化时间延长，其分子链发生取向结晶，在一定程度上抑制了其氧化降解，从而使比浓黏度随老化时间变化不大，表明在较温和的外界环境条件（温度为70℃）下，应力对聚合物分子量影响小，分子降解不明显。由图7.23可以看出，在老化初始，尼龙6的端羧基含量略微升高，端氨基含量略微下降；随老化时间延长，其分子链发生一定程度的取向结晶，抑制氧的渗入，降低氧化速率，使其端基含量变化不大。

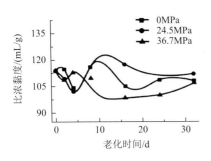

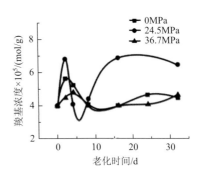

图 7.22　不同应力下尼龙 6 的比浓黏度随
老化时间的变化

图 7.23　不同应力下尼龙 6 末端羧基
浓度随老化时间的变化

尼龙 6 在不同温度、剪切应力、升温速率等条件和环境下呈现不同的晶体结构，通常主要以 α 晶型和 γ 晶型存在。由图 7.24 可知，老化前尼龙 6 晶粒无规排列，其 α 晶型的（202）晶面和（200）晶面均产生德拜-谢乐衍射圆环，这是由于在注塑加工过程中其分子略有取向而（200）晶面衍射弧不均匀。在相同的应力老化时间内，随应力增大，（200）晶面所对应的衍射圆环退化，衍射弧变短；而在同一应力作用下，随老化时间的延长，衍射弧也相应变短，表明尼龙 6 取向程度增加。根据 Hermans 取向因子计算公式可计算尼龙 6 的结晶因子，列于表 7.7；对不同老化时间和老化应力下的尼龙 6 试样衍射图谱进行相位角积分和分峰处理，计算其结晶度，列于表 7.7。由表可知，在相同老化应力下，尼龙 6 取向度和结晶度随老化时间的延长而增加；在相同老化时间下，应力越大，尼龙 6 取向度和结晶度越高。当材料受到应力作用时，首先是材料中非晶区内的大分子链伸直，沿着受力方向平行排列，材料内部分子有序性增加；随着时间延长，结晶区逐渐沿拉伸应力方向排列取向；应力越大，分子链上受到的力越大，分子越易于运动，沿受力方向排列就越规整，因此材料取向因子和结晶度得以提高。

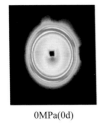
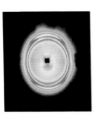
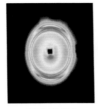
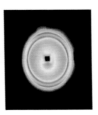
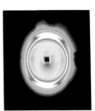

0MPa(0d)　　24.5MPa(2d)　　36.7MPa(2d)　　24.5MPa(8d)　　36.7MPa(8d)

图 7.24　不同应力与老化时间下尼龙 6 的二维 XRD 图谱

表 7.7 不同应力与老化时间下尼龙 6 的结晶度和取向因子

| 老化时间/d | 取向因子 | | 结晶度/% | |
|---|---|---|---|---|
| | 24.5MPa | 36.7MPa | 24.5MPa | 36.7MPa |
| 0 | 0.1397 | 0.1397 | 30.12 | 30.12 |
| 2 | 0.2164 | 0.4073 | 34.18 | 36.88 |
| 8 | 0.2348 | 0.4756 | 35 | 37.53 |

2）应力对生物医用高分子材料力学性能的影响

应力对生物医用高分子材料力学性能的影响主要分为两个方面：一是在材料制备加工过程中，各种拉伸、共混、搅拌等工艺对原料施加一定方式的应力作用，改变产物的组成分布而引起力学性能的优化[90, 91]；二是材料在使用过程中受到一定方式的应力作用，材料的力学属性发生改变，如减小弹性模量、增加脆性，从而加速部分支链的断裂过程。

聚乳酸（PLA）作为一种具有良好生物相容性和生物可降解性、较高的力学强度、优异的透明性及可加工性等优点的生物医用高分子材料，已被广泛应用于生物医用材料、包装材料等领域。然而，PLA 在低温条件下脆性很高，严重影响其在工程领域的应用。陈云静[90]针对 PLA 的脆性问题，采用单向预拉伸法增韧 PLA，即在 PLA 的玻璃化转变温度附近将其预拉伸至不同倍率，然后冷却至室温进行拉伸测试。该实验选择了三种 PLA 体系，即纯 PLA 体系、PLA 增韧体系、PLA 增强体系，研究了预拉伸前后样品的微观结构和力学性能的变化，讨论了 PLA 脆性的根源及预拉伸提高 PLA 材料力学性能（尤其是韧性）的微观机理。

对预拉伸前后 PLA 样品进行拉伸测试，来探究预拉伸对 PLA 力学性能的影响，得到了如图 7.25 所示的力学性能曲线，相应的力学性能数据列于表 7.8。未预拉伸的 PLA 在达到屈服之前就已经断裂，在应力-应变曲线上没有出现屈服点，弹性模量约为 1883MPa，断裂强度约为 62.9MPa，断裂伸长率仅有 5.4%，是一种硬而脆的材料。将预拉伸后的 PLA 样品简称为 ps-PLA，当预拉伸倍率小于 0.2 倍时，ps-PLA 呈现出类似于未预拉伸 PLA 的脆性断裂行为；当预拉伸倍率达到 0.2 倍时，ps-PLA 由脆性断裂转变为韧性断裂，应力-应变曲线上出现明显的屈服现象，断裂伸长率增大至 23%；当预拉伸倍率为 0.3 倍时，ps-PLA 的应力-应变曲线上出现明显的屈服和细颈现象，断裂伸长率大幅提高；当预拉伸倍率为 0.4 倍时，ps-PLA 的断裂伸长率达到最大值，即 152%，约为未预拉伸 PLA 的 28 倍，并且 ps-PLA 在屈服和细颈区之后还出现了明显的应变硬化现象。随着预拉伸倍率的进一步增大，应变硬化现象逐渐加强，ps-PLA 的断裂伸长率开始逐渐减小。当预拉伸倍率增大至 3.0 倍时，ps-PLA 的断裂伸长率减小至最小值，仅为 24%，但仍大于未预拉伸 PLA。未预拉伸 PLA 和 ps-PLA 的弹性模量、屈服强度、断裂强度及断裂伸长率的数值见表 7.8，与上述曲线中所反映的情况相对应，证明与未拉伸 PLA 相比，当预拉伸合适的倍率时，ps-PLA 的弹性模量、抗拉强度和断裂伸长率能够同时增大，表明预拉伸能够同时增强增韧 PLA。

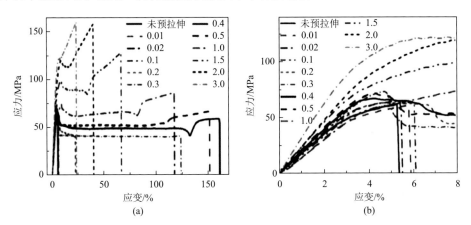

图 7.25 （a）未预拉伸 PLA 和 60℃下预拉伸不同倍率的 PLA 的拉伸应力-应变曲线；（b）小形变区放大图

表 7.8 未预拉伸 PLA 和 60℃下预拉伸不同倍率 PLA 的力学性能数据

| 预拉伸比 | 弹性模量/MPa | 屈服强度/MPa | 断裂强度/MPa | 断裂伸长率/% |
| --- | --- | --- | --- | --- |
| 未预拉伸 | 1883±153 | — | 62.9±0.02 | 5.4±0.9 |
| 0.01 | 1804±136 | — | 60.1±0.04 | 6.0±0.2 |
| 0.02 | 1841±64 | — | 63.8±0.02 | 5.4±0.4 |
| 0.1 | 1803±49 | — | 63.4±0.04 | 6.7±0.2 |
| 0.2 | 1694±56 | — | 42.5±0.01 | 23±3 |
| 0.3 | 1735±187 | — | 44.2±0.05 | 118±3 |
| 0.4 | 1739±116 | 62.3±2.1 | 57.8±0.7 | 152±24 |
| 0.5 | 1862±102 | 69.4±4.3 | 67.2±1.5 | 152±3 |
| 1.0 | 1963±100 | 73.2±0.9 | 95.4±2.5 | 114±5 |
| 1.5 | 2270±45 | 97.1±1.3 | 128.3±2.3 | 68±4 |
| 2.0 | 2310±61 | 116.2±4.9 | 149.0±7.0 | 42±3 |
| 3.0 | 3040±140 | 121.4±0.5 | 160.5±0.5 | 24±1 |

3）应力对生物医用高分子材料物化性能的影响

除力学性能外，应力作用还可能引起生物医用高分子材料其他物化性能的改变，如热性能、溶液性质、电学性能及化学反应活性等，以比较熟悉的压电生物医用高分子材料[92]为例进行简单说明。对于有机高分子压电性的探索，最早可追溯到 20 世纪 20 年代，当时发现将某些橡胶和明胶在电场下冷却后，可以产生微弱的压电性，但由于这种压电性很弱，故一直未能引起广泛重视。1941 年，Martin 发现角质蛋白质具有压电效应。此后一段时间内，研究集中于生物医用高分子材料。20 世纪 50～60 年代，Fukada 陆续在木材、骨头、肌腱、多糖体及 DNA 中发现正压电效应，并且证实木材中存在逆压电效应。1969 年，压电聚合物研究获得历史性突破。Kawai 在对聚偏氟乙烯（PVDF）的研究中发现，经单轴拉伸，并在高温强电场下极化的 PVDF 薄膜具有合成生物医用高分子材料中最强的压电效应，并具备工业应用价值。1971 年，Bergman 等进一步发现了 PVDF 的热释电效应。80 年代初，Yagi 等制备出偏氟乙烯与三氟乙烯，偏氟乙烯与四氟乙烯铁电共聚物 P(VDF-TrFE)。目前已经发现的具有压电效应的生物医用高分子材料包括 PVDF 及其共聚物、尼龙、非晶态压电高聚物（偏氰乙烯-乙酸乙烯共聚物）、铁电液晶聚合物及压电复合材料。在不同压力作用下，高分子表现出不同的压电效应，其内在机制可能与高分子内部分子结构、结晶态、分子量等因素有关。

### 7.2.3　生物医用高分子材料降解中的力学问题

#### 1. 生物医用高分子材料降解概述

此前，有中国邮政业内专家介绍，目前普遍使用的塑料袋在自然条件下需 200 年才能实现降解，而生物可降解生物医用材料快递包装袋被废弃后，在自然环境下（如土壤、沙土等）和特定条件下（如堆肥、厌氧消化、水性培养液中），由自然界存在的微生物作用引起自然降解，经过 6 个月时间可以完全分解成二氧化碳、甲烷、水及其所含元素的矿化无机盐等，对自然环境的影响基本可以忽略不计（图 7.26）。

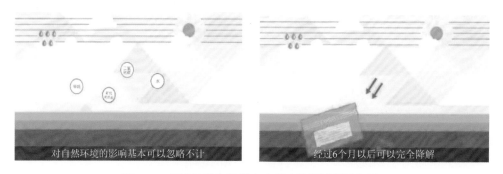

图 7.26　邮政快递包装袋在土壤中降解过程示意图

　　然而，生物可降解包装袋的工业生产者意见却与上述不一致，只有在工业化堆肥条件下才有可能在 6 个月实现这样的降解过程[93]。工业化堆肥最基本的条件是一定的温度（通常在 50～60℃，一般土壤并不能够达到），除此之外还需要一定的湿度、一定的菌群，还有一定的耗氧量等更为具体的要求，这些条件并不是任何自然环境都能达到的。如果生物可降解生物医用高分子材料进入普通土壤，6 个月无法实现完全降解。例如，2010 年希腊雅典农业大学采用地中海实际土壤做 PLA 生物可降解生物医用高分子材料的降解试验，11 个月的时间只导致材料部分物理解体和部分碎裂（图 7.27）。2014 年中南林业科技大学模拟自然土壤，选用 PLA 制得的生物可降解生物医用高分子材料为试验样品，其在 12 个月后质量仅仅损失 0.23%，几乎没有发生降解。如果生物可降解生物医用高分子材料进入海洋，更不会得到降解。2017 年德国拜罗伊特大学进行了 400 天的试验，将各种生物可降解生物医用高分子材料在工业化堆肥条件下实现可降解，但分别悬浮在海水和淡水里面，最后 PLA 只有约 0.5% 的质量损失。研究人员在北京一个公园的土壤里掩埋了一块市场上能够获得的生物可降解包装袋，210 天以后变化不大，也是部分解体和碎裂（图 7.28）。

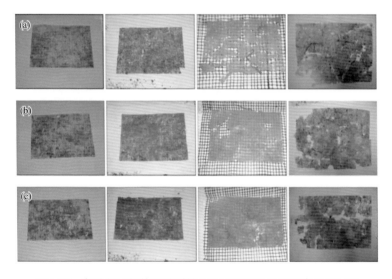

图 7.27　部分物理解体和碎裂的生物可降解生物医用高分子材料

　　联合国环境规划署的一份报告对可降解生物医用高分子材料存在的问题进行了详细的讨论，得出以下结论：特殊条件（工业堆肥）下陆地上可生物降解的生物医用高分子材料，在海洋中降解速率非常慢，大面积使用同样会导致垃圾失控问题。

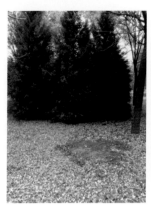
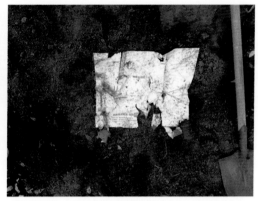

图 7.28  埋入土壤 210 天后的可降解包装袋

镁、铁和锌是目前最具代表性的 3 种可降解金属材料,在血管支架领域具有良好的应用前景。可降解支架植入体内后,支撑血管直至其完成血管重建,在此过程中支架受到复杂的应力作用,包括拉应力、压应力、剪切应力及循环荷载等。应力对支架降解的影响不可忽视,其可加快支架力学性能的衰减,甚至导致支架断裂。探明应力对可降解金属降解行为的影响及其降解机制,对血管支架材料的改性、支架构型设计与优化至关重要。同样地,应力作用对生物医用高分子材料的影响也是高分子聚合物性能评价的重要部分。Dauner 等曾指出 PLA 在降解过程中同时出现生物力学性质的变化。图 7.29 和图 7.30 是 PDLLA 膜垫的力学性能弹性模量和抗拉强度 $\sigma$ 随降解时间的变化曲线。在 Fan 等的实验中,可以得到:两

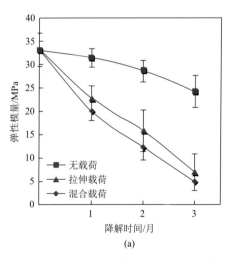
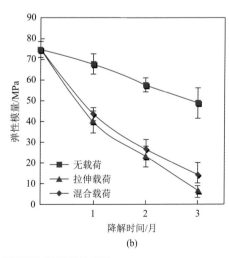

图 7.29  PDLLA 的弹性模量随降解时间的变化

(a)厚度 1.0mm; (b)厚度 1.2mm

批材料弹性模量 $E$ 和抗拉强度 $\sigma$ 在不同时期降低趋势大致相似，三个月后，实验组的 $E$ 和 $\sigma$ 值降低显著，对照组 $E$ 和 $\sigma$ 指标变化不明显，各实验组中拉伸载荷和混合载荷降解速率明显快于对照组。

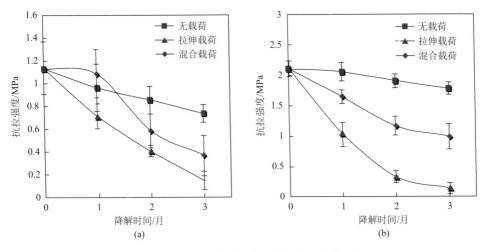

图 7.30　PDLLA 的抗拉强度随降解时间的变化

（a）厚度 1.0mm；（b）厚度 1.2mm

　　基于以上对塑料和金属材料降解过程的认识，可以肯定，在材料的降解过程中应力发挥着一定的作用，因此，在了解生物医用高分子材料降解作用方式与降解机制的基础上，在力学领域继续探索新的材料降解促进方式迫在眉睫[94, 95]。

### 2. 微生物对生物医用高分子材料的降解作用

　　可降解生物医用高分子材料的微生物主要分布于土壤、海洋、堆肥、活性污泥等环境中。微生物分泌的脂酶附着于材料底物上催化其水解成为寡聚体、二聚物和单体，最终水解产物由微生物转化为 $CO_2$ 和 $H_2O$。一般来说在含有乳化聚合物的琼脂平板上接种微生物后，菌落周围会出现透明圈，说明形成该菌落的微生物能够降解相应的聚合物[96]。微生物首先侵蚀聚酯的表面，然后由微生物分泌的酶对聚酯中的酯键发生作用使其水解[97]，其反应机理如图 7.31 所示。

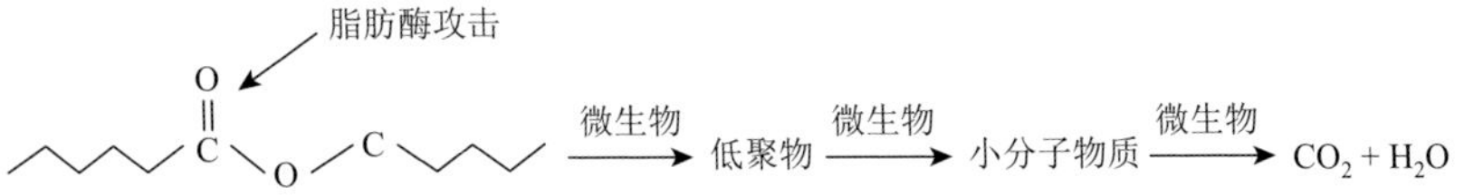

图 7.31　微生物降解的反应机理

（1）聚乙烯（PE）是能够生物降解的，但降解得很慢，根据推算，全部降解大约要 300 年。烷烃的生物降解是从碳链末端开始的，分子量越大，末端基就越少，而且都在塑料内部。所以分子量很大时，暴露在外面的能与微生物接触的末端基太少，不足以维持微生物的生长。据有关文献的报道，聚乙烯分子链的降解的临界分子量是 500～5000。因此，从两方面增加聚乙烯的端基的个数：①将淀粉与聚乙烯共混，在自然界中淀粉降解很快，淀粉降解后使聚乙烯塑料中产生很多微孔，使其表面积大大增加，这使得大量的聚乙烯的端基暴露出来。所以这种聚乙烯的降解速率大于普通的聚乙烯。②在聚乙烯中加入光降解剂，如羧酸铁等。聚乙烯经过初步的光降解后其分子量下降，末端基增加，生物降解也随之加快。经过初步光降解的聚乙烯就能作为唯一的碳源而使微生物生长。

（2）聚己内酯（PCL）分子量为 40000，熔点为 63℃，在 25℃时分解，埋入土中一年以后可完全降解，其降解机理很复杂。PCL 降解菌 *Alcaligenes faecalis*[98] 在 30℃条件下，经过 45 天的培养，对 PCL 薄膜的降解率可达 83%，经过 68 天可实现 PCL 的完全降解。随着降解时间的延长，PCL 结晶度升高，进一步表明 PCL 薄膜最先被降解的是其非结晶区域[99]。

聚乙烯醇（PVA）接枝共聚物是由乙烯醇与丙烯酸醋和烯烃环氧化合物进行共聚得到，其结晶性比聚乙烯醇低，热塑性比聚乙烯醇好，制成的薄膜在土壤中 23 天即可被微生物完全分解。

### 3. 光化学对可降解生物医用高分子材料的降解

（1）引发反应。

高分子自由基（P·）的生成对于聚合物的迅速氧化是必不可少的：

$$PH \longrightarrow P \cdot + H \cdot$$

式中，PH 代表聚合物，这步反应可以由物理因素引发，如离子化辐射、紫外辐射、热、超声波及机械作用等，也可由化学因素引发，如催化作用和直接与氧气、单线态氧、原子氧或臭氧反应。然而通过分子氧与聚合物直接反应夺走一个氢原子来引发反应是不可能的，因为这是一个吸热反应，需要 30～40kcal/mol 的熵。这也是聚合物比较稳定的原因之一。

（2）高分子氢的过氧化物的生成。

聚合物在光氧化过程中要生成氢过氧化基团，引发过程中生成的大分子自由基（P·）很容易通过加成反应与氧分子作用，生成高分子过氧自由基（POO·）：

$$P \cdot + O_2 \longrightarrow POO \cdot$$

过氧自由基能够从其他聚合物分子上夺取氢生成高分子氢过氧化物（POOH·）：

$$POO \cdot + PH \longrightarrow POOH \cdot + P \cdot$$

（3）高分子氢的过氧化物的分解：

$$POOH \longrightarrow P\cdot + \cdot OOH \tag{a}$$

$$POOH \longrightarrow PO\cdot + \cdot OH \tag{b}$$

波长大于 300nm 的光子的能量足使 RO—OH 键和 R—OOH 键断裂，但几乎不能打断 ROO—H 键。PO—OH 和 P—OOH 解离能的显著差异使得在紫外光解中反应（b）占明显优势。由反应（a）和反应（b）产生的自由基可以参加自由基诱发的氢过氧化物分解反应：

$$POOH + RO\cdot \longrightarrow POO\cdot + ROH$$

$$POOH + HO\cdot \longrightarrow POO\cdot + H_2O$$

（4）过氧化物的分子内链增长。

（5）羟基、羧基和醛基的生成。

羟基是在高分子烷氧自由基（PO·）与其他聚合物分子（PH）之间反应时生成的：

$$PO\cdot + PH \longrightarrow POH + P\cdot$$

沿着聚合物链或在聚合物链端都可以生成羟基，但在链端生成的相当少。羟基的特征红外吸收带在 $3400\sim3600\text{cm}^{-1}$ 范围，而羧基和醛基可以通过不同的途径生成。

（6）链终止反应。

当氧的压力高时，终止反应几乎全按反应（POO· + POO· $\longrightarrow$ 不活泼产物）进行。在低氧压力下，其他反应也可不同程度地进行。在固态体系中当体系中不能保持足够的氧浓度时，终止反应（POO· + P· $\longrightarrow$ 不活泼产物）变得重要起来。如果两个过氧自由基处于邻近位置，它们可以结合成稳定的环过氧化物或环氧化物。

高分子自由基[100]可以互相结合，也可以与高分子过氧自由基（POO·）结合发生交联，在同一个聚合物样品中，可以同时发生断链和交联。断链可以使固体聚合物变成稀的液体，而交联则可以产生脆的网状聚合物，这些过程取决于被辐照的聚合物的化学结构和物理结构。

4. pH 值对可降解生物医用高分子材料的降解

pH 值对微生物的生长繁殖影响很大。微生物处在最适 pH 值条件下时，生长迅速、代谢旺盛、发育良好，否则不能很好地生长发育，严重的要导致死亡。就微生物界整体来看，pH 值在 5～9 范围内较易生长。但各类微生物之间略有差异。大多数细菌、放线菌喜欢生活在中性偏碱的环境中，细菌的最适 pH 值在 7.0～7.6 之间，放线菌的最适 pH 值在 7.5～8.5 之间；而酵母菌和霉菌刚好相反，适合在偏酸的条件下生长，霉菌的最适 pH 值在 4.0～5.8 之间，酵母菌在 3.8～6.0 之间[101]。

对于不同 pH 值条件对可降解生物医用高分子材料生物降解速率的影响，李云政等[102]在两种情况下对塑料试样进行了试验：一种是控制试验过程中液体的 pH 值为 7.0～7.6，另一种是对试验过程中的 pH 值不加以控制，顺其自然。试验过程中 pH 值控制在 7.0～7.6 时试样的生物降解速率明显比试验过程中 pH 值不加以控制时快。这是因为微生物在对试样进行降解时，由于代谢作用产生了酸性代谢物（如乳酸），pH 值下降，从而造成对它们生长的抑制。此试验结果也可以说明，对塑料生物降解起主要作用的是细菌和放线菌。

聚丁二酸丁二醇酯（PBS）在不同 pH 值蒸馏水溶液中有着不同程度的降解，图 7.32 是 PBS 薄膜在不同 pH 值蒸馏水溶液中的失重率与降解时间的关系图。张昌辉等[103]在 PBS 在不同 pH 值条件下的降解研究中得出结论：随着降解时间的增加，不同 pH 值蒸馏水溶液中 PBS 薄膜的失重率均在逐渐增大。碱性条件下的降解速率大于酸性条件下的降解速率，碱性或酸性增加，其降解速率均有所增加，其中 pH 值为 11 的蒸馏水溶液的降解速率最快，pH 值为 7 的蒸馏水溶液的降解速率最慢。以上降解情况说明酸和碱对 PBS 薄膜在水溶液中的降解均具有催化作用，而且碱催化作用要强于酸催化作用。

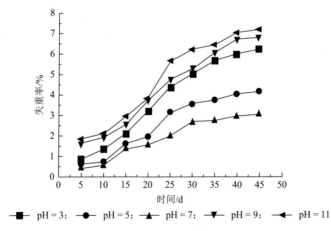

**图 7.32  不同 pH 值蒸馏水溶液中 PBS 薄膜的失重率随时间的变化**

图 7.33 为 PBS 薄膜降解前及在不同 pH 值蒸馏水溶液中降解 45 天后的表面形貌。由图 7.33（a）可见，降解前薄膜表面光滑，无褶皱；由图 7.33（b）可见，在 pH = 7 的蒸馏水溶液中薄膜表面变得粗糙，有褶皱出现；由图 7.33（c）可见，在 pH = 5 的蒸馏水溶液中薄膜表面出现裂纹；由图 7.33（d）可见，在 pH = 3 的蒸馏水溶液中薄膜的边缘出现了大的裂纹，薄膜表面出现破洞；由图 7.33（e）和（f）可见，在 pH = 9 和 11 的蒸馏水溶液中薄膜的边缘分别出现了更大的破洞。

实验观察发现，薄膜表面出现褶皱、裂纹和破洞现象是随着时间的增长而逐渐加强和变大的。由薄膜的表面形貌变化得出的降解顺序与由失重率得出的降解顺序是一致的。

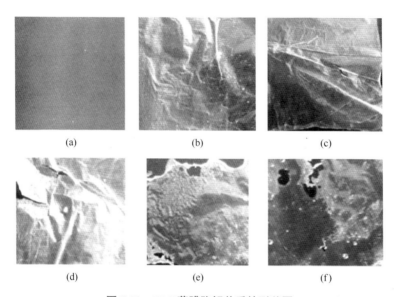

图 7.33　PBS 薄膜降解前后的形貌图

（a）降解前；（b）pH = 7；（c）pH = 5；（d）pH = 3；（e）pH = 9；（f）pH = 11

1）在水溶液中聚酯的降解机理

降解反应为双分子亲核取代反应，反应分两步进行，其中第一步决定最终反应的速率。第一步反应是由亲核试剂水分子中氧原子上的孤电子对进攻酯基中带部分正电荷的碳完成的。由于第一步反应中的水是弱的亲核试剂，所以聚酯在纯水中的降解速率很缓慢。聚酯在纯水中的降解机理如图 7.34 所示。

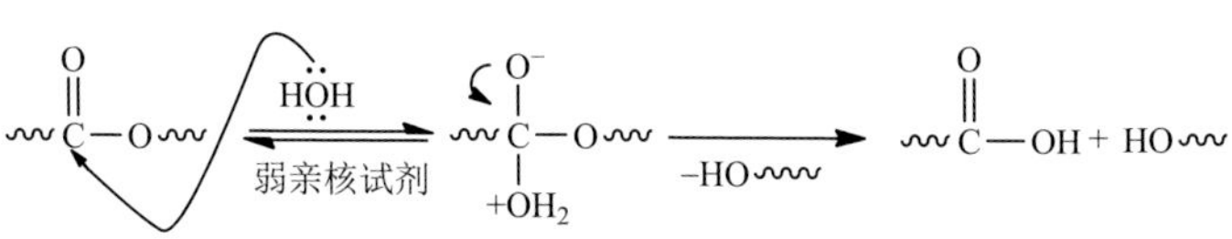

图 7.34　聚酯在纯水中的降解机理

2）酸对酯降解的催化作用

酸对酯的降解有催化作用。酸催化降解的第一步是酰基氧原子质子化，从而使酯基中碳原子的正性增大，更易与亲核试剂结合，即使弱的亲核试剂也可以与它发生作用。聚酯在酸催化下的降解机理[104]如图 7.35 所示。

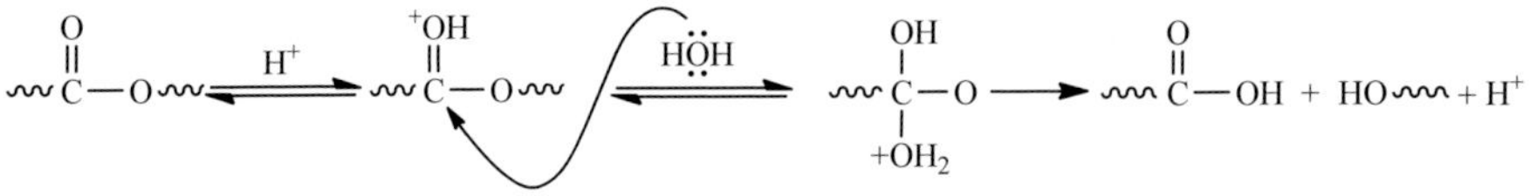

图 7.35　聚酯在酸催化下的反应机理

3）碱对酯降解的催化作用

碱催化时，碱性溶液提供的氢氧根离子是一种强的亲核试剂和醇，不能再进行酯化反应，所以碱催化下的降解反应亲核试剂，容易攻击酯基碳原子，聚酯在碱性溶液中生成的是羧酸根离子。聚酯在碱催化下的降解机理如图 7.36 所示。

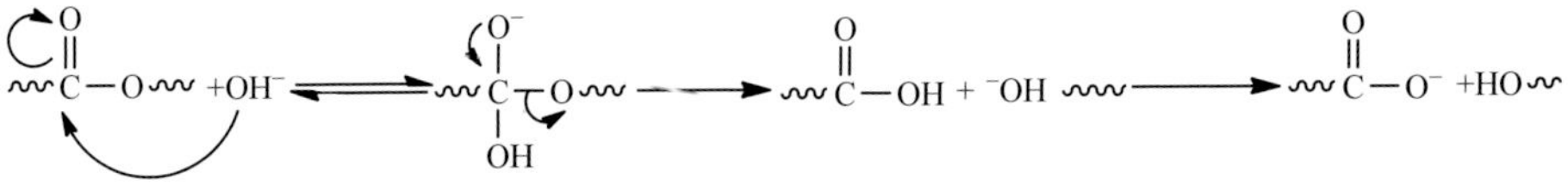

图 7.36　聚酯在碱催化下的反应机理

5. 温度对可降解生物医用高分子材料的降解

温度对微生物生长具有双重影响[101]。一方面，在一定的温度范围内，随着温度的上升，代谢活动逐渐旺盛，生长加快；另一方面，随着温度的上升，细胞内物质如蛋白质、酶、核酸等对温度比较敏感，逐渐变性失活。根据微生物最适宜生长温度的不同，将它们分为嗜冷微生物、中温微生物和嗜热微生物三种类型。自然界中绝大多数微生物都属于中温微生物，这类微生物的最适生长温度一般在 $20 \sim 45 ℃$ 之间。实验表明[102]，随着温度升高，试样的生物降解速率加快。虽然未在更高温度下对试样进行试验，但是不同试样的生物降解可能是在不同的微生物作用下进行的，因而温度对生物降解速率的影响可能因试样的不同而不同。

6. 环境对可降解生物医用高分子材料的降解

1）环境中的物质形态对降解的影响

土壤浸出液中的生物降解明显快于在土壤中的生物降解。这是由土壤容易结块、条件难以控制、材料降解不均匀及微生物与样品接触不充分。而材料在土壤浸出液中的生物降解具有如下优点：

（1）能提供微生物生长所需要的大量水分，免除了在土壤中生物降解必须控制湿度的麻烦。

（2）温度、pH 值等其他条件也较易控制，材料降解均匀。

2）环境中的温度及湿度对降解的影响

在实验室中，聚乳酸的分解有两个阶段[105]，水解反应分解和微生物分解。在自然环境中首先发生水解反应分解，通过主链上不稳定的酯键水解而生成低聚物，之后微生物进入组织物内，将其分解成二氧化碳和水。在高温和高湿度条件下，水解反应可以轻易完成，分解的速率也较快。在不容易产生水解反应的环境下，分解过程相对慢一些。

### 7. 应力对可降解生物医用高分子材料的降解

北京航空航天大学生物与医学工程学院樊瑜波等[52]关于应力对可降解金属降解行为影响的研究表明，施加的应力应变可以降低腐蚀电位，增加腐蚀电流，加速 WE43、Fe 和 Zn 的降解。与在弹性应变下的钢丝相比，塑性应变下的钢丝的局部退化程度显著增加。对于 WE43，塑料应变线的强度降低明显快于弹性应变线最初的强度。在 20 天的应力腐蚀后，二者的差异变小，而 Fe 和 Zn 的强度退化速度分别比未拉伸钢丝快 19.6% 和 13.6%。与未进行弹性应变相比，Fe 和 Zn 在弹性应变下降解速率更快，强度衰减得也更快。然而，塑性应变增加，降解并没有进一步加剧。

由此，应力也会对可降解生物医用高分子材料的降解行为产生影响，可以通过测量材料的分子量及计算材料的失重率来研究应力对可降解生物医用高分子材料降解的影响。Fan 等[106]在实验中保持材料本身的结构性质、材料的分子量及其分布、材料所处环境（温度、降解介质、pH 值等）等因素不变，主要考察了应力因素对 PDLLA 膜垫降解过程中分子量、弹性模量、极限强度、失重百分率等参数的影响。该实验中，不同批次 PDLLA 材料均表现出在实验前两个月有明显分子量降低，但无明显质量损失的现象。厚度为 1.0mm 未受载荷的膜垫，第三个月时失重百分率为 4.84%，而分子量已降低了 32.16%。同批材料在受混合载荷第三个月时失重百分率为 15.10%，分子量已降低了 68.84%（图 7.37）。这表明降解初期材料已经发生大分子链断裂，但降解产物的分子量仍较大且不能溶于 PBS 溶

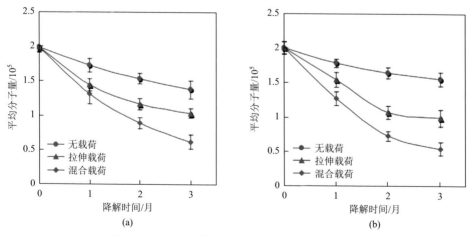

图 7.37　PDLLA 的平均分子量随降解时间的变化

（a）厚度 1.0mm；（b）厚度 1.2mm

液，随着水解过程的继续进行，PDLLA 分子链长度继续变小，聚合物的组成逐渐发生变化，随后才出现质量的下降。相比不受力的对照组，受载荷的各实验组降解速率均较快，表明各种力学载荷均能加速 PDLLA 膜垫的体外降解速率，应力对材料的降解速率产生较大影响。

应力在材料光氧降解方面也可以造成一定影响。刘小林[107]在应力作用下的聚丙烯（PP）光氧降解行为研究中通过实验得到如图 7.38 所示的结果，从图 7.38（a）中可以看出，在 23℃下，随着拉力的增大，即应力的增加，PP 试样的分子量逐渐降低，当拉力增加到 400N 时，三种分子量均降至极小值，继续增加拉力，分子量不降反升。在 60℃下，这一现象更为明显，相应的临界力由 400N 降至 300N [图 7.38（b）]。这表明在光氧老化过程中，一定的应力能促进 PP 的光氧降解，当超过某一临界值时，又能抑制 PP 的光氧降解。

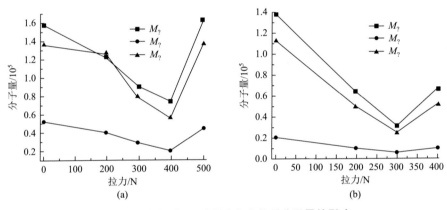

图 7.38　应力对 PP 试样光氯老化后分子量的影响

（a）23℃；（b）60℃

**8. 应力对生物医用高分子材料的降解作用机理**

聚合物在应力作用下，不仅聚集态结构可能发生变化，其近程结构也有可能发生变化。郭少云等[108]提出了 PVC 的力化学降解反应。

在力化学降解过程中，随振磨时间的增加，分子量较高的 PVC 的分子量分布先降后升，分子量较低的 PVC 则先升后降。说明 PVC 的初始分子量不同，在应力作用下，分子的断链方式不同。

在力化学降解过程中，高分子量级分易断链，初始分子量较高的 PVC 在振磨初期呈有规断裂，分子链断裂最大概率发生在分子链中部，表现为分子量分布变窄。在振磨后期，分子量较高的级分变化不明显，而峰值明显降低，$10^3 \sim 10^4$ 级分增加，表明在振磨后期，分子链断裂则以无规链为主，表现为分子量分布变宽。在低分子量 PVC 的力化学降解过程中，高分子量级分的质量分数减少，峰值明显降低，$10^3 \sim 10^4$ 级分的质量分数的增加幅度较大，说明较低分子量 PVC 的断链以无规断链为主，分子量分布变宽。

以下是应力影响材料降解的几个具体方面。

1）分子量

PLA 作为实用的可吸收内固定材料，要求既要有一定的力学性能，又要有与骨愈合相匹配的降解速率。力学强度与分子量有关，分子量越高往往力学强度越大，而材料降解速率越低。由上述实验可知，施加一定应力可以导致材料的分子量下降，从而加速降解。

载荷对材料施加各向应力使得材料发生形变，产生应变能。外在的应变能虽不足以破坏共价键，但能促进分子链运动。此外，载荷能使聚合物发生相应构象的变化，引起分子重排和分子链段的移动，即转化为化学键能，降低了水解能。当分子链运动时，水分子更容易进入无定形聚合物，增加与材料发生反应的速率和机会，从而加速材料水分吸收和水化降解。

2）自由基

一方面应力使某些键变形，导致分子链断裂的活化能降低，使其更易在光、热、辐射等作用下发生断裂而生成自由基，自由基的数量逐渐增加；另一方面应力的增加导致分子链伸展、伸直和相对滑移，从而使自由基之间的结合概率减少。这两方面都会使与材料反应的自由基数量增加，最终导致材料加速降解。

3）形态

材料的形态对降解速率有较大的影响，降解速率大小顺序为粉末＞片＞颗粒。材料的比表面积越大，单位面积上其分子链与酶作用的位点也就越多，降解速率越高。施加应力可以改变材料的形态，从而加速降解。如图 7.39、图 7.40 所示，在拉应力的作用下，PDLLA 的降解加快。

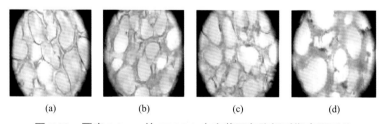

(a)　　　　　(b)　　　　　(c)　　　　　(d)

**图 7.39　厚度 1.0mm 的 PDLLA 在空载下各降解时期表面形貌**

（a）降解前，未受力降解；（b）空载 1 个月；（c）空载 2 个月；（d）空载 3 个月

4）应力的形式

拉应力：拉应力使聚合物变得更长、表面积更大，从而增大了聚合物与 PBS溶液的接触面积和水解程度。同时聚合物孔径变得更大，使水解媒质能更容易渗透进入材料内部，进而加速聚合物的降解过程。

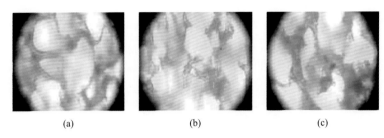

**图 7.40　拉力载荷下各降解时期表面形貌**

(a) 1 个月;(b) 2 个月;(c) 3 个月

压应力:应力能够直接影响或改变材料的力学属性,如减小弹性模量、增加脆性,从而加速部分支链的断裂过程。压应力的作用主要是使聚合物变薄,密度变大,同时对材料挤压产生微弱的张应力,间接起到加速分子链断裂和材料水化降解的作用[109]。从图 7.41 可以看出,压应力起到了加速材料降解的作用,且作用时间越长,降解速率越快。

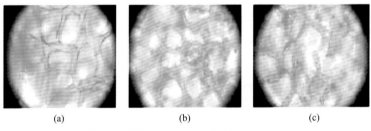

**图 7.41　压力载荷下各降解时期表面形貌**

(a) 1 个月;(b) 2 个月;(c) 3 个月

复合力:综合了拉应力和压应力的效应,分子链受到牵张和挤压双重作用,因此相比单纯拉应力和压应力降解速率更快,从图 7.42 中可以得到验证。但由于拉应力对材料降解的效果比压应力更明显,因此复合力和拉应力对材料降解速率影响相近[110]。

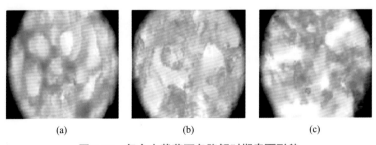

**图 7.42　复合力载荷下各降解时期表面形貌**

(a) 1 个月;(b) 2 个月;(c) 3 个月

## 7.2.4　小结

医用高分子材料临床使用范围广，不同种类高分子材料之间性能各有优劣，在选择材料应用于不同需求的植入物时应最大限度发挥其优势，避其短处，使得物尽其用。针对体内植入的特殊性，高分子植入物往往会在循环载荷和体液腐蚀的复杂环境下工作，这就对医用高分子材料综合力学性能的要求更加严格。未来对于医用高分子材料的研究也应注重降解速率与力学性能的匹配，从而达到组织的再生。

# 7.3　生物陶瓷材料的力学

陶瓷是一种由无机非金属物质组成的固体材料。人类使用陶瓷材料的历史可追溯至石器时代，随着人类科学技术的进步，陶瓷材料也得到了长足的发展。目前陶瓷材料已经被广泛应用于电学、光学、磁学及医学等多个领域。生物陶瓷是一种适用于生物医学和临床应用的陶瓷，在心脏瓣膜、骨替代物和牙科植入物等研究领域取得了良好的效果。陶瓷材料具有高熔点、高硬度、高耐磨性和耐氧化等优点，但由于陶瓷材料的脆性等问题，其在应用过程中还面临着诸多挑战。本节将就生物陶瓷材料的力学性能展开详细描述。

## 7.3.1　生物陶瓷材料概述

用作植入物以及用于患病或受损身体部位的修复和重建的陶瓷被称作生物陶瓷。根据生物陶瓷在人体环境中的行为，可将其分为三类：生物惰性陶瓷、生物活性陶瓷和生物可吸收陶瓷。除此之外，由生物陶瓷与其他有机或无机材料复合而成的复合材料又被称为"生物陶瓷基复合材料"。本节将分别针对生物惰性陶瓷、生物活性陶瓷、生物可吸收陶瓷及生物陶瓷基复合材料展开描述。

### 1. 生物惰性陶瓷

生物惰性陶瓷是指在机体中能够长期稳定存在，对机体不会造成伤害而又不具有生物活性的生物陶瓷材料。一般情况下，人造材料被植入体内后，会被机体识别，并在其表面覆盖纤维结缔组织。纤维结缔组织的厚度取决于人造材料的组织相容性，组织相容性较好的人造材料植入体内后其表面覆盖的纤维结缔组织相对较薄[111]。常见的生物惰性陶瓷主要有氧化铝和氧化锆。氧化铝（$Al_2O_3$）是一种多晶陶瓷，具有良好的力学性能和优异的耐磨性，已经被广泛应用于人工关节、人工骨等领域。如图 7.43 所示，氧化铝陶瓷已被用于制造人工髋关节的球头部分。

用作生物陶瓷的氧化铝一般为 α 型。α 型氧化铝具有较强的化学稳定性和耐腐蚀性，不溶于水，即使强酸强碱也难以使其溶解。因此在 pH = 7.4 的生理环境下，氧化铝几乎不会有离子释放[112]。此外，氧化铝还具有非常优异的亲水性，这种亲水性使其表面具有良好的润滑性能。氧化锆（$ZrO_2$）是一种比氧化铝更具潜力的生物陶瓷候选材料，具有较高的断裂韧性及相对较小的杨氏模量。杨氏模量较高的生物陶瓷不适合用于承重骨的替代，因为坚硬的生物陶瓷会形成应力遮挡，从而导致生物陶瓷周围的骨骼被吸收[113]。因此，用氧化锆取代氧化铝有望抑制骨吸收。氧化锆较高的断裂韧性得益于其在应力作用下的相变，即在裂纹前应力场诱导下处于亚稳态的四方相氧化锆会转变为单斜相，这种相变可以提高陶瓷材料的强度和断裂韧性[112]。

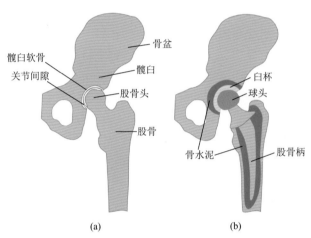

图 7.43 人髋关节（a）及人工髋关节（b）结构示意图

## 2. 生物活性陶瓷

生物活性陶瓷是指可以直接与骨结合且在生物陶瓷和骨之间没有纤维结缔组织产生的生物陶瓷。常见的生物活性陶瓷有磷灰石陶瓷、生物活性玻璃、生物活性玻璃陶瓷等。羟基磷灰石是人体骨的重要组成成分，具有良好的生物相容性和较强的促进干细胞成骨分化的能力，其矿化机理已经得到了深入的研究，并且被广泛应用于组织工程支架和组织替代材料。磷灰石陶瓷作为一种组织替代物植入人体后，如果没有碳酸盐存在，将会在人体内保持长期稳定而不被吸收。生物活性玻璃是一类可以直接与骨骼结合且在它们之间没有纤维结缔组织生成的玻璃。常见的生物活性玻璃有硅酸盐生物活性玻璃、硼酸盐生物活性玻璃和磷酸盐生物活性玻璃。相比于硅酸盐生物活性玻璃，基于硼酸盐和硼硅酸盐组合物的新型生物活性玻璃显示出更强的促进新骨形成的能力[114]。尽管生物活性玻璃很脆，但它具有较强的促进成骨和血管生成的能力。体外细胞培养实验表明，生物活性玻璃能够有效促进新生软骨形成[114]。相比于生物活性玻璃，生物活性玻璃陶瓷的生物活性较差，但力学强度较高。原因可能是生物活性玻璃陶瓷在生物活性玻璃的基础上析出了晶相，从而较生物活性玻璃有了力学强度的提高。生物活性玻璃陶瓷具有较强的机械强度而常被用于颗粒骨或多孔骨植入物。

### 3. 生物可吸收陶瓷

生物可吸收陶瓷是指在植入机体后会逐渐降解且可以被人体吸收的生物陶瓷。生物惰性陶瓷和生物活性陶瓷在植入机体后一般会终生存在，不被吸收。而生物可吸收陶瓷则可以逐渐且稳定地被机体吸收。常见的生物可吸收陶瓷有 β-磷酸三钙（β-TCP）、碳酸钙、碳酸盐磷灰石和硫酸钙。磷酸三钙（TCP）有三种晶型：β、α 和 α′。其中 β-TCP 是生物可吸收陶瓷，长期以来一直被用作骨替代物。然而 β-TCP 的骨传导性尚未得到证实，而且 β-TCP 粉末对成骨细胞和成肌细胞的生长有抑制作用，可能会干扰骨科手术后受损骨骼肌的修复和再生[113]。人体骨骼本身就包含羟基磷灰石天然生物陶瓷，而根据“液相前驱理论”，骨中的磷灰石是由无定形磷酸钙转化而成的。Niu 等[115]研究了流体切应力对无定形磷酸钙转化为骨磷灰石的影响。其实验结果表明，低水平流体切应力（≤1.0Pa）对无定形磷酸钙向骨磷灰石的转化有促进作用，而高水平的流体切应力（>1.0Pa）对转化过程会造成负面影响。该研究不仅加深了对天然生物陶瓷骨的认识，也为体外仿生制备磷灰石陶瓷提供了新的思路。碳酸钙在自然界中有三种晶型：方解石、文石和球霰石。其中方解石是 0～90℃下唯一稳定的晶型，另外两种是亚稳定晶型。海洋珊瑚由文石型碳酸钙组成，在形态和成分上与骨非常接近，一直被用作骨替代物。球霰石是最不稳定的晶型，是其他两种晶型的前身。目前方解石和文石都已被用作骨移植的替代物，球霰石还没有被用作生物材料的报道。由于有碳酸盐，碳酸盐磷灰石陶瓷的生物可吸收性远高于纯羟基磷灰石陶瓷。Barralet 等[116]比较了碳酸盐磷灰石和羟基磷灰石植入大鼠背部皮下后的体内降解速率。结果表明，4 周后碳酸盐磷灰石的降解程度与羟基磷灰石相当，而 23 周后碳酸盐磷灰石的降解程度约为羟基磷灰石的 5 倍。天然形成的硫酸钙晶体是二水硫酸钙，被称作石膏。巴黎石膏在 19 世纪末首次被用作骨替代品。直至今日，这种材料仍被用作骨折的结构支撑物。此外，在一些报道中，由珊瑚、骨等天然原材料经过简单的加工（如煅烧）制备而成的陶瓷也被称为“天然生物陶瓷”[117]。但由于这种生物陶瓷在人体环境中能够逐渐降解并被人体组织吸收，因此本章将其归于生物可吸收陶瓷。

### 4. 生物陶瓷基复合材料

生物陶瓷基复合材料是指生物陶瓷与其他有机或无机材料复合而成的复合材

料，往往能够兼顾陶瓷材料的高硬度和其他材料的高韧性等特点。生物陶瓷基复合材料多用于骨骼替代或修复，已取得良好的使用效果。骨本身就是一种天然的生物陶瓷基复合材料（表 7.9），与之类似的还有珍珠、贝壳等，其组成成分主要是碳酸钙、磷酸钙和胶原。骨具有非常复杂的多级结构，正因为具有这样的结构，骨拥有了普通人工复合材料难以企及的力学特性，即同时具备较高的强度和较强的韧性。对骨仿生材料的研究一直以来都是备受关注的焦点。Niu 等[118]通过建立体外仿生矿化体系对胶原的仿生矿化机理进行了详细的研究，重点研究了胶原磷酸化、交联度及流体切应力等对胶原矿化的影响。其实验结果显示，流体切应力在一定范围内对胶原矿化有积极影响，使得胶原自组装程度增强，无定形磷酸钙转化速度加快，磷灰石晶型结构良好并具有一定的取向。在流体切应力条件下，无定形磷酸钙的大小也受到了良好的控制，矿物质能够渗透到胶原纤维内，形成纤维内矿化[119, 120]。周期性流体切应力和聚丙烯酸都可以控制非晶型磷酸钙的大小，促进胶原纤维内矿化的形成。不同的是，在适当的范围内，周期性流体切应力可以加速无定形磷酸钙向磷灰石晶体的转化，并减轻由聚丙烯酸导致的转化抑制。在模板类似物的作用下，周期性流体切应力也可以促进高度定向的分层纤维内矿化胶原蛋白的形成[121]。该研究为天然生物陶瓷基复合材料的体外仿生矿化开辟了新的道路。

表 7.9　骨基质及其组成成分的体积分数、刚度和韧性

|  | 体积分数/% | 刚度/GPa | 韧性/(kJ/m$^2$) |
| --- | --- | --- | --- |
| 胶原纤维 | 55～60 | 0.1～1 | >10 |
| 羟基磷灰石 | 40～45 | 100 | <0.1 |
| 骨 | — | 10～20 | 2～7 |

### 7.3.2　生物陶瓷材料的力学性能

生物陶瓷材料经常被用于人体硬组织的替换，如牙齿、骨骼等，因此其力学性能是不容忽视的。本节将描述常用的生物陶瓷材料的力学性能测试方法，介绍几种常见的生物陶瓷材料的各项力学性能，并从生物陶瓷材料的增韧、生物陶瓷材料中裂纹的形成与扩展及生物陶瓷材料的寿命预测三个方面对影响生物陶瓷材料力学性能的因素进行分析。

1. 生物陶瓷材料的力学性能测试方法

生物陶瓷材料的力学性能通常通过应力-应变曲线、弹性模量、硬度、断裂强

度、韧性及疲劳反应等参数反映。在材料科学领域，大多数材料的应力-应变曲线都是用单轴拉伸/压缩试验测定的。从曲线上可以读出屈服应力、弹性模量和断裂强度。但由于生物陶瓷的脆性，很难用类似的方法测定其应力-应变曲线。随着纳米压痕技术和接触力学等相关理论的发展，目前可以用球形压痕法绘制生物陶瓷的应力-应变曲线。但单轴应力-应变曲线仍然经常被用于反映陶瓷材料的弹性和塑性。对于承力结构，往往需要较高的弹性模量来抵抗受到外力作用时的变形，并且需要保证在受力后仍能恢复到原来的形状。据报道，增加牙科修复材料的支撑核结构的弹性模量可以提高全瓷牙冠/桥的抗弯折性能[122]。断裂强度是评价生物陶瓷等脆性材料力学性能的重要指标，可以将其定义为材料在断裂之前所能承受的最大应力，也可以定义为引发微裂纹出现并扩展到断裂点所需的单位面积上的作用力。通常通过拉伸试验确定试样的应力-应变曲线，其最终记录点就是断裂强度。陶瓷不能通过非弹性变形来降低裂纹尖端的拉应力，这是陶瓷材料在抗拉方面比抗压方面弱得多，以及生物陶瓷在承受拉应力时经常失效的原因。因此，在生物陶瓷领域，抗拉强度比抗压强度更值得关注。对于脆性生物陶瓷，在制备过程中通常引入微裂纹，这会影响陶瓷材料的强度和可靠性。大多数生物陶瓷在其使用寿命中都会经历循环载荷。而由于生物陶瓷的脆性，其抗疲劳能力仍是一个新的、难以探索的领域，在生物陶瓷材料开发和结构设计中还应认真考虑其抗疲劳能力。目前评价疲劳对生物陶瓷影响的方法有裂纹扩展曲线和循环接触载荷试验。

目前已有很多种生物陶瓷材料的力学性能测试结果被报道，不同类型的生物陶瓷力学性能差距明显。Swain 等[123]总结并列举了几种常见的天然和人工生物陶瓷材料的力学性能，详细数据如图 7.44 和表 7.10 所示。

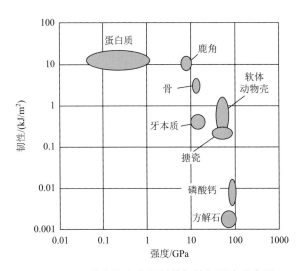

图 7.44 几种生物陶瓷材料的韧性和强度分布图

表 7.10 几种生物陶瓷材料的力学性能

| 生物陶瓷 | 抗弯强度/MPa | 弹性模量/GPa | 硬度/GPa | 断裂韧性/(MPa·m$^{\frac{1}{2}}$) |
|---|---|---|---|---|
| 皮质骨 | 50~150 | 7~30 | 10~20 | 2~12 |
| 人牙釉质 | 8~35 | 9~90 | 3.2~4.4 | 0.52~1.3 |
| 人牙本质 | 31~104 | 11~20 | 0.25~0.8 | 2.8~3.1 |
| 烧结羟基磷灰石 | 115~200 | 80~110 | 500 (HV) | 1.0 |
| 全烧结氧化锆 | 840 | 220 | 12 | 7.4 |
| 玻璃陶瓷 | — | 70.5 | 4.15 | 1.04 |
| 玻璃基氧化锆 | 476 | 240 | 11 | 4.9 |
| 玻璃基氧化铝 | 440 | 265 | 11 | 3.6 |
| 长石陶瓷 | 95 | 64 | — | 0.9 |
| 氧化铝 | 595 | 380~400 | 2300 (HV) | 3~6 |
| 氧化锆 | 1200 | 190~207 | 1400 (HV) | 8~10 |
| 热解碳 | 350~530 | 28~30 | 230~370 (HV) | 0.5~1 |

注：HV 表示维氏硬度。

### 2. 生物陶瓷材料的增韧

大多数生物陶瓷的硬度和断裂强度都能满足牙冠/桥、人工关节等替代物的需要。如何提高材料在循环载荷作用下的断裂韧性以抵抗裂纹扩展，从而保证生物陶瓷的寿命和可靠性是目前面临的主要问题。本节将主要介绍陶瓷增韧的基本机制，如裂纹转向、桥连和相变[124, 125]。

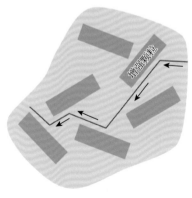

图 7.45 裂纹转向增韧机制示意图

裂纹转向增韧是指随着裂纹的扩展，当裂纹尖端与材料中的第二相（如增强颗粒）相遇时，裂纹路径发生改变并伴随着更多能量被消耗的现象。由于这些颗粒与基体之间具有不同的热膨胀系数和不同的弹性模量，因此通常存在与这些颗粒相关的残余应力。裂纹尖端扩展到增强颗粒附近时，穿过增强颗粒需要更高的能量。因此，裂纹尖端会改变方向以避开这些颗粒，而改变裂纹方向也会需要相对较多的能量，造成一定能量的耗散，如图 7.45 所示。如前所述，生物玻璃陶瓷由于有晶相析出而力学性能往往优于生物玻璃。通过控制晶相析出而实现增韧的机理又被称为析晶增韧。从玻璃中析出的高韧性晶相导致材料整体弹性模量升高，由于高韧性相与基体材料热膨胀系数不匹配，裂纹扩展到高韧性相附近时会发生转向、弯曲，造成能量耗散。Serbena 等[126]通过控制玻璃中的晶相析出制备了从无结晶到完全结晶的不同结晶比例的样品，并对其进行了压痕断裂韧性和双扭转断裂韧性等力学测试。该实验结果表明，当结晶的体积比例在 10%以下时，其弯曲强度随结晶体积的增加迅速提升至原玻璃的 2.5 倍，而样品的断裂韧性随着结晶体积的增加而不断升高，直至样品完全结晶时达到最高值，完全结晶样品的断裂韧性较原玻璃增加了近 5 倍。同时，Serbena 等[126]测量了试样中裂纹偏转角的分布，并评估了裂纹偏转对增韧效果的贡献，指出裂纹转向在该玻璃陶瓷的增韧中发挥了主要作用。

　　桥连增韧是指存在于裂纹尖端部分的增强颗粒充当连接裂纹两表面之间的"桥梁"以阻碍裂纹扩展的现象。这些颗粒嵌入并连接了裂纹的两个表面，从而降低了裂纹尖端的应力强度，并且裂纹的进一步扩展需要额外的外部载荷来折断或拔出这些"桥接"粒子，如图 7.46 所示。细长的增强颗粒更容易实现桥连增韧，通过添加晶须以改善陶瓷脆性的研究已经有了长足的发展。朱其芳等[127]对 $Si_3N_4$ 基体陶瓷材料中裂纹尖端后方晶须桥连角度引起的应力重新分配进行了有限元分析，以研究晶须添加的方向角效应。该实验结果表明，当晶须与裂纹面垂直时，通过桥连作用造成的能量耗散最多，增韧效果最好。当晶须与裂纹面近乎平行时，晶须根部承受的应力较大，容易造成破坏性崩裂，晶须也更容易被折断，增韧效果不佳。通过对其他角度的桥连作用效果分析得出结论，晶须桥连增强效果随着晶须与断裂面法向角的角度的增加而逐渐变差。另外，桥连增韧机制有两种形式，即增强颗粒被"拔出"或被"折断"。拔出和折断两种形式对增韧效果的影响是不同的，这与增强颗粒的力学性质，以及增强颗粒和基体材料之间的相互作用力有关。朱其芳等[127]认为 SiC 晶须的角度垂直于裂纹面时，晶须受到的拉应力与晶须轴近乎同向，增加了晶须被拔出的可能，从而加强了增韧效应。即在 $Si_3N_4$ 陶瓷中添加的 SiC 晶须被"拔出"比被"折断"需要消耗更多的能量，因此增加晶须被拔出的概率能够起到更好的增韧效果。

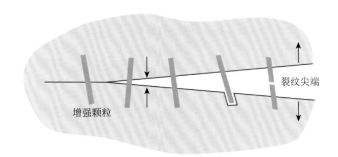

图 7.46　桥连增韧机制示意图

相变增韧是指陶瓷材料中的亚稳相材料由于受到裂纹尖端的应力诱导而发生相变以阻碍裂纹继续扩展的现象。与这种局部相变相关的体积膨胀可以通过增加局部压应力来抵消裂纹尖端的有效拉应力，如图 7.47 所示。氧化锆陶瓷是利用相变增韧原理实现韧性增强的典型例子。氧化锆有四方相、单斜相和立方相三种可以相互转化的晶相。在裂纹尖端应力的作用下，处于亚稳态的四方相态的相变边缘的氧化锆颗粒，会发生由四方相向单斜相的相变。这种相变导致氧化锆陶瓷裂纹尖端处的体积增加 4%～5%，从而在裂纹尖端附近产生局部压应力。而裂纹的扩展必须克服这种相变带来的压应力的约束，因而导致氧化锆陶瓷断裂韧性增强。氧化锆颗粒相变的亚稳性取决于它的组成、大小、形状、稳定氧化物的种类和数量、与其他相的相互作用及制备工艺。此外，相变增韧并不是氧化锆陶瓷增韧的唯一作用机制。微裂纹增韧、接触遮挡和裂纹转向也可以在不同程度上提高氧化锆陶瓷的韧性。氧化锆不仅可以被直接用于制备陶瓷，还可以作为增强颗粒添加在其他材料中并通过其相变增韧实现复合材料的韧性增强。通过烧结、浇筑等方法可以将氧化锆复合在玻璃等材料中，当在外力作用下发生裂纹扩展时，复合在玻璃中的氧化锆颗粒会发生相变，致使体积增大，进而形成压应力以阻碍裂纹扩展。无论是直接用于制备氧化锆陶瓷，还是作为增强颗粒添加到其他材料中，其增韧原理都是氧化锆颗粒在裂纹尖端应力的作用下发生相变，体积增大，形成对裂纹尖端的局部压应力。在这种压应力作用下，裂纹的扩展受到阻碍，从而达到增韧的目的。

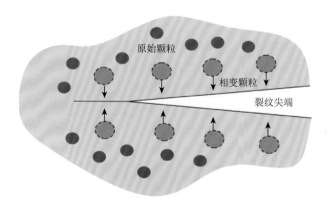

**图 7.47　应力诱导相变的增韧机制示意图**

一种陶瓷材料中存在的增韧机制往往不只如上所述增韧机制中的一个，多数是多种增韧机制同时存在。以氧化锆为例，氧化锆颗粒添加到其他材料中制备成复合材料，可以通过相变实现相变增韧，此外，氧化锆颗粒的存在也会对裂纹的扩展路径形成遮挡，进而形成裂纹转向增韧和桥连增韧。熊顺进等[128]在 SiC 陶瓷

中同时引入 $ZrO_2$ 和 SiC 晶须，其测试结果表明样品中的 SiC 晶须和 $ZrO_2$ 协同实现了裂纹偏转和裂纹桥连等增韧机制的共同作用，使得 SiC 陶瓷的韧性得到了明显增强。玻璃陶瓷中晶相的析出也并不只是增强了裂纹转向的增韧效果，析出的晶相同样可以起到桥连的作用从而提升增韧效果。

上述机制在裂纹扩展部位形成了局部的应力屏蔽区，显著降低了裂纹尖端的拉应力。这种增韧效果可以归结为材料的 $R$ 曲线行为。$R$ 曲线行为可以描述为断裂过程中的能量耗散率随着裂纹的扩展而增加。它对材料的强度、强度分散和长期强度表现有积极的影响。因此，对于生物陶瓷而言，$R$ 曲线行为是抵抗裂纹扩展和结构破坏的理想力学效应。例如，对不同牙科陶瓷的压痕弯曲强度实验表明，大多数增韧陶瓷材料随着裂纹的扩展表现出上升的 $R$ 曲线，并且这种行为对于高强度材料更为明显[129]。

### 3. 生物陶瓷材料中裂纹的形成与扩展

脆性固体中往往含有大量的格里菲斯裂隙。这些裂隙会导致材料强度显著降低。生物陶瓷在制造和使用过程中经历的化学侵蚀、热或力学循环、磨损等作用都会引入格里菲斯裂纹，导致材料的力学性能和使用寿命降低。例如，在切割、压制或烧结等加工过程中通常会形成微裂纹、气孔及晶界缺陷等。这些缺陷是优势裂纹形成的潜在场所，也是影响生物陶瓷力学性能的根本因素。而生物陶瓷作为一种脆性材料，其力学性能受裂纹的影响主要表现在裂纹的产生和扩展两个方面。本节将探讨气孔、晶界缺陷、热循环、力学冲击和磨损等因素对陶瓷裂纹的产生和扩展的影响。

气孔和晶界缺陷会导致应力在该部位集中，从而使裂纹更容易产生和扩展。陶瓷材料内部的气孔通常是在制造过程中产生的。例如，在纤维和陶瓷粉末烧结的过程中，材料中的水分会蒸发，这样的制备过程几乎不可能避免气孔的产生。研究表明，制备牙科陶瓷的原材料的粉液比对最终烧结成的陶瓷的孔隙率有非常显著的影响，这意味着不同的制备工艺或操作程序将导致最终所制备成的材料的机械性能产生较大差异[130]。最近，更多的高强度全陶瓷材料被引入牙科领域，不仅因为它们的强度较高，还因为这些陶瓷材料中气孔和其他缺陷相对较少。然而，其他一些生物陶瓷材料，特别是那些用作组织工程支架的材料，如用于骨组织工程的生物陶瓷，需要相互连通且尺寸不同的孔洞来为细胞和组织提供生长空间。这些孔洞会明显降低陶瓷材料的强度。而且这些孔隙往往是通过发泡等方法随机形成的，随机大小和形状的孔隙对陶瓷材料机械强度的影响难以控制，可能会出现相同制备工艺下做成的生物陶瓷力学性能相差较大的情况。因此，如何优化这种多孔生物陶瓷结构以满足生物学和力学的要求仍然是一个挑战。

人体温度是近乎恒定不变的，而生物陶瓷通常是在体温环境下工作，在这种情况下热循环对陶瓷材料的影响可以忽略不计。但它们在制造过程中可能经历温差较大的热循环，因此应着重关注制备过程中的热循环对生物陶瓷力学性能的影响。以牙科烤瓷为例，在牙冠/桥制备过程中，陶瓷材料需要加热到近 900℃ 的温度，远高于陶瓷的玻璃化转变温度。如果在此制备过程中，加热或冷却速度不能得到精确控制，这样的热循环极有可能会因为热残余应力的存在而出现裂纹。这种携带有微裂纹的生物陶瓷即使植入人体后处于近乎恒温的环境，依然会受其他环境因素的影响造成陶瓷材料的破坏。

当陶瓷材料遭受冲击时，其初始接触载荷比静态时大得多，因为初始接触载荷不仅包括静载荷，还包括相对运动带来的冲击。由此产生的最大拉应力和剪应力可能大于等效静态接触力。当接触区域的拉应力和微裂纹导致局部应力超过材料的承受极限时，就会产生裂纹。而在用于人体，尤其是作为承重组织替代植入物时，人体运动给陶瓷材料造成的力学载荷往往不是恒定的。因此，对于陶瓷材料力学性能的测试不能仅仅停留在静态接触力，而应该更多地考虑陶瓷材料抵抗冲击的能力，才能保证其在使用过程中不会失效。

某些生物陶瓷，如义齿和人工关节，在使用过程中，不可避免地会与周围组织发生相对滑动和摩擦。在这种情况下，表面磨损是这些生物陶瓷材料不可避免的问题。磨损能够通过不同的机制导致陶瓷材料裂纹和表面破裂的产生，其主要机制包括磨粒磨损、疲劳磨损和腐蚀磨损[131]。裂纹或表面破裂形成后，在应力作用下进一步扩展，并最终导致陶瓷材料损坏。从这个角度看，磨损是影响生物陶瓷材料力学性能的重要因素。Terheci[132]指出，磨损过程中的表面疲劳可能是导致陶瓷材料表面破坏的重要原因。表面疲劳磨损在骨科和牙科生物陶瓷，以及与其接触的其他牙科和天然材料的磨损中起着重要作用。Mashal[133]指出，陶瓷磨损的主要机制是颗粒从表面脱落，这通常会引起裂纹的扩展和材料整体的断裂。总而言之，牙科材料表面接触磨损，特别是脆性材料和复合材料的磨损，其主要过程是表面疲劳和累积残余应力导致裂纹的产生和扩展，最后导致颗粒脱落。各种生物陶瓷植入物的磨损特性已经得到了深入的研究。对于那些与人工制备的器械接触的部位，如人工髋关节的球头和臼杯，其整个接触系统的磨损率、表面破坏和磨屑有望通过工艺改善来降低。对于与自然组织接触的结构，如骨缺损部位的人工替代植入物，则需要人工材料的磨损率与自然组织相似，甚至略高于自然组织，这样才可以保护组织免受过度磨损和破坏。

生物陶瓷在体内的裂纹扩展主要是由于化学侵蚀和应力引起的亚临界裂纹扩展。并不总是只有当应力强度因子 $K_{\mathrm{I}} \geqslant K_{\mathrm{Ic}}$（临界应力强度因子）时才会产生破损。发生在 $K_{\mathrm{I}} < K_{\mathrm{Ic}}$ 的裂纹扩展通常称为亚临界裂纹扩展。可能导致亚临界裂纹扩展的机制有很多，但目前的研究重点集中在应力诱导腐蚀上。这一行为已经在硅酸盐玻璃中得到了广泛的研究，但它也可以出现在其他多晶陶瓷中。二氧化硅骨架对水

分子特别敏感,水分子进入裂纹尖端区域后发生
反应,最终破坏裂纹尖端二氧化硅的共价键,进
而导致裂纹出现和扩展。其他环境物质也可能
在裂纹尖端发生反应,导致类似形式的键断裂。
由于这种应力侵蚀反应,陶瓷结构表面的裂纹
在水环境中可能以较低的应力强度因子发生扩
展。因此,陶瓷对应力腐蚀的响应成为决定陶瓷
在腐蚀环境中是否会发生裂纹扩展的重要因素。
图 7.48 是水侵蚀环境下陶瓷裂纹扩展的典型响
应。作为应力强度因子 $K$ 的函数,裂纹扩展速
度 $v$ 有三个明显的区域。最初,当应力强度因子

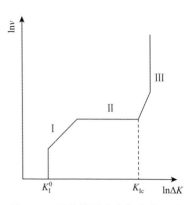

图 7.48　裂纹扩展速度与应力强度
因子之间的函数关系图

达到阈值 $K_I^0$ 时,亚临界裂纹扩展被激活。在此之后,裂纹扩展速度 $v$ 随 $K$ 值的
增大而迅速增加(Ⅰ区)。这一区域通常与应力辅助化学反应驱动的裂纹扩展有
关。在较高应力强度水平下,裂纹速度进入平台区(Ⅱ区),此时应力强度因子
对速度影响不大。这是因为化学腐蚀性物质的运移速度限制了裂纹尖端的扩展。
最终裂纹尖端应力强度水平达到材料的断裂韧性极限 $K_{Ic}$(Ⅲ区),导致破坏性的
裂纹扩展。

### 4. 生物陶瓷材料的寿命预测

不同材料构件的寿命预测一直是材料科学追求的目标。在金属结构领域,人
们已经提出了多种工程构件寿命预测的方法,并取得了显著的进展,绘制了大
量不同金属材料的循环应力-寿命($S$-$N$)曲线,并将其用于金属材料寿命的预测。
而在生物陶瓷材料领域,由于 $K_I \geqslant K_{IC}$ 循环损伤机理的复杂性和破坏性裂纹扩展
的快速性,陶瓷材料的寿命预测变得困难而难以预测。由于实验数据较为分散,
现阶段可利用的 $S$-$N$ 曲线较少。而且大多数由金属材料发展而来的损伤累积理
论不适用于脆性生物陶瓷材料领域。因此,生物陶瓷材料的寿命预测主要基于
上述亚临界裂纹扩展理论。亚临界裂纹扩展理论使得预测生物陶瓷材料的结构
可靠性和使用寿命成为可能。如图 7.48 所示,由于将Ⅱ区和Ⅲ区视为裂纹高速
扩展区,因此材料的寿命主要取决于Ⅰ区的裂纹扩展。目前的研究主要集中在
Ⅰ区的行为上。由于亚临界裂纹扩展在结构寿命预测中的重要性,研究材料这
一行为的方法已有广泛报道。一般说来,所有的方法都可以分为两类:直接测
量法和间接测量法。每种方法都有其优缺点。直接测量法需要预裂试样,从而
观察裂纹扩展的细节,而间接测量法通常使用完整的试样,可以更好地模拟自
然裂纹的扩展和破坏。双扭曲和双悬臂梁试样大多用于直接测量,通过断裂力
学分析可以确定 $v$-$K$ 关系。

目前评估生物陶瓷构件寿命的一般方法是测量亚临界裂纹扩展参数（动态疲劳参数），并借助有限元技术计算其寿命。Fischer 等[134]指出陶瓷的强度随时间逐渐下降的现象是由亚临界裂纹增长引起的。分布在陶瓷部件中的微观缺陷即使在低应力水平下也可以作为裂纹延伸。微观裂纹增长越多，陶瓷材料的强度就越低，即陶瓷桥的承载能力就越低。因此，采用断裂统计的方法检验陶瓷部件的加载能力，然后结合双参数威布尔分布，可以计算出陶瓷材料在一定应力水平下发生失效的概率。为了评估用于牙科桥的复杂陶瓷组件的失效概率，Fischer 等[134]使用有限元法分析了陶瓷材料中在给定负载下的应力分布，并结合陶瓷部件中三维应力分布信息的后置处理器，预测了氧化铝、氧化锆等陶瓷材料的长期失效概率。该实验结果表明，通过模拟计算辅助的方法可以协助判断陶瓷材料和特定的陶瓷桥设计的机械可靠性，并可为生物陶瓷材料的设计提供借鉴。

### 7.3.3　小结

根据生物陶瓷在机体环境中的行为，可将其分为生物惰性陶瓷、生物活性陶瓷和生物可吸收陶瓷三类。由生物陶瓷与其他有机或无机材料复合而成的复合材料被称为"生物陶瓷基复合材料"。生物陶瓷材料力学性能通常通过应力-应变曲线、弹性模量、硬度、断裂强度、韧性及疲劳等参数反映。生物陶瓷材料增韧的方式主要有裂纹转向增韧、桥连增韧、相变增韧，以及多种增韧形式结合的增韧方式。造成生物陶瓷中裂纹形成和扩展的因素主要有气孔、晶界缺陷、热循环、力学冲击、磨损和亚临界裂纹扩展等。此外，生物陶瓷的使用寿命也是值得关注的重点问题。

在未来的研究中需要面临的问题如下。

（1）用于替代骨组织的陶瓷材料的力学性能应尽量接近于骨，如杨氏模量过低，则难以起到有效的支撑作用，而杨氏模量过高会形成应力遮挡，导致骨吸收。而皮质骨具有明显的力学各向异性，其横轴的杨氏模量仅约为长轴方向的一半。因此，开发具有力学各向异性的仿生生物陶瓷是十分必要的。

（2）用于机体骨骼缺损修复或替代的生物陶瓷往往需要具有多孔结构，以满足细胞和组织长入的需求，但孔隙的引入会导致陶瓷材料力学性能变差且不同样品之间力学性能存在较大差异。开发既能满足力学要求又能具有多孔结构使组织可以长入的多孔生物陶瓷的制备工艺还面临一定挑战。

（3）在设计和制备生物陶瓷材料的过程中应充分考虑生物陶瓷的使用环境及其在机体中发挥的功能，尽量避免或减少陶瓷材料对身体带来的不必要的损害。例如，用于牙齿替换的生物陶瓷应充分考虑其表面的耐磨性，用于关节替换的生物陶瓷应充分考虑其抵抗周期性循环的力学冲击的能力。

## 7.4 ▶ 生物纳米材料的力学

### 7.4.1　生物纳米材料概述

生物纳米材料是指在三维方向上至少有一维处于纳米尺度范围（1～100nm）的生物医用材料[135]，是纳米材料与生物医用材料的交叉。纳米材料与生物体在尺寸上有着密切的关系，例如，构成生命要素之一的核糖核酸蛋白质复合体的尺寸在 15～20nm 之间，生物体内的骨骼、牙齿等都被发现有纳米结构的存在，各种病毒的尺寸也在纳米尺度范围。随着研究的进一步深入和技术的发展，纳米材料开始与许多学科相互渗透，显示出巨大的潜在应用价值，并且已经在一些领域获得了初步的应用。在纳米水平，生物材料可以展现出新的特性，与普通的生物材料相比，由于其可调节的化学和物理特性，在生物医药的应用中正变得越来越重要[136]。

在过去几年中，生物纳米材料的理论与实验研究已成为人们关注的焦点，特别是核酸与蛋白质的生化、生物物理、生物力学、热力学与电磁学特征及其智能复合材料已成为生命科学与材料科学的交叉前沿[137]。纳米材料在生物医学中的应用也更加广泛，尤其是纳米复合材料，生物纳米复合材料可以发挥生物大分子和无机纳米材料各自的优异功能，是当今纳米材料研究中的热点[138]。由于复合体系中引入的纳米增强相（如纳米纤维素、层状硅酸盐、碳纳米管/石墨烯等）在生物大分子（如蛋白质）基体中以纳米尺寸分散，因而可显著提高材料的力学性能、阻水能力和热稳定性。复合材料通常比单相材料的性能更加优异，应用更加广泛。在生物医学领域的研究中，研究者也更加倾向于使用各种方法合成生物纳米复合材料来实现材料性能的优化以满足应用的需要。如今纳米材料已经被用于组织缺损修复或者替换[139]、药物载体[140]、生物传感器[141]及检测诊断治疗等的研究。

纳米材料具备一些共同的结构特点：①纳米尺度的结构单元或特征维度尺寸在纳米数量级（1～100nm）；②纳米材料有大量的界面或自由表面；③各纳米单元之间存在着或强或弱的相互作用。由于纳米材料微观结构上的特殊性，其具有一些独特的效应，包括小尺寸效应、表面效应和界面效应等，这些效应使得纳米材料表现出许多优异的性能和全新的功能[142]，也赋予了其宏观材料所不具备的增强力学性能，并提供了与许多结构应用相关的可能性，这在最近几年引起了相当大的关注[143]，纳米结构材料的力学性能也成为当前研究的热点。机体的各个组织由于功能不同，其力学性能呈现各向异性，因此，在选择合适的生物材料进行治疗或者替代时，应该充分考虑到这些材料的力学性能，使其能够满足相关需求。例如，牙釉质的渐变层级结构使其具有高强度和高韧性，同时也是人体最坚硬的组织，其弹性模量和硬度分别可以达到 80GPa 和 40GPa，这对仿生纳米材料的研发具有重要的参考价值[144]；对于骨骼修复材料来说，其抗压强度和韧性是关键，而皮肤替代材料则需要关注其拉伸性能，弹性是实现人工血管性能的关键，不同的应用将对纳米材料产生不同的力学需求。本节将对纳米材料的力学特性及其影响因素，以及其对生物学性能的影响进行介绍。

### 7.4.2　生物纳米材料的力学性能

由于纳米粒子的体积效应、表面效应和量子效应，纳米材料具有出色的机械性能。当将纳米颗粒添加到普通材料中时，这些颗粒将在一定程度上细化晶粒，形成晶内结构或晶间结构，从而改善晶界并提高材料的机械性能[145]。评价生物纳米材料力学性能的重要指标有：强度、硬度、塑性、韧性、弹性与超塑性等。

1. 生物纳米材料的强度与硬度

1）强度

材料在外力作用下抵抗破坏的能力称为材料的强度。当材料受外力作用时，其内部产生应力，外力增加，应力相应增大，直至材料内部质点间结合力不足以抵抗所作用的外力时，材料即发生破坏。材料破坏时应力达到的极限值称为材料的极限强度。

当晶粒尺度达到纳米级时，材料的力学性能会发生很大的变化，金属材料的强度和硬度会大大提高[146]，而陶瓷材料则会表现出韧性和超塑性的特征。因此有金属纳米颗粒的 $Al_2O_3$ 纳米复合材料会具有更高的断裂韧性和断裂强度。这种现象应归因于纳米颗粒的添加抑制了 $Al_2O_3$ 基体的晶粒长大，使纳米复合材料的晶粒尺寸小于整体式 $Al_2O_3$ 的晶粒尺寸，导致晶粒细化，并促使纳米复合材料的机械性能提高[145]。近几十年的研究发现，纳米材料的强度和硬度与其尺度之间存在一个明显的反比关系，遵循 Hall-Petch 理论[143]：$\sigma_y = \sigma_0 + Kd^{-\frac{1}{2}}$，$H = H^0 + K'd^{-\frac{1}{2}}$。其中，$\sigma_y$ 为屈服应力；$\sigma_0$ 为摩擦力；$K$ 为常数；$d$ 为亚晶和多边形化的线尺寸或珠光体的片层间距。根据公式，材料尺寸越小，其强度越大。晶粒细化普遍被认为可以用来提高材料的屈服强度和硬度。然而，随着近年来原位电镜技术的快速发展，越来越多的实验证据指向一个相反的事实：在 10nm 以下尺寸，越小越强的趋势往往不复存在，反而材料的强度会随尺寸减小而快速变弱，例如，铜和钯在晶粒小于 10nm 时会出现负的 Hall-Petch 曲线，对于这些材料会在某个临界尺寸出现强度极值[147]。

2）硬度

材料局部抵抗硬物压入其表面的能力称为硬度。固体对外界物体入侵的局部抵抗能力，是比较各种材料软硬的指标。它使我们能够评估给定材料的特性，并帮助确定材料或材料加工是否适合所需目的。因为规定了不同的测试方法，所以有不同的硬度标准。

硬度分为：①划痕硬度。主要用于比较不同矿物的软硬程度。该方法是选一根一端硬一端软的棒，将被测材料沿棒划过，根据出现划痕的位置确定被测材料的软硬。定性地说，硬物体划出的划痕长，软物体划出的划痕短。②压入硬度。主要用于金属材料。该方法是用一定的载荷将规定的压头压入被测材料，以材料表面局部塑性变形的大小比较被测材料的软硬。由于压头、载荷及载荷持续时间不同，压入硬度有多种，主要是布氏硬度、洛氏硬度、维氏硬度和显微硬度等。③回跳硬度。主要用于金属材料。该方法是使一特制的小锤从一定高度自由下落冲击被测材料的试样，并以试样在冲击过程中储存（继而释放）应变能的多少（通过小锤的回跳高度测定）确定材料的硬度。

基于原子力显微镜的纳米压痕技术是微纳米尺度下研究材料弹性、杨氏模量及硬度、断裂行为等力学性能的重要方法。该技术已经被广泛应用于生物纳米材料的性能研究[148]。传统的硬度测试是将一特定形状的压头用一个垂直的压力压入试样，根据卸载后的压痕照片获得材料表面留下的压痕半径或对角线长度计算出压痕面积。但是这种方法也有一定的局限性，仅能够得到材料的塑性性质，而且只适用于较大尺寸的试样。新兴纳米压痕技术的产生很好地解决了传统测量的缺陷。纳米压痕技术也称深度敏感压痕技术，它通过计算机程序控制载荷发生连续变化，实时测量压痕深度，由于施加的是超低载荷，监测传感器具有优于 1nm 的位移分辨率，所以可以达到小到纳米级（0.1～100nm）的压深。它特别适用于测量薄膜、涂层等超薄层材料的力学性能，可以在纳米尺度上测量材料的力学性质[149]。张东生等[150]采用纳米压痕技术对碳纤维的硬度和弹性模量进行了测试，获得了载荷-位移（P-h）曲线（图 7.49），$P_{max}$ 为施加的最大载荷，$h_{max}$ 为最大载荷下的压痕位移，最后通过 Oliver-Pharr 模型计算可以得到试样的硬度和弹性模量。

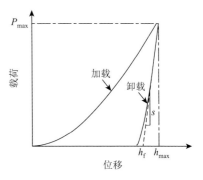

图 7.49　纳米压痕载荷-位移曲线[150]

纳米复合材料的硬度明显大于普通材料的硬度，目前已经发现许多纳米结构材料系统中有了高硬度，纯纳米颗粒也具有超硬度。例如，Gerberich 等报道了接近球形的、无缺陷的硅纳米球的超硬度，直径在 20～50nm 之间，其硬度比普通的块状硅大 4 倍[151]。Niespodziana 等[152]采用机械合金化和粉末冶金相结合的方法制备了纳米颗粒增强的钛陶瓷生物纳米复合材料。用 45S5、$SiO_2$ 或 $Al_2O_3$ 纳米颗粒增强钛基陶瓷材料，获得的复合纳米颗粒的平均粒径约为 40nm，如表 7.11 所示，其维氏硬度比纯微晶钛高了 2～3 倍。此外，实验结果表明，在 37℃的林格液中，钛基纳米复合材料具有良好的耐蚀性，而且腐蚀速率降低了近百倍。体外研究表明，这种生物纳米复合材料具有良好的生物相容性，并能与骨结合，是一种很有前途的硬组织替代物。

表 7.11　钛陶瓷纳米复合材料和微晶钛在林格液中（$T = 37$℃）的维氏硬度、腐蚀电流密度、腐蚀电位和腐蚀速率[152]

| 材料 | | HV0.2 | IC/(A/cm²) | EC/V | CR/(mm/a) |
|---|---|---|---|---|---|
| 微晶钛 | | 250 | $1.31\times10^{-5}$ | −0.36 | 0.000363 |
| 纳米复合材料 | Ti-3% 45S5 | 500 | $8.12\times10^{-7}$ | −0.31 | — |
| | Ti-10% 45S5 | 620 | $1.20\times10^{-7}$ | −0.42 | 0.000004 |
| | Ti-3% $SiO_2$ | 550 | $1.91\times10^{-6}$ | −0.37 | 0.000055 |
| | Ti-10% $SiO_2$ | 670 | $4.60\times10^{-7}$ | −0.43 | 0.000006 |
| | Ti-3% $Al_2O_3$ | 600 | $8.65\times10^{-7}$ | −0.29 | — |
| | Ti-10% $Al_2O_3$ | 700 | $1.51\times10^{-6}$ | −0.63 | 0.000046 |

注：3%和10%均指质量分数；HV0.2 为维氏硬度；IC 为腐蚀电流密度；EC 为腐蚀电位；CR 为腐蚀速率。

### 2. 生物纳米材料的塑性与韧性

对物体施加外力，当外力较小时物体发生弹性形变，当外力超过某一数值，物体产生不可恢复的形变，称为塑性形变。塑性即物体变形的能力。而塑性越大的物体，延展性越好，能发生永久形变所需的最小力越小。韧性是指材料受到使其发生形变的力时对折断的抵抗能力，其定义为材料在断裂前所能吸收的能量与体积的比值。韧性越好，则发生脆性断裂的可能性越小。

纳米材料通常具有很大的颗粒间界面，原子在受外力变形的条件下很容易迁移，其扩散系数要比普通材料高近千倍，从而使得纳米材料具有高韧性，而塑性则相反。虽然纳米结构的材料具有极高的强度和硬度，但是强度的提升往往牺牲了其塑性性能，低延伸率成为制约其发展的瓶颈。基于普通材料的经验，通常会认为材料晶粒尺寸降低到纳米级时，塑性会升高，这是因为在传统的晶粒尺寸（＞1μm）区域，晶粒尺寸减小时，断裂强度会增加得比屈服强度快，通常会导致塑性增加。然而，在纳米晶体材料中观察到了屈服强度大幅增加，屈服强度会比断裂强度增加得快，造成断裂强度可能低于屈服强度，最终导致纳米晶体材料塑性降低[153]。许多研究也证明了纳米材料的塑性很小，晶粒尺寸小于 25nm 的纳米铜的延伸率比粗晶铜小得多，低于粗晶铜的 10%，并且随着晶粒尺寸的减小而降低。Koch[154]测量了混合纳米晶体金属的延展性，在拉伸中，对于小于 30nm 的晶粒，观察到了纯纳米晶体金属基本的脆性，而传统的晶粒表现出显著的延展性，经研究确定了纳米晶体材料延展性受限的三个主要来源：加工过程中产生的孔结构的影响、拉伸和剪切的不稳定性及裂纹成核。非平衡晶界[155]被认为是一种增强塑性的机制。研究认为，这样的边界为滑移提供了很大数量的额外位错，甚至可以使晶粒在室温下滑动或旋转，从而导致应变硬化指数显著增加。增加延展性的另一种方法是降低应变率，以使试样承受更多的塑性应变直至颈缩，在某些情况下，塑性的增强基本上来自抑制剪切局部化。另外，研究人员也通过改变制备材料时的工艺参数或者使用添加剂增强材料塑性。

### 3. 生物纳米材料的弹性

弹性模量是描述物质弹性的物理量，指的是单向应力状态下应力除以该方向的应变。弹性模量也称为杨氏模量，是衡量物体抵抗弹性变形能力大小的尺度，从微观角度来说，则是原子、离子或分子之间键合强度的反映，凡影响键合强度的因素均能影响材料的弹性模量。

纳米颗粒具有小的粒径和大的表面积，这使其加入聚合物中能够均匀地分散在基体中，承受来自基体的应力，起到增强效果。单层石墨烯的杨氏模量可以达到约 1TPa，极限强度为 130GPa，导热系数为 5000W/(m·K)，具有很高的柔韧性。另外，极高的比表面积（理论极限为 2630m²/g）更是一种突出的性能，使得石墨烯纳米材料在改善聚合物纳米复合材料的性能方面具有很大的应用价值[156]。闫东广等[157]通过一步法原位聚合制备了聚酰胺聚醚弹性体/石墨烯（PA6-*b*-PEG/GNs）纳米复合材料，使用拉伸测试对试样的力学性能进行测试，得到其弹性模量（图 7.50）。结果表明，石墨烯的添加能够促进 PA6-*b*-PEG 的缩聚反应，提高复合材料的结晶度和熔点，并有利于提升弹性模量和改善热稳定性。随着石墨烯含量的增加，弹性模量会先增大后减小，最大值能够达到 189.6MPa，比未添加石

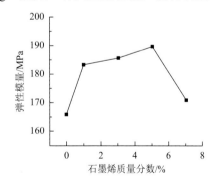

图 7.50　纳米复合材料的弹性模量与石墨烯质量分数的关系[157]

墨烯的聚合物的弹性模量增大了 14% 左右，而后期弹性模量的减小可能是因为纳米颗粒的团聚导致应力集中，降低了其力学性能。

4. 生物纳米材料的超塑性

超塑性是指拉伸试验中，材料在一定的应变速率下可产生非常大的塑性变形而不断裂的特性。对于金属或陶瓷多晶材料，其产生条件是高温（通常高于熔点的一半）和稳定的细晶组织。超塑性材料在断裂前会产生很大的伸长量，其机制目前还存在争议，但从实验现象中可以得出晶界和扩散率在这一过程中起着重要作用。

普通的陶瓷材料内部滑移系统少，发生错位运动困难，因此只有在高温时才具有超塑性，可以通过使晶粒的尺寸降到纳米级来实现其室温超塑性[158]。一般认为，具有超塑性的前提是需要有较小的粒径和快速的扩散途径。纳米陶瓷不但粒径较小，且界面的原子排列较复杂、混乱，又含有众多的不饱和键，原子在变形作用下很容易发生移动，克服了普通陶瓷脆性大的缺点，在超塑性方面表现出独特的优势[159]。Wananuruksawong 等[160]采用放电等离子烧结（SPS）技术，在 1300℃的极高温度和 300MPa 的高压下成功制备了致密的纳米氮化硅（$Si_3N_4$）陶瓷。烧结样品由等轴状细晶组成，平均晶粒尺寸为(56±13)nm。纳米 $Si_3N_4$ 样品在压缩时的高应变速率下表现出超塑性变形，在变形的样品中没有观察到明显的显微组织变化和破坏（图 7.51）。Zhang 等[161]在室温和高应变率下进行的拉伸加载分子动力学（MD）模拟表明，当晶粒尺寸从 6nm 减小到 2nm 时，纳米晶 SiC 的

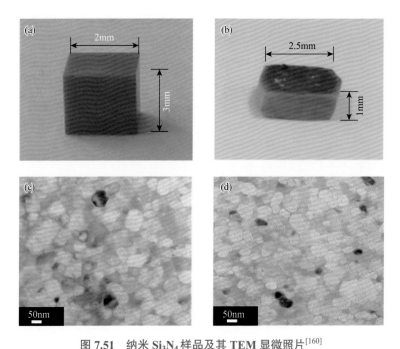

图 7.51 纳米 $Si_3N_4$ 样品及其 TEM 显微照片[160]

（a）、（c）烧结态样品及其微观结构；（b）、（d）形变后的样品及其微观结构

力学响应发生剧烈的变化，导致超塑性变形。计算的应变率灵敏度为 0.67，表明超塑性陶瓷在室温和典型应变率下能够达到高达 1000%的应变。而经纳米 SiC 增强的羟基磷灰石陶瓷力学性能显著增强，其抗弯强度和抗压强度会提高约 1.5 倍，而断裂韧性会提高 2 倍，能够达到生物硬组织的要求。

### 7.4.3　生物纳米材料力学性能的影响因素

#### 1. 结构

纳米材料的力学性能与其内部独特的微观结构（大比表面积、高浓度晶界等）密切相关。纳米晶体材料是由纳米晶粒构成的，界面占据很大的比例，因此力学性能很大程度上由晶粒间的排列和结合方式、表面及界面结构所决定[153]。例如，碳纳米管具有优异的机械性能，是由于其具有石墨结构[162]，这些石墨层似乎类似于卷起的、不间断的、不易碎的六边形网状结构（图 7.52），并且碳分子出现在六边形结构的顶点，它们具有在大偏转角下弹性承受载荷的能力[163]，非常适合用作复合材料中的增强材料或填料。

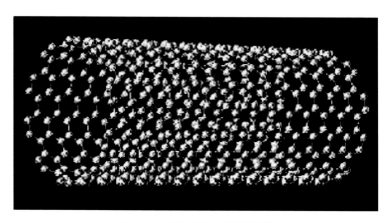

图 7.52　单壁碳纳米管结构[163]

天然纳米材料丝素蛋白因其出色的力学性能而被广泛应用，这与其纤维的一级结构、二级结构和 β-折叠晶体网络，以及纳米纤维之间的相互作用力等有关。丝素蛋白纤维内部的 β-折叠结构、构成晶格网络的独特拓扑结构和纳米结构单元彼此连接方式赋予了其宏观上的力学稳定性[164]。其中，β-折叠晶体是丝素蛋白材料的纳米结构单元，由丝素蛋白分子相互连接而成，形成渔网状的结构，这种纳米"渔网"可以通过在优化的网络之间共享外力来增强丝素蛋白纤维，同时保持丝素蛋白纤维的实质弹性。这种结构允许隔离局部破损或缺陷，并通过网络的互连绕过断点周围的加载应力，如图 7.53 所示，与其他结构相比，渔网结构产生的纤维韧性最高（1.8 倍以上）[165]。虽然天然丝素蛋白具有优异的力学性能，但是其再加工制备再生丝素蛋白材料的过程中，往往需要盐溶液溶解，这将破坏其原有的结构[166]，纳米纤维无法形成致密的结构，纤维之间的相互作用力减弱，造成力学性能降低。因此，控制丝素蛋白的结构是提高其力学性能的关键。

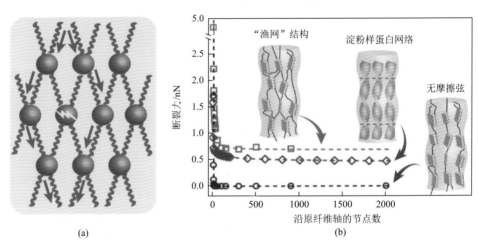

图 7.53　（a）蚕丝原纤维的分子网络方案表明，原纤维上的应力可以绕过断裂的节点（β-微晶），箭头表示沿丝素分子的力；（b）通过模拟三种不同的分子网络来比较机械强度[165]

　　除了结构均一的纳米材料，各种梯度纳米结构（gradient nanostructure，GNS）材料的合成，如梯度纳米晶粒、梯度纳米层压及梯度纳米孪晶金属和合金（图 7.54），为了解相关的力学行为提供了新的机会。微观结构和/或成分沿某一方向的空间梯度会导致局部或整体材料性能的变化。值得注意的是，引入结构梯度可以克服传统材料系统中的传统性能权衡。因此为了优化机械性能，很多研究在纳米材料中引入结构梯度，结构梯度的类型包括晶粒度、孪晶尺寸和层状厚度的变化（图 7.55）。对于金属合金来说，结构梯度更容易实现[167]。大多数实验研究表明，GNS 金属和合金具有独特的力学性能组合，其中值得注意的是强度-延性协同效应。将晶粒尺寸减小到纳米级是提高金属和合金强度的有效策略，因为纳米晶金属和合金中的晶界可以有效地阻止位错运动[168]。但是，由于小晶粒内部塑性机制的限制，晶粒尺寸的减小也会导致延展性显著降低。已经证明，晶粒大小的渐变会引起应力/应变梯度，从而在塑性变形过程中促进应变硬化并延迟应变局部化[169, 170]，从而获得良好的机械性能。而利用梯度结构所制备出来的梯度纳米金属材料的晶粒尺寸在空间上呈梯度分布，因此具有的屈服强度及拉伸塑性变形能力相当高[171]。

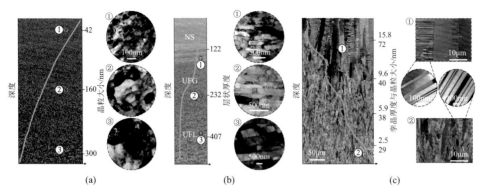

图 7.54　梯度纳米晶粒、梯度纳米层压和梯度纳米孪晶金属的微观结构[167]

（a）梯度纳米晶粒铜的扫描电镜（SEM）图像显示，晶粒尺寸随深度增加，特写是不同深度的晶粒的透射电镜（TEM）图像；（b）梯度纳米层压镍中的微观结构的 SEM 图像显示了三个不同的区域，它们具有纳米结构（NS）、超细晶粒（UFG）和超细层压（UFL）结构，且深度增加，特写是薄片在不同深度的 TEM 图像；（c）梯度纳米孪晶铜的微观结构的 SEM 图像显示，随着深度的增加，晶粒尺寸和孪晶厚度减小，特写是不同深度的晶粒和孪晶的 TEM 图像；每个 SEM 图像中的实线表示相对于梯度层深度的局部硬度变化

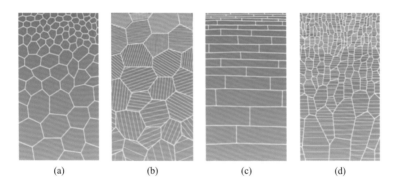

图 7.55　结构梯度的类型包括晶粒度大小梯度（a）、孪晶尺寸梯度（b）、层状厚度梯度（c）、晶粒尺寸和孪晶厚度混合梯度（d）的变化[167]

## 2. 形状与尺寸

有大量的理论和实验研究表明纳米材料的性能具有尺寸依赖性[172]。其热力学参数和机械参数值会随着纳米颗粒尺寸和纳米结构尺寸的变化而发生变化，这些参数包括熔化熵和熔点、内聚能、扩散活化能、热振动幅度、热膨胀系数、杨氏模量和质量密度等[173]。因此必须了解尺寸缩放对纳米材料力学性能的影响，才能够实现纳米材料的潜在生物应用和机械增强。颗粒尺寸的减小会导致结构和堆积形式的变化，进而引起力学性能的改变[174]。例如，当石墨烯的尺寸小于 10nm 时，它们可以密集堆积在三维泡沫结构中，而大尺寸的石墨烯只能松散地堆积在一起，并伴有明显的弯曲，在单轴压缩条件下，密集堆积的石墨烯泡沫的应力响应表现

为线弹性变形、屈服变形和塑性变形三个阶段，并有明显的应变硬化。与之相反，松散堆积的石墨烯泡沫具有较大的非线性弹性变形和较强的应变硬化特性[175]。

Tang 等[176]以高密度纳米多孔石墨烯单体柱（HPGM）为模型材料，采用聚焦离子束技术制备了直径 100nm～5μm 范围内的微柱和纳米柱。通过纳米压痕和在 SEM 和 TEM 中的原位压缩，在多个长度尺度上研究了 HPGM 的力学行为，发现了很强的尺寸效应，当试样尺寸减小到大约 100nm 时，弹性模量和强度都会大大增加，并且会发生脆韧性转变现象。不同直径的 HPGM 纳米柱的典型应力-应变曲线如图 7.56 所示。对于较大的矿柱，在较低的应力水平下出现了多次屈服开裂现象。对于尺寸较小的柱子，屈服应力提高到 2GPa 以上，而屈服应变有所降低。图 7.57 散点图总结了尺寸效应对力学性能的影响。显然，随着直径从 1μm 左右减小到大约 100nm 时，模量和最大屈服应力都得到了极大的提高。

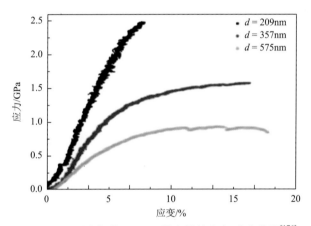

图 7.56　不同直径的 HPGM 纳米柱的应力-应变曲线[176]

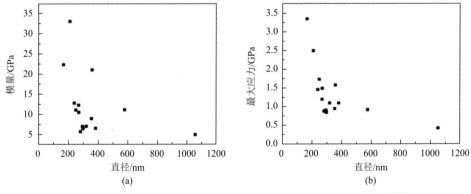

图 7.57　石墨烯的尺寸效应对模量（a）和最大应力（b）的影响[176]

除了尺寸效应和结构的影响，晶粒形状也对纳米材料的力学特性起着非常重要的作用。形状的改变可能会使力学传递关系产生变化，从而影响材料的力学性能[177]。宋瑞兰等[178]以实心和空心的碳纳米纤维管增强陶瓷基复合材料为研究对象，利用 Ansys 有限元软件进行建模分析，分别建立了直线型和弯曲型的碳纳米管（图 7.58），利用精确周期性边界条件的均质化法计算复合材料的有效弹性模量，研究了碳纳米管的直径、长度、形状等因素对碳纳米管-陶瓷复合材料的力学性能的影响，得出复合材料的力学性能与碳纳米管半径之间的关系以及形状对力学性能的影响。图 7.59

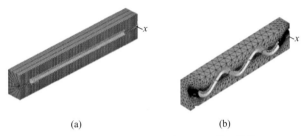

（a）　　　　　　　　　　　　　（b）

图 7.58　特征体积单元有限元网格图[178]

（a）直线型空心碳纳米管；（b）弯曲型空心碳纳米管

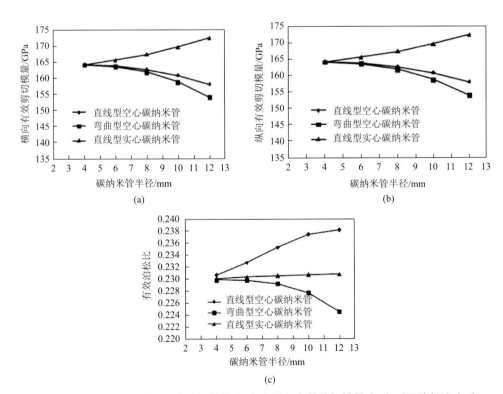

图 7.59　不同形状时横向有效剪切模量（a）和纵向有效剪切模量（b）以及泊松比（c）与碳纳米管半径的关系[178]

表明，在半径相同时，直线型的碳纳米管比弯曲型的剪切模量要大，而对于泊松比来说，直线型的复合材料的泊松比会随着碳纳米管外径的增加而显著增加，而弯曲型的变化趋势则相反，这说明碳纳米管弯曲形状的改变有利于减小横向变形。

3. 维度

纳米材料按其维度可分为四种类型：①零维纳米材料。空间三个维度上尺寸都在纳米范围内，如纳米颗粒、原子团簇等。②一维纳米材料。在空间两个维度上尺寸为纳米尺度，如纳米丝、纳米棒、纳米管等。③二维纳米材料。只在空间一个维度上为纳米尺度，如纳米薄膜、多层薄膜等。④三维纳米材料。由纳米材料基本单元组成的块体[179, 180]。不同类型的纳米材料，其内部的结构、相互作用及纳米材料的排列形式都是不同的。

碳纤维因其强度高、质量轻而被广泛应用于复合材料的增强中。碳纳米材料与主体聚合物之间的强相互作用是提高机械强度的关键。这种复合材料的整体机械强度和刚度直接取决于聚合物基体与碳纳米颗粒的界面。对于碳基纳米材料来说，由于碳原子在纳米填料结构中的特定排列，在许多物理性质上的相似之处中，它们在维度上是不同的。碳纳米管实际上是具有大长宽比的一维（1D）"纤维状"结构，而石墨烯纳米片被分类为由 $sp^2$ 键合的碳原子组成的二维（2D）片，以蜂窝结构[181]排列，碳-碳键长度为 0.142nm[182]，因此，由于单个纳米管之间的范德瓦耳斯相互作用，碳纳米管往往倾向于以团聚的形式聚集在一起，这种团聚可能会阻止载荷有效地转移到纳米管。石墨烯纳米板也倾向于堆叠在一起；这些碳基纳米材料的几何形状能够改善所获得的聚合物复合材料的物理性能。

Paszkiewicz 等[183]研究了不同类型（1D、2D）和不同粒径的碳纳米添加剂对聚对苯二甲酸乙二醇酯（PET）机械性能的影响。将 PET/膨胀石墨（EG）和 PET/单壁碳纳米管（SWCNT）获得的结果与 PET/EG/SWCNT 杂化纳米复合材料获得的结果进行比较。研究结果显示，不同的类型会影响碳纳米颗粒在原位制备的 PET 纳米复合材料中的分散性，并在结构-性能关系中发挥关键作用。测量获得的所有数据表明，SWCNT 和 EG 对纳米复合材料中的 PET 均仅产生轻微的成核作用，而未观察到两种填料混合产生的显著影响。特别地，由于两种组分（即 SWCNT 和 EG）与 PET 基质之间的相互作用，SWCNT 和 EG 的存在实际上可能阻碍长聚合物链的扩散和重排，从而干扰了整个结晶过程。在 PET/EG/SWCNT 杂化复合材料的情况下，机械性能明显增加。

在另一项研究中，Ghaemi 等[184]用熔融共混法制备了不同碳基填料的聚丙烯（PP）复合材料，首先选用不同类型的碳纳米材料对碳纤维（CF）进行表面改性，包括石墨烯（G）、碳纳米纤维（CNF）、碳纳米管（CNT），以及 CNF-G 和 CNT-G，并研究了这些粒子对复合材料力学性能和热性能的影响。使用 SEM 研究了 CF/PP、

CF-CNF/PP、CF-CNT/PP、CF-CNF-G/PP、CF-CNT-G/PP 和 CF-G/PP 复合材料的断裂表面的显微照片，如图 7.60 所示。从图 7.60（a）中发现，具有光滑表面的纯净 CFs 与聚合物基质的任何界面相互作用的迹象极少。如图 7.60（b）和（c）所示，对于 CF-CNF/PP 和 CF-CNT/PP 复合材料，PP 残留物与 CF 表面之间发生了一些相互作用，填料表面相对粗糙。图 7.60（d）～（f）显示了 CF 表面上大量 PP 基体的存在，证明纤维与 PP 基体之间的黏附性得到增强。此外，填充物与基体的微机械耦合与将 PP 基质有效地渗入 CF 表面上的 CNT 和 CNF 有关，这导致填充物与基体之间牢固地互锁。通过比较 CF-G/PP 和 CF-CNT-G/PP 或 CF-CNT/PP，发现 G 薄片作为增强因子比 CNT 更重要，但是 CNT 作为聚合物基体的联锁因子在 PP 基体聚合物中具有主要作用。力学试验得到的结果通过一个数学模型得到了确认，该数学模型表明所得到的复合材料的机械增强很大程度上取决于所使用的填料类型。值得注意的是，与其他碳纳米颗粒相比，G 和 CNT 复合材料表现出最高的力学性能（图 7.61）。

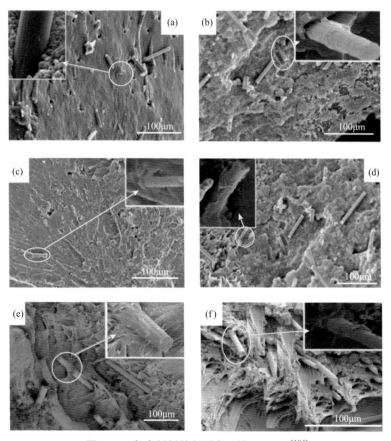

图 7.60　复合材料的断裂表面的 SEM 图[184]

（a）CF/PP；（b）CF-CNF/PP；（c）CF-CNT/PP；（d）CF-CNF-G/PP；（e）CF-CNT-G/PP；（f）CF-G/PP

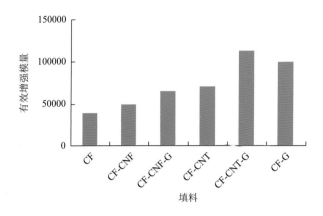

图 7.61　聚丙烯基体中不同填料的有效增强模量[184]

### 4. 制备参数

纳米材料的合成对制备工艺的要求十分严格，制备参数（温度、压力、pH 值、反应时间等）的变化会对纳米材料的结构造成影响，从而影响其力学性能及其他性质。例如，在制备纳米磷酸钙时，温度的改变可能影响纳米颗粒的形貌和晶粒尺寸，以及化学反应速率和成核结晶速率，并影响纳米材料的活性[185]；在用静电纺丝法制备纳米纤维束时，热处理会导致纤维束力学性能明显变化，低温下强制拉伸可能会导致纤维束中的原纤断裂，材料的断裂强度降低，所以适当升高热处理的温度会提高纳米纤维束的力学性能[186]。另外，静电纺丝过程中的其他工艺参数如电压、极距、纺丝溶液浓度等也会对材料的力学性能产生影响；添加剂或者溶剂处理会影响纳米材料的晶粒尺寸和形态，以及表面能，或者是纳米材料的分散性。

Sallal 等[187]通过溶胶-凝胶法制备了由两种材料（$Al_2O_3$-CaO）组成的复合纳米颗粒，并研究了这些纳米颗粒对聚合物共混物力学性能的影响。对在 550℃和850℃处理 2h 制备的复合纳米粉体进行了粒度分析，结果显示，低温处理的纳米粉体更光滑，粒径约为 63.8nm，与高温相比，出现了多个相，其中出现了两相氧化铝，而高温处理的平滑程度较低，粒径约为 68.6nm，出现的相较少。图 7.62显示了在不同质量分数的聚合物混合物中分别加入在 550℃和 850℃下制备的纳米粉体（$Al_2O_3$-CaO）后的抗拉强度和硬度测试结果。结果表明，制备温度不同时，复合材料的力学强度随粉末添加量的改变而发生的变化趋势是相同的，但是 550℃下处理的纳米颗粒的力学增强效果要更好。这可能是因为颗粒分布及尺寸大小所产生的平滑度导致了高比表面积，使得纳米颗粒与基体材料之间的界面强度增加。

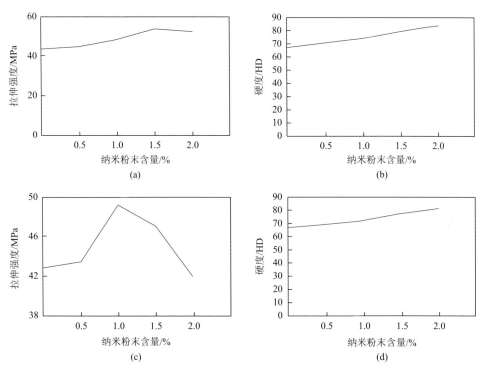

图 7.62　经 550℃热处理的复合纳米颗粒增强的聚合物共混物的抗拉强度（a）及硬度（b）；
经 850℃热处理的复合纳米颗粒增强的聚合物共混物的抗拉强度（c）及硬度（d）[187]

戴有刚[188]使用静电纺丝法制备了 SF/PLGA 共混纳米纤维人工血管，并研究了乙醇处理对该人工血管力学性能的影响。图 7.63 为乙醇处理前后人工血管的拉

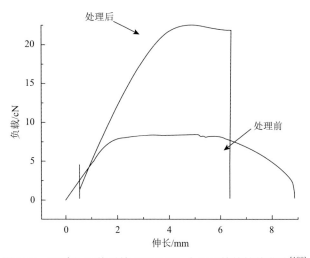

图 7.63　乙醇处理前后的 SF/PLGA 人工血管的拉伸曲线[188]

伸曲线。从图中可以看出，乙醇处理可以明显提高 SF/PLGA 支架材料的强度，其最大载荷由 704cN 增加到了 2200cN，这是乙醇处理使得材料中的 SF 分子构象发生 β 转变而引起的。β 构象为蛋白质较稳定的一种构象，因此会使材料的抗拉强度增强。另外，处理后的人工血管在达到最大载荷后强度会突然降低，说明乙醇处理虽然增大了材料的拉伸性能，但是降低了材料的柔软性，使其脆性增加。

5. 纳米材料在复合材料中的含量

纳米材料因其优异的力学性能而常被用于提高生物支架的机械强度。由于纳米颗粒很小，所以它们的加入可以填充基质的孔隙，减小其孔隙率，增加相对密度，并改善机械性能。在复合支架中，纳米材料所占的比例越高，则该支架具有越多纳米尺度的结构，晶粒尺寸越小，以促进基体的致密化，并且减少孔洞等缺陷。

杨犇等[189]通过"溶液共混法"联合"冷冻干燥法"制备出多壁碳纳米管/壳聚糖（MT/CS）支架材料，并改变 MT 的含量分别为 0.1%、0.5% 和 1%。应用扫描电子显微镜观察支架的微观形态，纳米压入仪检测材料表面硬度，万能测试机测试支架的抗拉强度，并接种小鼠成骨样细胞对其生物学性能进行评估。图 7.64 和图 7.65 分别为复合支架的硬度测试结果和应力-应变曲线，结果表明，与 CS 支架相比，MT 的加入会使支架的力学性能有所提升，而且随着 MT 含量的增加复合支架的表面硬度和抗拉强度逐渐升高。另外，细胞实验也证明，MT/CS 支架生物相容性良好，适合细胞的黏附与增殖，且优于纯 CS 支架（图 7.66）。虽然 MT 含量越高，其力学性能越好，但是 1% 的 MT/CS 支架中成骨细胞增殖活力比纯 CS 支架弱。此外，在另一项研究中，Pan 等[190]采用溶液蒸发技术制备了多壁

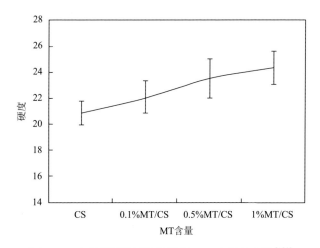

图 7.64 支架材料的表面硬度随 MT 含量的变化[189]

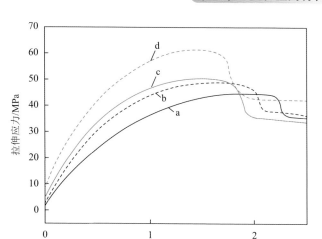

图 7.65　支架材料的应力-应变曲线[189]

a. CS；b. 0.1%MT/CS；c. 0.5%MT/CS；d. 1%MT/CS

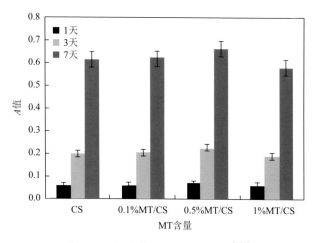

图 7.66　细胞在不同天数的 $A$ 值[189]

碳纳米管（MWCNTs）/聚己内酯复合支架，证明了低浓度（0.5%，质量分数）MWCNTs支架比高浓度 MWCNTs 支架更能促进大鼠骨髓基质细胞（BMSCs）的增殖和分化，MWCNTs 浓度过高会对成骨细胞有一定的毒副作用，这对选择合适的纳米材料比例、制备新型的骨修复支架具有重要意义。

6. 纳米材料在复合材料中的分布

纳米材料分布的均匀性和方向性是影响纳米复合材料性能的一个重要因素。在纳米粒子的研究和应用中，面临的一大难题是纳米粒子的团聚问题，具体来说：

对于纳米晶材料，团聚问题会导致颗粒异常长大，造成性能劣化；对于具有自组装结构的纳米材料，团聚问题会使结构发生变化；在各类直接利用纳米粒子的研究中，团聚问题更是会直接影响材料的性能[191]。对于纳米纤维材料来说，纳米纤维的分布方向对其强度来说极其重要。在受力方向与纤维取向方向一致时，纤维本身固有的优势能够充分得到利用。当纤维的分布无规则时，在力的作用下，只有取向与受力方向一致的纤维能够较多地承受外力作用，而与受力方向不一致的纤维不能充分受力，此时纤维集合体的强力小于所有纤维固有强度之和。在取向不一致的纤维不能得到充分滑移的情况下，只有部分纤维承担外力，材料强度低。即使取向不一致的纤维通过滑移得到取向，首先承受外力作用的纤维可能已经发生断裂，这使得纤维集合体的强度下降。

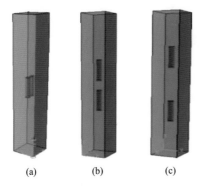

图 7.67　不同分散度的复合材料的有限元模型[192]

(a) $d=0$；(b) $d=0.5$；(c) $d=1$

王倩倩等[192]使用 Ansys 有限元软件对碳纳米管铝基材料进行力学分析，研究了碳纳米管的分散度对复合材料力学性能的影响。将碳纳米管的体积分数定为 1%，使用参数 $d$ 来描述碳纳米管的分散程度，建立了 3 种复合材料的分析模型（图 7.67），分别为均匀分散（c）、完全团聚（a）及介于两者之间（b）。经 Ansys 分析得到复合材料模型的应力-应变曲线及弹性模量和屈服强度的变化趋势，如图 7.68 所示。从结果得知，碳纳米管在铝基体中的分布越均匀，其增强效果越好，复合材料的力学性能越好，而发生团聚时，复合材料的强度最差。

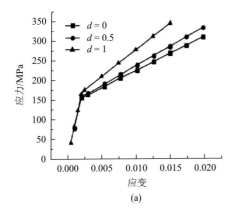

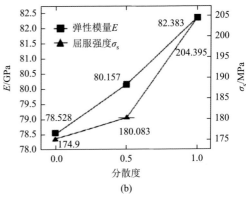

图 7.68　不同分散度的应力-应变曲线（a）及弹性模量和屈服强度（b）的变化趋势[192]

　　天然血管的中膜中含有大量弹性蛋白，而且弹性蛋白具有规则的取向，内层弹性蛋白纤维沿血管轴向（即血流方向）取向，中层的弹性层的弹性蛋白沿血流的垂直方向取向（图 7.69），中层弹性蛋白层承受搏动的圆周方向的机械应力，而内层弹性蛋白对长度方向的载荷起到主要的支撑作用，这对天然血管的强度和弹性来说十分重要。戴有刚[188]在采用静电纺丝法制备 SF/PLGA 共混纳米纤维人工血管的研究中，研究了纳米纤维的分布方向对人工血管力学性能的影响。利用导管成型机的水平往复移动收集沿管状材料轴向平行排列的纤维，而圆周方向（即垂直于材料轴向方向）的排列通过旋转轴的高速旋转诱导纤维取向来实现。对其进行力学拉伸测试，结果显示，两种分布方式的纤维与无规则分布相比都对复合材料的拉伸性能有所加强。另外，还模拟天然血管，制备了内层为轴向、外层为圆周向的纤维分布的人工血管，其抗拉强度介于上述两种分布方式之间，但是其脆性相比其他两种材料来说要低，在载荷达到最大时材料不会突然断裂，柔软性更好。

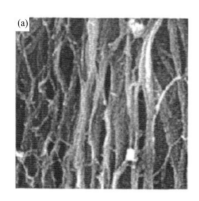 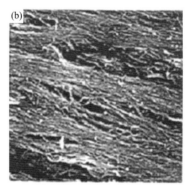

**图 7.69　人工血管弹性蛋白取向结构**[188]

（a）内层蛋白；（b）中层蛋白

　　在另一项关于纳米纤维分布的研究中，Vaezifar 等[193]采用两种方法（单喷嘴和双喷嘴方法）制备了聚丙交酯-乙交酯共聚物（PLGA）和壳聚糖（CS）组成的纳米生物复合材料。在单喷嘴方法中，分散在 PLGA 溶液中的 CS 纳米粉末通过单喷嘴电纺，而在双喷嘴方法中，PLGA 和 CS 同时从两个注射器中电纺，将电纺的 PLGA 纳米纤维和电喷雾 CS 纳米颗粒混合收集在转鼓上，获得了随机分布的纤维和规则分布的纤维（图 7.70）。与随机取向的纳米纤维支架相比，具有规则取向的纳米纤维支架有更高的抗拉强度和杨氏模量，但同时具有脆性大的缺点。

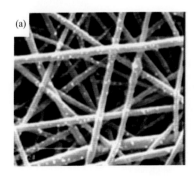 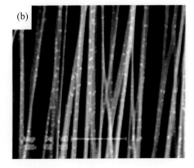

图 7.70　两种方法获得的纤维 SEM 图像[193]

（a）随机分布；（b）规则分布

## 7.4.4　纳米材料的力学对生物学性能的影响

### 1. 生物相容性

由于纳米材料具有不同于大块材料的独特性能，它们具有与细胞和器官相互作用的潜力，其在生物医药领域（如药物缓释和肿瘤成像等方面）展现出了巨大的应用前景[194]。同时在应用的过程中也有较多的问题需要关注，如材料的分散性、在血液中的循环时间，以及对局部细胞环境的调控。纳米颗粒准确、高效地靶向细胞尤为重要。药物递送的成功率在很大程度上取决于纳米颗粒的生物相容性。与传统材料相比，纳米结构材料可以进入人体不同的组织和器官，与生物大分子接触，促进更多的特定蛋白质相互作用，从而更有效地刺激新生组织的形成[195]。研究表明，当支架的特征或成分是纳米级时，可以在细胞水平上刺激各种相互作用。其中，一些相互作用能诱导良好的细胞功能，而另一些则可能导致毒性，带来生物安全性的问题[196, 197]。一些含有特定纳米颗粒的植入物可能会在细胞环境中发生生物降解或释放出活性生物颗粒，从而导致潜在的细胞生理活性损伤，如细胞膜完整性和线粒体活性[198]。

纳米材料的植入会影响细胞周围环境，而研究表明，细胞微环境力学性能的改变会影响细胞的行为和功能，如细胞的黏附、铺展和生长及细胞骨架的分布形式，获得与细胞外基质力学性能相似的纳米材料更加有利于细胞的活动，进而影响组织再生和修复的效果[199]。例如，机械特性类似于细胞外基质的自组装纳米纤维支架能够促进骨髓间充质干细胞（BMSCs）的黏附、增殖、迁移和分化，而且支架结合 BMSCs 在缺损部位的修复与再生以及细胞治疗中发挥着重要的作用[200]。材料的模量大小可以调节干细胞的黏附、铺展以影响其分化行为。抗压强度较高的纳米结构材料能够促进迅速成骨，较快地修复骨缺损[201]。高刚度的材料作为植入支架不易变形，再生过程中能够保持完整的形态，更加有利于形成典型的管状牙本质[202]。

研究发现，由于尺寸减小，纳米羟基磷灰石作为骨植入体的扭转模量、拉伸模量和强度及疲劳抗力会显著提高，这使得其与人体内的组织成分和性质更为相似，具备优异的生物学性能。王大平等[203]制备了新型的纳米羟基磷灰石人工骨材料，克服了传统的羟基磷灰石脆性大、强度低的缺点，其力学性能得到明显提高，并通过不同的造模工艺改变支架的孔径（分别为 50～150μm、100～250μm、300～500μm）得到力学强度不同的纳米羟基磷灰石支架，之后将其植入到桡骨缺损动物模型中进行观察。生物力学检测结果显示，孔径为 100～250μm 的支架具有优于另外两组的生物力学性能，同时，植入不同的人工骨支架之后，大白兔桡骨缺损部位的 X 射线结果（图 7.71）显示，生物力学性能优异的 100～250μm 的支架骨缺损修复效果最佳。

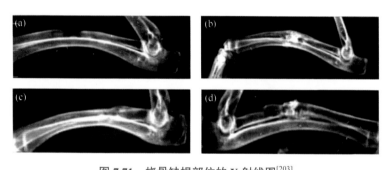

图 7.71  桡骨缺损部位的 X 射线图[203]

（a）空白对照组；（b）50～150μm 孔径组；（c）100～250μm 孔径组；（d）300～500μm 孔径组

段传双等[204]采用压力注射和相分离技术制备了聚乙烯醇（PVA）与细菌纳米纤维素（BNC）共混的复合纳米人工血管，以改善其力学性能和抗凝血性。研究表明，人工血管的长期畅通性与其径向顺应性密切相关，若顺应性差，则容易导致血栓形成，造成血管堵塞。弹性越好的材料其顺应性越强，而抗拉强度和伸长率越大，则弹性越好。图 7.72 和图 7.73 分别为 BNC 血管及 BNC/PVA 复合血管的应力-应变曲线和缝合强度的测试结果。复合纳米材料的抗拉强度和伸长率明显提高，缝合强度也得到了增强，这将有助于手术缝合的操作并降低手术缝合后产生破裂的危险。在血液相容性测试中，复合材料中血小板的黏附明显小于纯 BNC 材料（图 7.74），这说明其抗血小板黏附效果良好，能够减少血小板聚集，从而避免血栓发生，增强人工血管血液相容性。

## 2. 细胞对纳米颗粒的摄取

纳米颗粒进入细胞的方式主要是内吞和渗入，真核细胞通过细胞膜内陷形成囊泡，将纳米颗粒摄取到细胞内实现内吞。内吞方式包括吞噬作用和胞饮作用，胞饮又可以分为多种类型，如图 7.75 所示。细胞在内吞摄入纳米颗粒时，多数是通过受体介导的内吞作用，同时结合多种内吞方式[205]，颗粒表面的配体蛋白能够与细胞膜表面的受体蛋白结合，最后细胞膜弯曲内陷将颗粒包裹。对于尺寸较小的纳米颗粒，可以被动地以渗入的方式进入到细胞内部。在纳米材料使细胞行为改变的同时也会对细胞摄取纳米颗粒造成影响，因为细胞骨架通过跨膜蛋白整合素（integrin）与基底相连，当基底的力学性质发生改变时，细胞膜上受体蛋白分布、细胞膜内张力及细胞铺展面积也会发生很大变化，从而影响纳米颗粒与细胞

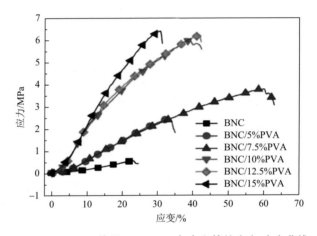

图 7.72　BNC 血管及 BNC/PVA 复合血管的应力-应变曲线

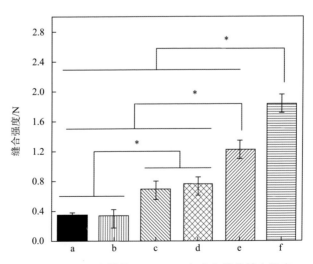

图 7.73　BNC 血管及 BNC/PVA 复合血管的缝合强度

a. BNC；b. BNC/5%PVA；c. BNC/7.5%PVA；d. BNC/10%PVA；e. BNC/12.5%PVA；f. BNC/15%PVA；*表示 $p < 0.05$

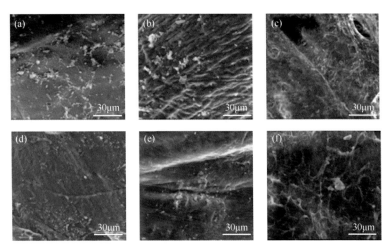

图 7.74　血小板黏附比较

（a）BNC；（b）BNC/5%PVA；（c）BNC/7.5%PVA；（d）BNC/10%PVA；（e）BNC/12.5%PVA；（f）BNC/15%PVA

的作用形式。已有研究证实了弹性变形在细胞摄取纳米颗粒中的重要性，例如，已经发现巨噬细胞不能吞噬非常柔软的颗粒，这对免疫系统的功能有很大的影响[206]；弹性红细胞在吞噬过程中会由于细胞膜与软颗粒或小泡之间的强烈相互作用而强烈扭曲[207]；在药物输送中，更柔软、更灵活的颗粒预计会抑制吞噬细胞的吞噬作用，这样则会使颗粒在循环中的寿命更长，达到药物缓释的目的。

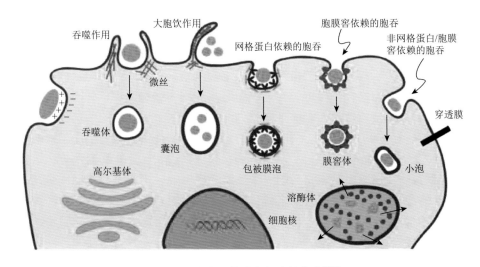

图 7.75　纳米颗粒进入细胞的方式[194]

Banquy 等[208]通过改变用于纳米颗粒合成的交联剂的浓度来控制纳米颗粒

的力学性能，并用原子力显微镜对其进行测试，用杨氏模量对纳米颗粒弹性进行量化，利用已知进入途径的不同抑制剂确定了不同纳米颗粒的摄取机制，采用荧光显微镜观察纳米颗粒在细胞内的定位。研究了水凝胶纳米颗粒的力学性质对小鼠巨噬细胞的细胞摄取和细胞内命运的影响。证实了水凝胶纳米颗粒的弹性影响其进入细胞的途径。软纳米颗粒优先内化为大吞饮作用，而硬的纳米颗粒摄取涉及网状蛋白介导的内吞途径。研究发现，表现出中等弹性的纳米颗粒可以通过多种机制进入细胞，从而产生更大的摄取率。该研究为控制纳米材料力学性能从而设计具有特定亚细胞递送功能的新型药物载体提供了一条很好的途径。Yi 等[209]用变分方法和自由能泛函计算了弹性圆柱粒子和球形粒子包裹细胞膜的相图，得到了描述不同包裹相之间过渡边界的相图，分析了纳米材料的刚度对细胞内吞的影响。他们发现，较硬的粒子比较软的粒子更容易实现内吞，而较软的粒子在包裹过程中经历的能量变化较小，其更容易黏附在细胞表面。该结果在他们的另一项研究中也得到了证实[210]。细胞对颗粒的摄取强烈依赖于颗粒的大小、形状和物理化学性质。该研究结果表明，精确控制颗粒弹性可能是控制细胞摄取的一种有效的方法。

### 7.4.5  小结

本章重点介绍了纳米材料的力学特性及其影响因素，以及纳米材料的力学对其在生物医学中应用的影响。纳米材料与宏观材料相比有着独特的力学优势，另外，易合成、可控制的粒径、大的比表面积、可调节的表面化学特性和生物相容性以及与人体天然组织相似的纳米结构使纳米材料在生物医学领域具有广阔的应用前景，并在未来具有巨大的潜在价值。生物纳米材料的研究中力学性能是一个关键因素，当其力学性能接近于人体组织时，能够为细胞提供良好的生存空间，有利于细胞分泌基质，进而影响细胞行为，并且有利于干细胞的增殖和分化，从而达到促进组织再生的目的，同时也为治疗各种疾病提供了新的手段。影响纳米复合材料力学性能的因素有很多，如结构、尺寸、形状、分布均匀性等，这些因素往往是共同作用来对纳米材料的力学性质产生影响。因此，需要继续研究和探索纳米材料的力学，深入了解纳米材料成型、强化工艺和改性方法对力学性能的影响及作用机理，并研究纳米材料的力学对细胞的作用，探索更好地制备纳米复合材料及改善其性能的方法，从多个影响因素入手来增强其力学性能，针对不同的应用方式对纳米材料不同的力学特性进行改进，在优化复合材料力学性能的同时，还应当保留其良好的生物学性能，降低其细胞毒性，希望可以在纳米水平设计出力学性能优异的功能性生物材料。

参 考 文 献

[1]　Park J B. Tissue Response to Implants，Biomaterials. New York：Springer，2007.

[2]　任伊宾，杨柯，张炳春，等. 新型医用不锈钢研究. 生物医学工程学杂志，2006，23（5）：1101-1103，1122.

[3]　王青川，张炳春，任伊宾，等. 医用无镍不锈钢的研究与应用. 金属学报，2017，53（10）：1311-1316.

[4]　Donnelly E，Weafer F M，Connolley T，et al. Experimental investigation into the size effect on the microscale fatigue behaviour of 316L stainless steel. International Journal of Fatigue，2017，95：1-7.

[5]　Williams D F. Biomaterials science：An introduction to materials in medicine. Biomaterials，2005，26（24）：5093.

[6]　Herranz G，Berges C，Naranjo J A，et al. Mechanical performance，corrosion and tribological evaluation of a Co-Cr-Mo alloy processed by MIM for biomedical applications. Journal of the Mechanical Behavior of Biomedical Materials，2020，105：103706.

[7]　Chen Q Z，Thouas G A. Metallic implant biomaterials. Materials Science and Engineering：R：Reports，2015，87：1-57.

[8]　Lopez H. Alloy developments in biomedical Co-base alloys for HIP implant applications. Materials Science Forum，2012，736：133-146.

[9]　Kenedi R M. Strength of biological materials. Journal of Anatomy，1971，108（3）：582.

[10]　El'sheikh H F，Macdonald B J，Hashmi M S J. Finite element simulation of the hip joint during stumbling：A comparison between static and dynamic loading. Journal of Materials Processing Technology，2003，143-144：249-255.

[11]　Jackson M J，Kopac J，Balazic M，et al. Titanium and titanium alloy applications in medicine//Ahmed W，Jackson M J. Surgical Tools and Medical Devices. Cham：Springer International Publishing，2016：475-517.

[12]　刘建国，周宏博. 医用 β 钛合金的性能研究现状. 口腔医学研究，2020，36（6）：501-508.

[13]　McKelvey A L，Ritchie R O. Fatigue-crack growth behavior in the superelastic and shape-memory alloy nitinol. Metallurgical and Materials Transactions A，2001，32（13）：731-743.

[14]　Lütjering G，Williams J C. Beta Alloys，Titanium. Berlin：Springer，2007.

[15]　Petrini L，Migliavacca F. Biomedical applications of shape memory alloys. Journal of Metallurgy，2011，2011：501483.

[16]　Biscarini A，Mazzolai G，Tuissi A. Enhanced nitinol properties for biomedical applications. Recent Patents on Biomedical Engineering（Discontinued），2008，1（3）：180-196.

[17]　Yang J，Koons G L，Cheng G，et al. A review on the exploitation of biodegradable magnesium-based composites for medical applications. Biomedical Materials，2018，13（2）：022001.

[18]　Vojtěch D，Kubásek J，Čapek J. Comparative mechanical and corrosion studies on magnesium，zinc and iron alloys as biodegradable metals. Materiali in Tehnologije，2015，49：877-882.

[19]　Gu X N，Zheng Y F，Cheng Y，et al. In vitro corrosion and biocompatibility of binary magnesium alloys. Biomaterials，2009，30（4）：484-498.

[20]　Maryam M. Biodegradable metals for cardiovascular stent application：Interests and new opportunities. International Journal of Molecular Sciences，2011，12（7）：4250-4270.

[21]　Sikora-Jasinska M，Mostaed E，Mostaed A，et al. Fabrication，mechanical properties and in vitro degradation behavior of newly developed ZnAg alloys for degradable implant applications. Materials Science and Engineering：C，2017，77：1170-1181.

[22]  Xu Z B，Peng J F，Liu J H，et al. Effect of contact pressure on torsional fretting fatigue damage of 316L austenitic stainless steel. Wear，2017，376-377：680-689.

[23]  Amel-Farzad H，Peivandi M T，Yusof-Sani S M R. In-body corrosion fatigue failure of a stainless steel orthopaedic implant with a rare collection of different damage mechanisms. Engineering Failure Analysis，2007，14（7）：1205-1217.

[24]  Maruyama N，Mori D，Hiromoto S，et al. Fatigue strength of 316L-type stainless steel in simulated body fluids. Corrosion Science，2011，53（6）：2222-2227.

[25]  Roach M，Williamson R S，Zardiackas L D. Comparison of the corrosion fatigue characteristics of 23Mn-21Cr-1Mo low nickel，22Cr-13Ni-5Mn，and 18Cr-14Ni-2.5Mo stainless steels. Journal of ASTM International，2006，3（5）：11.

[26]  Masayuki T，Eugene P L. In vitro corrosion fatigue of 316L cold worked stainless steel. Journal of Biomedical Materials Research，1992，26（9）：1131-1139.

[27]  Weldon L M，Mchugh P E，Carroll W，et al. The influence of passivation and electropolishing on the performance of medical grade stainless steels in static and fatigue loading. Journal of Materials Science：Materials in Medicine，2005，16（2）：107-117.

[28]  Grupp T M，Weik T，Bloemer W，et al. Modular titanium alloy neck adapter failures in hip replacement-failure mode analysis and influence of implant material. BMC Musculoskeletal Disorders，2010，11（1）：3.

[29]  Sudhakar Rao G，Singh V，Singhal L K. In vitro corrosion fatigue behavior of low nickel high nitrogen austenitic stainless steel. Materials Science and Engineering：A，2012，538：224-230.

[30]  Vidal C V，Muñoz A I. Effect of thermal treatment and applied potential on the electrochemical behaviour of CoCrMo biomedical alloy. Electrochimica Acta，2009，54（6）：1798-1809.

[31]  Giordani E J，Guimarães V A，Pinto T B，et al. Effect of precipitates on the corrosion-fatigue crack initiation of ISO 5832-9 stainless steel biomaterial. International Journal of Fatigue，2004，26（10）：1129-1136.

[32]  Niinomi M. Fatigue characteristics of metallic biomaterials. International Journal of Fatigue，2007，29（6）：992-1000.

[33]  Kaur M，Singh K. Review on titanium and titanium based alloys as biomaterials for orthopaedic applications. Materials Science and Engineering：C，2019，102：844-862.

[34]  Davis J R. Handbook of materials for medical devices. Metallic Materials，2003，77（1）：21-50.

[35]  Pelton A R，Schroeder V，Mitchell M R，et al. Fatigue and durability of Nitinol stents. Journal of the Mechanical Behavior of Biomedical Materials，2008，1（2）：153-164.

[36]  Fu J Y，Su Y C，Qin Y X，et al. Evolution of metallic cardiovascular stent materials：A comparative study among stainless steel，magnesium and zinc. Biomaterials，2020，230：119641.

[37]  Matias T B，Asato G H，Ramasco B T，et al. Processing and characterization of amorphous magnesium based alloy for application in biomedical implants. Journal of Materials Research and Technology，2014，3（3）：203-209.

[38]  Zeng R C，Han E，Ke W. Effect of temperature and relative humidity on fatigue crack propagation behavior of AZ61 magnesium alloy. Materials Science Forum 2007，546-549：409-412.

[39]  Uematsu Y，Kakiuchi T，Nakajima M，et al. Fatigue crack propagation of AZ61 magnesium alloy under controlled humidity and visualization of hydrogen diffusion along the crack wake. International Journal of Fatigue，2014，59：234-243.

[40]  Potzies C，Kainer K U. Fatigue of magnesium alloys. Advanced Engineering Materials，2004，6（5）：281-289.

[41]  Gu X N，Zhou W R，Zheng Y F，et al. Corrosion fatigue behaviors of two biomedical Mg alloys-AZ91D and

WE43-In simulated body fluid. Acta Biomaterialia，2010，6（12）：4605-4613.

[42] 师昌绪，李恒德，周廉. 材料科学与工程手册. 北京：化学工业出版社，2004.

[43] Qiu P，Gao P，Wang S，et al. Study on corrosion behavior of the selective laser melted NiTi alloy with superior tensile property and shape memory effect. Corrosion Science，2020，175：108891.

[44] 强明闪，江静华，宋丹，等. 镁合金应力腐蚀开裂研究进展. 腐蚀与防护，2015，36（7）：677-683.

[45] 王安东，戴起勋. 生物医用材料 316L 不锈钢的磨损腐蚀特性研究. 金属热处理，2005，（3）：33-36.

[46] Doni Z，Alves A C，Toptan F，et al. Dry sliding and tribocorrosion behaviour of hot pressed CoCrMo biomedical alloy as compared with the cast CoCrMo and Ti6Al4V alloys. Materials & Design，2013，52：47-57.

[47] Wang J，Wang L，Zhou Z，et al. Biodegradable polymer membranes applied in guided bone/tissue regeneration：A review. Polymers，2016，8（4）：115.

[48] Gao Y M，Wang L Z，Li L H，et al. Effect of stress on corrosion of high-purity magnesium *in vitro* and *in vivo*. Acta Biomaterialia，2019，83：477-486.

[49] Gu X N，Lu Y，Wang F，et al. The effect of tensile and fluid shear stress on the *in vitro* degradation of magnesium alloy for stent applications. Bioactive Materials，2018，3（4）：448-454.

[50] Li Y，Lietaert K，Li W，et al. Corrosion fatigue behavior of additively manufactured biodegradable porous iron. Corrosion Science，2019，156：106-116.

[51] Li Y，Li W，Bobbert F S L，et al. Corrosion fatigue behavior of additively manufactured biodegradable porous zinc. Acta Biomaterialia，2020，106：439-449.

[52] Chen K，Lu Y，Tang H Y，et al. Effect of strain on degradation behaviors of WE43，Fe and Zn wires. Acta Biomaterialia，2020，113：627-645.

[53] 胡盛寿，等. 医用材料概论. 北京：人民卫生出版社，2017.

[54] 张弛. 浅谈高分子材料：高分子材料在日常生活中的应用. 中国房地产业，2018（2）：1.

[55] 钱保功. 高分子材料发展史概况. 化学通报，1987（2）：54-57.

[56] 张芮菡. 可降解塑料的种类与应用现状. 当代化工研究，2019（1）：20-21.

[57] Stagner J A. Journal of polymers and the environment. Journal of Polymers and the Environment，2015，19（3）：589.

[58] 胡行俊. 可控光降解高分子材料的发展. 合成材料老化与应用，1988，（4）：14-15.

[59] Kitayama Y，Takeuchi T. Photodegradable polymer capsules fabricated via interfacial photo-crosslinking of spherical polymer particles. ACS Applied Polymer Materials，2020，2（9）：3813-3820.

[60] 王琳霞. 生物降解高分子材料. 塑料科技，2002（1）：5.

[61] Freed L E，Grande D A，Lingbin Z，et al. Joint resurfacing using allograft chondrocytes and synthetic biodegradable polymer scaffolds. Journal of Biomedical Materials Research，Part A，2010，28（8）：891-899.

[62] 陆海旭. 生物可降解塑料的发展现状与趋势. 化学工业，2016（3）：8.

[63] Auras R，Harte B，Selke S. An overview of polylactides as packaging materials. Macromolecular Bioscience，2004，4（9）：835.

[64] Yao K，Tang C. Controlled polymerization of next-generation renewable monomers and beyond. Macromolecules，2013，46（5）：1689-1712.

[65] 李丹，柴云，游倩倩，等. 聚丁二酸丁二醇酯纳米复合材料研究进展. 塑料工业，2013（5）：7-11.

[66] Chuah J A，Yamada M，Taguchi S，et al. Biosynthesis and characterization of polyhydroxyalkanoate containing 5-hydroxyvalerate units：Effects of 5HV units on biodegradability，cytotoxicity，mechanical and thermal propertie. Polymer Degradation and Stability，2013，98（1）：331-338.

[67] 王永亮，易国斌，康正，等. 聚己内酯的合成与应用研究进展. 化学与生物工程，2006（3）：1-3.

[68] Luca V D，Strauss J，Kennedy J L. Power based association analysis（PBAT）of serotonergic and noradrenergic polymorphisms in bipolar patients with suicidal behaviour. Progress in Neuro-Psychopharmacology and Biological Psychiatry，2008，32（1）：197-203.

[69] 万耀月. 聚羟基脂肪酸酯应用研究进展. 当代化工研究，2017（7）：84-85.

[70] Ainbinder S B. Physico-mechanical properties of polymer materials and the friction problem. Polymer Mechanics，1969，5（2）：249-257.

[71] 陈厚. 高分子材料分析测试与研究方法. 北京：化学工业出版社，2011.

[72] 关艳锋，郑今欢，许建华. 热处理对 PLA 纤维结晶结构和力学性能的影响. 浙江理工大学学报：自然科学版，2008，25（3）：6.

[73] Peterson R E，Plunkett R. Stress concentration factors. Naval Engineers Journal，2010，67（3）：697-708.

[74] Smith E. $K_r$-$L_r$ failure assessment diagrams as applied to a flaw in the vicinity of a stress concentration. International Journal of Engineering Science，2000，38（11）：1153-1159.

[75] Tire，Technology，International，Group. Plasticizer progress. Tire Technology International，2013，2013（JUL.）：58.

[76] 方钦志，李慧敏，欧阳小东. 加载速率对 PC/ABS 拉伸性能的影响. 高分子材料科学与工程，2006，22（1）：131-134.

[77] 茅燕燕，梁秀丽，王强，等. 温度对聚乙烯材料力学性能的影响. 科技展望，2016，26（22）：56-58.

[78] 郑高飞，亢一澜，盛京，等. 湿度与时间因素对高分子材料力学性能影响的研究. 中国科学：技术科学，2004（11）：1222-1233.

[79] Jacob G C，Starbuck J M，Fellers J F，et al. Strain rate effects on the mechanical properties of polymer composite materials. Journal of Applied Polymer Science，2004，94（1）：296-301.

[80] 张奇锋，周阳东，王忠，等. 紫外老化对 PLA/TPU/TiO$_2$ 复合材料结晶及力学性能的影响. 塑料工业，2019（9）：111-115.

[81] Guo J，Xie Z，Tran R，et al. Click chemistry plays a dual role in biodegradable polymer design. Advanced Materials，2014，26（12）：1906-1911.

[82] Szyndler J，Grosman F，Tkocz M，et al. Numerical and experimental investigation of the innovatory incremental-forming process dedicated to the aerospace industry. Metallurgical and Materials Transactions A，2016，47A（11）：5522-5533.

[83] 崔善子，王俊潮，李新，等. 玻璃态高分子材料的低温塑性加工实验探讨. 高分子材料科学与工程，2014（10）：104-107.

[84] Lau C H，Nguyen P T，Hill M R，et al. Ending aging in super glassy polymer membranes. Angewandte Chemie，2014，126（21）：5426-5430.

[85] Biggs J，Danielmeier K，Hitzbleck J，et al. Electroactive polymers：Developments of and perspectives for dielectric elastomers. Angewandte Chemie International Edition，2013，52（36）：9409-9421.

[86] 丁芳，张欢，丁明明，等. 聚合物弹性体材料应力-应变关系的理论研究. 高分子学报，2019（12）：1357-1366.

[87] 史铁钧，吴德峰. 高分子流变学基础. 北京：化学工业出版社，2009.

[88] 王峰，陈晓明，王献彪. 高分子黏弹性的串讲. 高分子通报，2018（11）：68-71.

[89] 李小贺，叶林. 应力老化对尼龙 6 结构与性能的影响. 高分子材料科学与工程，2010，26（6）：82.

[90] 陈云静. 单向预拉伸对聚乳酸及其多组分体系结构和性能的影响研究. 合肥：中国科学技术大学，2019.

[91] 朱江，张云灿. 高剪切应力对 PS/SEBS/CaCO$_3$ 材料力学性能影响. 高分子材料科学与工程，2009，25（2）：127-130.

[92] 欧阳萌，龚克成. 压电高分子材料. 高分子通报，1993（2）：105-107.

[93] 张欣，王文涛，侯汉学. 淀粉复合膜的堆肥降解性能研究. 食品安全质量检测学报，2019，10（23）：7899-7906.

[94] 卫樱蕾. 机械化学法降解 POPs 实验及机理研究. 杭州：浙江大学，2010.

[95] 孔瑛，杨金荣，徐僖. 聚苯乙烯在应力作用下的降解动力学及降解机理研究. 高分子材料科学与工程，1997（4）：59-64.

[96] 李成涛，张敏，白清友，等. 聚丁二酸丁二醇酯生物降解酶及其催化性能研究. 环境科学与技术，2012，35（8）：37-55.

[97] 张昌辉，寇莹，翟文举. PBS 及其共聚酯生物降解性能的研究进展. 塑料，2009（1）：38-40.

[98] Khativvala V K，Shekhar N，Aggarwal S，et al. Biodegradation of poly（ε-caprolactone）（PCL）film by alcaligenes faecalis. Journal of Polymers and the Environment，2008，16（1）：61-67.

[99] 刘智任，陈冬磊. 聚己内酯在组织工程中的应用进展. 现代生物医学进展，2012（16）：3182-3184.

[100] 谢丰. 有机污染物降解的光化学及微生物降解方法探索. 东华理工大学学报（社会科学版），2002，21（2）：22-27.

[101] 张文治，沈梅生. 实用食品微生物学. 北京：轻工业出版社，1991.

[102] 李云政，蔡博伟，朱鹤孙，等. 影响塑料生物降解速度因素的研究. 塑料，1999（1）：42-47.

[103] 张昌辉，寇莹，翟文举. 聚丁二酸丁二醇酯（PBS）在不同 pH 条件下的降解. 塑料，2010（1）：45-47.

[104] 张昌辉，寇莹，翟文举. 聚丁二酸丁二醇酯（PBS）在不同 pH 条件下的降解. 塑料，2010（1）：3.

[105] 潘招银，蔡培生. 聚乳酸：让微生物降解塑料. 广州化工，2019，47（5）：11-12.

[106] Fan Y B，Li P，Zeng L，et al. Effects of mechanical load on the degradation of poly（D, L-lactic acid）foam. Polymer Degradation and Stability，2008，93（3）：677-683.

[107] 刘小林. 应力作用下的 PP 光氧降解行为研究. 塑料科技，2011（8）：66-69.

[108] 郭少云，徐僖. 在应力作用下聚氯乙烯降解的研究. 高分子材料科学与工程，1993（6）：106-110.

[109] Krijger J D，Rans C，Hooreweder B V，et al. Effects of applied stress ratio on the fatigue behavior of additively manufactured porous biomaterials under compressive loading. Journal of the Mechanical Behavior of Biomedical Materials，2016，70：7-16.

[110] Leonor I B，Ito A，Onuma K. Atomic force microscopy as a tool to study *in-situ* the *in-vitro* bioactivity of starch thermoplastic/hydroxylapatite biomaterials. Key Engineering Materials，2002，218/220：55-60.

[111] Ishikawa K，Matsuya S，Miyamoto Y，et al. Bioceramics. Comprehensive Structural Integrity，2003，9：169-214.

[112] Li J，Hastings G W. Oxide bioceramics：Inert ceramic materials in medicine and dentistry. Handbook of Biomaterial Properties，2016：339-352.

[113] Hench L L. Bioceramics. Journal of the American Ceramic Society，1998，81（7）：1705-1728.

[114] Rahaman M N，Day D E，Bal B S，et al. Bioactive glass in tissue engineering. Acta Biomaterialia，2011，7（6）：2355-2373.

[115] Niu X F，Wang L Y，Tian F，et al. Shear-mediated crystallization from amorphous calcium phosphate to bone apatite. Journal of the Mechanical Behavior of Biomedical Materials，2016，54：131-140.

[116] Barralet J，Akao M，Aoki H，et al. Dissolution of dense carbonate apatite subcutaneously implanted in wistar rats. Journal of Biomedical Materials Research，Part B：Applied Biomaterials，2000，49（2）：176-182.

[117] Ben-Nissan B. Natural bioceramics：From coral to bone and beyond. Current Opinion in Solid State and Materials Science，2003，7（4-5）：283-288.

[118] Niu X F，Fan R，Guo X L，et al. Shear-mediated orientational mineralization of bone apatite on collagen fibrils. Journal of Materials Chemistry：B，2017，5（46）：9141-9147.

[119] Li Z W，Ming D T，Shun R C，et al. Bioinspired mineralized collagen scaffolds for bone tissue engineering. Bioactive Materials，2021，6（5）：1491-1511.

[120] Du T M，Yang H S，Niu X F. Phosphorus-containing compounds regulate mineralization. Materials Today Chemistry，2021，22：100579：1-14.

[121] Du T M，Niu X F，Hou S，et al. Highly aligned hierarchical intrafibrillar mineralization of collagen induced by periodic fluid shear stress. Journal of Materials Chemistry B，2020，8（13）：2562-2572.

[122] Lee S K，Wilson P R. Fracture strength of all-ceramic crowns with varying core elastic moduli. Australian Dental Journal，2000，45（2）：103-107.

[123] Swain M V，He L H. Mechanical properties of bioceramics. Bioceramics and their Clinical Applications. Bioceramics and Their Clinical Application，2008：78-105.

[124] Green D J. An Introduction to the Mechanical Properties of Ceramics. Cambridge：Cambridge University Press，1998.

[125] Evans A G. Fracture in Ceramic Materials：Toughening Mechanisms，Machining Damage，Shock. Berkeley：Noyes Publications，1984.

[126] Serbena F C，Mathias I，Foerster C E，et al. Crystallization toughening of a model glass-ceramic. Acta Materialia，2015，86（14）：216-228.

[127] 朱其芳，姚伟，孙丽虹，等. SiC 晶须有序添加角度对 $Si_3N_4$ 基体陶瓷的增韧效应. 中国有色金属学报，2000（6）：872-876.

[128] 熊顺进，黄荣厦，刘荣正，等. SiC 晶须-$ZrO_2$ 相变协同强韧化碳化硅陶瓷. 陶瓷学报，2021（5）：813-818.

[129] Fischer H，Rentzsch W，Marx R. R-curve behavior of dental ceramic materials. Journal of Dental Research，2002，81（8）：547-551.

[130] Zhang Y，Griggs J A，Benham A W. Influence of powder/liquid mixing ratio on porosity and translucency of dental porcelains. The Journal of Prosthetic Dentistry，2004，91（2）：128-135.

[131] Mair L H，Stolarski T A，Vowles R W，et al. Wear：Mechanisms，manifestations and measurement. Journal of Dentistry，1996，24（1-2）：141-148.

[132] Terheci M. Wear by surface fatigue on a new foundation. Part Ⅱ. Particle detachment mechanisms and quantitative aspects. Wear，1998，218（2）：191-202.

[133] Mashal Y A H. The role of fracture mechanics parameters in glass/ceramic wear. Engineering Fracture Mechanics，1995，52（1）：43-47.

[134] Fischer H，Weber M，Marx R. Lifetime prediction of all-ceramic bridges by computational methods. Journal of Dental Research，2003，82（3）：238-242.

[135] Saleh T A. Nanomaterials：Classification，properties，and environmental toxicities. Environmental Technology and Innovation，2020，20：101067：1-31.

[136] 石勇，黄智. 浅谈纳米材料在生物学及医学领域的应用. 信息记录材料，2019，20（4）：25-27.

[137] 崔大祥，高华建. 生物纳米材料的进展与前景. 中国科学院院刊，2003，18：20-24.

[138] Sinha Ray S，Okamoto M. Polymer/layered silicate nanocomposites：A review from preparation to processing. Progress in Polymer Science，2003，28（11）：1539-1641.

[139] Hao W，Dong J，Jiang M，et al. Enhanced bone formation in large segmental radial defects by combining adipose-derived stem cells expressing bone morphogenetic protein 2 with nHA/RHLC/PLA scaffold. International Orthopaedics，2010，34（8）：1341-1349.

[140] Wen S，Liu H，Cai H，et al. Targeted and pH-responsive delivery of doxorubicin to cancer cells using multifunctional dendrimer-modified multi-walled carbon nanotubes. Advanced Healthcare Materials，2013，2（9）：1267-1276.

[141] Gutierrez F A，Rubianes M D，Rivas G A. Electrochemical sensor for amino acids and glucose based on glassy carbon electrodes modified with multi-walled carbon nanotubes and copper microparticles dispersed in polyethylenimine. Journal of Electroanalytical Chemistry，2016，765：16-21.

[142] 冯婷婷，郭建花. 纳米材料在生物医学中的应用. 当代化工研究，2018（2）：159-162.

[143] Hasan T. Mechanical properties of nanomaterials：A review. Nanotechnology reviews，2016，2（4）：1131-1138.

[144] 刘继涛，陈庆华. 牙釉质的结构和力学性能研究进展. 口腔医学研究，2020，36（3）：213-215.

[145] Wu Q，Miao W S，Zhang Y D，et al. Mechanical properties of nanomaterials：A review. Nanotechnology Reviews，2020，9（1）：259-273.

[146] 李丽. 金属纳米材料力学性能的研究探讨. 经济技术协作信息，2015（24）：66.

[147] Chokshi A H，Rosen A，Karch J. On the validity of the hall-petch relationship in nanocrystalline materials. Scripta Metallurgica，1989，23：1679-1684.

[148] 马梦佳，陈玉云，闫志强. 原子力显微镜在纳米生物材料研究中的应用. 化学进展，2013，25（1）：135-144.

[149] Hong Z G，Dirscherl K，Garnæs J. Toward accurate quantitative elasticity mapping of rigid nanomaterials by atomic force microscopy：Effect of acquisition frequency，loading force，and tip geometry. Nanomaterials（Basel），2018，8（8）：616.

[150] 张东生，李新涛，夏汇浩. 纳米压痕技术表征 T800 碳纤维的弹性模量和硬度. 宇航材料工艺，2017，47（4）：79-85.

[151] Gerberich W W，Mook W M，Perrey C R，et al. Superhard silicon nanospheres. Journal of the Mechanics and Physics of Solids，2003，51（6）：979-992.

[152] Niespodziana K，Jurczyk K，Miklaszewski A，et al. Hybrid Ti-ceramic bionanomaterials for medical engineering. Physica Status Solidi，2010，7（5）：1363-1366.

[153] 孙伟成. 纳米材料的力学性能. 兵器材料科学与工程，2003，26（3）：59-62.

[154] Koch C C. Ductility in nanostructured and ultra fine-grained materials：Recent evidence for optimism. Journal of Metastable and Nanocrystalline Materials，2003，18：9-20.

[155] Valiev R Z，Alexandrov I V，Zhu Y T，et al. Paradox of strength and ductility in metals processed by severe plastic deformation. Journal of Materials Research，2002，17（1）：5-8.

[156] Mensah B，Gupta K C，Kim H，et al. Graphene-reinforced elastomeric nanocomposites：A review. Polymer Testing，2018，68：160-184.

[157] 闫东广，宋玮琦，李姜红. 聚酰胺聚醚弹性体-石墨烯纳米复合材料的制备与表征. 高分子材料科学与工程，2019，35（4）：161-165.

[158] 卢柯，卢磊. 金属纳米材料力学性能的研究进展. 金属学报，2000，36（8）：785-789.

[159] 张强宏. 纳米陶瓷的研究进展. 表面技术，2017，46（5）：215-223.

[160] Wananuruksawong R，Shinoda Y，Akatsu T，et al. High-strain-rate superplasticity in nanocrystalline silicon nitride ceramics under compression. Scripta Materialia，2015，103：22-25.

[161] Zhang J Y，Sha Z D，Branicio P S，et al. Superplastic nanocrystalline ceramics at room temperature and high strain rates. Scripta Materialia，2013，69（7）：525-528.

[162] Raphey V R，Henna T K，Nivitha K P，et al. Advanced biomedical applications of carbon nanotube. Material Science and Engineering：C，2019，100：616-630.

[163] Sinha N，Yeow J T. Carbon nanotubes for biomedical applications. IEEE Trans Nanobioscience，2005，4（2）：180-195.

[164] 张鸿昊，林乃波，刘向阳. 蚕丝和蜘蛛丝多级结构对力学性能的影响. 功能高分子学报，2018，31（6）：501-512.

[165] Liu R C，Deng Q Q，Yang Z，et al. "Nano-fishnet" structure making silk fibers tougher. Advanced Functional

Materials，2016，26（30）：5534-5541.

[166] 张扬，李明忠. 改善再生丝素蛋白材料力学性能的研究进展. 现代丝绸科学与技术，2014，29（6）：236-240.

[167] Li X Y，Lu L，Li J G，et al. Mechanical properties and deformation mechanisms of gradient nanostructured metals and alloys. Nature Reviews Materials，2020，5（9）：706-723.

[168] Meyers M A，Mishra A，Benson D J. Mechanical properties of nanocrystalline materials. Progress in Materials Science，2006，51（4）：427-556.

[169] Wu X，Jiang P，Chen L，et al. Extraordinary strain hardening by gradient structure. Proceedings of the National Academy of Sciences of the United States of America，2014，111（20）：7197-7201.

[170] Li J J，Weng G J，Chen S H，et al. On strain hardening mechanism in gradient nanostructures. International Journal of Plasticity，2017，88：89-107.

[171] 郭春文. 新型纳米结构金属材料的力学性能分析. 科技资讯，2017（17）：107-109.

[172] Guisbiers G. Size-dependent materials properties toward a universal equation. Nanoscale Research Letters，2010，5（7）：1132-1136.

[173] Yu X，Zhan Z. The effects of the size of nanocrystalline materials on their thermodynamic and mechanical properties. Nanoscale Research Letters，2014，9（1）：516.

[174] Luo W，Hu W. Gibbs free energy，surface stress and melting point of nanoparticle. Physica B：Condensed Matter，2013，425（1）：90-94.

[175] Shen Z，Ye H，Zhou C，et al. Size of graphene sheets determines the structural and mechanical properties of 3D graphene foams. Nanotechnology，2018，29（10）：104001.

[176] Tang D M，Ren C L，Zhang L，et al. Size effects on the mechanical properties of nanoporous graphene networks. Advanced Functional Materials，2019，29（19）：1900311.

[177] 李刘合，金杰，刘惊涛. 不同晶粒形状材料力学性能的研究. 航天制造技术，2006，（2）：19-22.

[178] 宋瑞兰，罗冬梅，谢悦，等. 直线型和弯曲型纳米碳管特性对纳米复合材料有效力学性能的影响. 中北大学学报（自然科学版），2016，37（6）：659-665.

[179] Pokropivny V V，Skorokhod V V. Classification of nanostructures by dimensionality and concept of surface forms engineering in nanomaterial science. Materials Science and Engineering：C，2007，27（5-8）：990-993.

[180] Shiau B W，Lin C H，Liao Y Y，et al. The characteristics and mechanisms of Au nanoparticles processed by functional centrifugal procedures. Journal of Physics and Chemistry of Solids，2018，116：161-167.

[181] Kim H，Abdala A A，Macosko C W. Graphene/polymer nanocomposites. Macromolecules，2010，43（16）：6515-6530.

[182] Slonczewski J C，Weiss P R. Band structure of graphite. Physical Review，1958，109（2）：272-279.

[183] Paszkiewicz S，Kwiatkowska M，Rosłaniec Z，et al. The influence of different shaped nanofillers（1D，2D）on barrier and mechanical properties of polymer hybrid nanocomposites based on PET prepared by in situ polymerization. Polymer Composites，2016，37（7）：1949-1959.

[184] Ghaemi F，Yunus R，Salleh M A M，et al. Effects of the surface modification of carbon fiber by growing different types of carbon nanomaterials on the mechanical and thermal properties of polypropylene. RSC Advances，2015，5（36）：28822-28831.

[185] 宋云京，李木森，温树林，等. 温度和 pH 值对羟基磷灰石粉体合成的影响. 硅酸盐通报，2003（2）：7-10.

[186] 胡雯，黄争鸣. 纳米纤维束的制备及力学性能研究. 高技术通讯，2009，19（6）：627-633.

[187] Sallal H A，Abdul-Hamead A A，Othman F M. Effect of nano powder（Al$_2$O$_3$-CaO）addition on the mechanical properties of the polymer blend matrix composite. Defence Technology，2020，16（2）：425-431.

[188] 戴有刚. SF/PLGA 共混静电纺丝人工血管材料的研究. 苏州：苏州大学，2009.

[189] 杨犇，秦博恒，张保平，等. 多壁碳纳米管-壳聚糖支架材料的制备与生物相容性研究. 中国口腔种植学杂志，2017，22（1）：1-4.

[190] Pan L L，Pei X，He R，et al. Multiwall carbon nanotubes/polycaprolactone composites for bone tissue engineering application. Colloids Surf B：Biointerfaces，2012，93：226-234.

[191] 刘中常. 纳米材料中纳米粒子团聚的原因及解决方法. 价值工程，2017，36（13）：157-158.

[192] 王倩倩，周丽. 碳纳米管铝基复合材料的力学性能研究. 工具技术，2018（6）：58-62.

[193] Vaezifar S，Razavi S，Golozar M A，et al. Characterization of PLGA/chitosan electrospun nano-biocomposite fabricated by two different methods. International Journal of Polymeric Materials and Polymeric Biomaterials，2014，64（2）：64-75.

[194] 王九令，孙佳姝，施兴华. 纳米颗粒与细胞的交互作用. 科学通报，2015，60（21）：29-39.

[195] Li X M，Wang L，Fan Y B，et al. Nanostructured scaffolds for bone tissue engineering. Journal of Biomedical Materials Research，Part A，2013，101（8）：2424-2435.

[196] Mu Q，Jiang G，Chen L，et al. Chemical basis of interactions between engineered nanoparticles and biological systems. Chemical Reviews，2014，114（15）：7740-7781.

[197] Wang B，He X，Zhang Z Y，et al. Metabolism of nanomaterials *in vivo* blood circulation and organ clearance. Accounts of Chemical Research，2012，46（3）：761-769.

[198] Li X，Liu W，Sun L，et al. Effects of physicochemical properties of nanomaterials on their toxicity. Journal of biomedical materials research. Part A，2015，103（7）：2499-2507.

[199] 左新钢，张昊岚，周同，等. 调控细胞迁移和组织再生的生物材料研究. 化学进展，2019，31（11）：1576-1590.

[200] 张江，刘阳，袁书恒. 基于多巴胺自聚合及多肽固定的聚三亚甲基碳酸酯的细胞相容性评价. 功能材料，2014，45（20）：20037-20042.

[201] 冯鑫，蔡琰，赵宁，等. 新型纳米组织工程支架修复兔桡骨缺损的效果. 青岛大学医学院学报，2015，51（1）：16-18.

[202] Liu Y P，Wang J，Tian Z L，et al. Effects of scaffold microstructure and mechanical properties on regeneration of tubular dentin. West China Journal of Stomatology，2020，38（3）：314-318.

[203] 王大平，韩云，朱伟民，等. 不同孔径纳米羟基磷灰石人工骨修复兔桡骨缺损效果比较. 中国组织工程研究，2007，11（48）：9641-9645.

[204] 段传双，包露涵，陈琳，等. 细菌纳米纤维素聚乙烯醇小径人工血管的制备及其表征. 纤维素科学与技术，2020，28（2）：1-10.

[205] Agarwal R，Singh V，Jurney P，et al. Mammalian cells preferentially internalize hydrogel nanodiscs over nanorods and use shape-specific. PNAS，2013，110（43）：17247-17252.

[206] Tao S L，Desai T A. Micromachined devices：The impact of controlled geometry from cell-targeting to bioavailability. Journal of Controlled Release：Official Journal of the Controlled Release Society，2005，109（1-3）：127-138.

[207] Swanson J A，Hoppe A D. The coordination of signaling during Fc receptor-mediated phagocytosis. Journal of Leukocyte Biology，2004，76（6）：1093-1103.

[208] Banquy X，Suarez F，Argaw A. Effect of mechanical properties of hydrogel nanoparticles on macrophage cell uptake. Soft Matter，2009，5（20）：3984-3991.

[209] Yi X，Shi X，Gao H. Cellular uptake of elastic nanoparticles. Physical Review Letters，2011，107（9）：098101.

[210] Yi X，Gao H J. Phase diagrams and morphological evolution in wrapping of rod-shaped elastic nanoparticles by cell membrane：A two-dimensional study. Physical Review E，2014，89（6）：062712.

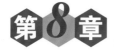

# 第 8 章

>>

## 材料仿生力学

大自然中的生物体与其生存环境之间相互作用，衍生和优化出天然生物材料的特殊性能。这些天然生物材料从微观到宏观普遍存在高度的组织性，并具有特定的结构形式，构成了无数不同的功能元素。材料的很多力学性质是由内部结构和表面形貌，以及物理和化学性质之间复杂的相互作用形成的，其中的原理可被人们利用仿生学来研究发现并实际应用。本章首先介绍仿生学与仿生材料，然后具体阐述具有代表性的啄木鸟头骨、坚果壳和壁虎足部材料中的仿生力学研究与应用。

## 8.1 仿生学与仿生材料

### 8.1.1 仿生学

仿生学（bionics）是研究生物系统的结构、性状、功能、原理、行为及其调控机制，为工程技术提供新的设计思想、工作原理和系统构成的技术科学。仿生学是一门将生命科学、数学、力学、材料学、信息科学、工程技术及系统科学等学科高度交叉融合的边缘学科，其研究成果为科学技术创新提供了新思路、新原理和新理论[1]。

地球上的生命自诞生以来延续了 38 亿年之久。在优胜劣汰、适者生存的自然法则下，生物体练就了适合本身生存的独特本领。人类的出现和发展过程相对生物界来说是短暂和年轻的。随着人类的发展进步，人们不但仅将大自然作为获取物质的资源库，而且逐渐将大自然视为获取知识的智库。大自然是人类最好的老师，人类自古就开始从大自然中获得灵感和启发来维持生存并适应和改造周围环境。我国有鲁班从野草叶边缘齿状结构中获得灵感而发明木工锯的传说。虽然仿生学的历史可以追溯到许多世纪之前，但一般以 1960 年全美第一届仿生学术会议的召开作为仿生学诞生的标志。美国人斯蒂尔（Jack Ellwood

Steele）在 1960 年最早提出 bionics（仿生学）一词，他认为仿生学是模仿生物原理来建造技术系统，或者使人造技术系统具有或类似于生物特征的科学[2]。仿生学的研究主要集中在仿生结构与力学、仿生材料、仿生功能器件及控制、分子仿生、人工智能与认知等方面[3]。

## 8.1.2  仿生材料

仿生材料学以阐明生物体材料结构与形成过程为目标，用生物材料的观点来思考人工材料，从生物功能的角度来考虑材料的设计与制作[4]。其研究内容主要划分为以下三个层面：了解自然材料的组成、结构、性质及变化等；揭示自然界中生命物质结构与功能的本质关系，为仿生材料和器件的合成与构筑提供指导和理论依据；利用获取的生物系统设计原理设计和制造新材料和新器件[5]。仿生材料的性能主要体现在力学性能、光学性能、自清洁性能、自修复性能等方面。其中，力学性能是仿生材料的重要性能之一，吸引着大量科研人员对其进行研究探索。

生物体在自然界中进行捕食、防御、移动、繁殖等一系列活动时都处于各种复杂的力学环境中。这就要求构成生物体本身的生物材料要在进化过程中逐渐具有特殊的力学性能来适应甚至驾驭周围的力学环境。因此，很多天然生物材料具有如高强度、耐磨性、减阻性、抗断裂韧性和吸能性等优异的力学性能。其中天然生物材料的结构特征是影响其力学性能的关键因素。

层状结构由多层或界面组成，通常可提高脆性材料的韧性。天然生物材料通过层状结构引入大量界面来增加断裂韧性，这些界面通常包含第二个更具韧性的相。韧性是指材料在发生灾难性破坏之前所能吸收的能量。断裂韧性是度量材料抵抗破坏的重要指标。高度矿化的人工材料，如陶瓷和玻璃等，虽然具有较高的强度，但性质较脆。在自然界中，许多天然生物材料兼具强度和韧性，能够保证生物体在多种环境下免受冲击和损伤。牡蛎等贝类生物的外壳已经进化成一种坚硬且抗冲击的物质，可以保护柔软的身体不受捕食者和水流中杂物冲击的伤害。贝壳中的珍珠层主要由文石（碳酸钙的一种正交晶型）板片组成，且文石板片像"砖"一样分层排列。珍珠层中文石［95%（质量分数）］和有机层［5%（质量分数）］交替构造成"砖泥"式微结构，可提供比纯文石高一个数量级的抗弯强度和 3000 倍的断裂强度[6]。珍珠层在受力状态下发生变形和断裂时，文石板片和有机层互相黏合，从而增强了彼此间的滑移阻力，起到提高材料韧性的效果。基于珍珠层微观结构，人们已开始了仿珍珠层陶瓷增韧复合材料的研究。

大自然中的许多生物体表面具有非光滑的微观结构特征。蝼蛄、蚂蚁、蜣螂及穿山甲等土壤动物可以在黏湿土壤中自由穿行，它们的体表具有降低土壤黏附和阻力的能力。研究发现土壤动物体表普遍存在几何非光滑特征，主要包括鳞片形、凸包形、凹坑形、刚毛形和波纹形等结构单元[7]。动物体非光滑表面与土壤产生相对运动时会产生一定幅度和频率的微动，从而减少体表与土壤的接触时间和接触面积，还可导致黏附界面产生不连续的水膜，使动物体表与土壤间存在空气膜，进而减小土壤对动物体表的黏附和阻力。土壤动物体表非光滑结构启发了人们对于材料表面微结构的仿生研究。农业机械和铲运机械等的工作环境与土壤动物生存环境相似，将这些机械中与土壤接触的材料表面设计成仿生非光滑结构可以起到减少土壤黏附和阻力的作用。水生生物在漫长的生息繁衍岁月中进化出了高效率的游动机构及表面微结构，其表面的非光滑结构具有减少游动时水阻力的作用。鲨鱼皮肤布满微小的肋条状鳞片结构，这种带肋条的表面能有效地降低鲨鱼在高速游动时受到的阻力。Speedo 公司根据鲨鱼皮肤非光滑结构特点设计了仿生泳衣，该泳衣表面材料具有类似鲨鱼皮的凹槽，可产生微小的旋涡并有效引导水流，降低游泳者受到的阻力，从而明显提高游泳比赛成绩。生物材料表面特殊性能一直是仿生材料研究的热点，例如，荷叶表面的超疏水性和猪笼草捕食袋口表面的超润滑性近些年逐渐成为仿生材料的研究热点，相关研究成果可应用于手术器械防黏、机械自润滑和自清洁等领域[8-10]。

具有纤维状结构的天然生物材料在单方向上有很高的抗拉强度和刚度。这些材料中的纤维通常在多个尺度上呈现有层次的整齐排列。它们通常存在于非矿化、柔软的生物材料中，如肌肉、肌腱等。蜘蛛丝直径约几微米，由多级结构组成，具有极好的机械强度。蜘蛛丝的结构可以使其以轻质的材料获得很高的力学性能。等质量的蜘蛛丝强度是钢丝的 5 倍，约 $180\mu g$ 的材料即可形成 $100cm^2$ 的蛛网，蛛网甚至可以抵御飓风的侵袭[2, 3]。当蜘蛛的猎物撞击蛛网时，大部分的冲击动能被黏弹性的蜘蛛丝所吸收耗散，使得蛛网的反弹较小，有利于猎物在蛛网上的黏附。蜘蛛丝轻质、高强度、高韧性等优异的力学性能启发人们研究制备了仿蜘蛛丝超强韧纤维材料，其可应用于医疗、国防、建筑等多个领域[11, 12]。树木的树体不仅要承受树叶和果实等的重力，还要有抵御强风的能力。木质纤维大量存在于树木中，是支持树体的机械组织，使木材具有轻质和高强度的特点。人类在过去近万年的发展历程中一直在利用木材制造家具、建筑和各种工具。近年来，人们开始对木材这种古老的天然材料进行新挖掘和新探索。科研人员利用树脂等聚合物材料研制了一系列具有类似天然木材结构的仿生木材。这些仿生木材一方面保留了天然木材轻质高强度的特点，另一方面克服了天然木材易腐蚀和易燃烧的缺点[13]。科研人员还通过对天然木材进行压缩处理制成超级木头[14]。超级木头保留了原有纤维的有序排列，并让纤维得到致密化，同时消除天然木材中的结构缺陷。

超级木头的各项机械性能，包括强度、韧性、刚度、硬度、抗冲击性能等是天然木材的数倍。其抗拉强度达到 587MPa，是天然木材的 11.5 倍，并高出了一般塑料的强度，可以和钢材媲美。超级木头具有环保特质和可再生性，具有在建筑、交通、航空航天等领域的应用前景。

很多天然生物材料具有多孔结构，包括开孔和闭孔等形式。多孔结构有利于形成轻质高强度的材料，能够抵抗屈曲、弯曲并增加韧性。为了减轻质量，多孔结构通常出现在鸟类和其他飞行生物中。许多陆地和海洋生物也具有多孔结构，用来减轻体内致密材料（如骨、壳）的质量。多孔结构可以在生物复合材料中以微结构单元的形式存在，也可以作为大块生物材料的宏观结构存在。蜂巢是自然界中典型的多孔结构，由排列整齐的六棱柱形小蜂房组成。蜂巢的这种结构可以利用最少的材料达到大容量、高强度的目的。人们仿其构造用各种材料制成的蜂巢式夹层结构板，强度大、质量轻、隔热，是建筑及制造航天飞机和人造卫星等的理想材料。柚子是柑橘属中最大的水果，单果重 1.25～3.5kg，直径 15～25cm。这种水果生长在离地 10～15m 的地方。柚子成熟后会落到地上，果皮迅速消散冲击产生的动能，保护果实和种子免受损伤。柚子果皮同样具有多孔结构，科研人员基于其结构特征设计的泡沫金属再现了柚子果皮的抗冲击性能[15]。

大自然是最富有创造力的设计师，在数亿年的时间里对天然生物材料进行不断的优化设计，使天然材料能够采用最经济的方式达到所需的特殊性能。人们不断拓展的生活范围和对生活质量的更高要求刺激人们不断研发新型材料。当人们的创新思路受阻时不妨放眼大自然，发现自然界对相似问题的解决方法，研究其中原理并为人类所用。

## 8.2　啄木鸟头骨材料的力学

啄木鸟每天啄木高达 12000 次，最大以 6～7m/s 的速度啄木，头部受到高达 1000g 的加速度冲击，而其脑组织却安然无恙没有损伤，这种令人惊叹的行为吸引着鸟类学家、生物学家及材料工程和机械工程领域科学家的广泛关注[16-18]。科学家们从生物学行为、结构形态、材料成分及力学特性等方面探究啄木鸟头部不受伤的秘诀，试图从中探究啄木鸟头部抗冲击的机理，并将其应用在人体的损伤防护中。本节将通过介绍啄木鸟的头骨结构、材料组成和力学特性，分析头骨组织在啄木鸟啄木过程中对防护脑组织发挥的作用。啄木鸟为什么不得"脑震荡"？啄木鸟头骨材料的结构和力学特性能够为人类设计防护装备保护人体组织带来哪些启发？本节将对这些方面进行介绍。

### 8.2.1　啄木鸟的头骨结构

要分析啄木鸟头骨在头部抗冲击过程中所起的作用，首先需要对其头骨结构进行分析。通常在宏观和微观两个层面对啄木鸟头骨结构进行分析，宏观层面主要是观测啄木鸟头骨的几何形态，微观层面则要通过扫描电镜或者基于 micro-CT 的断层扫描图像观察啄木鸟头骨的微观结构并定量分析微观结构的特点。

1. 啄木鸟头骨的几何形状

啄木鸟的头骨主要包括颅骨、舌骨和喙部。基于啄木鸟头部的解剖结构，可以看出，相比于戴胜和百灵鸟，啄木鸟的颅骨结构更接近椭球形，如图 8.1 所示。啄木鸟头部冠状面的 micro-CT 图像也显示其颅骨呈椭圆形，而戴胜和百灵鸟的头骨则在矢状面上有明显的下凹出现，如图 8.2 所示[19]。同时，通过对比啄木鸟和人的头骨，研究发现啄木鸟头骨的形状使得啄木鸟的脑组织和人的脑组织在头骨内具有不同的方向，啄木鸟脑组织的方向显著增加了与头骨的接触面积，这可能是啄木鸟头部不易受冲击损伤的原因之一[18]。

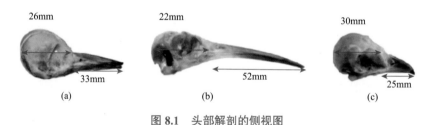

**图 8.1　头部解剖的侧视图**

（a）啄木鸟；（b）戴胜；（c）百灵鸟

啄木鸟的舌骨从口腔经过咽部向后延伸，在颈部分为两束，向后绕过枕部包裹颅骨，向前延伸到上喙的前端，并在眼部上侧交汇到一起。啄木鸟的舌骨显著长于戴胜及百灵鸟的舌骨，如图 8.3 所示。研究发现，啄木鸟长长的舌骨能够像"安全带"一样在啄木过程中起着保护头部的作用[16, 20]。

相比于其他鸟类，啄木鸟的喙部更加笔直，且喙部的长度与颅骨在矢状面的长度更为接近，如图 8.1 所示。笔直的喙部在与树木相互撞击过程中，能够避免产生附加的力矩，从而使得啄木鸟的喙部不容易折断，有利于承载啄木的作用力，更容易啄开树木。啄木鸟的喙部由内侧的上下颌骨和外侧的角质层组成，角质层的存在使得上喙长于下喙，如图 8.4 所示[16]。然而进一步研究发现，啄木鸟喙部的下颌骨长于上颌骨，这种上下颌骨不等长的结构使得啄木鸟在啄木过程中喙部

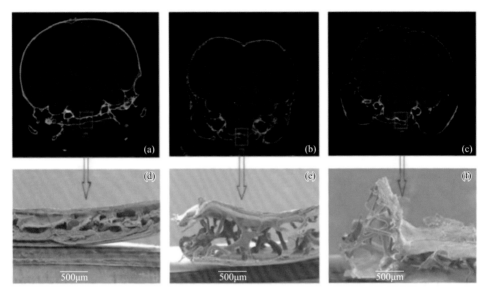

图 8.2　头部断层扫描及扫描电镜图[19]

（a）、（d）啄木鸟；（b）、（e）戴胜；（c）、（f）百灵鸟

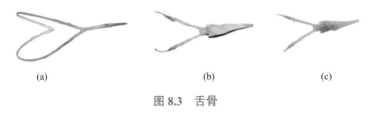

图 8.3　舌骨

（a）啄木鸟；（b）戴胜；（c）百灵鸟

所受的冲击力主要沿着下颌骨传递至枕部和颈部，从而避免了脑部直接受到冲击，对保护脑组织起着重要的作用[16]。

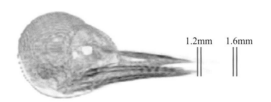

图 8.4　基于 micro-CT 图像的啄木鸟头部三维重建结构[16]

## 2. 啄木鸟头骨的微观结构

对啄木鸟头骨宏观结构的观测，为探究啄木鸟头部抗冲击的机理提供了多种

潜在的解释。啄木鸟头骨的微观结构特性也受到研究者的广泛关注。颅骨一般是由外侧密实的皮质骨和内侧多孔状的松质骨构成,是一种类似于"三明治"的夹层结构,皮质骨能维持颅骨形状并且分散外部的作用力,松质骨则通过缓冲吸收冲击能量。早期的研究认为,啄木鸟之所以不得脑震荡,是因为其颅骨富含松质骨,但缺乏定量的观察[21]。然而近期研究发现,啄木鸟颅骨部位的松质骨呈不均匀分布,这一发现揭开了啄木鸟颅骨能够抗冲击的神秘面纱[22-24]。

通过 micro-CT 对啄木鸟、戴胜及百灵鸟的颅骨冠状面进行扫描,可以发现啄木鸟颅骨的松质骨是不均匀分布的,如图 8.2 所示,舌骨经过的部位和枕骨附近含有丰富的松质骨,顶骨几乎不含松质骨;而戴胜和百灵鸟的颅骨内均富含松质骨且呈均匀分布。表 8.1 展示了以上三种鸟颅骨不同部位的微观结构参数,定量表示了松质骨的微观结构特性。其中,啄木鸟前额、颞部和枕部的骨体积分数(BV/TV)、骨小梁数量(Tb.N)和骨小梁厚度(Tb.Th)均高于戴胜和百灵鸟,结构模型指数(SMI)及骨小梁分离度(Tb.Sp)均显著小于这两种鸟。结构模型指数用来评价骨小梁的形态,数值越小说明骨小梁越接近板状[24]。图 8.2 也展示了扫描电镜下三种鸟的松质骨形态,可以看出啄木鸟松质骨形态接近板状,而其他两种鸟颅骨内的松质骨形态则更接近杆状。Ding 和 Hvid[25]的研究显示,结构模型指数也是预测结构弹性模量、疲劳能量和极限应力的最佳参数。啄木鸟颅骨内松质骨的不均匀分布,一方面减轻了头部的质量,另一方面板状的松质骨能够显著增强颅骨的力学性能,提高颅骨的抗冲击能力,为保护脑组织提供了又一屏障。

表 8.1　啄木鸟、戴胜和百灵鸟颅骨不同部位的微观结构参数[24]

| 部位 | 微观参数 | 啄木鸟 | 戴胜 | 百灵鸟 |
|---|---|---|---|---|
| 前额 | BV/TV/% | 47.89±11.29 | 8.14±2.62* | 14.79±3.45* |
| | SMI | 0.93±0.35 | 1.52±0.08* | 1.57±0.29* |
| | Tb.N/$\mu$m$^{-1}$ | 0.0037±2×10$^4$ | 0.0009±3×10$^4$** | 0.0019±4×10$^4$* |
| | Tb.Th/$\mu$m | 150.74±9.87 | 91.51±4.55* | 78.16±1.44* |
| | Tb.Sp/$\mu$m | 137.62±5.16 | 321.70±51.82* | 262.7±13.76* |
| 颞部 | BV/TV/% | 59.57±11.12 | 16.13±1.03* | 10.85±1.44* |
| | SMI | 0.93±0.09 | 1.35±0.001* | 2.02±0.13* |
| | Tb.N/$\mu$m$^{-1}$ | 0.0039±4×10$^4$ | 0.0014±4×10$^4$** | 0.0012±1×10$^4$* |
| | Tb.Th/$\mu$m | 120.68±15.38 | 94.71±15.51 | 91.77±6.62* |
| | Tb.Sp/$\mu$m | 141.93±19.36 | 255.33±61.10* | 325.43±25.97* |
| 枕部 | BV/TV/% | 55.82±1.26 | 16.28±4.80* | 8.83±3.63* |
| | SMI | 0.92±0.31 | 1.33±0.09* | 2.09±0.10* |
| | Tb.N/$\mu$m$^{-1}$ | 0.0041±8×10$^4$ | 0.00213±4×10$^4$ | 0.0010±3×10$^4$* |
| | Tb.Th/$\mu$m | 144.50±2.83 | 122.31±9.32* | 83.39±9.01* |
| | Tb.Sp/$\mu$m | 119.71±5.16 | 303.50±11.71* | 288.61±23.71* |

注:*$p < 0.05$;**$p < 0.01$。

在微观层面，基于高精度 micro-CT 扫描图像，Jung 等建立了啄木鸟舌骨的几何模型，发现啄木鸟舌骨由四段组成，每段通过关节结构连接，如图 8.5 所示[26]。除此之外，通过扫描电镜观测发现舌骨具有多级分层的结构，如图 8.6 所示[26, 27]。从舌骨横断面看，舌骨从内到外可分为中心的舌骨体（BH）、连接组织（CT）、肌肉（M）、真皮层（D）和上皮层（ED），呈多级分层结构；在纵截面上可以看到，舌骨的纤维丝沿纵向排列，如图 8.6 所示，这种多级分层结构可能会增强舌骨对能量的吸收能力，降低撞击力对脑组织的影响。

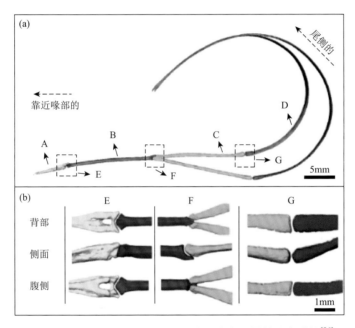

**图 8.5 基于 micro-CT 图像建立的啄木鸟舌骨的分段结构**[26]

（a）舌骨模型的侧视图；（b）舌骨的关节结构

在微观层面，啄木鸟的喙部也具有多尺度分层的特点。Lee 等[28]发现，啄木鸟喙部由外层的角质层、中层的泡沫结构及内层的骨性结构组成。各层结构沿着喙部在横断面内的面积分数呈不均匀的分布，如图 8.7 所示。通过进一步观测发现，啄木鸟喙部角质结构的角质鳞片沿纵向排列，相比于鸡和巨嘴鸟，啄木鸟喙部的角质鳞片更加细长，具有更大的长宽比。啄木鸟喙部的骨性结构更紧密，喙部骨体积分数为 90.1%±3.0%，远高于鸡（57.7%±1.3%）和巨嘴鸟（38.5%±2.0%）喙部骨体积分数，这些微观结构特点显著提升了啄木鸟喙部的力学性能。

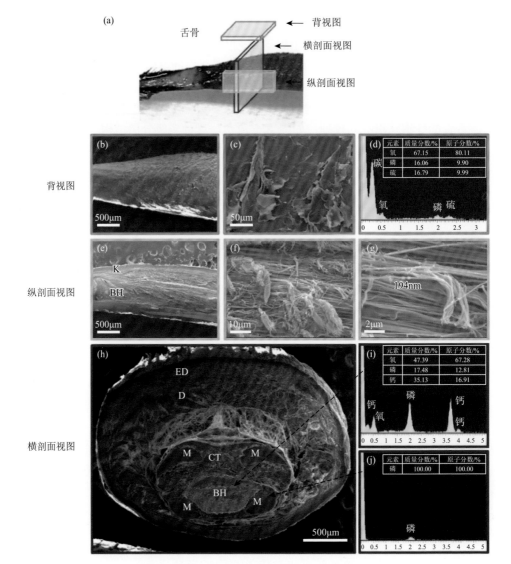

图 8.6　啄木鸟舌骨扫描电镜及材料成分分析[26]

（a）舌骨解剖图；（b）、（c）扫描电镜图；（d）X 射线光谱；（e）～（g）纵截面扫描电镜图；（h）横断面扫描电镜图；（i）、（j）内部骨质和肌肉的 X 射线光谱；（e）、（f）和（h）中 K 表示角质层，BH 表示舌骨体；D 表示真皮层，ED 表示上皮层，M 表示肌肉，CT 表示连接组织

## 8.2.2　啄木鸟头骨材料的成分分析

基于啄木鸟颅骨松质骨不均匀分布的特点，Ni 等[24]通过傅里叶变换红外光谱（FTIR）分析了啄木鸟、戴胜和百灵鸟在前额、颞部和枕部区域的材料组成，显示

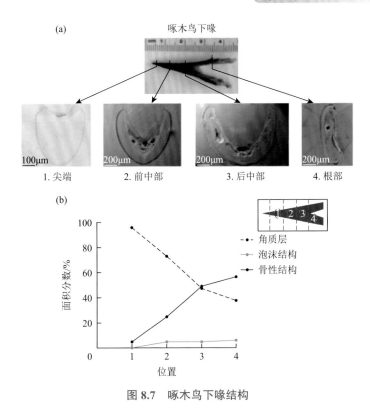

图 8.7　啄木鸟下喙结构

（a）下喙沿喙部长度方向不同截面的扫描电镜图；（b）角质层、泡沫结构和骨性结构的面积分数[28]

啄木鸟枕部的样本出现了对碳酸根离子（$CO_3^{2-}$）、磷酸根离子（$PO_4^{3-}$）、叔醇（tertiary alcohol）、酰胺Ⅲ（amide Ⅲ）和酰胺Ⅰ（amide Ⅰ）的强吸收峰。对于啄木鸟来说，枕部样本对 $CO_3^{2-}$、$PO_4^{3-}$、叔醇、酰胺Ⅲ和酰胺Ⅰ的吸收峰远强于对颞部和额部的吸收峰。与戴胜和百灵鸟的枕部样本相比，啄木鸟对以上离子和有机物的吸收峰值更强。这显示啄木鸟颅骨枕部具有更高的有机质含量。骨的力学性质由无机质和有机质共同组成，两者的共同作用使骨组织能够适应外部力的刺激，而有机物的存在能够显著增强骨的断裂应变，使得骨具有更强的韧性[29, 30]。啄木鸟枕部富含有机物成分，这显示其枕部具有更强的韧性，降低了冲击过程中颅骨骨折的风险，从而降低了颅骨骨折导致的脑组织损伤风险。Jung 等[31]通过 X 射线能谱分析了啄木鸟和鸡的额骨与顶骨的元素组成，发现啄木鸟额骨和顶骨处的钙磷比（Ca/P）均显著高于鸡，表明啄木鸟的颅骨相比于鸡具有更高的硬度。

同时，Jung 等[26]通过 X 射线能谱分析了啄木鸟舌骨的元素组成，如图 8.6 所示，舌骨的平均钙磷比为 $1.50\pm0.10$。羟基磷灰石是人体和动物骨骼的主要无机成分，羟基磷灰石的强度随着钙磷比的增加而增加，在钙磷比为 1.67 时达到最大，然后降低。这意味着相比于其他骨组织，啄木鸟的舌骨可能具有较低的硬度。

对于喙部组织，Lee 等[28]用 X 射线光谱分析了喙部组织的材料成分。喙部外侧角质层的主要成分包括碳（C）、氮（N）、氧（O）及少量的硫（S），这些元素是角蛋白的主要成分。喙部中层的泡沫结构含有碳、氮、氧、硫及少量的钙（Ca），这表明喙部中层的泡沫结构是由有机物和矿物质组成的介于角质层和骨性结构之间的梯度材料结构。喙部内层骨性结构含有碳、氮、氧，以及钙、钠（Na）、镁（Mg）等矿物质元素，这些元素是骨的主要成分，表明了骨性结构中含有矿化胶原纤维，这些不同的材料成分决定了啄木鸟喙部不同部位组织的力学特性。

### 8.2.3 啄木鸟头骨材料的力学特性

结构的力学性能与其微观结构和材料成分密切相关。基于微观结构的观测和材料成分的分析，啄木鸟头骨的力学特性也得到了测定。

Zhu 等[23]通过纳米压痕测量了啄木鸟颅骨不同部位的杨氏模量，通过均质理论得到了啄木鸟颅骨宏观的等效杨氏模量为（6.4±2.4）GPa。基于啄木鸟颅骨松质骨不均匀分布的特点，Ni 等[24]测量了啄木鸟前额、颞部和枕骨部位的杨氏模量和硬度，啄木鸟颅骨的杨氏模量分别为额部 3.56GPa、颞部 4.78GPa 和枕部 3.28GPa，而颅骨的硬度从额部（0.374GPa）到枕部（0.121GPa）逐渐降低。颅骨硬度不均匀分布，可能是由于额部与喙部距离较近，需要直接抵抗喙部传来的冲击力，因此形成了这种不均匀的分布。Wang 等[19]通过压缩实验测量啄木鸟和百灵鸟颅骨的抗压强度，发现啄木鸟颅骨的极限强度为（6.38±0.29）MPa，远高于百灵鸟的（0.55±0.14）MPa，高的极限强度使得颅骨在冲击作用下不容易发生断裂破坏，对脑组织提供保护。

Zhou 等[27]通过对啄木鸟舌骨样本进行拉伸实验，测得舌骨弹性模量为 3.72GPa，而抗拉强度达到（92±5）MPa，对应的断裂应变为 8%，显示了啄木鸟舌骨具有极强的韧性。Jung 等[26]通过纳米压痕测量了啄木鸟舌骨内部不同部位结构的杨氏模量和硬度。结果显示，舌骨内部骨性结构的杨氏模量和硬度分别在 17～27GPa 与 0.4～0.8GPa 之间，外侧结构的杨氏模量和硬度分别在 9～25GPa 和 0.3～0.7GPa 之间。这表明舌部内部结构更加紧致坚硬，不易发生变形，而外侧的结构更加柔韧。然而啄木鸟舌骨的力学特性与哺乳动物骨骼的力学特性存在着很大不同。对哺乳动物的骨骼来说，一般是致密的外部结构包裹着相对柔韧的内部结构，目前尚不清楚啄木鸟舌骨内外部结构的分布是否有利于吸收冲击能量或者捕食虫子。

　　Lee 等[28]也通过纳米压痕测量了啄木鸟喙部骨性结构、泡沫结构和角质层结构在不同横断面处的硬度和模量，研究发现骨性结构的硬度 [（1.16±0.19）GPa] 和模量 [（30.2±3.6）GPa] 远高于泡沫结构和角质层结构的硬度和模量。这与三种结构的不同材料成分和结构特征有关，骨性结构含有钙、钠和镁等元素，微观结构也显示骨性结构更加紧致，从而导致了更高的硬度和模量。外部角质层较低的模量可能与角质层富含有机元素有关，有机物的存在能够在冲击过程中吸收更多的能量。

## 8.2.4　啄木鸟头部抗冲击机制及应用

　　通过对啄木鸟头骨的宏微观几何形态、材料组成及力学特性的研究，可以发现啄木鸟颅骨、舌骨和喙部在抵抗外部冲击、保护啄木鸟脑组织不受损伤方面均发挥着重要作用。啄木鸟颅骨的椭圆形结构，使得其头部更容易承受来自外部的冲击；脑组织在颅骨内的方向，显著增加了与颅骨的接触面积，降低了冲击过程中的应力；分布不均匀的松质骨，一方面能够增强头部冲击部位（如枕部部位）的韧性，另一方面又降低了头骨的质量。应力能够调节骨组织的吸收和生长，根据 Wolff 定律，骨小梁的排列受到应力的调控，骨形态和功能的改变必将导致其内部结构和外部形状的改变[32, 33]。啄木鸟颅骨松质骨的形态是长期适应啄木鸟受力状态所形成的，自然进化的趋势是用最小的结构材料承受最大的外力，啄木鸟颅骨的几何和力学特性充分说明了这一点。不等长的喙部结构使得冲击力沿着下喙传至枕部和颈部，避免了对脑组织的直接冲击；喙部角质层的存在及多尺度的分层结构使得喙部能够更好地吸收冲击能量。长长的舌骨在啄木鸟冲击过程中像"安全带"一样起缓冲作用，对脑组织进行保护。然而啄木鸟在啄木过程中，颅骨、喙部、舌骨及颈部等结构是一个整体，正是这一整体共同的作用，才使得啄木鸟拥有出色的"铁头功"，不辞辛劳地为森林的树木"问诊""治病"。

　　除了对啄木鸟头部抗冲击机理的探索，研究人员也致力于对啄木鸟头部抗冲击结构进行仿生应用。Yoon 等[34, 35]仿照啄木鸟的头部结构设计了一款微粒床，用于保护高加速度环境下的军用微电子设备，如图 8.8（a）所示。该微粒床由外部的金属盒和内部的微粒珠构成，电子设备放置在盒中并被微粒珠包裹，可降低外部激励导致的电子设备振动。60000g 的实验测试显示，受啄木鸟启发设计的这款减震装置相比于传统的硬树脂能够显著提高电子设备在振动环境的使用寿命，并降低了电子设备的保护费用。不仅如此，Evenski[36]受到啄木鸟颅骨松质骨微观结构的启发，设计了头盔仿生夹层结构，夹层两端采用硬质塑料充当包裹松质骨的皮质骨结构，形成了类似于骨骼的"三明治"头盔夹层，如图 8.8（b）所示。现有头盔设计仍然存在缺陷，啄木鸟头部的抗冲击结构可为头盔的设计提供新的启发。

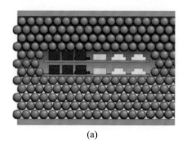 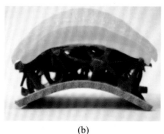

(a)  (b)

图 8.8  仿生应用

（a）微粒床[34]；（b）头盔夹层结构[36]

研究人员在成年啄木鸟的脑组织样本内检测到了 Tau 蛋白的存在[37]。研究表明人脑中 Tau 蛋白的积累可能与人体脑组织的损伤有关，目前尚不清楚啄木鸟脑组织内的 Tau 蛋白是否也表明啄木鸟的脑组织受到了损伤，不过这为啄木鸟头部抗冲击研究提供了新的思路和方向。尽管针对啄木鸟不得"脑震荡"这一课题研究人员已经做了大量的研究，但有关啄木鸟到底是否会得"脑震荡"，啄木鸟如何避免或者减轻脑组织的损伤，各组织之间在保护脑组织不受损伤方面如何发挥协调作用，现有的研究都未能对这些问题给予充分和全面的解答，都有待进一步研究，这吸引着科学家们逐步揭开其中的神秘面纱。

## 8.3  坚果壳材料的力学

坚果壳具有优良的力学性质，已经引起了广泛的关注。研究学者分别从宏观和微观两个方面研究了坚果壳材料的力学性能，并研究了微观结构对宏观力学性能造成的影响，借以指导人工材料的合成工作。

### 8.3.1  坚果壳的整体力学性能及其影响因素

坚果壳是一种轻质高强度的材料，其整体几何结构也十分利于承受外部载荷。因此，从仿生学的角度研究坚果的外壳结构对冲击载荷的抵抗、对果仁的防护的机理是十分有意义的。

1. 坚果的破壳力

表 8.2 列举了常见坚果的破壳力及其尺寸大小。

表 8.2 不同坚果的破壳力及其尺寸

| 坚果品种 | 破壳力/N | 直径/mm | 长度/mm | 壁厚/mm |
|---|---|---|---|---|
| 澳洲坚果 | 2364±645[a] | 23.7±1.3[a] | 23.8±1.3[a] | 2.3[a] |
| 美洲山核桃 | 323±114[a] | 23.3±1.1[a] | 44.7±3.5[a] | 1.2[a] |
| 榛子 | 431±127[a] | 21.7±0.3[a] | 23.4±1.3[a] | 1.5[a] |
| 核桃 | 325~450[b] | 25.8~40.8[c] | 24.2~51.7[c] | 0.8~2.2[c] |

注：数据 a 来源于参考文献[38]；数据 b 来源于参考文献[39]；数据 c 来源于参考文献[40]。

从表中可以看出，澳洲坚果尺寸小，壳壁的厚度最大，而且破壳力也显著大于其他坚果。核桃的破壳力与美洲山核桃和榛子相当，但是其尺寸明显大于这两种坚果。根据断裂力学理论，一个物体的断裂强度不仅与材料和结构有关，而且与尺寸有关。一般来说，同等条件下，尺寸越小的物体越坚硬，因为提供给裂缝扩展所需的应变能储存空间相对越少[41]。

**2. 影响坚果壳力学性质的因素**

坚果在破壳过程中受到的影响因素很多。品种、水分含量、外载荷的形式、加载的速率、加载的位置等众多因素都会影响破壳力的大小。

坚果的品种和水分含量是影响其破壳力的两个主要的内在因素。坚果品种的不同导致其几何形状和尺寸、缝合线处结合情况、内部隔层结构等的差异。而水分含量的差别会对坚果壳材料的性质产生影响，从而影响果壳力学响应。

1）几何形状和尺寸

通过对核桃的研究可以发现，不同品种的核桃，几何尺寸是不同的，破壳力也有很大差别[42, 43]。研究表明，对于同一品种的坚果，其破壳力随着尺寸增大而增大[44, 45]。而 Koyuncu 等[46]研究发现：破壳力随着几何平均直径的增加而减小，虽然几何尺寸因素在各个加载方向上带来的影响程度是不一样的，变化的趋势都是减小的。上述研究的对象是不同坚果，得出的结论截然相反。不过至少可以证明一点：坚果壳的几何尺寸确实会影响其破壳过程中的力学响应。

除了坚果的整体尺寸，Liu 等[47]利用薄壳理论及有限元仿真对刚性板加载下的澳洲坚果的破裂情况进行了分析，得出抗压强度随着壳体厚度的呈现出线性变化的结论。而且更圆的几何形状也更有利于提高澳洲坚果的整体刚度，从而提高果壳的破壳力[48]。

2）缝合线

缝合线是连接两瓣壳体的重要途径，但是并不是每种坚果都具有缝合线结构。例如，澳洲坚果的缝合线就不是十分明显。而缝合线作为核桃最佳的气体通道，与呼吸作用密切相关，对于核桃又是必不可少的[49]。对核桃壳缝合线处进行拉伸测试[50]，可以发现缝合线的结合强度只有核桃壳材料的强度的 14.2%，这说明当整个核桃受拉时，缝合线处就是结构的软肋，它的存在削弱了壳体的强度。此外，随着核桃果实的成熟，缝合线的紧密度是逐渐下降的[51]。而影响缝合线紧密度的首要因素是缝合线的厚度，其次是内褶壁的厚度[52]。内褶壁是指坚果壳与膜质的种皮之间的一层物质，由子房内壁发育而来。

3）水分含量

水分含量对坚果壳力学性能的影响是显著的。例如，开心果的泊松比与水分含量都是正相关的[53]。随着水分含量的增加，开心果的破壳力是逐渐降低的[53,54]。而核桃的弹性模量与水分含量都是负相关的[55]，水分含量增高使得壳体变软，破壳力减小[39,55-57]。对于澳洲坚果和榛子的研究也发现了类似的现象[58,59]。

4）加载方向、加载速率和载荷类型

坚果并不是标准的球体，大多数呈椭球形状，加载方向会对坚果的破壳力产生较大影响。通过对核桃长度方向、宽度方向及缝合面方向上分别加载压缩，可以发现破壳力是不同的[43]。加载速率也会影响破壳力的大小，当加载速率加大时，破壳力有减小的趋势[56,57]。采用薄壳理论对核桃进行分析，可以发现施加两对法向集中力得到的破壳效果最佳，并且交变载荷有利于壳体上裂纹的产生和扩展[60,61]。

### 8.3.2　坚果壳材料力学性质的研究

1. 坚果壳材料性能的测试方法

坚果形状特殊、尺寸较小，给材料测试带来了一系列困难。为此相关研究开发了一些特殊的测试方法，包括：①整体压缩；②标准试件测试；③C 形试件测试；④利用赫兹接触理论进行测试；⑤纳米压痕测试，测量微观的力学属性。

1）整体压缩

整体压缩在研究坚果的整体力学性能方面应用十分广泛。该实验方法简单，对试样要求低。实验时将整个坚果放于材料力学实验机上进行测试，可以获得破壳力、破壳变形量等力学参数。对于外形相对规则的坚果，可以采用截断半球的测试方法。Jennings 等[62]在研究澳洲坚果的断裂强度时提出了该测试方法。试件是在澳洲坚果中线以上或中线以下平行截取的一段（图 8.9）。然后将试件置于材料力学实验机上进行压缩实验，直到裂纹产生。该方法克服了坚果外壳曲率较大，不便于制作标准试件的困难。

2）标准试件测试

坚果外壳的曲率一般都比较大，如果要制备标准试件，则试件的长度应尽量小并尽量取自曲率小的位置。这是因为坚果的微观结构并非完全均匀[63]。核桃

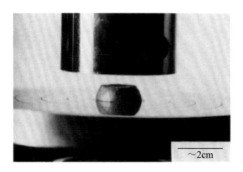

图 8.9  截断半球试件的压缩实验[62]

近似球体，在中间部位沿长度方向的曲率较小，而且该位置也较光滑、纹理较少，可以用于拉伸试验[50]。制作试件时也可以对两端进行包埋，以增加试验夹持的位置[64]。

3）C 形试件测试

澳洲坚果、核桃等坚果的外形都是近似球体，C 形试件测试是另一种可行的测试方案（图 8.10）。假设材料还处于弹性阶段，载荷 $P$ 和位移 $\delta$ 存在下列关系[65]：

$$P = \frac{4b}{3\pi} \frac{Et^3}{(2r_0 - t)^3} \delta \tag{8.1}$$

其中，$E$ 为弹性模量；$b$ 为试件的厚度；$t$ 为试件中间部分的宽度；$r_0$ 为试件的外半径。载荷 $P$ 和位移 $\delta$ 可以由材料力学实验机测出，这样弹性模量就可以求出。根据曲梁理论，试件受压时最大拉应力出现在 C 环外表面的中间部位，试件受拉时最大压应力出现在 C 环内表面的中间部位，其大小分别为[62]

$$\sigma = 2P(3r_0 - 2t) / bt^2 \quad （外表面，拉应力） \tag{8.2}$$

$$\sigma = 2P(2t - 3r_0) / bt^2 \quad （内表面，压应力） \tag{8.3}$$

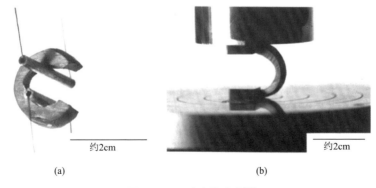

(a)                               (b)

图 8.10  C 形试件试验[62]

（a）C 形试件拉伸实验；（b）C 形试件压缩实验

4）利用赫兹接触理论进行测试

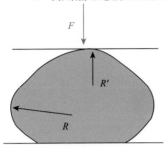

**图 8.11　刚性平板加载示意图**[66]

赫兹在 1896 年提出了各向同性的两个弹性体彼此接触时接触应力的求法。根据赫兹接触理论，用刚性平板进行压缩加载时（图 8.11）受压物体的弹性模量为[66]

$$E = \frac{0.338K^{1.5}F(1-\mu^2)}{D^{1.5}}\left(\frac{1}{R}+\frac{1}{R'}\right)^{0.5} \qquad (8.4)$$

其中，$E$ 为被测试件的弹性模量；$D$ 为接触点试件的变形；$\mu$ 为试件的泊松比；$R$ 为试件在接触点的最小曲率半径；$R'$ 为试件在接触点的最大曲率半径；$F$ 为施加的外载荷；$K$ 为系数，可以参考相关书籍。在已知泊松比 $\mu$ 的情况下，可以使用该方法来求弹性模量。

5）纳米压痕测试

纳米压痕技术也称深度敏感压痕技术，是测试材料微观力学性质的主要方法之一，在材料科学的各个领域得到了广泛的应用[67]。纳米压痕技术对测试样本的尺寸和几何形状要求较低。通常先将样本用树脂进行包埋处理，然后通过切割和磨抛等方式将样本的待测试区域平整。测试要求纳米压痕的压头必须垂直压入待测区域，压入深度一般为待测区域粗糙度的 20 倍以上。利用纳米压痕技术可以测量出坚果外壳的硬度和弹性模量等力学属性[68-70]。

**2. 坚果壳体材料的力学性质**

采用上述的测试方法已经测得了一些坚果材料的力学性质，表 8.3 列出了常见坚果的测试结果。Wang[45]对比了四种不同的坚果（椰子、澳洲坚果、榛子和核桃），发现虽然这些坚果的外壳对于断裂表现出的抵抗行为是非常不同的，但是这些坚果壳拥有相似的力学和断裂性质。而且与木材的不同，坚果壳在周向是各向同性的，各个方向的力学性质没有显著的差异[44, 45, 62]，但上述研究没有考虑坚果壳厚度方向上力学性能的差异。Jennings 等[62]和 Wang 等[44]利用 C 环测试测得澳洲坚果的杨氏弹性模量为 2～6GPa。Wang[45]测得椰子、澳洲坚果、榛子和核桃的杨氏弹性模量分别为 3.3GPa、6.5GPa、4.7GPa 和 4.9GPa。而 Huss 等采用标准拉伸试件测得澳洲坚果、美洲山核桃、榛子、开心果和核桃的弹性模量分别为 3.5GPa、2.0GPa、2.3GPa、2.6GPa 和 2.9GPa。

Wang 等[44]和 Jennings 等[62]测得澳洲坚果的密度为（1.3～1.5）× $10^3$kg/m³。而核桃壳的密度却比澳洲坚果小很多。赵悦平[49]测量了 21 个品种的核桃的密度，均分布在 750kg/m$^3$ 到 1200kg/m$^3$ 之间。赵书岗等[51]测量了 21 个品种的核桃的密度，结果分布在 755kg/m$^3$ 到 1086kg/m$^3$ 之间。

表 8.3 不同坚果的弹性模量、强度极限及密度

| 坚果品种 | 弹性模量/GPa | 强度极限/MPa | 密度/($\times$1000kg/m$^3$) |
| --- | --- | --- | --- |
| 澳洲坚果 | 3.5$\pm$0.6[a]，6.5[b] | 38.3$\pm$11.7[a] | 1.5[b]，1.3[c] |
| 山核桃 | 2.0$\pm$0.3[a] | 33.8$\pm$4.9[a] | |
| 榛子 | 2.3$\pm$0.3[a]，4.7[b] | 28.0$\pm$4.8[a] | |
| 开心果 | 2.6$\pm$0.2[a] | 68.9$\pm$5.1[a] | |
| 核桃 | 2.9$\pm$0.4[a]，4.9[b] | 64.5$\pm$8.9[a] | 0.75$\sim$1.2[d]，0.755$\sim$1.086[e] |

注：数据 a 来源于参考文献[48]；数据 b 来源于参考文献[45]；数据 c 来源于参考文献[62]；数据 d 来源于参考文献[49]；数据 e 来源于参考文献[51]。

### 8.3.3 坚果壳的增强增韧机制

由于坚果的种类繁多，几何结构差异巨大，构成其壳体的材料也各不相同，所以坚果的增强和增韧的机制也是大相径庭的。根据现有的研究，下面是几种具有代表性的坚果的增强增韧机制。随着壳体材料强度和韧性的增加，坚果的抗冲击和抗刺穿性也有显著增强。

1. 澳洲坚果

澳洲坚果（macadamia nut）的果壳很难打开，具有惊人的强度和韧性[38, 48, 71]，从表 8.2 可知其破壳力明显大于其他品种的坚果。澳洲坚果的增强增韧机制可以分为宏观和微观两个方面。

从微观上来看，澳洲坚果具有分层特性，并且不同分层的细胞形态显著不同[38]。图 8.12（a）是澳洲坚果果壳的示意图[72]，从图中可以发现，澳洲坚果最外层和最里层是非厚壁组织，中间是起到承载作用的厚壁组织。厚壁组织又由两层短的石细胞层中间夹一层长的纤维束层构成。当裂纹在内层产生后，裂纹从石细胞之间传递到了中间的长纤维束层，纤维束细胞的长轴方向具有较强的力学强度，裂纹因为纤维束的阻挡将会偏转方向，改成沿着纤维束的方向传播，使得裂纹的传播路径增加 [图 8.12（b）]。裂纹的扩展路径增加，导致断裂过程中需要的外界输入能量增加，从而提高了材料的韧性。

从宏观上来看，澳洲坚果的优异的力学性能也与其几何结构有关。从图 8.13可以看出，由于澳洲坚果具有更小的尺寸、更厚的壳厚、更圆的形状，其轴向的刚度大于其他的坚果。刚度越大，则其承受相同的载荷时越不易发生变形，从而使得果壳越不易被刺穿、果仁也越不易被压碎。

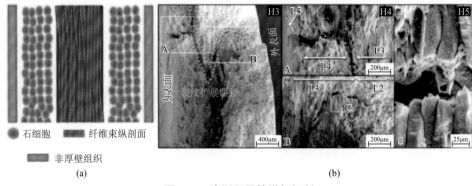

图 8.12　澳洲坚果的增韧机制

L1～L6 表示从外到内构成果壳的植物组织结构：L1 表示表皮层；L2 表示外石细胞层；L3 表示厚壁纤维层；L4 表示内石细胞层；L5.1 表示乳色层；L5.2 表示棕色层；L6 表示内果皮层；H3～H5 表示从宏观到微观的不同层级：H3 级表示果壳层级；H4 表示植物组织层级；H5 表示细胞层级

（a）澳洲坚果果壳的分层结构示意图[72]；（b）裂纹在澳洲坚果果壳中的扩展方式[38]

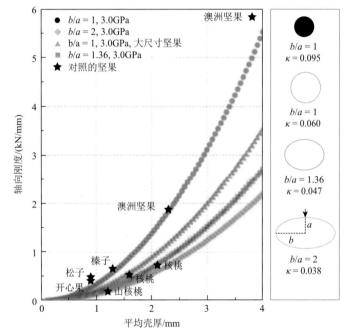

图 8.13　澳洲坚果的宏观增强机制[48]

澳洲坚果的增强增韧机制是宏观和微观两方面相辅相成的。

## 2. 巴西坚果

巴西坚果（*Bertholletia excelsa*）的中果皮也具有很高强度和韧性，但是其增强增韧机制不同于澳洲坚果。图 8.14 展示了巴西坚果的果壳的分层结构。与澳洲坚果不同，巴西坚果的厚壁组织每层都具有石细胞和纤维束的分布，而澳洲坚果的纤维束主要集中于中间层，石细胞集中于里层和外层。巴西坚果的厚壁组织的中间层和里层、外层的纤维束取向呈现正交的状态，并且在每层内纤维束的取向也是不同的，呈现网状的交叉。此外，在石细胞和纤维束之间还存在大量的空隙。

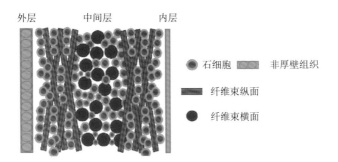

图 8.14　巴西坚果的果壳的分层结构示意图[72]

　　图 8.15 展示了巴西坚果的增强增韧机制[72-74]：壳体内部广泛分布了石细胞，由于石细胞细胞壁厚难以破裂，当壳体受压时，其类似于闭孔泡沫的作用，可以产生很高的变形量；壳体内交叉分布的大量纤维束，使得裂纹在传播过程中发生多次偏转，延长了传播路径，从而增加了断裂过程中所需的外界输入能量，起到了增韧的作用；壳体内部存在许多空隙，当裂纹传播路径垂直于空隙时，裂纹的方向也会随着空隙的方向而改变，同样也延长了裂纹传播路径，起到了增韧的作用；而当裂纹和空隙的方向一致时，空隙削弱结构的强度。但是由于空隙的分布是随机的，裂纹穿过平行的空隙后，可能就遇到正交的空隙或者增强纤维束，所以结构并不会发生灾变失效。

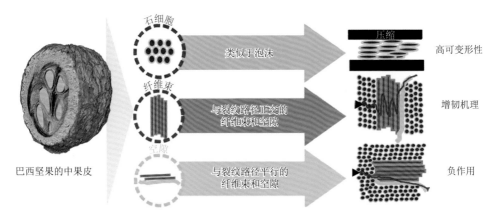

图 8.15　巴西坚果的增强增韧机制[72]

3. 核桃

从表 8.2 和表 8.3 可以发现，核桃壳同样具有较好的力学性质，但它的增强机制完全不同于其他坚果。图 8.16 展示了核桃石细胞的微观形貌[64]。从图中可以发现单个核桃细胞呈现多胞状，而且三维的尺寸大致相当，没有特定的长轴方向。扫描电镜图像也显示（图 8.17）核桃壳内并不存在加强的纤维，而是由等径的多胞状石细胞相互交错锁定而成。通过统计，每个核桃的石细胞与周围多达 14 个的细胞相邻[64]。当核桃壳受到拉伸作用时，这种互锁的结构使得核桃细胞沿胞间层断裂所需的能量增加，从而起到了增加抗拉强度的作用。

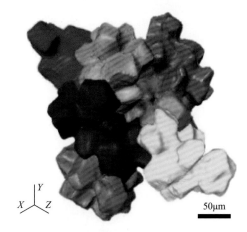

图 8.16　核桃石细胞的形态[64]

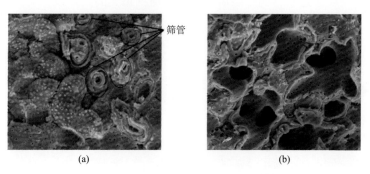

(a)　　　　　　　　　　　　　　(b)

图 8.17　核桃微观结构的 SEM 图[75]

(a) 外表面的结构；(b) 内表面的结构

然而从图 8.17 可以看出，核桃壳的微观结构并非均匀，不同区域的核桃石细胞是不同的。靠近外表面区域的石细胞的细胞腔小、细胞壁厚，高强度和刚度的细胞壁占据了细胞空间的 90%。而靠近内表面的石细胞的细胞腔大、细胞壁薄。所以在拉伸过程中，外层的细胞和内层的细胞的断裂难易程度和断裂的形式并不一样。对于外层可以应用互锁增强理论[48, 64]，而对于内层应该采用其他增强理论来解释。另外，核桃壳的增韧机制也还不清楚。核桃与其他坚果在结构上明显不同，如分心木结构、缝合线结构等在其他坚果上很少见到，这些结构的防护作用也值得进一步研究。

## 8.4　壁虎足部材料的力学

壁虎可以沿着光滑垂直的墙壁甚至天花板快速爬行，速度可达每秒 20 倍体长。这种神奇高效的黏附现象在过去一个多世纪以来受到了仿生研究的广泛关注[76, 77]。对比之下，虽然人类现有的黏合剂可以产生极大的黏合力，但无法做到壁虎般顺畅脱黏。因此壁虎高效的足部黏附机理具有极高的仿生研究价值。壁虎的超强足部黏附力由何种材料和结构产生？为何壁虎足部黏附力明明很大，可是在爬行的时候又可以轻易黏脱交替？人类如何应用壁虎仿生学知识？本节将介绍对这些有趣问题的探索。

### 8.4.1　壁虎足部结构及单根刚毛黏附力

要揭开壁虎的秘密，首先要了解它们足部的结构和功能。壁虎的足底柔软，并呈现出弧状褶皱结构。通过扫描电镜可观察到壁虎的一只足底有约 50 万根刚毛，每根刚毛长度约 $100\mu m$，直径约 $5\mu m$，刚毛密度约为 14400 根$/mm^2$。刚毛的末端还会分叉为数百根铲状的绒毛，称为匙突，直径为 $0.2\sim0.5\mu m$。匙突尖端的匙突垫与壁面接触，匙突末端与刚毛连接，这种足部特殊结构是黏附的关键结构[78]，如图 8.18 所示。壁虎的两只前脚在约 $227mm^2$ 的接触面积产生约 20.1N 的与接触面平行的黏附力，故初步估计平均每根刚毛能产生摩擦力约 $6.1\mu N$[79]。这种黏附力的产生与刚毛结构密切相关。应用微牛顿力学测试系统可实现单根刚毛的黏附力测试[80]。测试发现，单根刚毛的黏附力与刚毛和表面的接触角度密切相关。通过给刚毛一个合适的角度接触墙面，并在刚毛上作用一个垂直于墙面方向的预载荷，则刚毛产生的摩擦力可达到刚毛平行于墙壁时的 10 倍至 20 倍，如图 8.19 所示。而将预载荷及一个 $5\mu m$ 的拉动位移同时作用在刚毛上，则单根刚毛与墙壁间的摩擦力可达到 $200\mu N$，是整只壁虎重量的预估值（$6.1\mu N$）的 32 倍。单根刚毛实现最大黏附力需要一个垂直于黏附表面的微小预载荷，以及随后一个平行于黏附表面的拉动位移。这一发现解释了基于壁虎宏观观察得到的结论，即壁虎黏附依赖于一个预

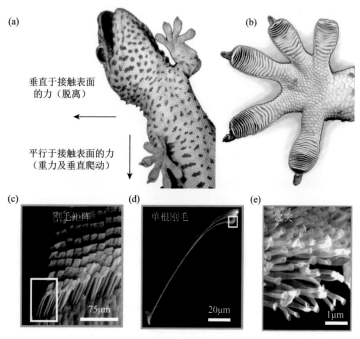

图 8.18　壁虎刚毛跨尺度结构[82]

（a）宏观动物结构；（b）足部结构；（c）～（e）扫描电镜下的趾头和刚毛结构

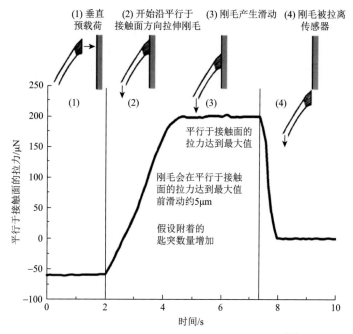

图 8.19　单根刚毛预加载后黏附力测试结果图[82]

载荷及其方向性，同时也与"单根刚毛与匙突结构的黏附同时需要预载荷及随后位移"的假设相一致[81]。由此可知，壁虎足部刚毛结构的黏附能力极强，壁虎只要将足部 3%的刚毛发挥黏附作用，就足以在墙壁上支持自己的体重。一只壁虎约 650 万根刚毛，如果全部发挥黏附作用，则理论上可支撑约 1330N 的拉力。而刚毛接触壁面的方式对强黏附力的产生是尤为重要的。虽然壁虎理论上不需要这么多刚毛，但刚毛的这种"过度黏附"的设计使壁虎可以在墙壁上灵活地加速、转弯，仅仅依靠一只足就可以黏附在墙壁上，并在下落过程中还能随时黏附上，或在强风中仍可稳定黏附，为壁虎的活动提供足够稳定的黏附力保障。

　　壁虎在爬行过程中有黏附和脱黏两个过程。壁虎灵活爬行，其刚毛脱黏至关重要。单根刚毛可产生的惊人黏附力使得人们提出了下一个科学问题：壁虎是如何做到快速脱黏（壁虎脱黏可在极短的时间内完成，约为 15ms），实现高速爬动的呢？依然由单根刚毛的黏附力实验发现，黏附力与刚毛和墙壁表面的角度密切相关，只有在一个临界角度（约为 30°）下，刚毛会以很小的摩擦力脱黏，如图 8.20 所示。这可能是由于在刚毛接触角增加的时候，刚毛后缘的应力增大，从而导致匙突与壁面连接的分离。而壁虎在爬行过程中特殊的脱离动作（将足趾反方向弯曲），也很可能使得壁虎在每个时刻只脱黏少数刚毛，从而降低足部整体所需的脱黏力。然而，这种脱离动作是如何使刚毛达到临界角度的，其机制目前尚不清楚，但可以肯定两者是有联系的。

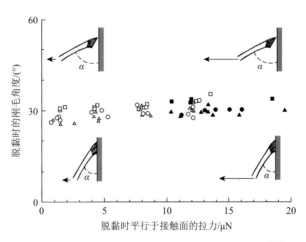

图 8.20　单根刚毛脱黏力与脱黏角度关系结果图[82]

## 8.4.2　耦合刚毛力学、足部形态功能及爬行动力学的研究

　　由单根刚毛及动物全身的耦合研究结果可见，结合宏观与微观的跨尺度研究

是仿生问题的关键研究理念。在壁虎运动的过程中，数百万根刚毛的附着和脱离如何与足部（尤其是脚趾）、腿和身体的功能结合，仍是一个值得广泛研究的课题[78]。Russell 等提出，刚毛黏附过程中的预载荷是由高度衍生的血管窦中的静水压力产生，而预载荷后 5mm 的拖拽位移可能是由侧指肌腱系统完成。虽然单根刚毛实验证实了单根刚毛的黏附过程需要预载荷，但在力台实验中，在壁虎爬动的黏附和脱黏过程中都没有检测到可测的地面反力[83]，表明壁虎整体在黏附和脱黏过程中并不对黏附表面产生显著的力载荷。

脱黏过程在黏附表面不产生显著力载荷，是由于脱黏原理及壁虎足部解剖结构。壁虎在脱黏时会将脚趾向上剥离并离开黏附面，就像撕除一条胶带，而不会一次性将整个脚面抬起。由于负责控制足部剥离过程的肌肉位于壁虎足内，剥离的过程并不需要耦合到质心，壁虎可能利用腿部的肌肉组织实现足部脱黏。

黏附过程在黏附表面不会产生显著力载荷，其原理则更为复杂，至少可能存在两种解释。第一种解释，壁虎和蜥蜴足趾血管窦的扩张可以在附着过程中满足刚毛的预载荷要求，而不会产生作用于质心的可测量的力。然而，对足趾内血管窦的膨胀和收缩控制仍有待证实。同时，这种解释也不适用于那些缺乏血管窦结构的壁虎种类。第二种解释，刚毛预载荷和拖拽是步幅产生的结果。壁虎在攀爬时使用四只脚来产生平行于表面的正向前后力，推动其向上[83]。左腿向右施力，右腿向左施力，因此，四只脚都向中间施力，可能会拖着刚毛接合，增加了附着力。然而，壁虎在爬动过程中前腿使质心接近垂直基板，而后腿则使质心远离垂直基板，产生一个净力矩，使前部向表面倾斜并抵消头部下坠脱离黏附面的趋势。因此，这些结果不支持刚毛因跨步过程中的力量发展而预加载的假设。将数千根刚毛弯曲成黏合方向，所需的力可能非常小，估计可能只有 10mN，难以测量到表面反力，可能导致了壁虎黏附和脱黏过程中没有检测到表面反力的结果。

### 8.4.3 壁虎足部黏附的机制

壁虎足部黏附的机制与刚毛结构及接触角密切相关，但欲探求其机理，则必须从分子层面加以分析。在两个固体表面相互靠近时，其间的黏附力可能由多达 11 种作用力产生，包括静电力、大气压力、毛细力、范德瓦耳斯力等。由壁虎足部黏附压力可大于大气压力的实验结果，可否定壁虎黏附力来源于真空黏附的假设；而壁虎刚毛在硅表面的摩擦系数较低（$\mu = 0.25$），可否定壁虎黏附力来源于高摩擦系数材料的假设。同时，壁虎还可以附着于光滑玻璃的表面，说明表面粗糙度并非黏附力的来源。相关实验还表明，壁虎可在电离后的空气中黏附，故静电吸引力作为黏附力机理的假设也可排除。

单根刚毛的直接力学测试可支持壁虎黏附力来源于分子间相互作用力的假

设。首先分析分子间毛细力的可能性。毛细力是自然界中多种昆虫的黏附原理。而与这些昆虫不同的是，壁虎的足部并没有相应的腺体分泌结构。但由于单层水分子层也可产生强大的表面间吸引力，故还需考虑薄膜毛细力黏附的可能性。水滴接触角实验证实，壁虎的黏附力与疏水性存在明显的负相关关系，可证实黏附表面的极性是壁虎足部强黏附的重要因素。基于此假设，可推断出两个信息：第一，用于黏附的单分子层必须在壁虎的足部普遍存在，并且在足部表面区域保持一致，以保证壁虎在墙壁的活动；第二，实验表明，壁虎足部的黏附力在强疏水性表面也没有降低到零。故分子间毛细力不是壁虎黏附的力学原理。

壁虎单根刚毛的直接力学测试结果，支持壁虎足部黏附力来源于范德瓦耳斯力的假设。范德瓦耳斯力是分子间相互作用力，也是所有种类的分子间相互作用力中最弱的力，但最具有普遍性和稳定性。利用范德瓦耳斯力作为黏附机理，它的普遍性保证壁虎可以在任何自然界表面完成黏附。然而，由于范德瓦耳斯力强度弱，壁虎必须保证每时每刻都有足够的分子间连接产生范德瓦耳斯力以完成黏附，即必须保证组织与外界表面用于黏附的接触面积足够大，而壁虎足部刚毛的多分岔结构正好可以最大化接触面积。所以，刚毛的几何形态是产生黏附力的最重要因素，相较于刚毛的表面化学成分对黏附所起的作用更大。

范德瓦耳斯力作为引力的强度，与两个表面之间的距离高度相关，且与两个表面的极性呈现正相关。据观察，壁虎无法在聚四氟乙烯（PTFE）表面实现黏附，这一现象也证实了壁虎黏附力来源于范德瓦耳斯力的假设，因为聚四氟乙烯材料的极性很弱。两个平面之间产生的范德瓦耳斯力可通过以下方程进行计算：

$$P(\mathrm{N/m^{-2}}) = \frac{A}{6\pi D^3} \tag{8.5}$$

其中，$A$ 为 Hamaker 常数，由分子的体积和极性确定。对于大多数的固体和流体表面，Hamaker 常数在 $4 \times 10^{-20}$J 到 $4 \times 10^{-19}$J 之间，相差在十倍以内，故对黏附力的数量级不会起决定性作用。对于黏附压强的数值，两表面间的距离 $D$ 在式中呈现三次方，故是决定黏附力大小最为重要的变量。假设 Hamaker 常数是一个典型数值（$1 \times 10^{-19}$J），而匙突与壁面的接触面积约为 $2 \times 10^{-14}$m$^2$，则单根刚毛（带有约 100 根匙突结构）在两表面间距从 1nm 降低至 0.1nm 的过程中，可将黏附力从 11μN 提高至 11mN。根据单根刚毛力学测试实验，单根刚毛的黏附力可达到近 200μN，故匙突与壁面之间的距离对应为 0.38～0.81nm。然而，这个间距的实际大小仍是未知数。

1992 年 Israelachvili 研究发现，尽管刚毛-黏附界面处的水分会增大刚毛与界面的间隙距离，并降低范德瓦耳斯黏附的强度，但单个水分子的直径（0.3nm）仍保持在范德瓦耳斯力的作用范围内。因此，如果在刚毛-黏附界面存在水薄膜，则范德瓦耳斯力和毛细管黏附两种机制可以同时发挥作用。即壁虎黏附依赖于-层流体的介入，流体对剪切力的抵抗力仅由其黏度提供[84]。水的黏度不高，不能承受高剪切力。因此，毛细力在法线方向强而在平行方向弱，而黏附力则相反。根据经验，刚毛对剪切力的抵抗力强于对法向力的抵抗力。这表明如果发生毛细管黏附，所涉及的薄膜必须相对较薄。

在黏附界面形成水薄膜的程度取决于相对蒸气压。在极低的湿度下，黏附面基材没有吸附水，毛细管附着力会很弱。在高湿度下，水开始浸透粗糙基材表面的间隙，起到润滑剂的作用。就像人们不能用非常干燥抑或非常潮湿的沙子建造沙堡，干沙因为湿润界面面积太小不会黏附，过于潮湿的沙子因为颗粒之间的水弯月面半径接近颗粒本身的大小，毛细管力下降并趋近于零。如果壁虎仅依靠毛细管黏附进行附着，则固定功能可能会受到栖息地相对湿度的限制。然而，由于从热带雨林到干燥的岩石沙漠栖息地中都发现有壁虎物种，自然界中的有效黏附似乎没有受到湿度的影响。

尽管经过了大量探索，但仍有许多问题在以往众多的研究中未能解释：野生壁虎的足部通常很干净，考虑到它们并不洁净的生存环境，壁虎足部可能存在某种自清洁的功能。研究发现，壁虎脚掌表面具有类似"荷花效应"的自清洁能力，如图8.21所示。要解释壁虎整体的黏附系统并评估其安全系数，还需要进一步对表面附着刚毛系统的动物进行仿生研究。总之，刚毛的黏附研究对跨尺度有极高的要求——从分子力学到宏观生物力学，以及生物学和运动行为等。对壁虎黏附和脱黏的研究仍将继续。

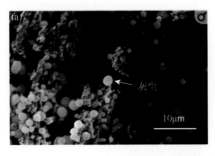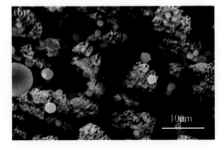

**图 8.21　壁虎足部表面自清洁效应[85]**

### 8.4.4　壁虎足部黏附机制的应用

随着对壁虎黏附机制了解的深入，很多学者也致力于依据这些机制制作黏附剂。Mahdavi 等受壁虎黏附机制的启发，设计了一种仿生医用绷带[86]。经验证，其在光滑的活体动物肠壁上也能达到足够的黏附力。这种新型绷带有望随着进一步研究，在将来的创伤急救和术中作为一种方便的新型缝合线。Geim 等仿照壁虎足部的刚毛结构，在 5μm 厚的聚酰亚胺薄膜表面制备了长度 2μm，直径 0.5μm，间距 1.6μm 的聚酰亚胺纤维阵列，在一定预载荷作用后可以负重 3N/cm²。这种纤维阵列具有很好的黏附效果，但仍难以实现快速黏附和脱黏[87]。

仿壁虎的"黏虫"机器人也应运而生，其造型、运动方式都已与壁虎非常相似。与壁虎相似，其脚趾也具有数百万根细小的人造刚毛，这些刚毛与黏附表面产生范德瓦耳斯力，可以支持机器人进行垂直和悬挂攀爬。Wang 等用碳纳米管阵列制成了仿生壁虎脚，如图 8.22 所示。类似壁虎铲状绒毛与黏附表面的接触，当碳纳米管阵列与黏附表面接触时，碳纳米管的弯曲部分与黏附表面的线接触有效增大了接触面积。试用过程中，4mm² 面积的碳纳米管阵列可以提供 14.5N 的黏附力，并且黏附力可随拉脱角度的变化而控制，实现"强黏附"和"易脱黏"过程[88]。

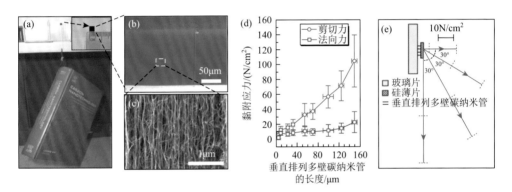

图 8.22 碳纳米管阵列黏附书本[88]

## 参 考 文 献

[1] 路甬祥. 仿生学的意义与发展. 科学中国人, 2004 (4): 23-24.

[2] 任露泉, 梁云虹. 仿生学导论. 北京: 科学出版社, 2016.

[3] 崔福斋, 郑传林. 仿生材料. 北京: 化学工业出版社, 2004.

[4] 房岩, 孙刚, 丛茜, 等. 仿生材料学研究进展. 农业机械学报, 2006, 37 (11): 163-167.

[5] 江雷, 张希, 刘克松. 仿生材料与器件——第 45 次"双清论坛"综述. 中国科学基金, 2010, 24 (4): 199-202.

[6] Meyers M A, Chen P Y, Lin A Y M, et al. Biological materials: Structure and mechanical properties. Progress in Materials Science, 2008, 53 (1): 1-206.

[7] 任露泉. 地面机械脱附减阻仿生研究进展. 中国科学, E 辑: 技术科学, 2008, 38 (9): 1353-1364.

[8] Chen H W, Zhang P F, Zhang L W, et al. Continuous directional water transport on the peristome surface of nepenthes alata. Nature, 2016, 532 (7597): 85-89.

[9] Zang D M, Zhu R W, Zhang W, et al. Corrosion-resistant superhydrophobic coatings on Mg alloy surfaces inspired by lotus seedpod. Advanced Functional Materials, 2017, 27 (8): 1605446: 1-7.

[10] Zhao Y Y, Yu C M, Lan H, et al. Improved interfacial floatability of superhydrophobic/superhydrophilic Janus sheet inspired by lotus leaf. Advanced Functional Materials, 2017, 27 (27): 1701466: 1-7.

[11] Cranford S W, Tarakanova A, Pugno N M, et al. Nonlinear material behaviour of spider silk yields robust webs. Nature, 2012, 482 (7383): 72-76.

[12] Huang X P, Liu G Q, Wang X W. New secrets of spider silk: Exceptionally high thermal conductivity and its abnormal change under stretching. Advanced Materials, 2012, 24 (11): 1482-1486.

[13] Yu Z L, Yang N, Zhou L C, et al. Bioinspired polymeric woods. Science Advances, 2018, 4 (8): eaat7223: 1-10.

[14] Song J W, Chen C J, Zhu S Z, et al. Processing bulk natural wood into a high-performance structural material. Nature, 2018, 554 (7691): 224-228.

[15] Fischer S F, Thielen M, Loprang R R, et al. Pummelos as concept generators for biomimetically inspired low weight structures with excellent damping properties. Advanced Engineering Materials, 2010, 12(12): B658-B663.

[16] Wang L, CheungJason J T M, Pu F, et al. Why do woodpeckers resist head impact injury: A biomechanical investigation. PLOS ONE, 2011, 6 (10): e26490: 1-8.

[17] May P R A, Fuster J M, Haber J, et al. Woodpecker drilling behavior: An endorsement of the rotational theory of impact brain injury. Archives of Neurology, 1979, 36 (6): 370-373.

[18] Gibson L J. Woodpecker pecking: How woodpeckers avoid brain injury. Journal of Zoology, 2006, 270 (3): 462-465.

[19] Wang L, Zhang H, Fan Y. Comparative study of the mechanical properties, micro-structure, and composition of the cranial and beak bones of the great spotted woodpecker and the lark bird. Science China Life Sciences, 2011, 54 (11): 1036-1041.

[20] Liu Y, Qiu X, Zhang X, et al. Response of woodpecker's head during pecking process simulated by material point method. PLOS ONE, 2015, 10 (4): e0122677: 1-16.

[21] May P A, Newman P, Fuster J, et al. Woodpeckers and head injury. The Lancet, 1976, 307 (7957): 454-455.

[22] Wang L, Niu X, Ni Y, et al. Effect of microstructure of spongy bone in different parts of woodpecker's skull on resistance to impact injury. Journal of Nanomaterials, 2013, 2013: 924564: 1-6.

[23] Zhu Z, Wu C, Zhang W. Frequency analysis and anti-shock mechanism of woodpecker's head structure. Journal of Bionic Engineering, 2014, 11 (2): 282-287.

[24] Ni Y, Wang L, Liu X, et al. Micro-mechanical properties of different sites on woodpecker's skull. Computer Methods in Biomechanics and Biomedical Engineering, 2017, 20 (14): 1483-1493.

[25] Ding M, Hvid I. Quantification of age-related changes in the structure model type and trabecular thickness of human tibial cancellous bone. Bone, 2000, 26 (3): 291-295.

[26] Jung J Y, Naleway S E, Yaraghi N A, et al. Structural analysis of the tongue and hyoid apparatus in a woodpecker. Acta Biomaterialia, 2016, 37: 1-13.

[27] Zhou P, Kong X Q, Wu C W, et al. The novel mechanical property of tongue of a woodpecker. Journal of Bionic Engineering, 2009, 6 (3): 214-218.

[28] Lee N, Horstemeyer M F, Rhee H, et al. Hierarchical multiscale structure-property relationships of the red-bellied woodpecker (*Melanerpes carolinus*) beak. Journal of the Royal Society Interface, 2014, 11 (96): 20140274: 1-12.

[29] Fratzl P, Gupta H S, Paschalis E P, et al. Structure and mechanical quality of the collagen-mineral nano-composite in bone. Journal of Materials Chemistry, 2004, 14 (14): 2115-2123.

[30] Nag S，Banerjee R，Fraser H L. A novel combinatorial approach for understanding microstructural evolution and its relationship to mechanical properties in metallic biomaterials. Acta Biomaterialia，2007，3（3）：369-376.

[31] Jung J Y，Pissarenko A，Yaraghi N A，et al. A comparative analysis of the avian skull：Woodpeckers and chickens. Journal of the Mechanical Behavior of Biomedical Materials，2018，84：273-280.

[32] Wolff J. The classic：On the inner architecture of bones and its importance for bone growth. Clinical Orthopaedics and Related Research，2010，468（4）：1056-1065.

[33] Brand R A. The classic：On the significance of the architecture of the spongy substance for the question of bone growth：A preliminary publication. Clinical Orthopaedics and Related Research，2011，469（11）：3077-3078.

[34] Yoon S H，Roh J E，Kim K L. Woodpecker-inspired shock isolation by microgranular bed. Journal of Physics D：Applied Physics，2009，42（3）：035501：1-8.

[35] Yoon S H，Park S. A mechanical analysis of woodpecker drumming and its application to shock-absorbing systems. Bioinspiration and Biomimetics，2011，6（1）：016003：1-12.

[36] Evenski D. Headstrong：concussion reduction using biomimicry. Rochester：Rochester Institute of Technology，2017.

[37] Farah G，Siwek D，Cummings P. Tau accumulations in the brains of woodpeckers. PLOS ONE，2018，13（2）：e0191526：1-11.

[38] Schuler P，Speck T，Buhrig-Polaczek A，et al. Structure-function relationships in *Macadamia integrifolia* seed coats-fundamentals of the hierarchical microstructure. PlOS ONE，2014，9（8）：14.

[39] Gharibzahedi S M T，Mousavi S M，Hamedi M，et al. Mechanical behavior of persian walnut and its kernel under compression loading：An experimental and computational study. Journal of Food Processing and Preservation，2012，36（5）：423-430.

[40] 李国和. 核桃种质资源研究. 成都：四川农业大学，2007.

[41] Vincent J F V. Nuts. MRS Online Proceedings Library Archive，1992，292：35-43.

[42] Çağlarırmak N. Biochemical and physical properties of some walnut genotypes（*Juglans Regia*，L.）. Food/Nahrung，2003，47（1）：28-32.

[43] Ercisli S，Mazhar K，Ozturk I，et al. Comparison of some physico-mechanical nut and kernel properties of two walnut（*Juglans Regia* L.）cultivars. Notulae Botanicae Horti Agrobotanici Cluj-Napoca，2011，39（2）：227-231.

[44] Wang C H，Mai Y W，Wang X D，et al. Deformation and fracture of macadamia nuts part 2：Microstructure and fracture mechanics analysis of nutshell. International Journal of Fracture，1994，69（1）：67-85.

[45] Wang C H. Structures and Properties of Nutshells. Proceedings of the first Australasian Congress on Applied Mechanics，1996，96：443-448.

[46] Koyuncu M A，Ekinci K，Savran E. Cracking characteristics of walnut. Biosystems Engineering，2004，87（3）：305-311.

[47] Liu R，Wang C H，Bathgate R. Fracture analysis of cracked macadamia nutshells under contact load between two rigid plates. Journal of Agricultural Engineering Research，1999，74（3）：243-250.

[48] Huss J C，Antreich S J，Bachmayr J，et al. Topological interlocking and geometric stiffening as complementary strategies for strong plant shells. Advanced Materials，2020，32（48）：2004519：1-7.

[49] 赵悦平. 核桃硬壳结构与坚果品质相关性的研究. 保定：河北农业大学，2004.

[50] 梁莉，郭玉明，张鹏，等. 微波对核桃壳体材料拉伸力学性质的影响研究. 河南工业大学学报（自然科学版），2010（5）：71-74.

[51] 赵书岗，赵悦平，王红霞，等. 核桃坚果硬壳结构的影响因子. 林业科学，2011（4）：70-75.

[52] 齐静，马庆国，杨建民，等. 中国核桃主要品种坚果缝合线特性研究. 经济林研究，2009（2）：57-61.

[53] Maghsoudi H，Khoshtaghaza M H，Minaei S，et al. Fracture resistance of unsplit pistachio（*Pistacia Vera* L.）nuts against splitting force，under compressive loading. Journal of Agricultural Science and Technology，2012，14（2）：299-310.

[54] Galedar M N，Mohtasebi S S，Tabatabaeefar A，et al. Mechanical behavior of pistachio nut and its kernel under compression loading. Journal of Food Engineering，2009，95（3）：499-504.

[55] Altuntas E，Erkol M. The effects of moisture content，compression speeds，and axes on mechanical properties of walnut cultivars. Food and Bioprocess Technology，2009，4（7）：1288-1295.

[56] Xu H M，Yan S P，Bai Y P. Experimental study on the effects of mechanical and physical characteristics on walnut shucking. 5th Computer and Computing Technologies in Agriculture（CCTA），2012，369：594-602.

[57] Sharifian F，Derafshi M H. Mechanical behavior of walnut under cracking conditions. Journal of Applied Sciences，2008，8（5）：886-890.

[58] Braga G C，Couto S M，Hara T，et al. Mechanical behaviour of macadamia nut under compression loading. Journal of Agricultural Engineering Research，1999，72（3）：239-245.

[59] Guner M，Dursun E，Dursun I G. Mechanical behaviour of hazelnut under compression loading. Biosystems Engineering，2003，85（4）：485-491.

[60] 吴子岳. 核桃剥壳的力学分析. 南京农业大学学报，1995（3）：116-123.

[61] 吴斌芳，周国柱，张建钢，等. 绵核桃机械剥壳取仁参数选择及实验分析. 湖北工学院学报，1997，12（4）：58-61.

[62] Jennings J S，Macmillan N H. A tough nut to crack. Journal of Materials Science，1986，21（5）：1517-1524.

[63] Kulkarni M C. Characterization of light weight composite proppants. College Station：Texas A&M University，2008.

[64] Antreich S J，Xiao N，Huss J C，et al. The puzzle of the walnut shell：A novel cell type with interlocked packing. Advanced Science，2019，6（16）：1900644：1-6.

[65] Budynas R G，Sadegh A M. Roark's formulas for Stress and Strain. New York：McGraw-Hill，2020.

[66] 周祖锷. 农业物料学. 北京：农业出版社，1994.

[67] 黎明，温诗铸. 纳米压痕技术理论基础. 机械工程学报，2003，39（3）：142-145.

[68] Kaupp G，Naimi-Jamal M R. Nutshells'mechanical response：From nanoindentation and structure to bionics models. Journal of Materials Chemistry，2011，21（23）：8389-8400.

[69] Naimi-Jamal M R，Kaupp G. Unusual architecture of the exceedingly tough macadamia"Nut"-shell as revealed by atomic force microscopy and nanomechanics. International Journal of Materials Research，2007，98（5）：438-445.

[70] Flores-Johnson E，Carrillo J，Zhai C，et al. Microstructure and mechanical properties of hard acrocomia mexicana fruit shell. Scientific Reports，2018，8（1）：1-12.

[71] Buhrig-Polaczek A，Fleck C，Speck T，et al. Biomimetic cellular metals-using hierarchical structuring for energy absorption. Bioinspiration Biomimetics，2016，11（4）：045002：1-20.

[72] Sonego M，Madia M，Eder M，et al. Microstructural features influencing the mechanical performance of the Brazil nut（*Bertholletia Excelsa*）mesocarp. Journal of the Mechanical Behavior of Biomedical Materials，2021，116：104306：1-13.

[73] Sonego M，Fleck C，Pessan L. Mesocarp of Brazil nut（*Bertholletia Excelsa*）as inspiration for new impact resistant materials. Bioinspiration and Biomimetics，2019，14（5）：056002：1-15.

[74] Sonego M，Fleck C，Pessan L A. Hierarchical levels of organization of the Brazil nut mesocarp. Scientific Reports，

2020，10（1）：1-13.

[75]　Hong Z，Haipeng L，Yurong T，et al. Study on fracture mechanism of walnut shell according to brittle fracture area. Proceedings of the 2014 Fifth International Conference on Intelligent Systems Design and Engineering Applications，F，2014. IEEE.

[76]　Maderson P. Keratinized epidermal derivatives as an aid to climbing in gekkonid lizards. Nature，1964，203：780-781.

[77]　Hagey T，Harte S，Vickers S，et al. How geckos stick in nature：Ecology and biomechanics of gecko feet. Integrative and Comparative Biology，2014，54：E82.

[78]　Russell A. Integrative functional morphology of the gekkotan adhesive system（reptilia：gekkota）. Integrative and Comparative Biology，2002，42（6）：1154-1163.

[79]　Irschick D，Austin C，Ken P，et al. A comparative analysis of clinging ability among pad-bearing lizards. Biological Journal of the Linnean Society，2010（1）：21-35.

[80]　Chui B，Kenny T，Mamin H，et al. Independent detection of vertical and lateral forces with a sidewall-implanted dual-axis piezoresistive cantilever. Applied Physics Letters，1998，72（11）：1388-1390.

[81]　Ruibal R，Ernst V. The structure of the digital setae of lizards. Journal of Morphology，1965，117（3）：271-293.

[82]　Autumn K，Peattie A. Mechanisms of adhesion in geckos. Integrative and Comparative Biology，2002，42（6）：1081-1090.

[83]　Autumn K. Dynamics of geckos running vertically. Journal of Experimental Biology，2006，209（2）：260-272.

[84]　Baier R，Shafrin E，Zisman W. Adhesion：Mechanisms that assist or impede it. Science，1968，162（3860）：1360-1368.

[85]　Hansen W，Autumn K. Evidence for self-cleaning in gecko setae. Proceedings of the National Academy of Sciences of the United States of America，2005，102（2）：385-389.

[86]　Mahdavi A，Ferreira L，Sundback C，et al. From the cover：A biodegradable and biocompatible gecko-inspired tissue adhesive. Proceedings of the National Academy of Sciences，2008，105（7）：2307-2312.

[87]　陈少华，苏爱嘉. 生物黏附与仿生黏附力学的进展. 力学与实践，2007，29（2）：9-17.

[88]　Qu L，Dai L，Stone M，et al. Carbon nanotube arrays with strong shear binding-on and easy normal lifting-off. Science，2008，322（5899）：238-242.

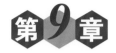

# 第9章 >>

# 细胞、组织与材料相互作用的生物力学

医用生物材料需要具备较好的生物相容性，以利于组织细胞的再生修复。随着研究的深入，研究者发现，细胞可以对其附着的细胞外基质的生物物理学信号做出响应。生物材料的力学性质，如基质刚度、拓扑结构、黏弹性特征等，对于细胞和组织的稳态维持、分化、发育过程具有重要的调节作用。对细胞在生物材料中的黏附、铺展、迁移等一系列细胞力学特性的研究也在逐渐深入。细胞的黏附动力学理论、细胞迁移理论，细胞在定向迁移中的趋化性、趋电性、趋触性和趋硬性等特性的揭示，帮助我们对于细胞在生物材料表面的力学行为有了深刻的理解。深入到分子层面，细胞骨架保持，保持由整合素、踝蛋白、桩蛋白、黏着斑蛋白、黏着斑激酶等构成的黏着斑，以及细胞核的力学响应调节，对于细胞与生物材料之间的相互作用起到了非常重要的作用。只有深入了解和探索细胞力学特性，以及在不同类型生物材料中的力学响应，才能进一步指导设计开发具有更好生物应答和再生能力的新型医用生物材料。

天然组织是具有特定力学性能和力学信号转导机制的复杂系统，而这些性能和机制在不同的组织类型之间，以及相同组织不同生理、病理状态之间具有很大的差异。例如，矿化骨组织的弹性模量最高可以达到脑组织的 2000 万倍以上。因此，医用生物材料在完成组织修复或者其他生物功能时需要同机体特定组织的力学性能相适应。材料的力学性能会通过与细胞的相互作用影响机体细胞的增殖、迁移和定向分化等行为，并通过以上过程影响机体对材料的免疫应答和组织修复等。另外，机体对医用生物材料的力学作用和降解作用也会影响材料的功能和生物相容性等。只有通过结合机体-材料间力学性能的适配性关系研究和新的材料力学性能调控方法，才能够开发出针对特定组织修复和疾病治疗的医用生物材料。

本章首先简述细胞在材料中的力学行为，包括黏附、铺展与迁移，以及细胞骨架和细胞核在细胞材料力学行为中的作用等，然后介绍组织工程材料的宏观与微观力学特性，重点归纳生物材料力学特性如刚度、黏性/黏弹性和拓扑结构对细胞行为的影响，同时也描述细胞对生物材料力学性能的影响，并总结生物材料与宿主组织相互作用的力学，包括不同组织力学环境对生物材料力学性能的需求、生物力学环境对材料降解的作用、材料自身的力学特性对组织再生的作用，以及感染与炎症中的力学，重点介绍近期的一些主要研究结果与最新进展。

## 9.1 细胞的力学行为

在细胞与材料相互作用的过程中，材料不仅影响细胞的增殖、分化、蛋白合成，对于细胞的力学行为也进行调控，如细胞的黏附与铺展、迁移、细胞骨架及核的形变，进而通过力学转导通路对基因进行调控，影响细胞的生物学行为。本节将对细胞在材料中的力学行为的理论、最新研究进展进行简述。

### 9.1.1 细胞在材料中的黏附与铺展

细胞在材料中黏附的基本模型是由 Derjaguin、Landau、Vervey、Overbeek 四位科学家共同提出发展的 DLVO 理论，最初被用于解释带电荷的胶粒的凝聚作用。该理论认为细胞与材料之间的黏附作用取决于范德瓦耳斯吸引力与静电排斥力之间的平衡。但由于 DLVO 模型的极度简化，没有考虑细胞表面和材料表面特异性受体-配体之间的相互作用，因此它仅能描述部分材料与细胞的黏附复杂过程中的某些步骤。

细胞生物研究发现，细胞通过黏附蛋白（如整合素等）与材料中的配体结合形成黏着斑而实现黏附。如图 9.1 所示，由肌动蛋白和肌球蛋白 II 收缩所产生的力将会通过肌动蛋白连接模块影响细胞表面的受体。反之，受体通过感受细胞外基质材料的刺激，与它们特有的机械敏感元件协同作用，形成一个机械反应网络，调控细胞骨架，影响其收缩状态。受体接受材料的力学刺激还会活化鸟嘌呤核酸转换因子和 GTPase 活化蛋白，进而激活或抑制小 G 蛋白，如 Rho 蛋白和 Rac 蛋白。这些小 G 蛋白会通过骨架调节蛋白进而影响肌动蛋白和肌球蛋白的重构和收缩[1]。

细胞在材料表面的黏附与铺展不仅是细胞感受材料的力学及理化性质做出反应，同时也是细胞与材料相互作用的过程[2]。1980 年 Harris 等就发现非肌肉细胞具有高度的可收缩性。细胞收缩产生的应力可以使底面的硅胶薄膜产生皱褶[3]。Wang 等[4]通过调节聚丙烯酰胺交联程度控制胶的刚度，发现基底的刚度能直接影响细胞铺展、迁移、收缩，以及细胞内黏着斑的微结构。随着技术的发展，研究者采用包被于基质中的荧光微珠的位移，检测细胞对于弹性基底的力。通过

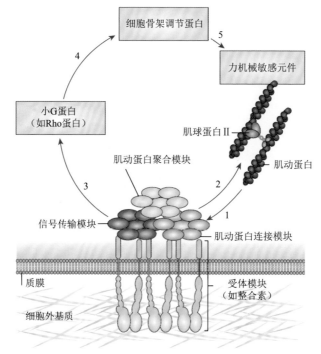

图 9.1　细胞骨架-黏着斑示意图[2]

经典弹性力学计算估计，细胞的应力为 1～10kPa。后续的研究越来越重视基底材料与组织水平基质环境的对比研究。目前常见的研究基质有水凝胶系统、聚二甲基硅氧烷（PDMS）、聚乙二醇（PEG）、质子交换膜（PEM）、聚酰胺（PA）胶[5-8]。PDMS 微柱也用于细胞牵引力测量，但该方法可能也包括拓扑学和基底几何结构对细胞的影响。Mooney 课题组将荧光共振能量转移（FRET）技术应用于荧光染料海藻酸钠材料中，用于研究细胞与基质的黏附。

Discher 课题组在 2006 年发表的研究发现，细胞在不同刚度的材料中呈现不同的形态，其铺展面积有很大的区别。在软基底上，细胞呈现圆形，细胞铺展面积较小，黏着斑形成不稳定，骨架呈现低聚合的状态。而在硬基底上（弹性模量 $E$ 在 20kPa 至 1GPa），细胞铺展成为多角形，局部黏着斑聚集，形成明显的应力纤维[9]。然而细胞在 2D 和 3D 基质培养条件下的表现也有很大的不同。Caliari 等研究发现，在 2D 基质培养条件下，基底刚度越大，骨髓间充质细胞铺展面积越大，形状指数越小（$CSI = 4\pi A/p^2$，其中 $A$ 为细胞面积；$p$ 为细胞的周长）。然而在 3D 基质培养条件下，刚度小的基质促进细胞铺展拉长，在中等刚度基质中，细胞呈现多角突出状态，而在三维低刚度基质中，细胞不能很好铺展，呈圆形，这一过程是被细胞骨架所调节。一旦抑制骨架聚合，细胞在不同刚度条件下的铺展即失去响应[10]。细胞在三维共价交联的材料环境中想要铺展开，需要产生如基质金属酶等对其微环境进行降解。如果材料高度交联，细胞能力有限，会束缚细胞对基质的拉伸，进而约束细胞在材料中的铺展。

## 9.1.2　细胞在材料中的迁移

细胞在材料表面迁移受到多种材料属性的影响，包括材料表面的拓扑结构、材料的构成，如不同的细胞外基质成分、各基质组分的浓度、基质的交联程度、材料刚度或配体浓度梯度、三维材料的孔径、黏弹性等[11]。

贴壁细胞迁移的基本理论目前已经比较明晰（图 9.2）。细胞要定向迁移首先需要极化。肌动蛋白在细胞前缘聚合形成应力纤维，形成突起，通过细胞表面的受体，如整合素等，与基质形成成熟的黏着斑结构。肌球蛋白在肌动蛋白上滑动产生细胞收缩力，推动细胞前进。细胞后部的黏着斑随之解离。整合素受体循环形成新的成熟黏着斑，细胞由此产生迁移运动。小 G 蛋白家族的 Cdc42、Rac、RhoA 通过多种分子通过不同的调控机制，促进肌动蛋白聚合，在细胞的迁移中起到了重要的作用。

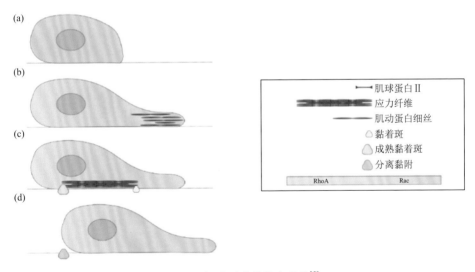

图 9.2　细胞迁移的基本理论[5]

RhoA 表示小 G 蛋白超家族的亚家族成员；Rac 表示小 G 蛋白/小分子鸟苷酸结合蛋白

细胞核的结构和成分对于细胞在三维材料或者组织中的迁移也有重要的影响。当细胞核通过狭窄孔隙时，往往会造成细胞核破裂，核内染色质和相关因子渗漏到细胞质，胞质内容物进入细胞核，造成 DNA 损伤或者细胞凋亡。因此，细胞核的刚度与细胞在三维材料中的迁移密切相关，核纤层蛋白 A/C 的缺失将降低核刚度，使得细胞核拥有更大的变性能力而通过狭窄缝隙或空洞，而这种较软的核对迁移过程中的机械力抵抗力低，DNA 容易受到损伤从而使得细胞的增殖能力受到影响。有报道，癌细胞的核纤层蛋白含量减少，从而能够更加容易在组织或材料孔隙中迁移，进而拥有更强的侵袭能力[6]。

细胞在材料表面的迁移会被多种因素引导。目前细胞定向迁移特性可总结为：趋化性、趋电性、趋触性和趋硬性（图 9.3）。即细胞会沿着材料中的化学因素、电场因素、趋化因子及材料刚度梯度进行迁移[5]。关于趋化性，传统的观念认为，细胞或者材料分泌或释放趋化因子到基质中，形成相应的趋化因子浓度梯度，进而引导细胞的迁移。Tweedy 和同事提出一个有趣的观点，他们认为细胞会降解基质中的趋化因子，进而形成自己的趋化因子浓度梯度[7]。细胞甚至会在自己制造的浓度梯度作用下穿越迷宫[8]。基于细胞迁移的趋化性，科学家设计了各种类型具有不同浓度梯度的生物材料。DeLong 等设计了基于 bFGF 浓度梯度的水凝胶支架，研究不同 bFGF 浓度对于平滑肌迁移的影响[12]。Ansorge 等设计了细胞尺度的趋化

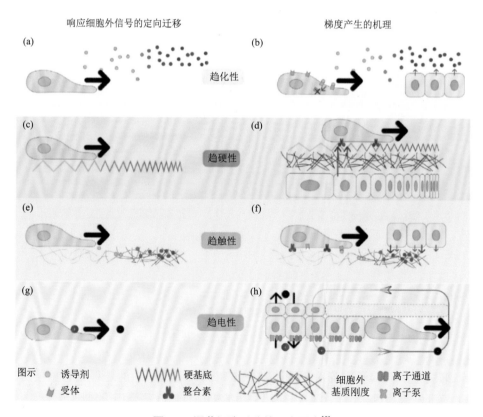

图 9.3 调节细胞迁移的四个因素[5]

因子 SDF-1 的梯度系统，由此研究细胞的旁分泌对细胞迁移的影响[13]。细胞在材料中还表现出趋向基底刚度更大的材料迁移的特性，称为趋硬性。而这一特性不依赖于趋化性和趋触性，因而被认为是细胞对于材料的独立力学响应。有学者认为，在刚度大的基底，细胞形成更多的应力纤维，进而和基质形成更为稳定的黏着斑，因而细胞趋于迁移到刚度大的基底。

## 9.1.3　细胞骨架重构响应细胞在材料中的力学行为

细胞骨架作为真核细胞内的纤维网状结构，主要包含微丝、微管和中间纤维。如图 9.4 所示，它们能进一步形成纺锤体、纤毛或生长锥等亚细胞结构。细胞骨架处于动态变化过程，不仅能维持细胞的形态结构，同时对细胞多种重要的生物学行为，如迁移、增殖、分裂、物质运输等具有重要的意义。

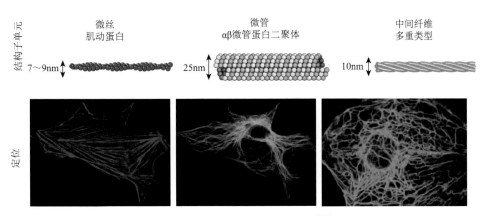

图 9.4　细胞骨架的组成与结构[14]

微丝又称肌动蛋白丝，由单体 G-actin 聚合形成肌动蛋白聚合物形式 F-actin，进一步螺旋状缠绕而成丝状聚合物。微丝常于质膜下方平行排列成束形成应力纤维，形成微绒毛、丝状伪足、片状伪足、神经细胞树突和轴突中的神经丝、细胞分裂时的收缩环等。G-actin 和 F-actin 作为微丝的单体和聚合形式，始终处于动态过程中。在 ATP，$Mg^{2+}$，较高浓度的 $Na^+$、$K^+$等条件下，G-actin 开始聚合，当其掺入速度与解离速度达到平衡时，微丝长度保持不变。

微管呈中空管状结构，由α微管蛋白和β微管蛋白以二聚体形式聚合形成原丝，原丝再侧向结合形成微管。微管参与构成鞭毛、纤毛、纺锤体等，因而对于细胞的增殖、运动等具有重要的作用。微管作为强度最大的骨架纤维，对于维持细胞结构具有重要的意义。

中间纤维有多重类型，包括角蛋白、波形蛋白、神经纤维等。构成中间纤维的单体呈α螺旋杆状，两条单体相互缠绕，形成二聚体，进一步排列形成四聚体。在四聚体中，两个二聚体有部分错位。四聚体首尾相连，最终组成绳索样的纤维。中间纤维具有组织特异性，具有多种不同的功能，包括为核膜提供结构支持，为组织中的细胞提供结构完整性，以及为皮肤、头发和指甲提供结构和屏障功能。与微丝和微管不同，中间丝不作为运动蛋白的轨迹。

细胞骨架通过细胞表面的黏附分子，如整合素、选择素、层粘连蛋白受体等与细胞外基质相连。黏着斑作为贴壁细胞与细胞外基质连接的复合蛋白结构，由整合素、踝蛋白、桩蛋白、黏着斑蛋白、黏着斑激酶（focal adhesion kinase，FAK）、Src 等构成。大部分的整合素和微丝形成连接，整合素$\alpha_6\beta_4$与中间纤维相连。整合素在细胞外与基质中含有 GRD 的三肽序列结合，在力学刺激下发生构象变化，进而引起黏着斑蛋白复合体中蛋白特定位点磷酸化、构象变化等，进而将细胞外感知的材料力学信号传导进入细胞内。而这些力学信号会激活细胞内下游一系列信号通路，进而引起骨架的多聚和解聚的动态变化。

细胞表面的受体接受材料的力学信号，通过多种信号通路促进细胞骨架的重构，进而调节转录因子的活化，调节细胞基因表达，如图 9.5 所示。细胞表面的

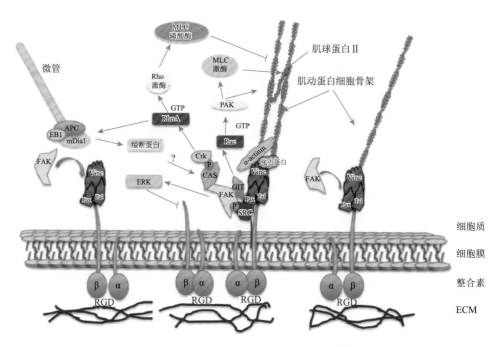

图 9.5　黏着斑及下游信号通路示意图[15]

α-actinin 表示 α-辅肌动蛋白；GTP 表示鸟苷三磷酸；RhoA 表示小 G 蛋白超家族的亚家族成员；APC 表示抗原提呈细胞；EB1 表示一种微管末端结合蛋白；FAK 表示黏着斑激酶；Vinc 表示纽带蛋白；Pax 表示桩蛋白；Tal 表示踝蛋白

受体如 G 蛋白耦联受体（GPCRs）、受体酪氨酸激酶（RTKs）、整合素、TGFβ 受体（TGFβR）、E-钙黏蛋白（E-cadherin）、卷曲蛋白（Frizzled）等受到材料的物理刺激信号及化学信号，通过调节 Rho GEFs，进而活化 Rho GTPases。Rho GTPases 包括 Rho、Rac 和 cdc42 亚家族，通过调节其下游蛋白，调节 G-actin 和 F-actin 的平衡进而影响细胞骨架重构。这一作用一般通过两条信号通路：ROCK—LIMkinase—cofilin 或成蛋白（formin）途径。肌动蛋白被一系列的肌动蛋白结合蛋白（actin binding protein，ABP）识别并结合。与 G-actin 结合的是 G-ABPs；与 F-actin 结合的是 F-ABPs；与 F-actin 复合物结合的是 F-ACAPs。细胞骨架的解聚和聚合过程会导致 ABP 释放，ABP 入核与相应的转录因子作用，进而影响下游基因调控。

## 9.1.4　细胞核在细胞材料力学行为中的作用

细胞核作为细胞中最硬的细胞器，在感受外界材料力学性质方面起到了重要的作用。核纤层蛋白及膜内蛋白，如 emerin、lamina associated polypeptide 2、MAN1、V 型核中间丝等，提供力学强度以支撑内层核膜。细胞核浆中 DNA 和组蛋白相互缠绕，形成开放的活化常染色质或者紧密包裹的非活化异染色质状态。细胞感受到的外界材料力学信号通过细胞骨架，核纤层蛋白 A/C 通过铆定 LINC 复合物，进而传递到细胞核。而胞外力学信号传递到细胞核也能引起细胞核内染色质聚集程度的变化。研究表明，破坏核纤层蛋白会导致染色质聚集改变，外周异染色质消失，说明其在染色质结构及基因表达调控方面具有重要的意义。细胞外材料的软硬、拓扑结构等会影响细胞核的硬度，进而进一步影响细胞的生物学行为。

细胞核变性在干细胞分化、免疫反应、细胞迁移和疾病发生中起到了重要的作用。人类胚胎干细胞具有高度可变性的细胞核，而造血干细胞则具有中度硬度的细胞核[16]。细胞核被看作力学传导系统，调节干细胞分化。肿瘤和免疫细胞一般表达较低的核纤层蛋白 A/C，以拥有高的核变形性，通过狭窄的孔隙以侵袭组织，因而细胞核的硬度也直接决定了其迁移能力。

除了细胞核在材料作用下发生力学形变影响其染色质变化，转录因子也会由于材料的力学刺激的不同在细胞质和细胞核穿梭，进而调节细胞功能，如图 9.6 所示，常见的如 Rho/ROCK、MRTF-A、MAPK、Wnt、YAP/TAZ 等。以 MRTF 为例，当细胞内肌动蛋白多聚化程度低时，G-actin 和 MRTFs 结合，以一种无活性的状态滞留于细胞质中。一旦上游信号启动，促进肌动蛋白聚合，MRTFs 从 G-actin 脱落进入细胞核，与转录因子 SRF 结合，启动 SRF 调节的基因转录。

目前已知的 SRF 转录因子调控的基因超过 300 个，大部分都具有功能性 CArG box 结构与 SRF 结合。SRF 可以和不同类型的共转录因子结合，进而调控不同类型的基因。第一类靶基因是与细胞的早期即时功能相关，如快速转录相关的基因，这一类基因调控常见于 TCF 与 SRF 共转录调控的情况。第二类靶基因包括与肌肉特异性收缩功能、肌动纤维的动力学及 miRNA 活性调节有关。这类靶基因调控与 myocardin 或 MRTF 共转录因子有关。

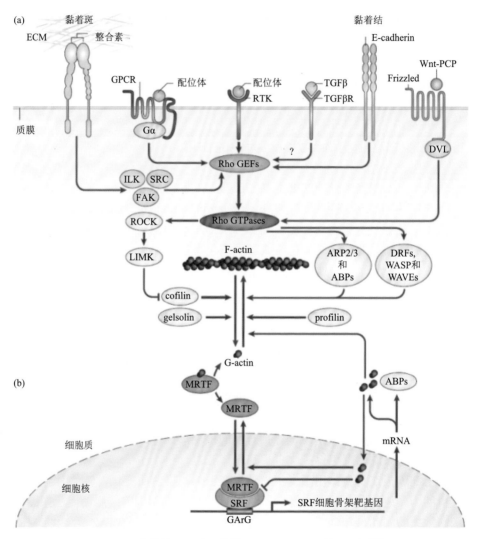

图 9.6　胞外信号通过调节转录因子进而进行基因调控[17]

E-cadherin 表示上皮细胞钙黏蛋白；GPCR 表示 G 蛋白耦联受体；RTK 表示受体酪氨酸激酶；TGFβR 表示 TGFβ 受体；Rho GTPases 表示 Rho GTP 酶；F-actin 表示纤维状肌动蛋白；cofilin 表示丝切蛋白；gelsolin 表示凝溶胶蛋白；profilin 表示抑制蛋白；G-actin 表示球型肌动蛋白；ABPs 表示肌动蛋白结合蛋白；mRNA 表示小分子 RNA

生物材料也可以通过改变细胞的表观遗传学进而调节其生物学行为。通过组蛋白甲基化、乙酰化修饰，DNA 胞嘧啶的甲基化，以及非编码 RNA 等，在不改变 DNA 序列信息的前提条件下进行细胞功能的调节。同时，表观修饰还可以对染色质结构、组织和定位进行调节。生物材料表面的配体图案、拓扑结构及基底的软硬度都会通过细胞骨架进而调节细胞核的形态。细胞核形态的变化影响染色质的聚集程度，进而影响其表观遗传修饰。例如，细胞在材料表面由于微图案而拉长，会导致细胞 DNA 合成减慢，细胞增殖减慢[18]。材料微图案还能通过改变组蛋白去乙酰化酶和一些共转录因子（如 MATF-A 等）的核转移速度，进而调控表观遗传水平[19, 20]。纳米级沟槽的材料能通过上调 *MET* 基因表达和 H3K4me3 的组蛋白修饰，进而提高小鼠胚胎成纤维细胞重编程为多巴胺能神经元的效率[21]。

## 9.2　组织工程材料的力学特性

### 9.2.1　组织工程材料的基本力学性能

组织工程旨在通过结合细胞、信号分子和支架材料来创建功能性组织/器官。细胞在形成细胞群的过程中会受到邻近微环境的影响，细胞在接收到来自微环境的理化信号后，其命运与功能都会产生变化。研究表明，微环境因素包括细胞间相互作用、可溶性因子（如生长因子）以及细胞与细胞外基质（ECM）之间的黏附和相互作用，对于调节细胞行为均至关重要。细胞和微环境之间还可以通过相互的生化和生物物理相互作用，在正常发育、组织稳态和修复及疾病进展过程中相互影响[1, 22]。

支架材料不仅为细胞提供暂时的物理支持，而且与其他信号分子一起直接与细胞相互作用以决定细胞命运。天然组织的力学特性跨越多个数量级，从非常柔顺、弹性模量为 0.1～1kPa 的神经组织到坚硬的骨组织，其中矿化纤维的弹性模量可以是软组织的 2000 万倍以上。材料的力学性能[23]是组织工程支架设计时最重要的考虑因素之一，组织工程支架的力学性能设计包括材料的弹性、黏弹性、强度、韧性、可注射性，以及拓扑结构与不同力学性能的相互关系等。

材料的刚度是在设计组织工程材料时研究最多的力学特性，它代表了材料抵抗变形并在去除外力后恢复其原始状态的能力。例如在骨组织工程中，考虑到骨骼是人体的典型硬组织，骨组织工程材料的刚度应优选匹配（而不是大大超过）天然骨的力学性能，以避免传统的金属骨固定系统常见的应力遮挡现象。另外，对于骨和软骨等主要承力组织还要求材料具有相匹配的强度和韧性，即材料在生理状态或者外力作用下具有抵抗破坏和断裂的能力。随着对细胞外基质与细胞相互作用的进一步研究，基质的黏弹性及拓扑结构等对细胞行为的重要影响被不断揭示。模仿目标组织的这些力学和结构特性，能够帮助我们更好地实现细胞行为的调控、工程化组织的构建和组织的再生。

此外，生物材料力学性能及其与细胞相互作用的研究也对研究细胞外基质力学性能对细胞功能的影响具有重要意义。重组后的天然 ECM 难以确定每种单一材料特性对细胞行为的作用，如基底刚度、孔隙率、纤维有序性和黏弹性等（图 9.7）。这些调控 ECM 性能的局限性阻碍了研究人员去评估 ECM 的哪些性能决定细胞信号转导和行为。但是局限性最终激发了可调控性更强的合成生物材料的发展，这有助于解析细胞是如何感知、探测和整合力[23]。

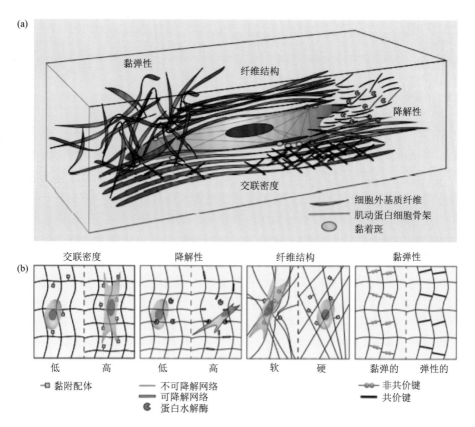

**图 9.7　从力学因素考虑细胞培养基底材料的设计方法**[23]

（a）细胞培养过程中的 3D 微环境；（b）不同力学性能的基底与细胞的相互作用：交联密度、降解性、基底刚度（纤维结构）和黏弹性

最后，组织工程材料的力学性能研究要着眼于应用，如材料在体内外的降解对力学性能的影响及材料的可注射性等都是重要的研究内容。随着支架植入时间

的增长，材料不断降解，为细胞和组织的再生提供空间，降解会显著影响支架材料的力学性能。理想情况下，生物材料的降解速率与组织的再生速率同步，过快或过慢的降解速率均不利于组织的再生。

可注射生物材料能够实现手术过程的微创性，在组织工程材料的开发中得到越来越多的关注。与预成型的生物材料相比，可注射生物材料可以更精确地植入深层封闭的解剖位置，并修复不规则形状的病变。可注射性材料的注射机制主要包括原位成型、大孔结构和切变稀化。对于原位成型的生物材料，主要考虑的力学问题是成型前溶液的黏度。溶液黏度过高则溶液无法完全覆盖缺损部位，而溶液黏度过低会导致材料泄漏至周围的健康组织。大孔结构的可注射生物材料含有大量相互连接的宏观孔结构，在经受注射器的剪切力时，材料的大孔结构被压缩并产生极大的可恢复形变，从而使材料能够从针头中注入体内[24]。剪切稀化水凝胶由于其物理交联的可逆性质而表现出独特的剪切依赖性和可逆的"凝胶-溶胶"转变[25]。

## 9.2.2 组织工程材料的刚度

在材料的应力-应变曲线中，弹性通常以刚度或杨氏模量为特征，是在设计组织工程材料时研究最多的力学特性。它代表了材料抵抗变形并在去除外力后恢复其原始状态的能力。不同类型材料的模量相差很大，包括刚度较高的金属材料、无机非金属材料和大部分的有机聚合物材料，刚度适中的弹性体材料，以及刚度较低的水凝胶材料。

金属和无机矿物质的弹性模量在 1GPa 以上，通常用作骨组织工程支架材料。由于骨骼是人体的典型硬组织，需要骨骼组织工程材料来承受压缩载荷，以防止生长中的组织塌陷。此外，骨组织工程材料的力学性能应优选匹配（而不是大大超过）天然骨的力学性能，以避免传统的金属骨固定系统常见的应力遮挡现象。如果植入物的弹性模量高于周围组织，则大部分加载力将由金属而不是周围骨骼承担[26]。局部骨细胞力学刺激的减少最终导致骨密度降低（骨质减少）和植入物周围的健康组织变弱。

人体内大部分组织的弹性模量远远低于骨组织，且具有一定的弹性变形能力，包括韧带、血管和心肌等。针对这一类组织的工程化构建仍然面临巨大的挑战，其中一个重要的瓶颈是组织工程材料与天然组织的力学匹配性。传统材料的弹性模量过高，且弹性变形能力较差，不适用于这一类软组织的工程化构建。弹性体在医疗设备中的使用可以追溯到 19 世纪 90 年代中期，源自橡胶的弹性材料由于其生物相容性、耐用性、设计适应性和机械柔韧性而用于许多医疗产品。用于组织工程的弹性体，尤其是可降解的弹性生物材料在 20 世纪 90 年代后期才开始出现。常用于组织工程的弹性体材料包括聚氨酯、聚己内酯、交联聚酯和弹性蛋白等。美国麻省理工学院的 Langer 实验室开发了一系列用于组织工程的交联聚酯弹性体，研究者通过多羟基小分子和癸二酸的酯化反应得到交联结构的弹性体[27]。

尽管弹性体的弹性模量远远低于传统材料，但仍然高于很多人体组织，包括肌肉、脂肪和神经组织等。水凝胶材料由水和亲水性的分子网络组成，具有很低的弹性模量，并可以很容易地通过改变聚合物浓度、交联密度或聚合物网络的分子量来控制水凝胶的刚度，因此在软组织工程领域获得了极大关注和应用。作为一个典型的例子，海藻酸盐水凝胶的硬度范围很广（2.5~110kPa），其弹性模量可以通过改变海藻酸盐和钙离子的浓度进行调节。哈佛大学 Mooney 实验室发现小鼠间充质干细胞包裹在不同弹性模量的海藻酸钠水凝胶中会分化成不同的成体细胞：在较软的（2.5~5kPa）水凝胶中分化成类脂肪细胞，而在较硬的（11~30kPa）水凝胶中分化成类成骨细胞[28]。进一步的研究发现水凝胶的弹性模量通过影响细胞黏着斑的形成改变了水凝胶对细胞的作用力，进而决定了干细胞的分化方向。

除了以上材料，常用的刚度可调节材料包括软硅树脂基材和塑料聚二甲基硅氧烷（PDMS）、聚乙烯醇（PVA）、聚丙烯酰胺（PAM）、聚乙二醇（PEG），透明质酸（HA）和胶原蛋白等。可以通过改变单体数量和/或交联度来改变这些材料的机械性能。与合成聚合物相似，可以通过改变蛋白质密度[29]或掺入其他蛋白质来调节天然生物聚合物（如胶原蛋白和血纤蛋白）的基质刚度。

另外，还可以控制材料刚度的分布变化，如通过扩散、温度梯度或图案化光聚合来控制交联剂密度的分布，增加了另一层次的复杂性。例如，PAM 凝胶可以通过光敏引发剂的紫外分光照射产生线性刚度梯度。除了连续材料外，还可以以微柱的形式制造具有不同刚度的离散基板。3D 打印和多光子光刻技术[30, 31]可用于控制 3D 材料的弹性模量，将在基体弹性和黏弹性工程中得到更广泛的应用。Flanagan 等[32]在 3%聚丙烯酰胺凝胶中加入不同浓度的双丙烯酰胺，该变化可以产生范围从 500dyn/cm$^2$ 到 5500dyn/cm$^2$ 的剪切模量。在软凝胶（0.08%浓度的双丙烯酰胺，剪切模量为 2300dyn/cm$^2$）上培养 7 天的小鼠脊髓元代神经元轴突延伸距离较为显著，距胞体的距离平均在 0.8mm 左右，沿着轴突长度会形成多个分支。脊髓神经元在较硬的凝胶（0.2%浓度的甲叉双丙烯酰胺，5500dyn/cm$^2$）上培养，发现突起分叉数目远小于培养在软凝胶上的分支数目。

在设计组织工程材料时，除了弹性和黏弹性外，还要求材料具有相匹配的强度和韧性。强度和韧性描述了材料在外力作用下抵抗破坏和断裂的能力。组织工程支架在植入缺损部位后需要承担相应组织的力学功能性，因此需要匹配相关组织的力学强度和韧性。例如，皮质骨的平均力学强度为 100~230MPa，骨组织工程支架植入到撑力部位后需要具有类似的强度，否则就需要额外的固定装置。聚乳酸等聚合物支架被广泛用于骨组织工程，然而其力学强度较低，通过将羟基磷灰石等无机矿物质粒子复合到聚乳酸支架可以显著提高支架的力学强度。

由于水凝胶主要组成成分是水，其力学强度和韧性通常比较低。近年来研究者开发了很多高韧性水凝胶系统，大多数是基于双网络的原理。双网络水凝胶中包含两个聚合物网络，其中一个具有较强的弹性变形能力，另外一个网络在变形的过程中可以有效耗散能量。哈佛大学锁志刚教授等开发了基于海藻酸钠和聚丙烯酰胺的双网络水凝胶，如图 9.8 所示，其具有超过天然软骨组织的断裂韧性，并在拉力下可以伸长至原材料的 21 倍[33]。

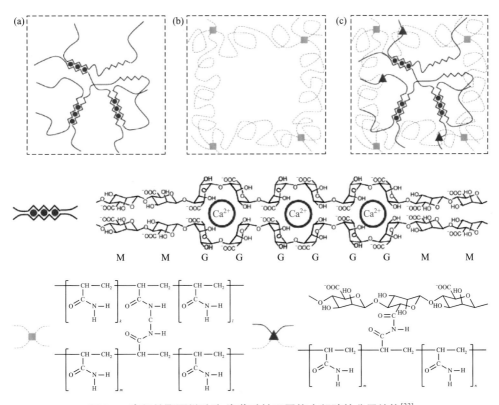

**图 9.8　高韧性聚丙烯酰胺-海藻酸钠双网络水凝胶的分子结构**[33]

（a）钙离子交联的海藻酸钠水凝胶网络；（b）共价交联的聚丙烯酰胺水凝胶网络；（c）双网络水凝胶的分子结构

### 9.2.3　组织工程材料的黏弹性

材料的黏弹性是指材料对应力的响应兼有弹性固体和黏性流体的双重特性。材料黏弹性的具体表现则是力学松弛，即聚合物的力学特性会随时间变化。材料的黏弹性可以分为静态与动态，而应用于细胞培养方面应该主要考虑静态的黏弹性。静态黏弹性的一个主要表现是蠕变，即材料在微小应力下形变不断增加的特性，其代表着材料在长期使用过程中的稳定性和长期负载能力。此外，静态黏弹性还有一个表现是应力松弛，即材料在长时间应力作用下，内部分子重排从而导致内部应力逐渐衰减。

大多数软组织都显示出弹性和黏性，不同组织之间、健康组织与病变组织之间的黏弹性具有显著的差异。研究组织和细胞外基质的黏弹性有助理解组织再生、病变的机理，以及组织工程材料的开发。天然组织的黏性可能来自细胞外基质中的蛋白质解折叠和分子滑移等。流变学研究表明，胶原蛋白[34]凝胶在特定的应力-应变阈值以下显示线性弹性响应，超过此阈值，其弹性变为非线性，从而导致应力松弛和时间依赖的可塑性。这些作用与胶原纤维之间弱的交联键的解偶联、恢复和滑动有关，因为在共价强化的网络中松弛减少了，高胶原浓度增强了塑性变形。

为了模仿软组织的黏弹性，研究者通过控制水凝胶的组成或浓度、分子量或网络链长、交联类型或密度来调节水凝胶的黏弹性行为。最近的研究表明，水凝胶黏弹性可能会对细胞行为产生重大影响，包括细胞迁移、增殖和分化[35]。

关于生物材料的黏弹性对细胞行为和组织再生影响的研究才刚刚起步，随着对黏弹性影响不同组织再生的持续研究，以及对黏弹性和其他力学特性协同作用的研究持续深入，材料的黏弹性正在成为组织工程支架材料力学性能设计时重要的考虑因素之一。

### 9.2.4 组织工程材料的结构

细胞胞外拓扑结构是对细胞生存微环境形貌学的总称，生物体体内的许多组织都含有天然的拓扑结构，如角膜上皮基底膜、心肌、血管和原生胶原纤维 I 等[36]。这种在特定空间上的重复几何结构与组织细胞功能的发挥密切相关，如心肌细胞的排列与收缩等。近些年，随着组织工程与再生医学的发展，对细胞与基底相互作用的研究越来越多，普遍认为细胞体外平板培养时拓扑结构的丢失是细胞在体内外培养产生差异的重要原因之一。在这一背景下，越来越多的研究通过设计各种不同特征的基底拓扑结构来探究拓扑结构对细胞形态和功能的影响，以期缩小体外培养细胞与体内细胞差距，这对组织工程与再生医学的发展具有重要意义[37]。

在过去的 20 多年里，随着微加工制造技术突飞猛进，精确制备的有序拓扑结构已经逐步替代了随机结构基底并被广泛应用于再生医学和组织工程，并且专门设计了各种具有典型特征的基底拓扑结构（柱子、沟槽、小凹、孔等），用于研究细胞与基底的相互作用。例如，（软）光刻法的主要原理是在基底表面涂覆一层光致抗蚀剂，光在掩膜负片的作用下选择性照射到光致抗蚀剂上，导致被照射区域发生交联、聚合或降解等化学反应，接着通过光致抗蚀剂显影液的处理，特定的结构便会印在基底表面[38]。后续则发展出了离子束光刻（用离子束取代光束）、电子束光刻（利用电磁场控制电子取代光束，因为偏差较小，因此无需掩膜）等技术，使得光刻的精度可以达到纳米水平。化学蚀刻法则是将材料接触化学溶液，达到溶解腐蚀的作用，形成凹凸或者镂空成型的技术[39]。

　　因此，许多生物学家和生物工程师利用微加工技术制备特殊的微观形貌用于研究特定的细胞行为。微加工技术构建的各种模仿体内细胞的微环境，可用于研究细胞与基底之间的相互作用和细胞行为，如黏附、迁移和不同组织细胞的分化（图 9.9）[40]。

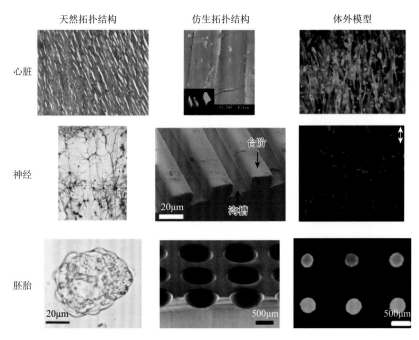

图 9.9　通过微加工在体外构建模拟体内心脏、神经和胚胎的组织再生[40]

　　人们发现在二维培养中，平面上的形状限制可以诱导有序的集体细胞运动。例如在二维基底上，不同形状的受到约束的上皮单层组织通常具有前导样细胞，这些细胞优先将其片状脂蛋白向边缘延伸，在该边缘上可以检测到机械牵引力和细胞间应力的峰值。与二维上的组织行为相似，前导细胞在三维凝胶中需要施加很大的力以拉动与其形成连接的细胞。Dinis 等[41]通过电纺丝法获得平均直径为（854±87）nm 的单轴排列定向型纳米纤维结构，加入神经生长因子（NGF）和纤毛神经营养因子（CNTF）实现功能化。将大鼠 DRG 神经元培养在无定向纳米纤维上时，神经元随机生长；神经元在排列整齐的纳米纤维上培养时，生长方向一致。与未功能化的纳米纤维相比，NGF 功能化的纳米纤维刺激突起生长，其平均长度增加了 3 倍多。这表明功能化的定向型三维纳米纤维结构可使神经细胞轴突定向生长和促进轴突生长（图 9.10）。Matsumoto 等[42]利用填充有纵行排列胶原纤维丝的聚羟基乙酸（PGA）导管修复狗 8cm 腓神经缺损，发现术后步态明显改善，肌肉动作电位正常，这表明纵行排列的胶原纤维丝可在一定程度上引导再生轴突定向生长。

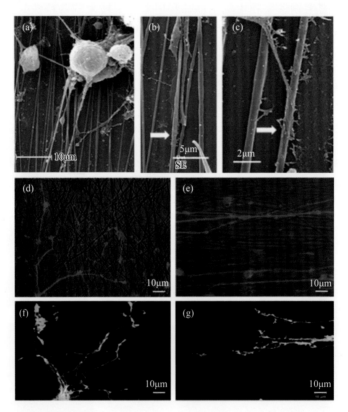

**图 9.10　DRG 神经细胞黏附纳米纤维 DRG 神经元在电纺丝纳米纤维上的黏附和生长[41]**

（a）DRG 细胞黏附于纤维的扫描电镜图片；（b），（c）纤维与细胞建立紧密连接；不定向纤维（d）和定向纤维（e）上生长的神经元微管蛋白 BIII 染色图片；非定向纤维（f）和定向纤维（g）上神经元的微管蛋白 BIII（红色）和肌动蛋白（绿色）共染色图片；为了清晰起见，对图像（a），（b）和（c）进行了重新着色

水凝胶因为可以很好地模拟 ECM，所以被广泛用于细胞的 3D 培养，目前通常有三种类型的水凝胶：天然水凝胶，如基底胶和 I 型胶原；合成水凝胶，如聚丙烯酸（PAA）和聚乙二醇；以及由天然水凝胶和合成水凝胶制成的混合材料。最近，有研究设计了几种能够动态调节 3D 水凝胶的力学和生化特性的方法[43, 44]。

基于光化学的思路，可以通过调节 3D 水凝胶的理化性能，实现最大程度的细胞黏附。目前最通用的方法是，将光敏接头结合到水凝胶中，并利用光聚合/裂解实现动态的光敏 3D 水凝胶的调控。此外，还有其他利用非传统方法制备具有微结构的 3D 组织支架，包括用于控制细胞簇大小和形状的微孔结构及具有动态 3D 图案化的水凝胶（图 9.11）[45]。

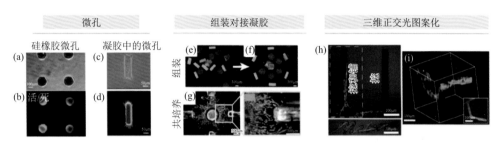

图 9.11　其他利用微加工技术制备 3D 支架的方法[45]

各向异性是指材料物理特性的方向依赖性。人体组织中各向异性的起源在于 ECM 的丝状取向，各向异性赋予 ECM 沿特定组织的使用方向最大化其功能的能力。包括骨、软骨、心肌、韧带和神经等在内的多种组织都具有明显的力学各向异性。例如，猪气管在轴向和周向的弹性模量分别为 31kPa 和 8kPa，具有显著的弹性各向异性。为了模仿天然组织的各向异性，研究者开发了多种制备各向异性支架材料的方法，包括定向冷冻、微加工和 3D 打印等。为了模仿心肌组织的各向异性力学性能，麻省理工学院的 Freed 等采用微加工的方法开发了一种具有"手风琴结构"的组织工程支架。该支架具有与大鼠心肌类似的各向异性弹性模量，并能促进心肌细胞的定向排列[46]。西安交通大学的马晓龙实验室采用静电纺丝技术结合纤维编织方法制备了具有仿心肌、各向异性结构的支架材料（图 9.12），其能够在微米和纳米尺度上模仿心肌的细胞外基质结构，并最终促进心肌组织的形成[47]。

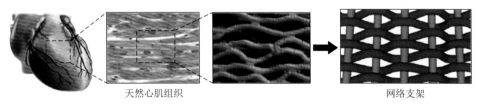

天然心肌组织　　　　　　　　　　　　　　网络支架

图 9.12　心肌组织的各向异性结构及采用纤维编织方法开发仿心肌各向异性的组织工程支架[47]

人体内不同组织间的连接会形成在连接处附近的梯度结构，即在连接处附近组织的力学性能会随着位置的变化产生显著差异。一个典型的例子是软组织和硬组织之间的界面，如肌腱跟骨的连接界面。肌腱的拉伸模量约为 0.4GPa，而连接的骨比肌腱模量高 50 倍以上。通过支架材料模仿这一从硬材料到软材料的过渡，并实现高的连接强度，是一项巨大的挑战。研究者开发了一种用于肌腱-骨界面再生的双相支架，通过将丝素支架在一端加入无机矿物质羟基磷灰石，显著提高了支架的弹性模量和促进成骨能力[48]。

### 9.2.5　组织工程材料改性中的力学

单纯高分子材料由于其自身具有诸多缺陷造成了力学不稳定，从而限制了其在生物医学工程领域的应用。通过对高分子分子内与分子间的改性作用可以有效改善其力学强度与力学结构的保持性。目前，高分子材料主要的改性方法可以分为物理改性和化学改性（图 9.13）。物理改性主要以增加不同组分间或相同组分间的物理相互作用来提高整体材料力学性质，主要依靠分子间的离子键、氢键、范德瓦耳斯力及共轭作用等。相比于物理作用，化学改性由于避免了解吸附作用并拥有更加稳定的共价结合，因此使用更为广泛。化学改性方法可以分为分子间共价连接、侧链基团修饰、接枝共聚等，可以改变或增强高分子自身或分子间共价相互作用，从而改变材料整体力学性能[49]。在检测手段上，主要通过抗张强度和抗压强度以评估其改性后的弹性性能，通过流变学检测确定材料的黏弹性与应力松弛等。

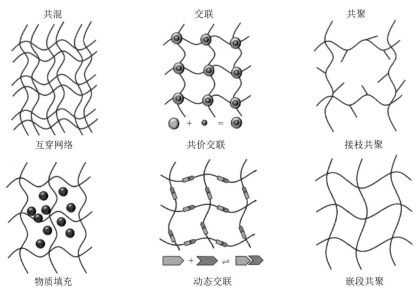

**图 9.13　物理与化学改性加强材料力学性质**[49]

物理改性主要是通过超声、温度变化、力学刺激等物理方法改变高分子的分子结构或分子间相互作用，或者不同物质组分材料以物理共混的方法提高不同组分间的分子相互作用，从而达到改变材料力学性能的目的。HA 通过腙交联与胶原蛋白构建了一种 IPN 水凝胶，通过改变 HA 的分子量和浓度可以调节 IPN 水凝胶的应力松弛行为，其松弛时间可为 200～5000s[50]。

共混与体系填料也可以显著改善复合材料的屈服强度、抗拉强度及冲击强度。常用的天然聚合物与人工合成聚合物共混复合材料可以有效提高材料力学强度。例如，通过天然丝素蛋白与人工聚合物聚己内酯复合而成的静电纺丝纳米纤维支架能够显著提高支架整体的力学抗拉强度。近年来，纳米颗粒作为一种组织间的递送载体而受到广泛关注。纳米复合水凝胶是纳米颗粒作为填料与聚合物共混而形成的水凝胶。纳米复合水凝胶拥有良好的力学性能和巨大的可逆形变，因此受到了广泛关注。为了调节水凝胶的力学性能，可通过物理交联或共价结合的手段将纳米颗粒引入聚合物网络中。纳米复合水凝胶的伸长率可以达到1000%以上，并能承受 90%的压缩形变。碳纳米管（CNT）由于其较高的力学强度及电导率和热导率，已被广泛应用于组织工程领域。通过介电电泳（DEP）技术可以将碳纳米管偶联至 GelMA 上形成 GelMA-CNTs 水凝胶。在直流电场的作用下，碳纳米管附着并偶联成束，水凝胶的弹性模量由 12kPa 提高至 23kPa[51]。银离子复合的 PVA 水凝胶的弹性模量约为 0.8MPa，最大伸长率接近 270%，而纯 PVA 水凝胶的最大伸长率在 150%～200%范围内[52]。

在生物医学工程方面，常用点击化学反应引入所需的化学基团或高分子链，因为它们可以在生理条件下高效、准确、快速交联，其中包括铜催化的或应变促进的叠氮化物-炔烃环加成反应、迈克尔供体和受体介导的迈克尔加成反应、硫醇-烯基反应、Diels-Alder[4 + 2]环加成反应。点击化学键可以作为基团修饰的手段与目的，从而改变水凝胶的力学性能。四嗪和降冰片烯分别与海藻酸分子之间通过 Diels-Alder 点击反应获得两种功能性海藻酸。随后两种功能性海藻酸分子之间发生硫醇-烯基反应得到海藻酸水凝胶。压缩试验表明，这种水凝胶的弹性模量随着交联密度的增加而提高。降冰片烯修饰的 HA 与二硫苏糖醇混合，在紫外光条件下发生硫醇-烯基反应制备了共价交联的弹性网络，通过调节 HA 的浓度可构建出软 0.5kPa、硬 5kPa 两种水凝胶[53]。环辛炔修饰的 HA 和叠氮化物修饰的 PEG 通过应变促进的叠氮化物-炔烃环加成反应可以得到 HA-PEG 水凝胶。该水凝胶的压缩模量受到前体聚合物浓度和叠氮/炔烃比的调控。叠氮炔烃比为 1∶1 时，HA-PEG 水凝胶的压缩模量为 185kPa，断裂应变为 69%，其性能优于单纯的 HA 或 PEG 水凝胶[54]。

对于化学交联水凝胶，其交联点大多具有稳定性和不可逆性的特征。然而这种水凝胶的力学性能存在空间上的不均匀性，不能用整体性能表示局部材料的性能。此外，在细胞培养方面，水凝胶的内部结构无法响应细胞行为，因此会限制细胞的铺展与迁移。因此，需要对高分子进行改性，从而构建具有可逆性的交联网络。动态共价化学与超分子化学是较为常用的改性手段。动态共价化学研究共价键在平衡条件下控制共价键的形成、断裂与再形成，其中包括亚胺键、腙键、肟键、二硫键与可逆的 Diels-Alder 反应。由于动态共价键的可逆性与不稳定性，基于动态共价键构建的水凝胶具有良好的黏弹性，表现为自愈合、剪切稀化等行为。肼基修饰与醛基侧链修饰的多臂 PEG 之间可以形成可逆的腙交联，该 PEG 水凝胶的弹性模量为 1.8～27kPa，明显高于大部分物理交联的水凝胶。通过改变醛基基团种类，水凝胶的松弛时间为 5～33600s，表明其具有良好可调的黏弹性行为[55]。

由于非共价结合与多样性，超分子化学被广泛应用于聚合物改性。超分子相互作用包括主客体作用、立体络合、金属-配体作用、仿生相互作用等。其中主客体相互作用是最常用的超分子水凝胶构建方法。在紫外光作用下，明胶的芳香族基团和 β-环糊精（β-CD）之间可以发生主客体相互作用形成超分子明胶水凝胶。这种弹性水凝胶可以承受大变形。拉伸试验表明，超分子水凝胶的破坏应变超过400%，是纯甲基丙烯酸明胶水凝胶的近 40 倍[56]。金刚烷修饰的 HA 和 β-环糊精修饰的 HA 之间可以发生主客体反应，构建一种可注射的剪切稀化水凝胶，该水凝胶具有良好的应力松弛行为，松弛时间在 100s 以内[57]。

共聚是将两种或两种以上的高分子聚合成一种物质的反应，根据高分子的结构不同可分为接枝共聚、嵌段共聚等。接枝共聚是主链高分子的基团与支链官能团发生化学反应，从而将支链接枝到主链高分子上。将 PCL 短链接枝到具有亲水性的聚谷氨酸主链上，可以显著增强水凝胶的力学性能，由于 PCL 短链不会形成结晶，因此不影响水凝胶的降解性能。PEG 作为空间位阻接枝到海藻酸分子上，可以在不影响水凝胶弹性模量的前提下，改变水凝胶的黏弹性行为，其松弛时间可在 $10^2$～$10^4$s 的范围内调节[58]。PNIPAM 因具有热敏感性而在生物医学领域得到广泛应用。PNIPAM 的最低临界溶液温度（LCST）约为 32℃，可以注射到体内之后发生快速凝胶。因此，PNIPAM 接枝的高分子可以形成温度响应水凝胶，例如，将 PNIPAM 接枝到 HA 上可形成温度响应水凝胶，储能模量 $G'$ 和黏度在 30℃时迅速提高，发生快速溶液-凝胶转变[59]。

嵌段共聚物高分子一般由两种类型的嵌段组成。在多功能交联剂和引发剂的作用下，共聚物高分子可以通过交联或单体聚合的方式来制备。嵌段共聚可以有效改善力学性能，例如，甲基丙烯酸酐化明胶（GelMA）与右旋糖酐甲基丙烯酸缩水甘油酯（DexMA）的共聚物制备的水凝胶的压缩模量为 23kPa，远远高于单独使用 DexMA 制备的水凝胶[60]。电子束交联的聚乙烯-辛烯共聚物的平均拉伸模量为 5MPa，通过增加辐射剂量，其弹性模量可以增加 50%～200%[61]。

## 9.2.6　小结

在组织修复与原位再生等生理过程中，局部力学微环境因素发挥着重要的作用。这种微环境不但包括细胞外基质的刚度、黏弹性、顺应性、力学匹配性等力学属性，而且表面与本体的空间结构变化也改变了局部微环境的力学特点。这种力学微环境及所产生力学信号可以有效调控细胞的形态、黏附、迁移及分化等生物学功能。在组织工程领域，支架材料主要起到了宏观上空间填充与力学支撑的作用。作为细胞与新生组织的载体，支架材料直接决定了局部力学微环境属性。因此，围绕组织工程材料的结构与力学的新颖设计是本节讨论的重点。

组织工程支架材料的结构与力学特性对组织修复与再生起到关键作用。例如，针对不同组织的力学环境设计相匹配的力学刚度；针对特定组织的力学需求进行有效设计，如软骨的润滑性与血管顺应性等；针对组织黏弹性的力学特点设计应力松弛支架材料调控干细胞分化；充分考虑材料的降解对材料在体内长期力学保持的影响；通过改变材料流变性、可逆交联及大孔结构等性质构建有利于临床使用的可注射材料；合理的孔结构、孔隙率以及连通性设计可以既保证力学支撑效果又有利于细胞与材料的整合；材料在力学与结构上各向异性设计对引导组织再生起到了显著效果；刚度与孔结构的梯度分布设计有利于软硬组织梯度界面的损伤修复；物理与化学改性技术也可以调控聚合物的力学行为，从而更好地研究细胞及组织对于力学因素的响应。综上所述，作为组织工程三要素的关键环节，支架材料在力学与结构方面的设计越来越得到重视。加深对"细胞-材料"相互作用的理解以及充分挖掘临床医学中的实际需求，可以指导生物材料研究人员设计新颖的力学功能性组织工程支架，有望在再生医学领域添砖加瓦。

## 9.3　生物材料力学对细胞的影响及机理

生物组织呈现不同的硬度（定义为材料的杨氏模量或弹性），如脑组织较软（约 2500Pa），骨组织较硬（约 18000Pa）（图 9.14）[62]。此外，不同病理状态下的细胞外基质（extracellular matrix，ECM，或简称基底）刚度会发生改变：在瘢痕组织和肿瘤样本中，ECM 刚度通常比健康组织更高。机械信号转导是细胞感知机械刺激的过程，如 ECM 刚度、黏度和拓扑形貌等。机械信号转导可以调节细胞行为的各个方面，包括黏附、增殖、迁移和分化。一些报告已经表明，细胞的行为和命运不是由一个单一的信号通路传递的，而是由一个复杂的信号网络调控。同时，这些信号在不同的长度和时间尺度上运行，共同决定细胞的命运（图 9.14）[63]。

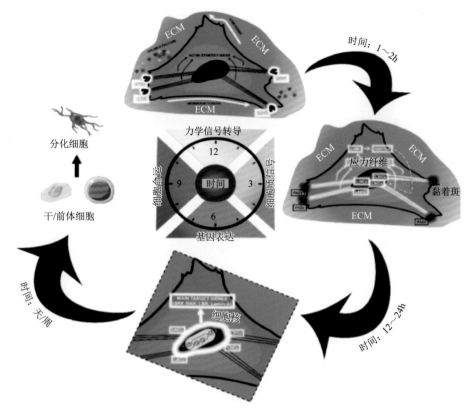

**图 9.14** 机械转导将机械刺激转化为生物化学信号以调节细胞的行为和功能[62]

### 9.3.1 基底刚度对细胞增殖、迁移、黏附和分化的调控

细胞在不同刚度的基底材料生长时，可以产生不同的黏附力。细胞-ECM 相互作用主要是由整合素介导的，它是细胞和 ECM 的连接桥梁。细胞通过整合素的胞外结构域与 ECM 结合，而细胞骨架则结合于整合素胞质结构域。整合素在黏附位点还可以募集很多相关蛋白组成蛋白复合物——黏着斑（focal adhesion，FA）。细胞通过黏着斑与 ECM 相互连接，通过机械耦合产生黏附力[64]。

细胞通过位于细胞膜上的整合素与 ECM 相结合，并通过细胞骨架产生收缩力，从而使 ECM 发生形变。收缩力与 ECM 刚度相关，同时也调控细胞的黏附能力。在较硬的基底上，细胞更倾向于形成较成熟的黏着斑，同时，细胞骨架的聚合程度较高，肌动蛋白骨架纤维丝较粗，产生的张力较大。因此，一般细胞在较硬的基底上铺展面积较大，多呈多边形。相反，当细胞处于较软的基底上时，细胞更倾向于形成动态不成熟的黏着斑，而细胞骨架聚合程度较低，肌动蛋白骨架纤维丝多集中于胞体的边缘。细胞骨架张力较小，细胞铺展面积较小，多呈圆形或梭形[65]。

　　整合素不仅是细胞黏附功能的重要调节因子，也是细胞分化的关键调节器。因此，基底刚度不仅会影响细胞的黏附，而且对干细胞分化命运有重要的调控作用。例如，间充质干细胞（mesenchymal stem cells，MSCs）在较软 ECM 环境下，整合素更容易内化，从而难以形成稳定的 Integrin-ECM 相互作用。而整合素的内化还会进一步引起骨形态发生蛋白（bone morphogenetic protein，BMP）发生内化作用，从而抑制 MSCs 的成骨向分化[66]。此外，不同亚型的整合素具有特定和具体的功能。在较硬 ECM 环境下，由 Integrin α2 介导的 Rho 相关蛋白激酶（Rho-associated protein kinase，ROCK）、黏着斑激酶（focal adhesion kinase，FAK）和细胞外信号调节激酶（extracellular signal regulated kinase，ERK）的激活促使 MSCs 向成骨方向分化。在小鼠 3T3-L1 前脂肪细胞成脂分化实验中，Integrin α5 表达水平逐渐下降，而 Integrin α6 水平逐渐升高。另外，Integrin α5 的过表达促进细胞增殖，抑制成脂分化，而 Integrin α6 的过表达则不影响分化[67]。

　　基底刚度通过调节整合素的下游信号分子，如 FAK 进一步磷酸化激活特定的信号，如 RhoA 信号通路，后者可以导致肌球蛋白磷酸酸化，产生收缩力。此外，细胞内还有多种机械敏感信号通路可以介导细胞对基底刚度的响应，如 YES 关联蛋白（YES-associated protein1，YAP1）、具有 PDZ 结合基序的转录辅激活因子（transcriptional coactivator with a PDZ-binding domain，TAZ）和心肌素，即心肌素相关转录因子（myocardin-related transcription factors，MRTFs）等。YAP 和 TAZ 蛋白是细胞结构特征（如细胞极性、形状）的传感器，并且与基质环境相关。在软基质上生长的细胞中，YAP 和 TAZ 通常在胞浆，当细胞在硬基质上或者细胞收缩力增强时会移入细胞核。基底刚度对 YAP 和 TAZ 的调控独立存在于其经典的上游信号 Hippo/LATS 信号通路靶点上[68]。研究表明，较高的基底刚度通过 ROCK 和 p21 活化激酶（p21-activated kinase，PAK）的刺激导致 LIM 激酶-1（LIM kinase-1，LIMK）活性增强和丝切蛋白（cofilin）失活调控细胞骨架的重塑，促进 F-actin 积累，后者通过分离 YAP 的抑制剂——血管动蛋白（angiomotin，AMOT）促进 YAP 的活化和核转运[69]。

　　另外，肌动蛋白网络可以通过与细胞核膜及细胞核骨架连接的肌动蛋白纤维丝的拉伸和收缩将细胞膜上黏着斑的力传递给核骨架，从而调节基因表达等核事件，进而调控细胞的分化[70]。在较硬的 ECM 上，细胞核骨架 Lamin-A 蛋白表达量增多，促进血清响应因子（serum response factor，SRF）的表达，从而诱导细胞向成骨方向分化。然而在较软的 ECM 上，Lamin-B 蛋白表达量增多，视黄酸（retinoic acid，RA）转录因子促使细胞质中的视黄酸受体（retinoic acid receptor，RAR）增多，同时 Lamin-A 表达下降，从而促使骨髓间充质干细胞向脂肪方向分化[71]。本书作者近期的研究也表明，细胞外基质刚度调控 PKCα 介导的 DNA 甲基化转移酶（DNMT3L）的入核，影响小鼠胚胎干细胞的多能干性基因（Nanog）的 DNA 甲基化水平，从而主导细胞干性和分化方向[72]。

细胞铺展与细胞增殖是紧密结合的。限制贴壁细胞的铺展面积可能会导致生长停滞，而随着铺展面积的增加，细胞增殖也会增加。细胞的牵引力和 RhoA 活性也随着细胞的铺展增加而增加，提示了肌动蛋白张力的升高会促进细胞周期的进程。在贴壁细胞中，RhoA 和肌动蛋白收缩性的抑制会导致应力纤维的解体和黏着斑的不成熟，进而抑制细胞增殖[73]。

另外，细胞的铺展面积和收缩力会受到细胞外基质刚度的调节，当细胞生长在软基质上时，许多类型的细胞会表现出应力纤维聚合降低、黏着斑不成熟、牵引力减小及增殖减慢的现象[74]。这些现象提示了贴壁细胞中细胞骨架张力对细胞增殖的影响，表明肌动球蛋白收缩能力的不足可能是软基底抑制细胞增殖的基础。例如，通过抑制 ROCK 蛋白降低成纤维细胞中的非肌肉肌球蛋白 II 以后，生长在软基质和硬基质上的细胞增殖水平相当[75]。

化学信号指导细胞迁移，即趋化性，已经被广泛研究。相比之下，基底刚度调控细胞迁移的研究则相对较少。为了在体外模拟不同刚度的细胞培养环境，研究者提出了不同材料制作的方法，包括聚二甲基硅氧烷（poly dimethylsiloxane，PDMS）聚合过程中的热梯度、硬粒子在软水凝胶中的包裹和微流体混合不同的聚丙烯酰胺（PA）溶液等。一些研究表明，干细胞会向高刚度基底的区域移动，而神经元则偏爱较软的区域[76]。在 2D 和 3D 培养环境，随着基质刚度的增加，细胞与基质结合的整合素的数量形成钟形曲线分布。黏着斑蛋白复合体感知基底的刚度信号，因此细胞朝着形成更大的黏着斑方向迁移。此外，一些癌细胞系对基底刚度是反敏感的，从而表现出明显不同的迁移表型[77]。

### 9.3.2　基底黏性/黏弹性对细胞行为的调控

细胞的增殖、分化和迁移在很大程度上依赖于 ECM 刚度。除了基底刚度外，大部分天然细胞外基质材料，如胶原蛋白、纤维蛋白等都是黏弹性的，表现出强烈的频率相关的机械响应。目前有证据表明，ECM 的黏性对细胞的行为和功能也有显著的影响。有趣的是，相同刚度细胞培养基底的应力松弛可以使细胞的铺展增强。这在以往被解释为在基质变形期间局部底物密度的改变[78]。Gong 等[79]使用黏弹性材料和弹性材料，将 3T3 成纤维母细胞接种到软的弹性和黏弹性材料上，发现细胞在黏弹性材料上的铺展面积明显大于弹性基质。然而，间充质干细胞则表现出相似的面积，即不受黏性的影响。因此，基底黏性对细胞的影响可能是与不同黏弹性基底材料和细胞类型有关的。

关于细胞对基底黏/弹性的响应机制，研究人员提出了马达-离合器（motor-clutch）模型[80]。当细胞刚开始与基底相结合时，黏着斑与基底相结合，肌球蛋白拉着肌动蛋白向细胞中心靠拢，肌动蛋白逆行流动，同时，黏着斑形成并且与基底及 F-actin相连接，使细胞开始铺展。随后，随着内部负载水平的增加，这种分子 motor-clutch发生断裂，从而使其产生动态绑定周期循环的过程。同时，黏着斑也呈现出周期性组装和消亡。此外，伴随着基底应力松弛的发生，会形成更多的肌动蛋白纤维丝，产生额外刚度，从而进一步促进细胞铺展，如图 9.15 所示[79]。

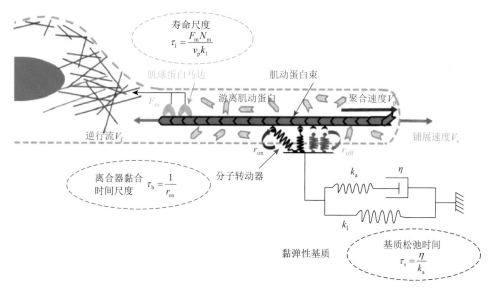

图 9.15 基底黏弹性调控黏着斑组装和细胞铺展的 **motor-clutch** 模型[79]

### 9.3.3 材料表面微拓扑结构对细胞行为的影响

正常的人体组织和器官是有高度序化的结构，细胞在体内呈现规则性的生长和排列，以完成相应的生理功能。例如，在生理情况下，体内动脉系统中长直动脉处的血管内皮细胞长轴沿血流方向排列，抵御血流流体剪切力并维持血管内皮的正常功能。在肝脏的功能单位肝小叶中，通过细胞之间的紧密连接将肝细胞顶端膜和基底侧膜隔开，同时维持了肝小叶多角棱柱体的形态，这样的结构有利于物质交换和功能执行。骨组织由细胞、纤维和基质构成，具有三维多孔结构；骨细胞被骨基质互相隔开，其胞体处于名为骨陷窝的基质间隙中，通过骨小管与其他骨细胞形成间隙连接，从而组成骨细胞的网络，完成物质运输和信号传递，维持骨的新陈代谢。人天然牙颈部穿龈区硬组织（牙釉质和牙骨质）

表面形貌具有高低起伏的叠瓦状和丘状特征，有利于牙周组织附着于硬组织表面，形成良好而稳固的软组织界面。这些生理组织具有特征性的微拓扑结构，表现为某一（或某些）几何特征在空间上的重复性或规律性排布，赋予细胞和组织特定的空间排列和形状，调节细胞的生物学行为，使其能够承担相应的生理功能。

在体内环境中，ECM 为生长于其间的细胞提供丰富的生物化学信号和三维表面拓扑结构信号，调控细胞的铺展、黏附、排列、迁移、基因表达、生长和分化等多种行为和功能。在体外培养条件下，借助微细加工技术，有针对性地在生物材料表面模拟体内细胞生长的三维表面拓扑结构，控制与细胞相关的物理参量，如材料表面拓扑结构、粗糙度、刚度等，诱导细胞选择性地黏附于特定区域，形成具有特定生理特征的几何图案，从而影响细胞的行为和功能，已经成为研究的热点和重点。基于生理微环境拓扑结构的基本特征，体外研究中材料表面微拓扑结构主要集中在三种有规则的微纳米拓扑结构：微沟槽、微柱阵列和微孔阵列。这些体外微图案结构能够在一定程度上模拟体内细胞生长的微观物理环境，或从一定角度上为细胞提供特定的物理微环境和物理支撑，从而实现细胞体外培养的功能表型维持和改善。

大量研究表明，材料表面的微沟槽结构影响细胞的黏附、取向、迁移、增殖和分化等功能，其中对细胞取向和迁移的影响更为显著。细胞通常沿着沟槽铺展、排列和迁移，有明显的接触导向现象。微沟槽对细胞增殖的影响尚未有比较统一的结论，其结果取决于细胞种类、沟槽尺寸和基底材料，例如，鼠 MSCs 在 3-羟基丁酸与 3-羟基己酸共聚酯（PHBHHx）基底的沟槽（宽度 10μm、深度 10μm）上凋亡水平降低，人 MSCs 在聚氨酯（NOA81 polyurethane）基底的沟槽（宽度 0.4～4.0μm、深度 300μm）上增殖受到抑制。微沟槽结构影响干细胞的分化，干细胞的分化方向和分化能力与微沟槽阵列的形貌参数有关。通常以微沟槽的宽度、深度和沟槽的间距作为主要参数描述材料表面微沟槽阵列形貌。研究表明，这三个参数也是影响细胞行为和功能的主要因素。例如，Li 等[79]发现直线条带图案的宽度影响血管内皮细胞的迁移速度，实验采用了三种宽度（15μm、30μm、60μm）的条带，细胞在 15μm 条带上迁移速度最快。Tsai 等[80]发现生长在聚苯乙烯沟槽（宽度 100～500μm、深度 100～380μm）上的 HepG2/C3A 细胞，其氨代谢能力随沟槽深度增加而显著降低，表明沟槽参数能显著改变特化肝细胞的功能表型。Raghunathan 等[81]发现沟槽间距影响角膜上皮细胞的细胞核取向，当沟槽的间距较小时，细胞核倾向于垂直沟槽排列，随着沟槽间距的增加，越来越多的细胞核倾向于平行于沟槽排列。

材料表面的微柱阵列结构影响细胞的黏附、铺展、迁移、增殖和分化等功能，其中对细胞铺展的影响更为显著。微柱的宽度（或直径）、柱高和间距是描述材料表面微柱阵列形貌的主要参数，大量研究表明这些参数影响细胞的行为和功能。细胞在微柱上的铺展通常受到抑制，其铺展面积变化与微柱的直径、柱高、间距及细胞的种类都有关。Dalby 等[82]发现纳米柱微阵列的柱高从 95nm 降低到 13nm 时，成纤维细胞的铺展面积明显增大，而内皮细胞的铺展受柱高的影响比较小。Seo 等[83]发现 3μm 的微柱基底有利于促进 MSCs 向成骨细胞方向分化，而当微柱直径为 4～8μm 时更有利于 MSCs 干性的保持。微柱的尺寸和间距影响细胞骨架重构和黏着斑分布，在微柱阵列基底上细胞骨架集中在微柱顶部装配，黏着斑蛋白在微柱顶端集中表达，而当微柱之间具有较大的间距时，细胞骨架能够跨越微柱，黏着斑则位于微柱底部。一般情况下，细胞在微柱结构上的黏附增强，迁移速度加快，但是微柱阵列拓扑结构对细胞增殖的影响尚未有统一的结论。例如，Kim 等[84]发现，CTP 细胞在微柱结构基底 PDMS（直径 10μm、间隔 10μm、高 6μm）上的增殖速率显著高于在平面基底上的增殖速率；而 Nomura 等[85]发现高度 1μm、直径 160nm～1μm 的微柱基底对 HeLa 细胞的增殖速率没有影响。

材料表面的微柱阵列结构对细胞的骨架重排、黏附、铺展、分化等功能均有影响，具体效应取决于细胞种类、基底的特性和微孔拓扑结构的尺度。例如，Koo 等[86]发现角膜内皮细胞在微纳米点阵上可形成连续的内皮细胞层，细胞呈多边形，与体内的角膜内皮细胞形态相似。Tzvetkova-Chevolleau 等[87]发现纳米微孔影响 3T3 细胞的迁移，但是对 SaI/N 细胞的迁移几乎没有影响。Hwang 等[88]发现小鼠胚胎干细胞在直径 450μm 的微孔中倾向于心肌向分化，而在直径 150μm 的微孔中细胞倾向于内皮向分化。微孔阵列对细胞增殖的影响研究较少，结论也不统一，有些细胞在点阵结构上增殖速率提高，而有些细胞的增殖速率减慢。微孔阵列主要体现具有中空或疏松结构的组织与器官的表面拓扑结构特征，研究微孔阵列对细胞行为和功能的影响有助于认识相关细胞特定的生物学行为。

表面粗糙度是生物材料表面最基本的物理性质之一，如果材料表面两个突起部分之间的间距为其深度的 5～100 倍，就需要考虑粗糙度的影响。表面粗糙度可以以规则图案或无规则图案形式表现。微米级别的粗糙度在尺寸上与细胞接近，纳米级别的粗糙度可以模拟天然细胞外基质的特点。研究证明表面粗糙度影响细胞在材料表面的排列、铺展、迁移、增殖、分化等行为和功能。Chung 等[89]在聚氨酯（polyurethane，PU）表面接枝不同分子量/长度的聚乙二醇（polyethylene glycol，PEG），制备具有不同纳米级粗糙度的表面，发现粗糙度高的表面可以提高人脐静脉内皮细胞的黏附和增殖。Raines 等[90]发现生长在具有微米级粗糙度的钛表面的成骨细胞，内皮细胞生长因子的表达量显著提高，表明微米级粗糙度钛表面能够促进血管形成。动物实验也表明具有微米级表面粗糙度的钛移植材料能够显著提高骨-材料接触率和伤口愈合率。Faia-Torres 等[91]发现具有合适粗糙度的聚己内酯（polycaprolactone，PCL）表面可以提高成骨分化相关蛋白表达，加速MSC 的成骨向分化。

体内细胞生活在动态的、复杂的物理微环境中，这些物理因素包括细胞外基质的几何结构、空间维度和力学刺激等。研究证实，细胞对这些物理因素是极其敏感的，能通过改变自身的行为对这些微环境物理因素的变化做出响应。基底拓扑结构对细胞的调控本质上是物理力学刺激响应，其中的关键是细胞通过何种机制感受基底拓扑结构信号，将其传递并转化为生化应答。Miyoshi 等[92]总结了被广泛接受的细胞对胞外力学信号感知、转换、传导并响应的主要相关途径（图 9.16）。ECM的拓扑结构在细胞、细胞骨架、细胞内分子（如 DNA 分子）等不同水平调控细胞的行为和功能。细胞主要通过黏着斑复合物（整合素、桩蛋白、黏着斑激酶、踝蛋白、黏着斑蛋白、斑联蛋白等）感知 ECM 拓扑结构导致的力学信号。整合素的胞外结构域与 ECM 上的配体结合，导致胞内其他黏着斑复合物组分之间的相互作用发生改变，进而将力学信号转导入细胞内。细胞内的肌动蛋白骨架同时与黏着斑复合物及核膜蛋白（如核膜血影重复蛋白）连接，ECM 拓扑结构导致的力学信号可通过细胞骨架传递到细胞核，产生细胞核形变、核蛋白（如核纤层蛋白）活性改变、DNA 重构等效应，最终影响 DNA 的转录。研究表明，细胞受到

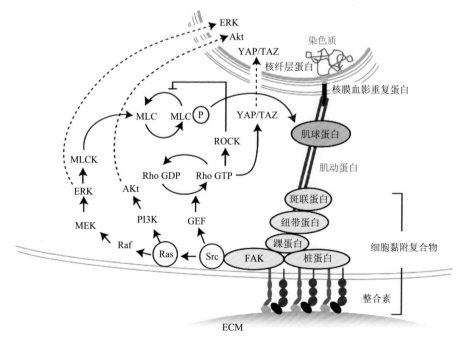

**图 9.16** 细胞质与细胞外基质的力学和力学化学连接参与细胞对细胞外基质结构的感受、整合、传递和响应[92]

的外力及细胞内部骨架产生的张力调控黏着斑复合物的生成与解离速度,细胞所受外力促进黏着斑复合物趋于稳定,促进应力纤维形成,增强肌球蛋白收缩能力。Gong 等[93]发现对生长在丝素蛋白血管支架上的血管内皮细胞施加近似于生理特征的脉动剪切力,有利于细胞内形成更接近于体内生理状态的应力纤维。Karuri 等[94]发现微沟槽结构影响人角膜上皮细胞微丝骨架的分布和排列。Ghibaudo 等[95]发现生长在微柱基底上的细胞,其微丝骨架围绕微柱聚集成环表达。Gong 等[96]发现流体剪切力通过改变生长在丝素蛋白血管支架上的血管内皮细胞整合素及黏着斑激酶的表达和分布,改变细胞的黏附能力及抗流体剪切能力。这些结果为研究细胞感受及转导力信号的机制提供了重要依据。

黏着斑激酶在基底拓扑结构导致的细胞力信号转导中处于十分重要的位置,可介导其下游的多条信号通路,如 Ras/MAPK 通路、PI3K/Akt 通路、Rho-ROCK 通路、YAP/TAZ 通路等,在基底拓扑结构对细胞形态、迁移、增殖、分化等行为和功能的调控中起重要作用。例如,Biggs 等[97]发现基底拓扑结构影响骨骼肌干细胞 FAK 活性并对 ERK/MAP 信号通路产生明显影响。Zhang 等[98]发现基底拓扑结构通过 ERK1/2 和 p38 MAPK 通路影响成骨细胞的分化。研究发现 Rho-ROCK 通路在基底拓扑结构对胚胎干细胞和诱导多能干细胞分化的调控中起作用[99]。上述结果中,基底拓扑结构上特定蛋白表达的检测是基底拓扑结构影响细胞功能的直观表现。虽然已有大量关于拓扑结构影响特定分子表达的研究,但细胞对材料表面拓扑结构响应机制仍有待阐明。

### 9.3.4　细胞外基质蛋白/整合素在材料与细胞相互影响中的桥梁作用

细胞所处的微环境产生的力学信号对细胞的结构和功能有关键性的影响。当材料植入体内环境中时,ECM 的大量聚合蛋白和糖蛋白,如胶原蛋白(collagen)、弹性蛋白(elastin)、纤连蛋白(fibronectin,FN)、玻连蛋白(vitronectin,VN)、纤维蛋白原(fibrinogen,FG)等,在支架材料表面的吸附是细胞黏附到材料表面之前发生的首要事件[100-102]。细胞通过整合素识别这些基质蛋白。整合素作为一种跨膜蛋白,是一种由 α 和 β 两个亚基构成的异质二聚体蛋白。整合素的胞外部分可以与细胞外基质相连,而其胞内部分可以募集多种结构蛋白,包括黏着斑蛋白、踝蛋白、桩蛋白及信号分子黏着斑激酶、P130Cas、Src 等,并与肌动蛋白细胞骨架网络相连(图 9.17),是细胞感知力学环境的关键分子,位于多种力学信号通路的上游[103, 104]。在力学刺激下,整合素可以发生构象改变,由低活化态激活为高活化态,上述蛋白质聚集并形成黏着斑,将细胞锚定在表面并触发随后的细胞内信号传递级联反应,蛋白质可以发生构象改变、亚细胞定位改变、磷酸化位点暴露等多种响应，从而起到从细胞外向细胞内传递力学信号的作用，影响细胞的黏附和扩散，以及细胞生长、分化和运动等。细胞通过吸附的蛋白质层去感受材料的性质，尤其是刚度和拓扑结构等，蛋白质提供和传递机械刺激，影响细胞的活力，并最终决定细胞的命运，因此，材料表面吸附的细胞外基质蛋白/整合素是材料与细胞相互作用的桥梁[103]。

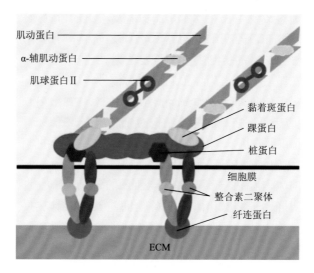

图 9.17 黏着斑复合物示意图[104]

整合素介导的细胞外环境机械传感使细胞能够控制黏附和信号传导。整合素对力的反应很快，Strohmeyer 等[105]发现整合素对力的感应速度快到只需 0.5s，这样细胞才能在配体结合后立即感知力并对其做出反应。整合素对力的感应是双相曲线形的，第一阶段，与纤连蛋白结合的整合素在不到 0.5s 的时间内激活 FAK 和 Src，急剧增强整合素介导的黏附，当机械负荷超过某个阈值时，黏附力降低，第二阶段启动以再次增强黏附。这种独特的双相曲线形的细胞黏附反应主要由 α5β1 整合素介导，FAK 和 Src 蛋白起着关键的调节作用，从而在形成可见的黏附簇之前就显著增强了细胞的黏附，整合素的机械感受和黏附增强过程几乎是瞬时的。他们的发现对研究力是如何通过整合素调节癌细胞的黏附、迁移和侵袭以及干细胞的分化等有着重要的意义[106]。

在整合素的众多配体中，纤连蛋白是其中一个重要配体。纤连蛋白是一种糖蛋白，存在于血液、细胞外液和结缔组织中，由两个多肽亚单位通过二硫键交联形成，每个亚单位由 3 种重复片段组成，位于第 3 种重复片段的精氨酸-甘氨酸-天冬氨酸（RGD）结构域，是与整合素相互作用并与其他多种胞外蛋白分子结合的活性部位。当纤连蛋白吸附至材料表面上时，蛋白质分子构象发生改变，使天然球状纤连蛋白结构展开，并暴露出隐藏在可溶性的纤连蛋白紧密形式内部的活性位点，通过纤连蛋白-纤连蛋白相互作用形成原纤维，促进细胞黏附并调节细胞存活和表型表达等。与脂质单层接触时，脂质单层中的结构域分离引起机械张力，纤连蛋白分子之间以及纤连蛋白与结构域边缘之间有吸引力的相互作用在蛋白质上产生拉力，将蛋白质拉成延伸的构象，从而启动了原纤维组装[107]。Ulmer 等[108]首先在气液界面上形成稳定的纤连蛋白片，然后通过二甲基硅氧烷微柱将力施加到纤连蛋白上，将纤连蛋白组装成纤维，最初形成的原纤维具有球状子域的"粗糙"表面，可以进一步被拉伸成直径为 14nm 的"光滑"纤维。机械力对于整合素介导的纤连蛋白原纤维形成是必需的。

拉伸应变可以影响黏着斑的组装。拉伸应变可以促进细胞黏着斑的组装，Sawada 等[109]将细胞骨架拉伸 10%，并与生物素标记的胞质蛋白一起孵育，二维凝胶电泳结果分析显示 10 个以上的胞质蛋白斑点出现拉伸依赖性结合，将结合的胞质蛋白纯化后，发现桩蛋白、FAK 和 p130Cas 出现拉伸依赖性结合。拉伸应变也可以减弱细胞黏着斑的组装，Chen 等[110]在基底上施加单轴循环拉伸，使黏着斑中的捕获键产生周期性振荡内力，通过缩短捕获键的寿命而使黏着斑不稳定，出现滑动或重新定位，导致相关的应力纤维缩短并旋转成几乎垂直于拉伸方向的构型，基底上的细胞重新定向。拉伸应变对黏着斑组装的影响与拉伸应变的大小有关，Kong 等[111]在分子水平上建立了包括整合素-整合素相互作用和整合素-配体相互作用的微观模型，研究发现，当牵引力高于相对较小的阈值时，牵引力降低了局部化学势能，黏着斑将增长，相反，当牵引力超过第二阈值时，整合素-配体键断裂，黏着斑将破裂。另外，低幅度周期性拉伸应变可以促进细胞的基质合成，而高幅度拉伸应变可以使基质降解。

细胞在材料表面黏附后会产生细胞牵拉力，细胞通过牵拉力向材料的传递去感知和度量材料的力学性质，细胞牵拉力和材料应变的传递对细胞感知并响应力学微环境至关重要，细胞外基质蛋白/整合素是材料与细胞相互作用的桥梁，细胞-蛋白界面、蛋白层和蛋白-材料界面构成了一个完整的力传递系统[112]。研究人员构建了基于平行板流动腔/微球技术的蛋白-材料界面作用力的定量检测平台，构建了基于自组装单分子层（SAMs）技术调控蛋白-材料界面作用力大小的材料平台和调控平台[113]，证实了蛋白-材料界面作用力通过调控细胞牵拉力对吸附蛋白质的重构/脱附程度来影响细胞牵拉力和基底拉伸应变的传递，并最终调控细胞对基底力学性质和拉伸应变的感知和响应。

## 9.4 生物材料与宿主组织相互作用的力学

根据植入部位与目的的不同，生物材料可分为永久性植入材料和可降解的植入材料。无论是哪种材料，在植入体内后均会触发炎症反应，并伴随受损组织的愈合。这一过程取决于植入材料的组分、植入物的表面性质、材料疲劳和化学分解的机制，以及其他可能的反应。这些反应可能是局部的，也可能是全身性的，如免疫反应、异物反应、可能的感染及对植入物寿命的影响（图 9.18）。在这些过程中，力学因素均发挥了重要的作用。本节主要阐述生物材料应用于不同组织时，由于力学环境的不同所产生的需求；力学环境对材料降解的作用；材料自身的力学特性对组织再生的作用；以及感染与炎症中材料力学特性对机体免疫应答的影响。

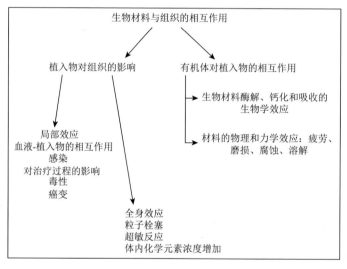

**图 9.18　植入物与宿主的相互反应**[114]

### 9.4.1　不同组织力学环境对生物材料力学性能的需求

不同的活体组织具有不同的力学特性及截然不同的局部力学环境，理想的组织替代材料设计应该将目标组织生理状态下的力学性能、材料植入后所受的力学载荷，以及在组织和材料相互作用过程中前两个因素的动态变化均考虑进去。下面简要阐述几个目前研究较多的系统/组织对生物材料力学性能的需求，其中骨科、心血管科、齿科是对植入材料需求最大的几个临床科室，此部分会在本书第 10 章进行详细阐述，本节只简要提及涉及的一些问题，特别是在已有在体研究/临床应用中所出现的问题。

脊椎融合的固定材料中以钛的应用最为广泛。钛具有足够的强度和良好的生物相容性，但使用钛棒进行刚性固定的融合术后易出现应力遮挡及其邻近节段退变。为改善这种情况，近年来利用聚醚醚酮［poly（ether-ether-ketone），PEEK］材料进行的半刚性固定得到了越来越多的应用。PEEK 的弹性模量介于皮质骨与松质骨之间，明显低于钛棒，可以明显降低应力遮挡的发生率，但是并不能完全解决邻近节段退变的问题。未来脊柱手术的趋势会向能够同时保证脊柱稳定性和活动度的非融合手术发展，椎间植入物及动态稳定系统的研发仍在不断地快速前行。人工关节材料所处的力学环境更为独特，大范围、高强度的活动需求使得人工关节假体需要承受反复的摩擦，而摩擦产生的磨损颗粒会引起周围骨、软组织的炎症反应，造成骨溶解、软组织坏死，最终导致人工关节出现松动，植入失败。因此，人工关节的寿命只有十年左右，患者可能需要二次置换手术。目前主要用于人工关节的材料是超高分子量聚乙烯（ultra-high molecular weight polyethylene，UHMWPE），为了延长人工关节的寿命，用各种方法对 UHMWPE 进行改性和修饰，增强其抗摩擦能力，是人工关节材料领域的研究重点。

心血管支架植入体内后，会受到血管的交变应力、弯曲、扭曲及血液流动剪切等各种外力的作用，在这个过程中，支架需要支撑完成血管的修复同时维持自身的稳定或可控的降解。被支架扩张开的血管一般需要 6～12 个月完成修复，此后血管不再需要支架的支撑。支架继续在体内存留可能会引起支架内再狭窄、远期血栓形成等问题，因此近十年越来越多的研究聚焦于可降解型支架。目前研究较多的可降解支架材料主要有聚合物和金属两大类，以 PLLA 和镁最为多见。虽然大量临床前研究结果较理想，但是初步的临床研究也发现了一些问题，如支架血栓形成的发生率高于药物洗脱支架、支架吸收周期长于预期等。除了血管支架，心脏补片也是心血管生物材料的研究热点之一。心脏补片主要用于治疗急性心肌梗死及继发性心衰，具有适当力学强度的补片可以通过限制梗死区域的活动从而减小心肌壁应力、阻止左心室扩张和病理性重塑。目前心脏补片的研究在动物实验上已取得了不错的效果，但应用于临床的主要问题在于限制性心室重塑和心肌功能重建的机制并不清楚，因而无法确定最佳的补片材料力学强度的大小。

临床上牙种植体是否成功主要取决于应力从种植体传递到相邻牙槽骨的方式。正常牙的牙周膜可作为咬合力的减震器，而牙种植体则不具有这层防护，因此种植体中的应力分布与正常牙完全不同。种植的并发症主要包括义齿基托的骨折、贴合松动、种植体骨折、骨丢失以及种植体周围组织的炎症反应，优化手术设计、改进种植体的材料强度、对其表面进行修饰以促进骨结合有望改善或解决这些问题。口腔颌面骨修复材料也是口腔颌面外科常用的材料之一，主要分为骨移植材料和骨替代材料。在这些应用中，下颌骨修复材料，特别是钛重建板的应用十分广泛，但其远期并发症发生率较高，主要包括重建板断裂、应力遮挡、感染及重建板外露，而重建板结合骨移植材料的修复方式并发症发生率则低很多，提示良好的骨结合和重塑对于植入物的稳定性具有重要意义。未来使用 3D 打印技术、个性化设计的组织工程骨必将开辟一个新的治疗时代。

### 9.4.2 生物力学环境对材料降解的作用

在生理环境中，生物材料可以通过多种机制降解：物理化学降解（断链和溶解）、酶活性降解、细胞降解（如炎症、异物反应），以及材料结构完整性被破坏从而出现的机械碎化。其中，可降解植入体在体内完成其治疗作用后会逐渐降解并被人体吸收和代谢，避免了传统植入体的许多弊端。力学因素在生物材料降解过程中虽然不是主要因素，但它们可以激活或加速降解的过程[115]（图 9.19）。因此，在设计和评估可降解植入物时，必须考虑植入后与宿主组织相互作用下材料所处的力学环境的变化。例如，在评估用于骨支架的可降解金属时，必须同时考虑流体流动和骨应变的循环刺激对其降解的作用。目前，已有不少研究关注力学因素在植入物降解过程中的作用，其中研究较多的是聚合物及金属材料，特别是镁合金材料。镁及其合金被认为是最有潜力应用于骨支架的可降解金属。体外实验的环境可控，这为研究镁在力学载荷作用下的降解行为提供了方便。通过力学试验机可以在体外模拟环境中对镁进行慢应变拉伸实验来研究应力腐蚀开裂；将镁置于流动腔中，用流动的模拟溶液对镁施加剪切力，可以模拟镁基血管支架在血流环境中的受力和降解行为。此外，体外实验中还可利用弹簧或加装配重的方法对镁施加力学载荷。研究表明，多孔镁的降解率随着循环压缩应变水平的增加而增加[116]，且孔隙率的变化直接影响降解速率，孔隙率越大镁降解越快。此外，降解溶液的动态流动会影响降解过程、降解产物的形成及孔的堵塞情况，由血流产生的剪切应力调控了氢氧化镁在镁合金表面的有效沉积并影响其降解过程[117]。对于聚合物（如 PGA、PLA、PLGA）的体外研究同样表明虽然力学载荷可能无法独立地引发降解过程，但会影响聚酯的降解。力学载荷可使聚合物延伸产生更多的腔隙，因而水分子可以更容易地扩散到材料内部以剪断其链接，从而导致更快水解。之后，在拉伸或压缩的作用下，构象应变能的变化可能改变键的长度或角度，导致材料稳定性变弱；同时力学载荷可能影响聚合物的固有力学性能。此外，不同模式的剪切应力会加速材料极限强度的下降而延缓拉伸弹性模量的下降。

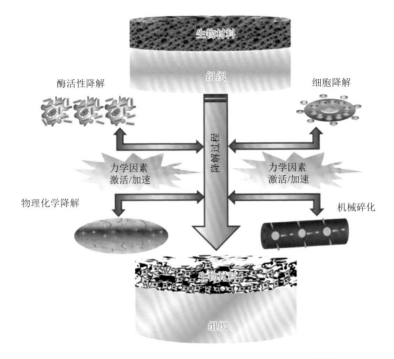

**图 9.19　力学因素在生物材料降解中的可能作用**[115]

　　值得注意的是，除了组织自身生理条件下的力学环境，材料植入后所引起的宿主组织响应也会改变局部力学环境，进而改变材料的结构与降解过程。在一项比较体外和体内环境下镁在压应力、拉应力作用下降解行为的研究中，发现拉应力在体外环境中加速了镁的降解，而在体内环境中对镁降解行为无明显影响。组织学分析表明镁的表面被致密且均匀的胶原纤维所覆盖，推测胶原纤维囊的包裹对镁的表面膜起到了保护作用，进而抑制了力学载荷对镁体内降解行为的影响[118]。

　　有关石墨烯/丝素纳米复合膜在体结构变化的研究表明，由植入所引起的异物反应会使巨噬细胞聚集在材料/组织界面凹陷与形变处，其可以在局部诱导大量肌成纤维细胞的生成，后者的收缩行为会使得膜结构材料从外周向内部的受力进一步加强，结合巨噬细胞与异物巨细胞分泌的蛋白酶与过氧化物酶，这种持续的收缩力刺激能够加速材料的形变、分层乃至崩解[119]。由于在体实验施加力学载荷的不可控性，目前对于材料植入后力学环境动态变化及其如何影响材料降解的研究还相对较少，随着在体研究的进一步深入，未来对此过程的理解会逐渐完善。

### 9.4.3 材料自身的力学特性对组织再生的作用

生物材料的可降解性和细胞与生物材料相互作用的信号传递级联都受到生物材料力学性能的显著影响，从而决定了生物植入物的最终修复效果。生物材料在不同作用力条件下的响应以缺损位移导致的材料应力和应变为特征，主要由其力学性能决定。在研究和实践中，生物材料的力学性能在设计和开发医用材料产品中都起着至关重要的作用。以骨材料为例，力学强度不够的生物材料不能为骨骼组织的再生提供足够的机械支撑，特别是在承重应用中，而过硬的生物材料则可能因应力遮挡现象而阻碍骨组织的再生。为了获得最佳的组织再生能力，不仅需要控制生物材料的静态力学性能，还需要对其力学行为进行适当的调节，以使组织细胞进行合理的响应，更好地促进组织重建。

生物材料作为一种材料分支，可以根据其响应外力的变形类型分为弹性材料（如陶瓷等脆性材料的典型特征）、弹塑性材料（如大多数金属材料的典型特征）或黏弹性材料（如典型的聚合物材料）。材料的力学性能通过标准化的力学测试进行测量，为了确保在不同实验室进行的力学测试之间可更好地比较，通常根据国际标准〔如 ISO（国际标准化组织）、CEN（欧洲标准委员会）、ASTM（美国材料和实验协会）、DIN（德国标准化学会）〕将所评估的材料制作成标准尺寸的样品进行测试；在特定情况下，可以模拟某些特定的工作条件（如加速老化、磨损和疲劳），以更好地研究材料的真实变形情况[120]。

理想的可降解生物材料具有与再生组织替代同步的降解速率，并且其中可降解支架材料在再生组织工程中占据主导地位。技术的进步可以实现将支架材料根据其临床功能要求设计成各种形态，以精确地解决实际需求（图 9.20）。支架材料的力学性能会随着新组织的再生而逐渐降低，同时降解速率呈现加速趋势。研究表明，生物材料降解动力学通过影响细胞外基质的组成和组装，在组织再生过程中起着至关重要的作用[121]。迄今为止，已经对多孔生物材料的几何形状和比表面积与体积之比对其降解速率的影响进行了许多研究。具有复杂结构和内孔（或孔）的支架材料具有较大的比表面积，因此更易于降解。此外，材料表面上的纳米级结构显著增加了材料表面积，从而导致更快的生物降解。对于有构型的材料（如 U 型），其结构特点导致的应力分布不同也会对材料的降解产生影响。一项对于镁基合金的研究表明，当将 U 型材料植入体内后，应力集中的部位反而比其余部位的腐蚀速率更低[122]。有研究报道，在体内降解的过程中，与材料接触的水的存在会引起内部张力的增加并导致相变，这会使材料表面上的颗粒分离，增加粗糙度，甚至可能导致裂纹扩展并最终导致断裂[123]。然而目前对于生物材料的力学性能对可降解性影响的研究还十分有限。据推测，生物材料的不同力学性能可能在降解过程中导致不同类型或程度的结构减弱及微观结构的变化，以及同时产生的与反应速率和降解环境直接相关的细胞行为和功能的变化。这一系列复杂的响应最终可能直接或间接地对生物材料的降解性产生重要影响。但是，仍然需要通过更多实验来阐明和完善这些机制。

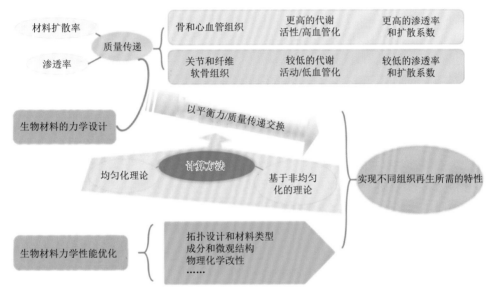

图 9.20　生物材料力学性能的优化设计目标及手段[120]

## 9.4.4　感染与炎症中的力学

为抵御入侵物并恢复机体的内环境稳定，机体自身会形成多种防御机制，包括炎症反应、免疫反应等。免疫系统的最终功能是使机体能够防御病原微生物的感染。尽管免疫系统最初作用是来识别和消灭感染因子，但非感染性的异物材料也会引起免疫反应，有时最终导致严重组织损伤，因此也会存在消除异物和组织修复等一系列的精准细胞调控，很多时候材料植入与感染均会激活免疫系统，引发一系列的生理学反应。

如上所述，除病原微生物外，许多植入材料也被视为异物，当有异物入侵时，细胞及信号分子会以固有免疫（innate immunity）或非特异性免疫（non-specific immunity）对外来异物做出响应。固有免疫或非特异性免疫是与生俱来的，是机体抵御入侵物的第一道防线，此时，机体会分泌相关细胞因子（cytokine）和趋化因子（chemokine），招募粒细胞（主要为中性粒细胞）和巨噬细胞（macrophage）迁移到病灶部位，对入侵异物进行吞噬和降解。如果入侵异物无法被机体固有免疫反应清除，机体会产生获得性或特异性免疫应答（acquired or specific immune response），该过程会激活多种白细胞即淋巴细胞。淋巴细胞通过产生抗体中和异物，以试图清除外来异物或病原体。

细菌可以黏附到任何材料表面，当植入材料被细菌黏附且形成生物膜后，机体会发生感染（infection）。当感染发生时，病原菌分泌毒力因子刺激和激活固有性免疫系统和获得性免疫系统。值得注意的是，固有性免疫反应在机体非感染情况下也会发生，一般生物材料植入被视为异物，异物入侵便会引发机体发生固有性免疫反应。固有性免疫和获得性免疫反应是高度交错的，通常使用相同的信号分子。

轻微的异物反应对植入材料和周围机体的整合具有积极意义；过度炎症反应则使机体对炎症反应失控，导致各种并发症（如脓毒症）的产生，严重时可危及患者生命。因此，了解和揭示植入材料的理化性能如何影响和改变植入体内后对宿主细胞的反应，该材料引起免疫反应的剧烈程度，以及是否可能会导致感染和慢性炎症等都是在设计生物材料时需要关注的基本问题。

（1）材料应力遮挡和摩擦对机体免疫应答的影响：不同弹性模量成分并联承担载荷时，较高弹性模量成分承担较多载荷，对低弹性模量成分起到应力、应变遮挡作用，该现象在骨组织修复和牙科修复材料中较为常见。骨板/骨钉的刚度远大于骨组织的刚度，使得骨组织长期处于应力较低水平，在两者交界处产生应力集中，超过其生理范围，引起机械破坏，导致骨板/骨钉对周围骨组织的磨损，磨损骨颗粒会招募更多的中性粒细胞和巨噬细胞聚集到损伤部位，许多干扰吞噬过程的事件都会发生。在高炎性环境下，众多通路和酶类均参与了骨坏死的发生发展[124, 125]，最终通过引起骨细胞和成骨细胞凋亡而导致骨坏死的发生发展。在该过程中，生物力学因素在骨坏死发展过程中起重要作用，而骨坏死又与植入部分长期的免疫反应密不可分。人工关节修复替代材料在关节长期活动摩擦中，造成关节替代材料之间的摩擦，磨损颗粒碎屑释放到周围组织中，如果被吞噬的生物材料颗粒能抑制降解，就能在巨噬细胞中保持螯合状态，直到细胞死亡或裂解而被重新释放到环境中。如果这些可消化颗粒较小，该过程将长时间被重复，吞噬细胞（主要为中性粒细胞和巨噬细胞）就会被募集到该区域试图消除颗粒，该过程涉及淋巴细胞和巨噬细胞的持续激活和扩增，分泌大量细胞因子，导致全身性炎症反应，严重时会产生细胞因子风暴。

（2）材料刚度对机体免疫应答的影响：生物材料和假体装置可能会受到磷酸钙或其他含钙化合物沉积的影响，这一过程称为钙化或矿化。多数情况下，钙矿物盐在骨和牙齿中的沉积是一个普遍的过程（生理矿化）。一些植入生物材料的钙化是有益的，如矫形和牙齿中的骨诱导材料。然而，非骨组织和其他医用器件中的钙化则是对人体不利的，如心脏瓣膜、丰乳植入物、尿道假体等。病理性钙化/矿化的沉积会妨碍其功能。以硅胶乳房填充物为例，多使用硅凝胶或水凝胶作为填充物，植入物产生的囊状钙化是硅胶乳房假体植入失败的主要原因。假体作为异物，植入体内会形成纤维包囊，Schoen 等[126]认为纤维包囊的厚度与钙化密切相关，而较硬基底材料形成的纤维包囊相较于较软基底材料形成的厚度更厚，当其厚度超过几百微米时，假体表面发生钙化。可能原因为纤维包囊的扩散孔道的限制导致细胞无营养供给而死亡，坏死细胞和亚细胞成分将成为钙结晶的最初成核部位。此外，假体材料与周围组织的摩擦也会加重异物反应，其机制类似于关节假体材料的磨损，从而导致后果严重的免疫系统激活，使假体植入失败。

（3）材料刚度对巨噬细胞表型极化的影响：巨噬细胞是生物材料植入后诱发的炎症反应及组织修复的主要免疫细胞。巨噬细胞作为固有免疫的重要组成部分，在许多组织中有重要作用，如趋化性运动、吞噬、分泌细胞因子和抗原呈递等功能。因此，巨噬细胞对固有性及获得性免疫反应间的相互作用是必需的。炎症状态下，大量巨噬细胞在炎症部位迅速聚集。无机材料、高分子有机材料、复合材料等生物材料常用作修复或替代损伤的组织和器官。如上所述，所有生物材料在植入体内后均会引起机体一系列反应，包括炎症、过敏、感染、致癌等多种全身性毒副反应。巨噬细胞在材料植入后引发的炎症反应和调控组织再生方面发挥重要作用，直接影响材料的植入是否成功。目前已知影响巨噬细胞极化的材料特性包括生物材料的物理特性（力学性能、拓扑结构、形状、尺寸等）和化学特性（疏水性能、表面电荷、分子量、组分等）（图 9.21）。

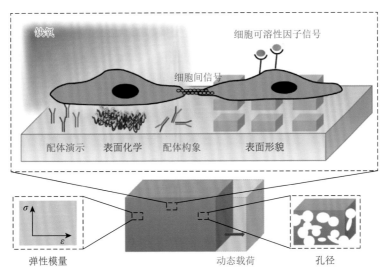

图 9.21　生物材料物理特性和化学特性影响巨噬细胞极化[127]

巨噬细胞具有高度可塑性，在内环境变化或外界介质作用下可分化为促炎症进展的 M1 型巨噬细胞或抑制炎症的 M2 型巨噬细胞。巨噬细胞功能极化对机体抗病原菌感染及损伤修复的质量和效率具有重要作用。当机体遇到细胞内病原微生物感染时，巨噬细胞会表现出经典型极化（M1），并表达相应的促炎因子 TNF-α、IL-12 及 iNOS 来清除病原微生物。M1 型巨噬细胞主要分泌白细胞介素（interleukin）IL-1β、IL-6、肿瘤坏死因子-α（tumor necrosis factor-α，TNF-α）等炎性因子，增加诱导型一氧化氮合酶（inducible nitric oxide synthase，iNOS）表达，促进精氨酸向一氧化氮（nitric oxide，NO）和活性氧簇（reactive oxygen species，ROS）代谢转换，从而促进急性炎症反应。此外，M1 型巨噬细胞具有非常强的吞噬作用，能够抵御大分子异物的攻击。M2 型巨噬细胞具有抑制急性炎症、促进组织修复与纤维化等作用，同时还能产生细胞外基质成分和血管生成因子，如 IL-10、转化生长因子-β（transforming growth factor-β，TGF-β）、血管内皮生长因子（vascular endothelial growth factor，VEGF）等。其中，IL-10 通过抑制 T 细胞活化、TLR 信号转导、IFN-γ 信号转导和刺激 E3 连接酶表达等机制抑制免疫应答和炎性反应[128, 129]。

异物巨细胞（foreign body giant cell，FBGC）属于巨噬细胞的另一种亚型，它不属于 M1/M2 型分类。异物巨细胞常见于异物材料表面，具有几十个随机分散的特征性细胞核，主要针对不易降解和不易吸收的大分子材料的免疫应答。因此，生物材料的植入往往伴随异物巨细胞的行程。FBGC 形成主要是由于巨噬细胞无法吞噬和降解尺寸过大的异物而造成的细胞融合。因此，形成 FBGC 首要条件是未融合的巨噬细胞在异物材料表面黏附，该黏附过程由 α-integrins，β1-integrins、β2-integrins、CD44 和 RGD 等黏附受体介导。目前尚未完全明确 FBGC 的起源。研究表明，FBGC 通过分泌 ROS 对与其直接接触的生物材料进行降解[130]。研究人员认为，FBGC 可能源于 M1 型巨噬细胞，在 IL-4 作用下发生细胞融合，显示出 M2 型，利于损伤组织的修复和重建，但仍保持 M1 型具有的促炎症作用和氧化活性。

已知可溶性生化因子（biochemical factor）和代谢因子（metabolic factor）是促进巨噬细胞极化的主要驱动因素[131]。此外，组织常驻型巨噬细胞的极化还受到细胞外基质刚度、结构和邻近细胞的主要物理刺激和空间限制[132]。近年来探讨生物植入材料对巨噬细胞表型极化的影响已成为开发新型生物材料的重要评价指标。本部分重点介绍材料的力学性能如何调控巨噬细胞的极化，从而参与免疫调节。

材料力学性能影响免疫反应命运：通过调节生物材料微环境调控巨噬细胞极化方向，增强组织重塑和再生，是设计生物材料的关键和热点。生物材料的物理性能（physical properties）和生化性能（biochemical properties）植入体内均会影响免疫细胞的应答和命运，从而影响组织重建及再生。随着组织工程和再生医学的发展，研究人员通过在生物材料植入部位控释生物活性分子或通过物理化学手段修饰，不断设计研发新型材料，模拟出细胞外基质环境和细胞黏附表面，从细胞招募、增殖和分化等过程调节巨噬细胞表型，控制材料与细胞的相互作用，最大限度减少组织损伤，更好地促进组织再生修复。巨噬细胞对生物材料植入的影响及其在组织再生修复中发挥的重要作用已引起广泛关注。

基底刚度对巨噬细胞功能影响的研究最早通过制备软硬度不同的聚丙烯酰胺，将该颗粒与小鼠骨髓来源的巨噬细胞颗粒共培养，得到了结果。研究人员发现，相对较软颗粒，巨噬细胞通过 Rac-1 途径优先吞噬较硬的聚丙烯酰胺颗粒[133]。随后，巨噬细胞对基底材料的机械敏感性被 Patel 等进一步证实[134]。巨噬细胞自身的弹性模量，很大程度上取决于肌动蛋白的聚合反应程度和 RhoGTPase（三磷酸鸟苷结合蛋白酶，在细胞骨架重组调控方面起重要作用），而巨噬细胞自身弹性和骨架重建与其接触的基底材料的刚度有很大关系。小鼠来源的巨噬细胞在 150kPa 聚丙烯酰胺基底上始终表达有序的肌动蛋白纤维和丝状突起；当细胞被 RhoGTPase 蛋白酶抑制剂处理后，巨噬细胞缺少有组织的肌动蛋白纤维，与在较软（1.2kPa）基底材料上培养的细胞类似[134]。此外，研究还证明了在较硬基底生长的巨噬细胞的弹性和吞噬能力显著高于较软基底生长的细胞，表明基底弹性可通过调节肌动蛋白聚合来调节巨噬细胞自身弹性和吞噬作用。另外，在软基底培养的细胞中添加 LPS/干扰素-γ（IFN-γ）观察到细胞的铺展面积增大，表明极化信号可能对细胞形状的影响更大。其他团队对该现象也有过类似报道[135, 136]。

Blakney 等报道了随着 3D 聚乙二醇-RGD 水凝胶模量的增大（130kPa、240kPa、840kPa），FBR（异物反应）和纤维囊的厚度也同时增加（约 30μm 130kPa，208μm 840kPa），表明水凝胶的软硬度可促进巨噬细胞的极化，水凝胶弹性模量越大，巨噬细胞 M2 分型越多。体外实验表明，使用相同水凝胶，随其硬度增大，促炎因子（IL-1β、IL-6、TNF-α）和抗炎因子（IL-10）会同时增多[137]。根据以上研究结果，推测较软凝胶材料可能会减少炎症反应。

值得注意的是，影响免疫细胞特别是巨噬细胞功能和极化分型因素中，植入材料力学性能只占众多影响因素的很小一部分。免疫细胞对生物材料的响应是与材料的表面化学性质、力学性能、拓扑结构、形状等诸多因素相互作用的共同结果，有时并非单一因素的影响。至于材料的哪种性能占主要作用，还需研究者在宿主体内进行更加系统全面的定量研究。

材料力学性能对微生物菌落黏附的影响：生物材料表面的微生物污染是引起医疗器械相关感染的最重要诱因，是造成患者安全隐患和材料功能失效的最重要原因。与医疗器械相关的感染性疾病对单独使用抗生素治疗具有显著抵抗性，大多数情况下，医疗器械引起的感染性疾病需要进行二次手术去除生物材料，这显著增加了患者发病率和死亡风险，同时也增加了医疗成本。医疗器械相关感染通常会导致威胁生命的并发症产生，包括菌血症、与导管相关的血液和尿路感染，以及与呼吸机相关的肺炎。细菌黏附到生物材料表面是导致生物膜形成的首要条件。因此，了解细菌与材料表面的分子及物理相互作用对设计抗细菌黏附的材料至关重要。

细菌生物膜（bacterial biofilm，BF）是细菌黏附于所接触的材料表面，细菌通过分泌多糖基质、纤维蛋白、脂质蛋白等，将其自身包裹其中形成的大量细菌聚集膜样物，这种结构可以保护细胞免受外界影响。细菌生物膜是细菌为适应自然环境有利于生存的一种生命现象。细菌几乎在所有表面都可以形成生物被膜。与游离细菌相比，细菌生物膜对抗生素和宿主免疫系统的高度耐受性，会导致严重的慢性感染。据报道，在对抗细菌生物膜感染中所使用的抗生素是对抗游离细菌的 10 倍，导致细菌耐药性的发展和广泛传播。当微生物污染术中使用的手术缝合线或植介入医疗器械表面（尿路感染导管等），形成的生物膜严重威胁患者的生命安全，同时损害植入材料的理化功能。据统计，每年有数千人死于相关的手术感染和尿路感染。

因此，对抗细菌生物膜是一项十分有挑战性的世界难题。研究表明，生物膜形成受到已知基质材料许多特性的影响，包括表面化学性质、材料疏水性、粗糙度、形貌和电荷等。本书不对材料修饰如电荷、亲疏水阻止微生物黏附做进一步介绍。近年来，研究人员认为材料刚度（stiffness）包括各种聚合物和水凝胶的软硬度，会影响微生物对材料的黏附和生物膜的发生发展。本部分主要介绍材料刚度对细菌黏附的影响。

生物膜的形成是一个动态过程，包括初始附着（initial attachment）、小菌落形成（micro-colony formation）、成熟（maturation）和脱离（detachment）（图 9.22）。在这些步骤中，初始附着在生物膜形成中起重要作用，并受已知许多因素的影响，如表面化学性质、刚度、疏水性、粗糙度、形貌和电荷。在所有这些影响因素中，材料刚度对生物膜的生成和发展研究最少，与对真核细胞有据可查的影响相比（材料刚度影响真核细胞形状、黏附、增殖和迁移），很少有研究系统探究基质刚度对细菌黏附的影响，而大多数研究集中在材料的表面化学性质、粗糙度、电荷、亲疏水性和拓扑结构对细菌黏附的影响。Bakker 等[137]根据除烃海杆菌（*Marinobacter hydrocarbon-noclasticus*）在不同模量的材料表面的黏附差异结果，首次推断材料刚度可能对细菌黏附和生物膜形成有影响。该实验所观察到的现象是，除烃海杆菌在杨氏模量为 2.2GPa 的玻璃表面比在氟化物涂敷的杨氏模量为 1.5GPa 的玻璃表面黏附数量更多。虽然前期材料表面成分的差异性导致该结果缺乏可靠翔实的证据，但该结果的猜测推动了材料力学性能影响细菌黏附和生物膜形成的后续研究。Lichter 等[138]以聚电解质多层薄膜（聚丙烯胺盐酸盐和聚丙烯酸通过层层自组装技术形成）为材料基底模型，发现材料在杨氏模量为 0.8MPa 至 80MPa 范围内，表皮葡萄球菌（*S. epidermidis*）黏附力与材料的刚度呈正相关，且与材料表面粗糙度和电荷密度无关。另外，除黏附力外，还发现大肠杆菌（*E. coli*）和乳酸乳球菌（*Lactococcus lactis*）在较软的聚电解质多层薄膜（杨氏模量为 30kPa）比在相对较硬（杨氏模量为 150kPa）的聚电解质多层薄膜上生长更快[139]。Guegan 等[140]也报道了琼脂水凝胶在杨氏模量为 6.6～110kPa 范围内促进假单胞杆菌（*Pseudoalteromonas* sp.）生物膜的形成。除细菌黏附外，一些研究也报道了在较软琼脂（6.6kPa）表面形成的菌落数比在较硬表面（110kPa）形成的菌落数更多，外膜蛋白的分泌也随表面刚度的增加而增加[140]。

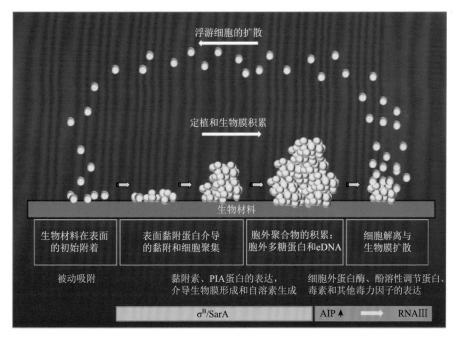

图 9.22　细菌生物膜形成过程[138]

近来，Ren 等[141]以大肠杆菌（*Escherichia coli* RP437）和铜绿假单胞杆菌（*P. aeruginosa* PAO1）为模型细菌，系统分析了不同杨氏模量（Young's modulus）的基底材料 PDMS（0.1～2.6MPa，通过材料交联程度可调控）对细菌的黏附以及黏附细菌对抗生素敏感度的影响。选择该范围的杨氏模量是因为相似的模量广泛应用于医用材料（如隐形眼镜）中。研究表明，黏附在较硬基底（5∶1，单体∶固化剂）的大肠杆菌的尺寸远远小于黏附在较软的基底材料的细菌（40∶1 PDMS），且黏附的细菌数量也相对较少（图 9.23）。黏附在较硬 PDMS 上的模型细菌对抗生素

（奥氟沙星、氨苄西林、妥布霉素）敏感度低于较软 PDMS（40：1）的细菌。铜绿假单胞杆菌（PAO1）与大肠杆菌类似，同样在杨氏模量较低的 PDMS 表面黏附效果较好，黏附细菌数量远远大于较硬基底膜上的细菌黏附数量。这些结果均表明，基底表面软硬度是影响生物膜中细胞黏附、生长和耐受性的重要因素之一。

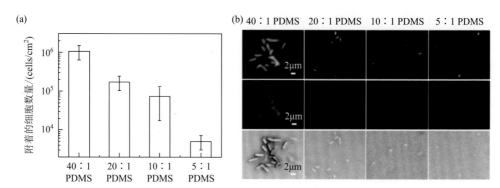

**图 9.23　PDMS 对大肠杆菌 RP437 细胞黏附的影响[141]**

（a）黏附的大肠杆菌 RP437 细胞数，大肠杆菌细胞的黏附数量与基底软硬度呈负相关；（b）PDMS 对黏附的大肠杆菌 RP437 细胞活性和大小影响，细胞接种密度为 $4 \times 10^7$ cells/mL

　　此外，Schiffman 等[142]通过在玻璃基底制备不同厚度的 PEG 水凝胶涂层（分别为 15μm、40μm、150μm），调控基底杨氏模量，即软态（20kPa，150μm）、中间态（300kPa，40μm）和硬态（1000kPa，15μm），评估两种模型细菌大肠杆菌和金黄色葡萄球菌（S. aureus）在不同 PEG 水凝胶上培养 24h 后的黏附情况，同时判断不同浓度（厚度）、不同模量水凝胶对细菌黏附程度的影响。实验结果表明，在最厚的 PEG 水凝胶（20kPa，150μm）上，随着水凝胶硬度增加，大肠杆菌和金黄色葡萄球菌黏附在水凝胶的菌落数量增加。当水凝胶厚度减小到 15μm 时，大肠杆菌和金黄色葡萄球菌的黏附力显著增强。由此可推断，细菌的黏附力随着水凝胶厚度的减小显著增强，与基底刚度在一定范围内呈正相关。尽管该文作者未阐述这种行为的完整机制，但提出薄-软和厚-软水凝胶的杨氏模量在统计学上是等效的，黏附在薄-软水凝胶上的细菌可以感受到坚硬的玻璃载玻片，从而导致细菌黏附力较强。该结果对优化抗污包装性能和水凝胶涂层提供了一定的借鉴意义。

　　综上所述，很多新型材料的研发都通过其对巨噬细胞的作用间接反映材料对组织再生修复的影响。可降解生物材料通常作为占位或支架材料被植入机体，允许宿主组织在一定空间范围内长入和填充，趋向于被 M1 型巨噬细胞或 FBGC 降解和吞噬。目前多数研究认为，M1 型巨噬细胞在植入早期可促进材料降解，M2 型巨噬细胞在植入晚期促进组织再生。生物材料周围持续的 M1 型应答可导致瘢痕过度形成，M2 型应答通过调节生物材料化学组成和包被物等有益于植入材料被宿主组织替代。但是值得注意的是，高水平 M2 型巨噬细胞虽然对组织修复有积极作用，缺乏吞噬的 M1 型巨噬细胞会导致材料降解过缓，延缓组织修复时间，可能增加慢性炎、感染或多度纤维化的风险。特别是在感染环境下，过度刺激巨噬细胞向 M2 分型，导致病原菌无法被吞噬细胞及时清除。因此植入可降解生物材料时，过度刺激巨噬细胞向 M2 分型并不可取。

对于非降解生物材料，其作用是发挥长期的力学支撑性能。所以，理想的非降解材料植入体内能够整合到宿主组织中而不被 M1 型巨噬细胞或 FBGC 降解。然而，非降解生物材料植入体内后会同时引起 M1 和 M2 型巨噬细胞的分泌且产生慢性炎症反应，形成过厚的纤维包囊。M1 型巨噬细胞分泌的促炎因子和氧化环境会导致植入材料的力学性能下降，这是非降解生物材料植入后常见并发症。因此如何设计材料，使其有效促进 M1 型到 M2 型的转换，保持 M2 型细胞优势，同时抑制 M1 型对材料的降解吞噬作用，是目前生物材料研究的难点和关键。

近年来提出的材料刚度会影响细菌的黏附和生物膜的形成的理论研究仍需要大量翔实数据证明，所有研究仅针对某一特定模量范围评估材料刚度对生物膜形成的影响，超出该模量范围，材料基质刚度与细菌黏附力关联性降低。另外，当工程化制备不同刚度组合的聚合物或水凝胶时，无法剔除掉其他混杂变量如黏度、孔隙率、疏水性对材料理化性能的影响。例如，制备弹性模量较大的聚丙烯酰胺水凝胶时，刚度大表明交联充分，意味着凝胶网络孔径率小，因此无法控制单一变量的改变，所以在探讨材料刚度对生物膜形成的影响时，应系统评估哪些变量因素对细菌黏附起主要作用。最后，细菌感染导致的局部修复材料力学性能的降低也是在组织修复中需要注意的问题。感染初期，先天性免疫细胞分泌的细胞因子和 ROS 以及细菌分泌的蛋白酶及毒力因子皆会对植入材料进行降解，使其功能失效。研究表明，一些做组织修复和替代手术使用的材料经细菌定植后，材料的力学性能明显下降。因此，外科医生在选择修复材料时，应了解在可能有细菌感染或炎症的情况下一些组织修复替代材料的力学性能影响，从而选择合适的材料。

## 9.5　细胞对材料力学性能的影响

上面介绍了材料的力学性能会在很大程度上影响细胞的行为，如黏附、铺展、增殖和分化等，反之亦然。目前对细胞行为对材料力学性能的影响的研究主要从以下两个角度考量：①细胞外基质的分泌活动；②细胞对材料产生的牵引力（traction force）。

### 9.5.1 细胞外基质的分泌影响材料的力学性能

细胞具有通过物理或者生物化学方法重建细胞周围微环境的能力，这对于正常组织的生长发育及受损组织的修复都具有重要作用。细胞与其周围基质之间的力学相互作用可以利于组织再生[143]。

已有研究表明，细胞分泌的细胞外基质可以影响并改变材料的力学性能。Williams 等发现在海藻酸钠支架中增加软骨细胞的密度可以增加细胞外基质的分泌及整个支架的力学性能[144]。Hu 和 Athanasiou 研究发现软骨细胞分泌的胶原和糖胺聚糖可以在细胞培养 8 周后导致琼脂糖支架的总模量提高 3 倍。但是他们发现细胞外基质的分泌对聚乳酸支架的模量影响并不大。这些研究表明，培养细胞后支架的力学性能除了与细胞外基质的分泌量有关，还与新形成的蛋白质与支架之间的相关作用有关[145]。此外，有研究发现细胞通过分泌细胞外基质形成的矿化可引起周围基底刚度的增加[146, 147]。

细胞分泌的基质金属蛋白酶（MMPs）因为会引起支架材料的降解也会影响并改变支架的力学性能。MMPs 在组织修复和重塑的过程中主要是对细胞外基质中的胶原及弹性蛋白起作用的蛋白酶。MMPs 包含胶原酶和明胶酶，如 MMP-1、MMP-2、MMP-8 和 MMP-9[148]。明胶酶，如 MMP-2 和 MMP-9 分别由成纤维细胞和中性粒细胞产生，可以降解胶原蛋白和弹性蛋白[149]。MMP-1 主要是由成纤维细胞产生，可以降解III型胶原蛋白，而 MMP-8 由中性粒细胞产生，可以降解Ⅰ型胶原蛋白。MMPs 的分泌在成纤维细胞中比较常见，并且 MMPs 在细胞移位中起着重要作用[150]。已有文献报道，胶原水凝胶中包埋的成纤维细胞可以释放MMPs，从而引起胶原和其他蛋白质的降解[151]。因此，生物材料对酶的降解作用应具有一定的抵抗能力，因为这些材料作用的伤口修复部位酶的含量往往较高，如炎症细胞和中性粒细胞产生的 MMPs。材料的降解动力学取决于支架上细胞的类型和活性，材料支架的类型和交联度。理想情况下，材料的降解速率应该是和新生组织的形成速率相当，以保证支架材料的力学性能不会降低太多[146]。因此，生物材料在组织修复过程中应在降解，促进细胞黏附，新组织形成和血管化之间达到一种平衡[152, 153]。

### 9.5.2 细胞对材料产生的牵引力

细胞接种于二维或三维材料上会产生牵引力，通过影响材料的物理性能如面积、孔隙度间接影响材料的力学性能，或直接影响材料的力学性能，如使材料产生裂纹等。Bell 等发现将人的皮肤成纤维细胞种植于由胶原组成的凝胶块中，9 天之后凝胶块的直径下降了 85%[154]。其后这种细胞与材料相互作用导致材料尺度缩减的现象在其他材料上也被证实，如骨骼肌细胞接种在聚乳酸-羟基乙酸共聚物（poly-lactic *co* glycolic acid，PLGA）材料上，1 天之后其面积减小了 59%，并且细胞产生的牵引力大到足够将 PLGA 膜撕裂[155]（图 9.24）。此外，细胞在材料上产生的牵引力的大小取决于细胞种类、接种的细胞数量和所用材料的类别。例如，接种密度为 $6\times10^6$ 个/cm$^2$ 的皮肤成纤维细胞在胶原凝胶上产生的牵引力要大于密度为 $3\times10^6$ 个/cm$^2$ 的[156]；改变真皮成纤维细胞的接种数量，在胶原-糖胺聚糖（glycosaminoglycan，GAG）海绵材料上会产生不同的牵引力-时间谱[157]；同样在胶原凝胶材料上，鸡胚成纤维细胞的牵引力随时间变化的行为区别于真皮成纤维细胞的[158]。

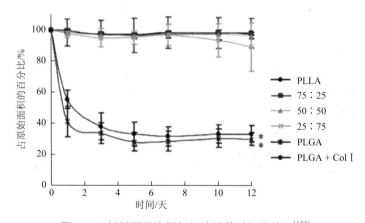

**图 9.24　材料面积降低与细胞培养时间的关系**[155]

PLLA 表示聚左旋乳酸；Col I 表示 I 型胶原

　　细胞产生的牵引力影响材料的表面积、孔隙度等物理特征，使材料发生重构，进而影响其力学性能。这种材料力学性能的改变反过来又会影响细胞随后的行为[159]。所以，理解和量化这种牵引力对于组织工程中选择合适的生物材料、恰当的细胞类型-材料特性的匹配具有重要的指导意义。目前测量细胞牵引力的研究工作主要根据细胞和材料的作用分为二维和三维两个方面[160-165]。二维方面的研究方法主要有细胞牵引力显微术（cell traction force microscopy，CTFM）和微型阵列方法。前者的基本原理是将细胞接种在涂覆了荧光珠的柔性凝胶状材料上，细胞产生的牵引力作用于材料，使得荧光珠的位移发生变化。所以通过测量荧光珠的位移，间接推断牵引力的大小[160, 161]。后者是用 PDMS 设计出一系列柔性柱子，形成微型阵列并在这些柱子的顶端涂覆 ECM 蛋白质，以便与细胞形成连接。这些 PDMS 柱子像微型弹簧一样，细胞产生的牵引力会使它们的位置发生偏移，测量这些偏移就可间接推断牵引力的大小[162]。对于三维方面的测量技术，不同的研究者使用的方法不同。Delvoye 等率先建立了三维情况下群体细胞在胶原块上产生的牵引力[156]。该方法是在胶原块内放置一个微小的测量装置，该装置直接和应变仪相连，记录一定的时间就可获取时间-应变曲线。Kolodney 等拓展了上述方法，其利用电容敏感的传感器测量材料产生的微小变化[158]。Eastwood 等建立了一种培养力监控仪（culture force monitor，CFM），利用高灵敏度的传感器测量小至 $10^{-6}$m 的位移和 0.1nN 的力[163-165]。

除了以上两方面的研究，也有文献报道细胞产生的特殊形态会影响基质材料的力学特性[166]。Juliar 等发现将人脐静脉内皮细胞（human umbilical vein endothelial cells，HUVECs）和人真皮成纤维细胞共培养于聚乙二醇-乙烯砜基底材料上，会导致 HUVECs 形成管状结构。这种管状结构会加强聚乙二醇-乙烯砜材料的硬度。

总观目前的研究，在细胞接种或植入前评价材料的力学性能已是一种常态。但对材料力学性能的评价也应该全面考虑细胞分泌的各类酶对材料的降解和细胞外基质在材料中沉积对材料力学性能的影响，以及材料是否能抵抗细胞牵引力产生的断裂（crack）、缩减（shrinkage）和降解（degradation）等，而不仅仅是关注细胞接种前材料的力学性能。

## 参考文献

[1]   Friedl P，Alexander S. Cancer invasion and the microenvironment：Plasticity and reciprocity. Cell，2011，147：992-1009.

[2]   Geiger B，Spatz J P，Bershadsky A D. Environmental sensing through focal adhesions. Nature Reviews Molecular Cell Biology，2009，10（1）：21-33.

[3]   Harris A K，Wild P，Stopak D. Silicone rubber substrata：A new wrinkle in the study of cell locomotion. Science，1980，208（4440）：177-179.

[4]   Pelham R J，Wang Y. Cell locomotion and focal adhesions are regulated by substrate flexibility. Proceedings of the National Academy of Sciences of the United States of the America，1997，94（25）：13661-13665.

[5]   Shellard A，Mayor R. All roads lead to directional cell migration. Trends in Cell Biology，2020，30（11）：852-868.

[6]   Harada T，Swift J，Irianto J，et al. Nuclear lamin stiffness is a barrier to 3D migration，but softness can limit survival. Jounal of Cell Biology，2014，204（5）：669-682.

[7]   Tweedy L，Susanto O，Insall R H. Self-generated chemotactic gradients-cells steering themselves. Current Opinion Cell Biology，2016，42：46-51.

[8]   Tweedy L，Thomason P A，Paschke P I，et al. Seeing around corners：Cells solve mazes and respond at a distance using attractant breakdown. Science，2020，369（6507）：eaay 9792.

[9]   Engler A J，Sen S，Sweeney H L，et al. Matrix elasticity directs stem cell lineage specification. Cell，2006，126（4）：677-689.

[10]  Caliari S R，Vega S L，Kwon M，et al. Dimensionality and spreading influence MSC YAP/TAZ signaling in

hydrogel environments. Biomaterials，2016，103：314-323.

[11] Yamada K M，Sixt M. Mechanisms of 3D cell migration. Nature Reviews Molecular Cell Biology, 2019, 20（12）：738-752.

[12] DeLong S A，Moon J J，West J L. Covalently immobilized gradients of bFGF on hydrogel scaffolds for directed cell migration.Biomaterials，2005，26 （16）：3227-3234.

[13] Ansorge M，Rastig N，Steinborn R，et al. Short-range cytokine gradients to mimic paracrine cell interactions *in vitro*. Control Release，2016，224：59-68.

[14] Harvey L，Berk A，Kaiser C A，et al. Molecular Cell Biology. 8th ed. Hoboken：W. H. Freeman and Company，2016.

[15] McMurray R J，Dalby M J，Tsimbouri P M. Using biomaterials to study stem cell mechano-transduction，growth and differentiation. Tissue Engineering and Regenerative Medicine，2015，9 （5）：528-539.

[16] Pajerowski J D，Dahl K N，Zhong F L，et al. Physical plasticity of the nucleus in stem cell differentiation. Proceedings of the National Academy of Sciences of the United States of America，2007，104（40）：15619-15624.

[17] Olson E N，Nordheim A. Linking actin dynamics and gene transcription to drive cellular motile functions. Nature Reviews Molecular Cell Biology，2010，11 （5）：353-365.

[18] Versaevel M，Grevesse T，Gabriele S. Spatial coordination between cell and nuclear shape within micropatterned endothelial cells. Nature Communications，2012，3 （2）：671.

[19] Jain N，Iyer K V，Kumar A，et al. Cell geometric constraints induce modular gene-expression patterns via redistribution of HDAC3 regulated by actomyosin contractility. Proceedings of the National Academy of Sciences of the United States of America，2013，110 （28）：11349-11354.

[20] Thorpe S D，Lee D A. Dynamic regulation of nuclear architecture and mechanics：A rheostatic role for the nucleus in tailoring cellular mechanosensitivity. Nucleus，2017，8 （3）：287-300.

[21] Yoo J，Noh M，Kim H，et al. Nanogrooved substrate promotes direct lineage reprogramming of fibroblasts to functional induced dopaminergic neurons. Biomaterials，2015，45：36-45.

[22] Wozniak M A，Chen C S. Mechanotransduction in development：A growing role for contractility. Nature Reviews Molecular Cell Biology，2009，10：34-43.

[23] Li L，Eyckmans J，Chen C S. Designer biomaterials for mechanobiology. Nature Materials，2017，16（12）：1164.

[24] Bencherif S A，Sands R W，Bhatta D，et al. Injectable preformed scaffolds with shape-memory properties. Proceedings of the National Academy of Sciences of the United States of America，2012，109（48）：19590-19595.

[25] Guvendiren M，Lu H D，Burdick J A. Shear-thinning hydrogels for biomedical applications. Soft Matter，2012，8 （2）：260-272.

[26] Niinomi M，Nakai M. Titanium-based biomaterials for preventing stress shielding between implant devices and bone. International Journal of Biomaterials，2011，2011：1-10.

[27] Wang Y D，Ameer G A，Sheppard B J，et al. A tough biodegradable elastomer. Nature Biotechnology，2002，20 （6）：602-606.

[28] Huebsch N，Arany P R，Mao A S，et al. Harnessing traction-mediated manipulation of the cell/matrix interface to control stem-cell fate. Nature Materials，2010，9 （6）：518-526.

[29] Rao R R，Peterson A W，Ceccarelli J，et al. Matrix composition regulates three-dimensional network formation by endothelial cells and mesenchymal stem cells in collagen/fibrin materials. Angiogenesis，2012，15 （2）：253-264.

[30] Tong M H，Huang N，Ngan A H W，et al. Preferential sensing and response to microenvironment stiffness of human dermal fibroblast cultured on protein micropatterns fabricated by 3D multiphoton . Science Letter，2017，7：

12402.

[31] Trichet L, Le D J, Hawkins R J, et al. Evidence of a large-scale mechanosensing mechanism for cellular adaptation to substrate stiffness. Proceedings of the National Academy of Sciences of the United States of America, 2012, 109 (18): 6933-6938.

[32] Flanagan L A, Ju Y E, Marg B, et al. Neurite branching on deformable substrates. Neuroreport, 2002, 13 (18): 2411-2415.

[33] Sun J Y, Zhao X H, Illeperuma W R K, et al. Highly stretchable and tough hydrogels. Nature, 2012, 489 (7414): 133-136.

[34] Kim J, Feng J C, Jones Christopher A R, et al. Stress-induced plasticity of dynamic collagen networks. Nature Communications, 2017, 8 (1): 842.

[35] Chaudhuri O, Cooper W J, Janmey P A, et al. Effects of extracellular matrix viscoelasticity on cellular behaviour. Nature, 2020, 584 (7822): 535-546.

[36] Anh T N, Sharvari R S, Evelyn K F Y. From nano to micro: Topographical scale and its impact on cell adhesion, morphology and contact guidance. Journal of Physics: Condensed Matter, 2016, 28 (18): 183001.

[37] 王文旭, 钟冬火, 林雨, 等. 基底拓扑结构对细胞生物学行为的影响. 生命科学仪器, 2017, 15 (3): 8-18.

[38] Mordechai R. Projection optical lithography. Materials Today, 2005, 8 (2): 18-24.

[39] Martínez E, Engel E, Planell J A, et al. Effects of artificial micro-and nano-structured surfaces on cell behaviour. Annals of Anatomy, 2008, 191 (1): 126-135.

[40] Mehdi N, Faramarz E, Sam M, et al. Engineering microscale topographies to control the cell-substrate interface. Biomaterials, 2012, 33 (21): 5230-5246.

[41] Tony M D, Guillaume V, Rodrigo R J, et al. Complementary effects of two growth factors in multifunctionalized silk nanofibers for nerve reconstruction. PLOS ONE, 2017, 9 (10): e109770.

[42] Kazuya M, Katsunori O, Tetsuya K, et al. Peripheral nerve regeneration across an 80-mm gap bridged by a polyglycolic acid (PGA)-collagen tube filled with laminin-coated collagen fibers: A histological and electrophysiological evaluation of regenerated nerves. Brain Research, 2000, 868 (2): 315-328.

[43] Kharkar P M, Kiick K L, Kloxin A M. Designing degradable hydrogels for orthogonal control of cell microenvironments. Chemical Society Reviews, 2013, 42 (17): 7335-7372.

[44] Chelsea M K, Kristi S A. Hydrogels in healthcare: From static to dynamic material microenvironments. Acta Materialia, 2013, 61 (3): 931-944.

[45] Shao Y, Fu P. Integrated micro/nanoengineered functional biomaterials for cell mechanics and mechanobiology: A materials perspective. Advanced Materials, 2014, 26 (10): 1494-1533.

[46] Engelmayr G C, Cheng M Y, Bettinger C J, et al. Accordion-like honeycombs for tissue engineering of cardiac anisotropy. Nature Materials, 2008, 7 (12): 1003-1010.

[47] Wu Y B, Wang L, Guo B L, et al. Interwoven aligned conductive nanofiber yarn/hydrogel composite scaffolds for engineered 3D cardiac anisotropy. ACS Nano, 2017, 11 (6): 5646-5659.

[48] Shi P J, The T K H, Toh S L, et al. Variation of the effect of calcium phosphate enhancement of implanted silk fibroin ligament bone integration. Biomaterials, 2013, 34 (24): 5947-5957.

[49] Sun W, Liu W Y, Wu Z Y, et al. Chemical surface modification of polymeric biomaterials for biomedical applications. Macromolecular Rapid Communications, 2020, 41: 1900430.

[50] Lou J Z, Stowers R, Nam S, et al. Stress relaxing hyaluronic acid-collagen hydrogels promote cell spreading, fiber remodeling, and focal adhesion formation in 3D cell culture. Biomaterials, 2018, 154: 213-222.

[51] Javier R A，Samad A，Mehdi E，et al. Dielectrophoretically aligned carbon nanotubes to control electrical and mechanical properties of hydrogels to fabricate contractile muscle myofibers. Advanced Materials，2013，25（29）：4028-4034.

[52] Bhowmick S，Koul V. Assessment of PVA/silver nanocomposite hydrogel patch as antimicrobial dressing scaffold：Synthesis，characterization and biological evaluation. Materials Science and Engineering C：Materials for Biological Applications，2016，59：109-119.

[53] Rosales A M，Rodell C B，Chen M H，et al. Reversible control of network properties in azobenzene-containing hyaluronic acid-based hydrogels. Bioconjugate Chemistry，2018，29（4）：905-913.

[54] Fu S L，Dong H，Deng X，et al. Injectable hyaluronic acid/poly（ethylene glycol）hydrogels crosslinked via strain-promoted azide-alkyne cycloaddition click reaction. Carbohydrate Polymers，2017，169：332-340.

[55] McKinnon D D，Domaille D W，Cha J N，et al. Biophysically defined and cytocompatible covalently adaptable networks as viscoelastic 3D cell culture systems. Advanced Materials，2014，26（6）：865-872.

[56] Feng Q，Wei K C，Lin S，et al. Mechanically resilient，injectable，and bioadhesive supramolecular gelatin hydrogels crosslinked by weak host-guest interactions assist cell infiltration and *in situ* tissue regeneration. Biomaterials，2016，101：217-228.

[57] Rodell C B，Kaminski A L，Burdick J A. Rational design of network properties in guest-host assembled and shear-thinning hyaluronic acid hydrogels. Biomacromolecules，2013，14（11）：4125-4134.

[58] Chaudhuri O，Gu L，Klumpers D，et al. Hydrogels with tunable stress relaxation regulate stem cell fate and activity. Nature Materials，2016，15（3）：326-334.

[59] Tan H P，Ramirez C M，Miljkovic N，et al. Thermosensitive injectable hyaluronic acid hydrogel for adipose tissue engineering. Biomaterials，2009，30（36）：6844-6853.

[60] Wang H，Zhou L，Liao J W，et al. Cell-laden photocrosslinked GelMA-DexMA copolymer hydrogels with tunable mechanical properties for tissue engineering. Journal of Materials Science：Materials in Medicine，2014，25（9）：2173-2183.

[61] Mishra J K，Chang Y W，Lee B C. Mechanical properties and heat shrinkability of electron beam crosslinked polyethylene-octene copolymer. Radiation Physics and Chemistry，2008，77（5）：675-679.

[62] D'Angelo M，Benedetti E，Tupone M G，et al. The role of stiffness in cell reprogramming：A potential role for biomaterials in inducing tissue regeneration. Cells，2019，8（9）：25.

[63] Elosegui-Artola A，Oria R，Chen Y F，et al. Mechanical regulation of a molecular clutch defines force transmission and transduction in response to matrix rigidity. Nature Cell Biology，2016，18（5）：540.

[64] Pelham R J，Wang Y. Cell locomotion and focal adhesions are regulated by substrate flexibility. Proceedings of the National Academy of Sciences of the United States of America，1997，94（25）：13661-13665.

[65] Iskratsch T，Wolfenson H，Sheetz M P. Appreciating force and shape-the rise of mechano-transduction in cell biology. Nature Reviews Molecular Cell Biology，2014，15（12）：825-833.

[66] Dupont S，Morsut L，Aragona M，et al. Role of YAP/TAZ in mechanotransduction. Nature，2011，474（7350）：179-212.

[67] Zhao B，Li L，Wang L，et al. Cell detachment activates the Hippo pathway via cytoskeleton reorganization to induce anoikis. Genes and Development，2012，26（1）：54-68.

[68] Crisp M，Liu Q，Roux K，et al. Coupling of the nucleus and cytoplasm：Role of the LINC complex. Journal of Cell Biology，2006，172（1）：41-53.

[69] Ghassemi S，Meacci G，Liu S M，et al. Cells test substrate rigidity by local contractions on submicrometer pillars.

Proceedings of the National Academy of Sciences of the United States of America, 2012, 109 (14): 5328-5333.

[70] Zhao X B, Chen Y P, Tan M, et al. Extracellular matrix stiffness regulates DNA methylatioan by PKC α-dependent nuclear transport of DNMT3L. Advanced Healthcare Materials, 2021, 10 (16): 12.

[71] Huang S, Chen C S, Ingber D E, et al. Control of cyclin D1, p27 (Kip1), and cell cycle progression in human capillary endothelial cells by cell shape and cytoskeletal tension. Mol Biol Cell, 1998, 9: 3179-3193.

[72] Mammoto A, Ingber D E. Cytoskeletal control of growth and cell fate switching. Current Opinion in Cell Biology, 2009, 21 (6): 864-870.

[73] Mih J D, Sharif A S, Liu F, et al. A multiwell platform for studying stiffness-dependent cell biology. PLOS ONE, 2011, 6 (5): 10.

[74] Solon J, Levental I, Sengupta K, et al. Fibroblast adaptation and stiffness matching to soft elastic substrates. Biophysical Journal, 2007, 93 (12): 4453-4461.

[75] Plotnikov S V, Pasapera A M, Sabass B, et al. Force fluctuations within focal adhesions mediate ECM-rigidity sensing to guide directed cell migration. Cell, 2012, 151 (7): 1513-1527.

[76] Chaudhuri O, Gu L, Darnell M, et al. Substrate stress relaxation regulates cell spreading. Nature Communications, 2015, 6 (1): 6365.

[77] Gong Z, Szczesny S E, Caliari S R, et al. Matching material and cellular timescales maximizes cell spreading on viscoelastic substrates. Proceedings of the National Academy of Sciences of the United States of America, 2018, 115 (12): E2686-E2695.

[78] Chan C E, Odde D J. Traction dynamics of filopodia on compliant substrates. Science, 2008, 322 (5908): 1687-1691.

[79] Li S, Bhatia S, Hu Y L, et al. Effects of morphological patterning on endothelial cell migration. Biorheology, 2001, 38 (2-3): 101-108.

[80] Tsai W B, Lin J H. Modulation of morphology and functions of human hepatoblastoma cells by nano-grooved substrata. Acta Biomaterialia, 2009, 5 (5): 1442-1454.

[81] Raghunathan V K, McKee C T, Tocce E J, et al. Nuclear and cellular alignment of primary corneal epithelial cells on topography. Journal of Biomedical Materials Research Part A, 2013, 101 (4): 1069-1079.

[82] Dalby M J, Hart A, Yarwood S J. The effect of the RACK1 signalling protein on the regulation of cell adhesion and cell contact guidance on nanometric grooves. Biomaterials, 2008, 29 (3): 282-289.

[83] Seo C H, Furukawa K, Suzuki Y, et al. A topographically optimized substrate with well-ordered lattice micropatterns for enhancing the osteogenic differentiation of murine mesenchymal stem cells. Macromolecular Bioscience, 2011, 11 (7): 938-945.

[84] Kim E J, Boehm C A, Mata A, et al. Post microtextures accelerate cell proliferation and osteogenesis. Acta Biomaterialia, 2010, 6 (1): 160-169.

[85] Nomura S, Kojima H, Ohyabu Y, et al. Nanopillar sheets as a new type of cell culture dish: Detailed study of hela cells cultured on nanopillar sheets. Journal of Artificial Organs, 2006, 9 (2): 90-96.

[86] Koo S, Muhammad R, Peh G S L, et al. Micro- and nanotopography with extracellular matrix coating modulate human corneal endothelial cell behavior. Acta Biomaterialia, 2014, 10 (5): 1975-1984.

[87] Tzvetkova-Chevolleau T, Stephanou A, Fuard D, et al. The motility of normal and cancer cells in response to the combined influence of the substrate rigidity and anisotropic microstructure. Biomaterials, 2008, 29 (10): 1541-1551.

[88] Hwang Y S, Chung B G, Ortmann D, et al. Microwell-mediated control of embryoid body size regulates

embryonic stem cell fate via differential expression of WNT5a and WNT11. Proceedings of the National Academy of Sciences of the United States of America，2009，106（40）：16978-16983.

[89] Chung T W，Liu D Z，Wang S Y，et al. Enhancement of the growth of human endothelial cells by surface roughness at nanometer scale. Biomaterials，2003，24（25）：4655-4661.

[90] Raines A L，Olivares-Navarrete R，Wieland M，et al. Regulation of angiogenesis during osseointegration by titanium surface microstructure and energy. Biomaterials，2010，31（18）：4909-4917.

[91] Faia-Torres A B，Guimond-Lischer S，Rottmar M，et al. Differential regulation of osteogenic differentiation of stem cells on surface roughness gradients. Biomaterials，2014，35（33）：9023-9032.

[92] Miyoshi H，Adachi T. Topography design concept of a tissue engineering scaffold for controlling cell function and fate through actin cytoskeletal modulation. Tissue Engineering Part B-Reviews，2014，20（6）：609-627.

[93] Gong X H，Liu H F，Ding X L，et al. Physiological pulsatile flow culture conditions to generate functional endothelium on a sulfated silk fibroin nanofibrous scaffold. Biomaterials，2014，35（17）：4782-4791.

[94] Karuri N W，Nealey P F，Murphy C J，et al. Structural organization of the cytoskeleton in SV40 human corneal epithelial cells cultured on nano-and microscale grooves. Scanning，2008，30（5）：405-413.

[95] Ghibaudo M，Trichet L，Le Digabel J，et al. Substrate topography induces a crossover from 2D to 3D behavior in fibroblast migration. Biophysical Journal，2009，97（1）：357-368.

[96] Gong X H，Yao J，He H P，et al. Combination of flow and micropattern alignment affecting flow-resistant endothelial cell adhesion. Journal of the Mechanical Behavior of Biomedical Materials，2017，74：11-20.

[97] Biggs M J P，Richards R G，Gadegaard N，et al. The use of nanoscale topography to modulate the dynamics of adhesion formation in primary osteoblasts and ERK/MAPK signalling in STRO-1 + enriched skeletal stem cells. Biomaterials，2009，30（28）：5094-5103.

[98] Zhang X R，Li H T，Lin C C，et al. Synergetic topography and chemistry cues guiding osteogenic differentiation in bone marrow stromal cells through ERK1/2 and p38 MAPK signaling pathway. Biomaterials Science，2018，6（2）：418-430.

[99] Boyle S T，Kular J，Nobis M，et al. Acute compressive stress activates RHO/ROCK-mediated cellular processes. Small GTPases，2020，11（5）：354-370.

[100] Chen H，Yuan L，Song W，et al. Biocompatible polymer materials：Role of protein-surface interactions. Progress in Polymer Science，2008，33（11）：1059-1087.

[101] Mitra S K，Hanson D A，Schlaepfer D D. Focal adhesion kinase：In command and control of cell motility. Nature Reviews Molecular Cell Biology，2005，6（1）：56-68.

[102] Hoffmann M，Schwarz U S. A kinetic model for RNA-interference of focal adhesions. BMC Systems Biology，2013，7（2）：1-18.

[103] Strohmeyer N，Bharadwaj M，Costell M，et al. Fibronectin-bound α5β1 integrins sense load and signal to reinforce adhesion in less than a second. Nature Materials，2017，16（12）：1262-1270.

[104] Wang N. Cellular adhesion：Instant integrin mechanosensing. Nature Materials，2017，16（12）：1173-1174.

[105] Baneyx G，Vogel V. Self-assembly of fibronectin into fibrillar networks underneath dipalmitoyl phosphatidylcholine monolayers：Role of lipid matrix and tensile forces. Proceedings of the National Academy of Sciences of the United States of America，1999，96（22）：12518-12523.

[106] Ulmer J，Geiger B，Spatz J P. Force-induced fibronectin fibrillogenesis *in vitro*. Soft Matter，2008，4（10）：1998-2007.

[107] Sawada Y，Sheetz M P. Force transduction by triton cytoskeletons. Journal of Cell Biology，2002，156（4）：

609-615.

[108] Chen B，Kemkemer R，Deibler M，et al. Cyclic stretch induces cell reorientation on substrates by destabilizing catch bonds in focal adhesions. PLoS One，2012，7（11）：e48346：1-11.

[109] Kong D，Ji B H，Dai L H. Stabilizing to disruptive transition of focal adhesion response to mechanical forces. Journal of Biomechanics，2010，43（13）：2524-2529.

[110] Lin M P，Mao S L，Wang J F，et al. Adsorption force of fibronectin controls transmission of cell traction force and subsequent stem cell fate. Biomaterials，2018，162：170-182.

[111] 林曼萍. 蛋白-材料界面力及其对细胞响应力学刺激的调控作用. 重庆：重庆大学，2017.

[112] Velnar T，Bunc G，Klobucar R，et al. Biomaterials and host versus graft response: A short review. Bosnian Journal of Basic Medical Sciences，2016，16：82-90.

[113] Wang L，Wu S，Cao G，et al. Biomechanical studies on biomaterial degradation and co-cultured cells: Mechanisms，potential applications，challenges and prospects. Journal of Materials Chemistry B，2019，7（47）：7439-7459.

[114] Ascencio M，Pekguleryuz M，Omanovic S. An investigation of the corrosion mechanisms of WE43 Mg alloy in a modified simulated body fluid solution: The influence of immersion time. Corrosion Science，2014，87：489-503.

[115] Liu D，Hu S，Yin X，et al. Degradation mechanism of magnesium alloy stent under simulated human micro-stress environment. Materials Science and Engineering: C，2018，84：263-270.

[116] Gao Y M，Wang L Z，Li L H. Effect of stress on corrosion of high-purity magnesium *in vitro* and *in vivo*. Acta Biomaterialia，2019，83：477-486.

[117] Li L，Liang Y，Wang G，et al. *In vivo* disintegration and bioresorption of a nacre-inspired graphene-silk film Caused by the foreign-body reaction. Iscience，2020，23（6）：101155.

[118] Wang L，Wang C，Wu S，et al. Influence of the mechanical properties of biomaterials on degradability，cell behaviors and signaling pathways: Current progress and challenges. Biomaterials Science，2020，8（10）：2714-2733.

[119] Imparato G，Urciuolo F，Casale C，et al. The role of microscaffold properties in controlling the collagen assembly in 3D dermis equivalent using modular tissue engineering. Biomaterials，2013，34（32）：7851-7861.

[120] Chen K，Lu Y，Tang H，et al. Effect of strain on degradation behaviors of WE43，Fe and Zn wires. Acta Biomaterialia，2020，113：627-645.

[121] Prado P H C O，Monteiro J B，Campos T M B，et al. Degradation kinetics of high-translucency dental zirconias: Mechanical properties and in-depth analysis of phase transformation. Journal of the Mechanical Behavior of Biomedical Materials，2020，102（8）：103482.

[122] Wang J，Kalhor A，Lu S，et al. iNOS expression and osteocyte apoptosis in idiopathic，non-traumatic osteonecrosis.Acta Orthopaedica，2015，86：134-141.

[123] Bai R，Feng W，Liu W L，et al. Roles of osteocyte apoptosis in steroid-induced avascular necrosis of the femoral head. Genetics and Molecular Research，2016，15（1）：1-13.

[124] Schoen F J，Levy R J. Bioprosthetic heart valve failure: Pathology and pathogenesis. Cardiology Clinics，1984，2（4）：717-739.

[125] Sridharan R，Cameron A R，Kelly D J，et al. Biomaterial based modulation of macrophage polarization: A review and suggested design principles. Materials Today，2015，18（6）：313-325.

[126] Zigmond E，Bernshtein B，Friedlander G，et al. Macrophage-restricted interleukin-10 receptor deficiency，but not IL-10 deficiency，causes severe spontaneous colitis. Immunity，2014，40（5）：720-733.

[127] Roszer T. Understanding the mysterious M2 macrophage through activation markers and effector mechanisms. Mediators of Inflammation, 2015, 2015 (4): 16.

[128] Faust J J, Christenson W, Doudrick K, et al. Development of fusogenic glass surfaces that impart spatiotemporal control over macrophage fusion: Direct visualization of multinucleated giant cell formation. Biomaterials, 2017, 128: 160-171.

[129] Martinez F O, Gordon S. The M1 and M2 paradigm of macrophage activation: Time for reassessment. F1000prime Reports, 2014, 6: 13.

[130] Makino A, Shin H Y, Komai Y, et al. Mechanotransduction in leukocyte activation: A review. Biorheology, 2007, 44: 221-249.

[131] Beningo K A, Wang Y L. Fc-receptor-mediated phagocytosis is regulated by mechanical properties of the target. Journal of Cell Science, 2002, 115: 849-856.

[132] Patel N R, Bole M, Chen C, et al. Cell elasticity determines macrophage function. PLOS ONE, 2012, 7 (9): e41024.

[133] Fereol S, Fodil R, Labat B, et al. Sensitivity of alveolar macrophages to substrate mechanical and adhesive properties. Cell Motility and the Cytoskeleton, 2006, 63 (6): 321-340.

[134] McWhorter F Y, Wang T, Phoebe N, et al. Modulation of macrophage phenotype by cell shape. Proceedings of the National Academy of Sciences of the United States of America, 2013, 110 (43), 17253-17258.

[135] Blakney A K, Swartzlander M D, Bryant S J. The effects of substrate stiffness on the in vitro activation of macrophages and in vivo host response to poly(ethylene glycol)-based hydrogels. Journal of Biomedical Materials Research Part A, 2012, 100 (6): 1375-1386.

[136] Arciola C R, Campoccia D, Speziale P, et al. Biofilm formation in staphylococcus implant infections. A review of molecular mechanisms and implications for biofilm-resistant materials. Biomaterials, 2012, 33 (26): 5967-5982.

[137] Bakker D P, Huijs F M, de Vries J, et al. Bacterial deposition to fluoridated and non-fluoridated polyurethane coatings with different elastic modulus and surface tension in a parallel plate and a stagnation point flow chamber. Colloids and Surfaces B: Biointerfaces, 2003, 32 (3): 179-190.

[138] Lichter J A, Thompson M T, Delga-Dillo M, et al. Substrata mechanical stiffness can regulate adhesion of viable bacteria. Biomacromolecules, 2008, 9 (10), 2967-2967.

[139] Saha N, Monge C, Dulong V, et al. Influence of polyelectrolyte film stiffness on bacterial growth. Biomacromolecules, 2013, 14 (2): 520-528.

[140] Guegan C, Garderes J, Gaillard F, et al. Alteration of bacterial adhesion induced by the substrate stiffness. Colloids and Surfaces B: Biointerfaces, 2014, 114: 193-200.

[141] Song F, Ren D. Stiffness of cross-linked poly (dimethylsiloxane) affects bacterial adhesion and antibiotic susceptibility of attached cells. Langmuir, 2014, 30 (34): 10354-10362.

[142] Kolewe K W, Zhu J, Mako N R, et al. Bacterial adhesion is affected by the thickness and stiffness of poly(ethylene glycol) hydrogels. ACS Applied Materials and Interfaces, 2018, 10 (3): 2275-2281.

[143] Ahearne M. Introduction to cell-hydrogel mechanosensing. Interface Focus, 2014, 4 (2): 20130038.

[144] Williams G M, Klein T J, Sah RL. Cell density alters matrix accumulation in two distinct fractions and the mechanical integrity of alginate-chondrocyte constructs. Acta Biomaterialia, 2005, 1 (6): 625-633.

[145] Hu J C, Athanasiou K A. Low-density cultures of bovine chondrocytes: Effects of scaffold material and culture system. Biomaterials, 2005, 26 (14): 2001-2012.

[146] Nauman E A, Ebenstein D M, Hughes K F, et al. Mechanical and chemical characteristics of mineral produced by

basic fibroblast growth factor-treated bone marrow stromal cells *in vitro*. Tissue Engineering, 2002, 8（6）: 931.

[147] Kazakia G J, Nauman E A, Ebenstein D M, et al. Effects of *in vitro* bone formation on the mechanical properties of a trabeculated hydroxyapatite bone substitute. Journal of Biomedical Materials Research, Part A, 2006, 77（4）: 688-699.

[148] Sternlicht M D, Werb Z. How matrix metalloproteinases regulate cell behavior. Annual Review of Cell and Developmental Biology, 2001, 17（1）: 463-516.

[149] Corbel M, Boichot E, Lagente V. Role of gelatinases MMP-2 and MMP-9 in tissue remodeling following acute lung injury. Brazilian Journal of Medical and Biological Research, 2000, 33（7）: 749-754.

[150] Ragoowansi R, Khan U, Brown R A, et al. Differences in morphology, cytoskeletal architecture and protease production between zone II tendon and synovial fibroblasts in vitro. Journal of Hand Surgery（British and European Volume）, 2003, 28（5）: 465-470.

[151] Mauch C, Adelmann-Grill B, Hatamochi A, et al. Collagenase gene expression in fibroblasts is regulated by a three-dimensional contact with collagen.FEBS Letters, 1989, 250（2）: 301-305.

[152] Wright J B, Lam K, Buret A G, et al. Early healing events in a porcine model of contaminated wounds: Effects of nanocrystalline silver on matrix metalloproteinases, cell apoptosis, and healing. Wound Repair and Regeneration: Official Publication of the Wound Healing Society and the European Tissue Repair Society, 2002, 10（3）: 141-151.

[153] Annor A H, Tang M E, Pui C L, et al. Effect of enzymatic degradation on the mechanical properties of biological scaffold materials. Surgical Endoscopy, 2012, 26（10）: 2767-2778.

[154] Bell E, Ivarsson B, Merrill C. Production of a tissue-like structure by contraction of collagen lattices by human fibroblasts of different proliferative potential *in vitro*. Proceedings of the National Academy of Sciences of the United States of America, 1979, 76（3）: 1274-1278.

[155] Levy-Mishali M, Zoldan J, Levenberg S. Levenberg Shulamit. Effect of scaffold stiffness on myoblast differentiation. Tissue Engineering, Part A, 2009, 15（4）: 935-944.

[156] Delvoye P, Wiliquet P, Levêque J L, et al. Measurement of mechanical forces generated by skin fibroblasts embedded in a three-dimensional collagen gel. The Journal of Investigative Dermatology, 1991, 97（5）: 898-902.

[157] Freyman T M, Yannas I V, Yokoo R, et al. Fibroblast contraction of a collagen—GAG matrix. Biomaterials, 2001, 22（21）: 2883-2891.

[158] Kolodney M S, Wysolmerski R B. Isometric contraction by fibroblasts and endothelial cells in tissue culture: A quantitative study. The Journal of Cell Biology, 1992, 117（1）: 73-82.

[159] Dado D, Levenberg S. Cell-scaffold mechanical interplay within engineered tissue. Seminars in Cell and Developmental Biology, 2009, 20（6）: 656-664.

[160] Munevar S, Wang Y, Dembo M. Traction force microscopy of migrating normal and H-ras transformed 3T3 fibroblasts. Biophysical Journal, 2001, 80（4）: 1744-1757.

[161] Yang Z C, Lin J S, Chen J X, et al. Determining substrate displacement and cell traction fields—a new approach. Journal of Theoretical Biology, 2006, 242（3）: 607-616.

[162] Tan J L, Tien J, Pirone D M, et al. Cells lying on a bed of microneedles: An approach to isolate mechanical force. Proceedings of the National Academy of Sciences of the United States of America, 2003, 100（4）: 1484-1489.

[163] Eastwood M, McGrouther D A, Brown R A. A culture force monitor for measurement of contraction forces generated in human dermal fibroblast cultures: Evidence for cell-matrix mechanical signalling. Biochimica et Biophysica Acta（BBA）: General Subjects, 1994, 1201（2）: 186.

[164] Eastwood M, McGrouther D A, Brown R A. Fibroblast responses to mechanical forces. Proceedings of the

Institution of Mechanical Engineers，Part H：Journal of Engineering in Medicine，1998，212（2）：85-92.

[165] Eastwood M，Porter R，Khan U，et al. Quantitative analysis of collagen gel contractile forces generated by dermal fibroblasts and the relationship to cell morphology. Journal of Cellular Physiology，1996，166（1）：33-42.

[166] Juliar B A，Beamish J A，Busch M E，et al. Cell-mediated matrix stiffening accompanies capillary morphogenesis in ultra-soft amorphous hydrogels. Biomaterials，2020，230（C）：119634.

>>

# 第 10 章

# 植介入物材料的力学

生物医学材料的力学性能是植介入领域关注的重点。在植入体内后，生物医学材料首先要具备良好的生物安全性和化学稳定性，此外满足植入部位功能的机械强度，具有一定的耐腐蚀性和耐磨性也同样成为检验一款材料性能高低的评判标准。由于植入部位不同，其生理功能也有所不同，所需要的生物材料在体内的"工作时长"也有所区别，故而除了要求生物材料能在体内发挥优良的机械强度外，在一定程度上良好的生物相容性和血液相容性也尤为关键。

本章主要从骨科植入物、心血管植入物及口腔颌面植入物三个方面论述各自植入物材料的力学，比较各种材料的力学性能特点。了解各种生物医用材料的力学性能特点，有利于利用各种材料的优势，设计和制造符合临床需求的各类医疗植入器械，帮助患者恢复健康。

## 10.1 ▶ 骨科植入物材料的力学

### 10.1.1 力对骨愈合的影响

从 1892 年，沃尔夫（Julius Wolff）等首次意识到机械载荷可以影响生物的骨骼结构，直至 2003 年我们了解了这种效应是如何发生以及它的一些应用，人类对机械载荷影响骨整合的认知从无到有经历了漫长的过程。人类的承重骨（load-bearing bone，LBB）包括胫骨、股骨、肱骨、椎骨、桡骨、下颌骨、上颌骨、手腕、髋部等（此处承重骨并不局限于仅仅承载体重的骨骼）。一般研究表明，这些骨骼和骨小梁的强度代表了它们重要的生理特征，它们生长后的大部分强度也由承重骨的自主载荷决定。这些额外负荷来自肌肉力量，所以肌肉力量强烈地影响着人类承重骨的力量。这一过程在一定程度上影响骨折、骨移植、截骨和关节融合术的愈合及骨骼承受承重关节的能力等。

从机械功能出发可以将人类的骨骼分为两类。一类是出生后，大部分骨骼都会承受随意的机械负荷（VML），如股骨、胫骨、肱骨、下颌骨、上颌骨、指骨、臀部、手腕等，因此承重骨骼不仅限于重量——类似轴承。"随意"的意思是在可承受范围之内而不至于受伤，所以它意味着肌肉力量。LBB 最初的设计显然可以防止 VML 过大导致的突然或因疲劳引起非创伤性骨折——通常称为"自发性"骨折。另一类骨骼满足不同需求，如颅顶、筛骨筛板、鼻骨、鼻甲骨等。

力对骨整合会产生一定影响，一些细胞会检测到力对骨整合产生的影响信号，并对这些信号做出反应。反复的骨应变会导致骨骼的微观疲劳损伤（简称微损伤，MDx）。该 MDx 具有高于骨骼产生的阈值范围（MESm）的操作阈值应变范围（MESp），因此 MESr<MESm<MESp。骨骼基因决定的停止模式阈值应变范围（MESr），低于该范围会出现停止骨重建活动，高于该范围则开始下降或关闭。通常承重骨的基本多细胞单位（BMU）可以检测和修复由保持在 MDx 阈值以下的应变引起的微小损伤。

骨重建的 MESm 和 MESr 阈值范围放大了载荷对骨整合的影响，即使承重骨上的典型最大载荷对其强度的影响远远大于较小的载荷。除了创伤，在地球上，杠杆臂和重力效应使肌肉对我们承重骨施加了最大的负荷，包括承重的骨骼。因此，足球运动员在比赛中股骨上的动态负荷通常（如果时间足够短暂）可以超过运动员体重的 5 倍，骨骼的生物机械将主要根据肌肉力量来适应出生后的承重骨力量。

为了更好地了解力对骨愈合的影响，实际应用是最好的佐证。其中，愈伤组织、重塑和骨重建阶段，以及通常在整个愈合过程中持续的区域加速现象（RAP）在骨愈合中发挥了关键作用：①骨折、植骨、截骨或关节融合术通常会形成局部软性骨折骨痂，它包含新血管、支持细胞和前体细胞、形成编织骨的成骨细胞，通常还有形成透明软骨的软骨母细胞。正常情况下，骨痂嵌入并"焊接"到骨折或移植物的碎片上，但它的覆盖范围有限。如果不能形成足够的量，就会导致一种骨愈合的"生物失败"。②在愈伤组织矿化之后，重塑的 BMU 开始用新的板层骨包取代旧的或移植材料。新的板层骨的颗粒通常与最大的局部压缩或拉伸应变平行。骨痂矿化失败可能有助于解释为什么假性骨折会在骨软化症中持续存在。破骨细胞缺陷导致骨化病，破坏骨折骨痂与板层骨的替代，这将有助于解释该病骨愈合不良的原因。③部分重叠的阶段，骨重建时期通常开始重塑骨痂和调整骨痂大小，推测是为了使愈合骨足够坚固，使其应力保持在 MESp 以下，即保持 $E \leqslant$ MESp。第二阶段和第三阶段的失败可能会导致后期罕见的骨愈合失败。相对迟缓的①～③个阶段在成人、大骨和骨干中持续的时间比在儿童、小骨和干骺端要长。④骨折、关节融合术、截骨术或植骨手术通常会引发持续整个愈合过程的区域加速现象。区域加速现象通常会使其他三个阶段加速 2 倍至 5 倍，因此不适当的区域加速现象会延迟骨性愈合。除了局部血液供应受损外，一些周围神经病的感觉神经丧失增加了区域加速现象不足的可能性，然而，这种情况很少影响儿童。2003 年，支持区域加速现象的分子生物学机制几乎没有得到研究。吸烟可能会损害区域加速现象和骨骼愈合的想法值得人们投入更多的研究。

过度的应变通常会阻止骨骼愈合。合理范围的应变可能在 100～2000 微应变区，而骨骼的骨折应变在 25000 微应变区。100～2000 微应变跨度将包括适应和轻度过载窗口（分别为正常的年轻人适应期和健康哺乳动物中的轻度过载期），或者用一般生物力学关系术语中的 MESr＜$E$≤MESp。非常小的负荷可能会在骨折愈合、骨移植和关节融合术（包括脊柱融合）的早期阶段造成有害拉伤。对于应变来说，要在时间和空间上引导骨重建和愈合阶段，需要在大的骨折碎片和大的移植物中有活细胞参与，只有这样活细胞才能检测到菌株或任何伴随的 MDx，并帮助建立完成骨愈合所需的局部 BMU 等。由于缺乏适当的研究，目前还不清楚这些事情是如何影响每个骨愈合阶段的。超声波治疗可以促进骨愈合，它会在骨愈合区域以非常高的频率和非常高的应变率引起微小的应变，不过目前还不清楚它对骨愈合四个阶段中的每一个阶段的影响。最新的骨生理学研究表明，负重人工骨的设计应满足以下条件：①使支持种植体的骨内典型峰值应变低于骨的 MDx 阈值；②使这些应变超过骨的 MESr，甚至可能超过其 MESm。在 GBR 术语中，这意味着承重种植体骨中的应变应满足以下标准：MESr＜$E$≤MESp。这一标准应该适用于负重人工关节、部分骨替代内假体、牙科植入物和一些脊柱内固定设备。当 $E$ 接近或超过 MESp 时，通常会发生 MDx 骨积聚，并导致非创伤性和应力性骨折。用于内、外固定骨质疏松、皮质较薄、海绵体数量较少的负重植入物需要更多或更大的螺钉、钉和其他设备来提供更大的 LBB-种植体界面。这是由于界面越大，支撑骨每平方毫米上的载荷就越小，所以建议人们尽量将这些单位载荷（UL）保持在骨骼的 MESp 或 UL "MESp" 下。结合适当的术后处理，这种安排可以帮助将这些界面上的 ULS 保持在骨的 MESp 范围以下，在应力方面，MESp 的中心应接近 6kg/mm$^2$。否则，MDx 会在骨骼中累积。

同样，这样的植入物还有许多其他问题，包括"剪切锁"的作用及一些设定点的考虑和骨骼的强度安全系数（SSF）。健康的承重骨为防止突然断裂或疲劳损伤应具备更大的自主机械载荷，所以需要制定其 SSF。MESm 的设定点将决定健康骨骼自主机械载荷的最大应变或应力，因此低于骨骼极限强度（MESm＜Fx）的 MESm 设定点必须创建 SSF。在这种情况下，SSF 可以等于骨骼的极限强度除以其重建阈值，即 SSF = Fx/MESm。通过将后两个术语表示为应力，健康的青壮年承重骨应该具有大约 6 倍于防止典型峰值 VML 断裂所需的最小强度。这些观察结果提供了两种可能性：①略微增加 MESm 设定点（↑MESm）可能会将 LBB 的 SSF 从 6 降至或许 4。受影响的骨骼应该会变得更脆弱，更容易发生创伤性和应力性骨折。②适当降低 MESm 设定点（↓MESm）可使骨骼的 SSF 值从 6 增加到 8。受影响的骨骼应该会变得更坚固，对创伤性和应力性骨折的抵抗力更强。经验丰富的临床医生、教练和训练师都知道，这两种情况都会发生在少数人身上，他们不是特别容易受到应激和创伤性骨折的影响，就是对应激和创伤性骨折有异常的抵抗力。下面提出了几种这样的情况。衰老对 SSF 的影响尚不确定，但 MST 假说预测，"误差驱动"和迟缓的机械控制的骨骼重建可能会让股骨干的 SSF 落后于机械需求，并在生长过程中下降，在青春期的生长突发期进一步下降。然而，在年轻人中，当体重和肌肉力量通常处于平台期时，骨干 SSF 可以从这些"适应滞后"中恢复并达到峰值。这应该会减少年轻人跌倒导致的干骺端和干骺端前臂骨折。这些观点虽然还未得到证实，但 Blount、Rockwood 等的想法和研究支持了年龄与骨折模式的关系，在这一研究领域还存在很多内容值得研究证实。在最新的骨生理学中，整体骨强度将比影响它的物理参数（骨质量、骨矿物含量、骨密度、骨外径、骨小梁连通性和厚度、骨的形状、骨的材料特性等）更为重要。如果是这样，全骨强度应该成为未来研究中的一个重要数据，这些研究涉及应力性骨折、骨愈合、负重内假体的设计和使用。非侵入性方法可以评估患者的全骨强度。目前这些方法均存在一定的优点和局限性[1-11]。

## 10.1.2 骨固定器材料的力学

骨固定器材料是生物材料重要的研究课题之一。目前国内外对于骨固定器材料均开展了大量研究工作，但都存在一定缺陷。金属骨折固定装置尽管在临床使用广泛，但具有固有的缺点。这些装置通常由不锈钢和钛合金制成，比骨头更坚硬。由此造成的结果就是承重从骨头转移到骨折固定装置，产生被称为"应力屏蔽"的非生理负荷分布，这会导致愈合骨负荷不足，进而可能引发不利的骨重塑过程，导致愈合延迟或不愈合。此外，应力屏蔽引起的骨质减少可能会导致骨不愈合或骨板移除后再次骨折。纤维增强复合材料（FRC），如用碳/石墨纤维增强的环氧树脂，结合了弹性模量低于金属、高强度、韧性和足够的抗疲劳性等优点。早在 20 世纪 70 年代后期，FRC 植入物相对于金属植入物的潜在优势就已得到认可。然而，FRC 装置的临床应用受到植入失败报告、植入设计不佳和碎屑堆积等问题的阻碍。由玻璃纤维增强的双酚 A 甲基丙烯酸缩水甘油酯（BisGMA）基复合材料已在各种牙科修复体中常规临床使用。这些材料作为种植体及其修复基台的潜在应用已得到广泛研究。此外，基于非承重 BisGMA 的 FRC 植入物已成功用于成人和儿童患者的颅骨重建。这些 FRC 植入物的临床成功引起了人们对其在承重条件下应用的兴趣。

1. 金属材料

金属材料作为骨修复及替代材料有着悠久的历史，也是重要的内植入材料之一，目前临床常用的金属材料有医用不锈钢、钛合金、镁合金等。金属材料虽然强度高、不易断裂，可以作为承重部位，但是与骨组织弹性模量相差过大，诱导成骨性能不显著。多孔金属内植入物与传统金属材料相比在生物学相容性和近远期固定效果方面有一定提高，同时满足生物学固定需求并能够对严重的骨缺损进行修复。多种惰性金属制造而成的多孔合金可以达到超过 65% 的连接孔隙率，这对于骨整合及骨长入起到很大作用。虽然多孔金属材料有着很多优点，但是在临床上还有很多不足[12]。

2. 镁及镁合金

镁、镁合金的化学性质活泼，其密度与人骨密度接近，较其他金属如铜、铝更适合作为内植入物材料。镁离子在人体内存在，是人体内微量元素之一，且大多数存在于骨内；在细胞中的镁离子可作为辅基存在，同时能稳定 DNA/RNA 的结构，调节运动系统活动。在细胞外血清中镁离子浓度受肾脏调节维持在 0.7～1.05mmol/L。因此只要对其降解速率进行合理控制，镁及镁合金特别适合作为可塑性植入器械或人体随时间吸收的材料。镁的弹性模量较其他金属偏低，只有 41～45GPa，但与人体骨骼的弹性模量更为接近，虽然在刚性上略低于传统金属，但与骨组织有着更好的生物相容性，同时也极大程度地降低了"应力遮挡"效应。

人们对镁及镁合金用于体内固定物的研究已经有一百多年，最初的研究者在使用镁及镁合金作为内植入物治疗骨折时，虽然没有出现全身毒性反应或者炎性反应，但是无法有效控制其在体内的降解速率，过快的降解造成力学性能的完整性丢失，不能起到有效的固定作用；且在降解中产生的氢气无法快速被组织吸收，皮下气肿的问题不能及时解决，导致手术失败。近几年随着科技发展，镁的纯度以及多种类型的镁合金的合成工艺得到很大提升，其被认为是最合适的可生物降解植入材料。在具有了理想的生物相容性和机械性能后，提高镁合金的耐蚀性变得尤为重要。生物活性表面涂层在一定程度上可以提升金属的耐蚀性，但在应用过程中很可能出现涂层分离的情况。在金属中添加适当的添加剂，如羟基磷灰石类和生物玻璃等，不仅能提高耐蚀性，还能提高生物活性。也有研究表明，添加了稀土元素的镁复合材料展现出了更大的优越性。

总之，必须谨慎对待镁材料作为骨科植入物进行临床使用。镁金属植入物被腐蚀后可能产生意想不到的后果，特别是靠近接触面部分会有更大程度的性能缺失。镁材料的易腐蚀性、吸收性和刚性不足，导致目前该材料尚存在争议。但是，新型镁合金的研发与保护性涂层的研究大大提高了该材料的竞争力，与其他材料相比，镁材料的生物相容性、安全性展现了其巨大的开发潜力，同时可降解能力也为研究提供了新思路，随着研究的一步步深入，镁及镁合金内植入物会展现出更多优势，为骨科研究和临床应用提供更大的帮助[1, 4, 12-17]。

**3. 生物陶瓷**

19 世纪初，生物陶瓷材料开始以生物医用材料的身份被用于陶齿的制作。19 世纪末期，可吸收陶瓷（熟石膏）已经在试验和临床中使用。由于应用范围不断扩大，生物陶瓷材料也被直接用于人体或与人体相关的研究，目前，医用生物陶瓷材料也成为重点研究与发展的生物医用材料。

生物陶瓷材料是指用作特定的生物或生理功能的一类陶瓷材料。根据在生物体内的活性可以将生物陶瓷材料分为三类：生物活性陶瓷、生物惰性陶瓷及生物吸收性陶瓷。

生物活性陶瓷材料是指生物相容性良好的但不能在体内降解的一种陶瓷材料。生物活性陶瓷材料中含有的羟基能诱发骨生长，对组织进行修复、再生，与生物组织表面形成键合，与多孔材料相结合，可以更快地诱导组织生长。生物活性玻璃、羟基磷灰石陶瓷等材料作为典型的生物活性材料在实际生活中已经使用了很长时间。羟基磷灰石陶瓷主要的制备方法为固相反应法、水热反应法及衬垫反应法等，其具有无毒无刺激、生物相容性好、不被吸收且能诱导新骨生长的特性。

生物惰性陶瓷材料是指在体内基本不发生变化的陶瓷材料，有稳定的化学性质，具有耐腐蚀、耐磨损、不降解的特点，有良好的硬度和韧性，目前主要用于骨骼、关节的修复及心脏瓣膜等。常用的生物惰性陶瓷材料主要有氧化铝、氧化锆等。氧化锆陶瓷主要制备方法为化学法或成型烧结法，具有高断裂韧性和低弹性模量的特性；氧化铝陶瓷主要采用提拉法、导模法、气相化学沉淀生长法进行制备，具有高抗弯强度及良好的耐磨耐热性。

生物吸收性陶瓷材料最早于 1973 年由 Driskell 等提出，该材料可以伴随新骨形成并在体内进行降解，其作用原理是使新骨生成替代原有材料的部位。可降解材料有着良好的生物相容性和骨传导性，但由于降解速率不可控，无法发挥其全部优势。常用的生物吸收性陶瓷材料有 β-磷酸三钙（β-TCP）及硫酸钙生物陶瓷材料。硫酸钙陶瓷材料主要通过固相烧结法制备，具有良好的生物相容性及可吸收性，易加工，机械性能和骨传导性较高。

生物陶瓷材料无毒无害，具有良好的生物活性、生物相容性、机械性能，还有较好的亲水性，可以与生物组织维持良好的亲和性。不同类型的生物材料往往用途也不尽相同，如高密度氧化铝、金属生物玻璃涂层可用于重建发炎或骨折的人工髋、膝、肩等关节部位；金属纤维复合材料、碳纤维复合材料可用于矫正脊柱弯曲及骨板、螺钉、髓内钉对骨折的固定与修复，也可以作为假肢的制造材料；生物玻璃、三氧化二铝等材料可用于口腔相关的临床应用，修复牙槽嵴、改善义齿、替代松动甚至坏的牙齿。

生物陶瓷材料有着广阔的发展空间，今后的发展中还将不断改善生物陶瓷的强度及韧性，从而提升力学性能，开发与人体骨骼弹性模量相接近、生物相容性更好又能促进骨生长的材料；随着材料特性的优化，其应用领域也可以从骨科植入物扩展至其他生物领域，如人造血管等[18-20]。

## 10.1.3 人工关节材料的力学

从 1890 年开始，人类对人工关节的探索一直持续至今，从最初的象牙材料制作的下颌关节直至现在市面上多种多样的生物材料制品，人类对材料的探索不曾停下脚步。1939 年，人类首次将不锈钢金属应用于髋关节的假体替换，随后钴铬合金和钛合金因其性能优越逐渐替代了不锈钢金属，成为人工关节的首选材料。随着科技发展，各种高分子材料也相继用于人工关节置换的研究，并具有相较于金属材料更低的摩擦性、松动率等优点。人工关节的材料选择要求复杂，除了需要具有优秀的耐腐蚀性外，还要抵抗各个方向的牵拉及压力，综合所有的因素，耐磨损性能成为影响其使用寿命的重要因素之一。

### 1. 医用不锈钢

医用不锈钢材料发展早，是较早的作为生物医用材料治疗骨折后固定的材料之一。其具有低成本和良好的力学性能，在口腔学、人工关节等方面应用广泛。302 不锈钢是最早使用在临床的不锈钢材料，目前常用的不锈钢为 316L、317L，其中碳元素质量分数少于 0.03%可避免在生物体内被快速腐蚀，同时掺杂多种元素可以使不锈钢性能得到很大提升。医用不锈钢在生物体内易被腐蚀，从而导致力学性能降低，因此现阶段对不锈钢材料的研发也根据这一点开展。为了避免镍元素的毒性作用，增强不锈钢材料的耐腐蚀性及力学性能，研究人员研究出了医用无镍不锈钢。实验表明，该新型不锈钢材料能够避免镍元素的毒性作用，同时生物相容性明显提升，此外，骨诱导性和骨整合的能力也随之提升。与传统医用不锈钢材料相比，医用无镍不锈钢在解决关节断裂与松动方面有着良好前景，同时在降低接骨板的应力遮挡效应方面也存在优势。由于以上优异的性能，医用无镍不锈钢材料作为骨科植入器械有着巨大潜力[21-23]。

### 2. 钛合金

钛元素广泛分布于天然矿物中，含量丰富。纯钛无毒、密度大、强度高、生物相容性好，在制造后仍能保持质轻和强硬的优势。此外，钛材料还具有不错的耐腐蚀性、低导电性和导热性及低弹性模量（2.6~110GPa），因此，钛材料作为骨科承重植入物被广泛应用于临床。目前，纯钛或者钛合金应用最多，最常见的钛合金是 Ti6Al4V，可用于人工关节、钢板、髓内钉、螺钉等创伤产品，具有较高的强度和加工性能。随着技术的不断进步，许多其他的混合物也被用于制造钛材料，如 Ti-5Al-2.5Fe 和 Ti-6Al-7Nb 等 $\alpha + \beta$ 型合金。目前研究热点转向以 $\beta$ 型钛合金为主的低弹性模量钛合金的研发，绝大多数学者认为低弹性模量的内植入物有利于将部分应力转移至周围的骨组织中，促进骨生长，维持界面稳定，降低应力集中，使植入物弹性模量与人体骨骼更匹配从而达到更好的生物相容性。因此这种 $\beta$ 型低弹性模量钛合金正是顺应以上趋势而来的。研究者也根据以上三类钛合金的研发将其发展划分为这三个阶段[24]。

人们对钛合金的研究已经步入第三阶段，由于最常用的 Ti6Al4V 合金含有铝和钒两种元素，铝元素对生物体的危害是铝盐在体内堆积，影响神经，导致记忆力减退、老年痴呆、器官损伤等问题。钒元素也被认为对生物体存在危害，当在体内积累到一定浓度时，可刺激眼睛、鼻、呼吸道，导致咳嗽，易使人体发生脱钙，可引起神经系统、肠胃系统、造血系统的损害及新陈代谢的改变，食欲不振、引起腹泻而导致体重下降；改变新陈代谢及生化机能；抑制繁殖能力和生长发育；降低生物体免疫力，减少其对抗外界压力、毒素及致癌物的能力；甚至致死。为了避免生物毒性作用，在前期合金设计时采用低细胞毒性的元素作为改善生物相容性及耐蚀性的合金元素。

随着 3D 打印技术的发展，"精准医疗"也逐渐普及。3D 打印技术可以最大程度使植入体与原组织外形接近，同时可以针对不同患者进行"个性化"治疗。金属 3D 打印技术在真空环境下进行打印，更加节省材料、减少废料、扫描速度快、成型应力低，在医疗和航空领域有着巨大前景。但有研究表明，金属 3D 打印制造钛合金的技术尚不成熟，虽然机械强度在一定程度上达到植入标准，但内部性能差异较大，不均匀程度较高。在此基础上，热等静压处理方法可以消除内部气孔，起到一定改善作用。此外，3D 打印技术可以降低钛合金（Ti6Al4V）植入体的弹性模量，消除"应力屏蔽"效应带来的骨吸收等问题。通过 3D 打印技术制造的有序化多孔结构钛合金的弹性模量可以控制在 0.8~196MPa 和 0.03~14.9GPa 范围内，虽然与人体骨骼的弹性模量相接近，但是该点阵材料的韧性较差，易发生脆性断裂，距离真正普及到临床还需要做一定的研究工作[25, 26]。

3. 聚醚醚酮

聚醚醚酮（PEEK）材料于 20 世纪 80 年代由英国公司研发成功并实现工业化，

是一种半晶态芳香族热塑性聚合物。PEEK 因其分子链结构规则，含有大量柔性醚键，以及大分子中还有极性羰基，可以促进分子间作用力，故而具有高耐热性，良好的磁穿透性，抗氧化性、耐腐蚀性，良好的自润滑性，优异的力学性能，质轻且弹性模量与人体骨骼相接近等优点，因此在生物医用材料领域占据不可替代的位置。生物医用材料是在生物体内进行工作的材料，要求材料具有良好的生物相容性及安全性，PEEK 及其复合材料的生物相容性良好，获得了美国食品药品监督管理局的认可，并且不具有致敏性，基因毒性测试也证明不会引起染色体相关疾病。经过多种方式的杀毒灭菌后，该材料均可保持原有的力学强度。在生理盐水模拟体内环境的情况下，该材料的耐磨性、刚性等物理性能也未受明显影响。因此，PEEK 材料可作为多种医疗器械的材料。

对于创伤骨折患者，金属内植物是发展最早的材料之一，但是腐蚀性及相差较大的弹性模量导致的"应力遮挡"效应不利于骨折愈合，骨组织没有承受足够的外界应力，没有足够应力刺激下形成的骨骼骨质较为疏松，也容易引发二次骨折。PEEK 材料的弹性模量介于皮质骨和松质骨之间，且具有 X 射线可穿透性，不会在计算机断层扫描与核磁共振检查下产生金属伪影，正好可以被当作良好的替代品植入体内。多项研究表明，PEEK 材料的韧性和疲劳强度都要优于金属材料，且不受预处理和热成型的影响，通过与其他材料合成复合材料，可以加强抗疲劳性能，使其优势更加明显。此外，材料与生物组织相容性良好，无毒性，满足关节的生物力学强度需求。

PEEK 材料也可以用于椎体间融合器。研究表明，PEEK 椎间融合器在颈椎前路融合术中表现良好，是治疗间盘切除后椎体融合的新选择。但是与钛合金融合器相比，PEEK 材料在疗效上暂未显现出更大的优势，因此作为椎间融合器使用还需要进一步的研究。

PEEK 及其复合材料由于良好的耐磨性和耐腐蚀性有望成为高寿命人工关节的替代品。目前研究中对 PEEK 材料进行改性以提高耐磨性的方法有很多，主要有无机粒子填充改性、晶须填充改性、混杂填充改性等。无机粒子根据粒子直径可以分为纳米粒子和微米粒子，由于其比表面积大，能与高分子链发生物理或化学结合，可用于材料改性。研究发现，纳米三氧化二铝粒子可以改善 PEEK 复合材料的耐磨性能，将纳米三氧化二铝粒子与 PEEK 复合材料混合，复合材料的耐磨性呈先升后降的趋势，添加 3.5%体积的三氧化二铝粒子使 PEEK 复合材料的耐磨性达到最佳，是纯 PEEK 材料的 1.8 倍。

由于 PEEK 及其复合材料优异的化学稳定性，在口腔学领域，基于 PEEK 的生物材料越来越受到研究者的关注。加工为三单元固定桥修复体的 PEEK 材料平均断裂强度为 1383N，初始形变压力为 1200N 左右，据报道前牙区修复体承受强度及后牙区咬合力不超过 600N，由此可见 PEEK 完全满足作为修复体的强度要求。

此外，PEEK 材料经过表面处理后，可以有效提高生物活性，为口腔学领域开拓了新的研究思路[27-33]。

## 10.2　心血管植介入物材料的力学

### 10.2.1　概述

　　心血管生物材料是全球生物材料市场需求最大的两类产品之一。近年来，在医疗器械细分领域，心血管器械的市场份额仅次于体外诊断，排第二位。心血管生物材料作为制作血管支架、人工瓣膜、人工血管、心血管补片、心脏封堵器、腔静脉滤器等植介入医疗器械的基础支撑材料，广泛应用于心血管疾病的治疗。近年来，随着生物技术和临床医学发展，心血管植介入器械领域涌现出了可降解血管支架、介入式心脏瓣膜等新型高端医疗产品，微创、高效、安全的介入治疗方法已成为治疗心血管疾病的主要手段。

　　心血管植介入物植入人体后可能伴随终生，或者在体内降解吸收。因此，植介入物材料不仅需要具备满足其功能的机械强度，与生物组织相适应的物理、化学性质，可加工性和耐磨耐腐蚀的特性，抵抗疲劳损伤的性能，还要具有优异的生物相容性和血液相容性。而材料的力学性能是决定植介入物治疗效果和产品品质的关键。例如，顺应性匹配的人工血管能有效提升通畅率，弯曲性能好的血管支架能够减小输送过程对血管壁的损伤，血流动力学参数优良的人工瓣膜则具有更好的长期耐久性。本节着眼于应用最为广泛的三种植介入物——血管支架、人工心脏瓣膜和人工血管，概述力学因素对其材料选择、应用的影响作用。

### 10.2.2　血管支架

　　血管支架通常由支架和输送系统组成。支架一般采用金属或高分子材料制成，其结构一般呈网架状。经腔放置的植入物扩张后通过提供机械性的支撑，维持或恢复血管管腔的完整性，保持血管管腔通畅。血管支架根据植入部位不同又能分为冠状动脉支架、外周动脉支架、肝内门静脉支架等，其中冠状动脉支架技术发展程度最高，应用最为广泛。本部分将主要以冠状动脉支架为例对血管支架材料的力学进行叙述。

　　冠状动脉支架是治疗冠状动脉疾病的革命性产品，支架的治疗效果决定着心血管疾病治疗的成败。改善其临床表现需要从两个方面进行：一是对支架材料的优化，二是对支架生物力学表现进行优化。支架材料的力学性能和设计参数对血管通道的建立至关重要，同时也决定了支架是否具备良好的血流动力学特性，以促进血管愈合过程，减少血栓形成。支架发展经历了三个阶段，分别是金属裸支架（bare metal stent，BMS）、药物洗脱支架（drug-eluting stent，DES）和生物可降解/可吸收支架（biodegradable/bioabsorbable stent，BDS）。金属裸支架能够完成对血管通道的支撑功能，但支架内再狭窄（in-stent restenosis，ISR）率高。药物洗脱支架在金属裸支架基础上携带药物，植入后在血管局部缓释，通过抑制平滑肌细胞增殖将支架内再狭窄率降低了 60%～80%[34-36]，将主要不良心血管事件降低了 49%[37]。然而，没有被内皮细胞覆盖的支架的金属表面，仍然是导致支架内血栓形成（stent thrombosis，ST）的风险因素。而生物可降解支架提供了一种随时间侵蚀或腐蚀而完全降解的机制，在完成支撑作用后被人体吸收，克服了支架留在体内导致的晚期支架内再狭窄的问题。

冠状动脉支架集成了不同领域的技术，其研究包括支架的设计[38, 39]、生物材料的力学和化学性能、涂层技术、药物缓释性质[7]等。支架应该具备长期植入而不引起人体排异的特性，因此生物相容性是最关键的特性。除了具备生物稳定性，支架的潜在急性反应风险也应该降到最低。

研究支架在不同植入环境下的复杂受力情况，如弯曲、扭转、压缩和牵张等多种力的组合作用，可以为优化支架及输送器的设计提供帮助。支架材料应该具有以下几个力学特征[8]：①径向支撑力，用以撑开堵塞血管，并在血管重建过程中保持支撑；②顺应性，支架应具备与动脉血管相似的顺应性，保证与动脉壁面的动态贴合，减少位移[40]；③延展性，支架在植入过程中需要被压缩至较小尺寸的鞘管，球囊扩张支架材料需要具备合适的延展性应对压缩和扩张的塑性变形；④弯曲性能，支架输送过程中，灵活的弯曲性能可以帮助其顺利通过弯曲的血管通路，达到指定位置；⑤匹配降解规律的动态支撑性，可降解支架的结构设计应能保证其在降解过程中的结构完整性和支撑能力，避免降解后期支架碎裂脱落引起晚期血栓。

金属材料是支架材料的一个重要分类，如 316L 不锈钢（316L SS）、铂-铱合金（Pt-Ir）、钽（Ta）、镍钛合金（Ni-Ti）、钴铬合金（Co-Cr）及钛（Ti）等[41]。用作支架的材料必须符合特定的物理学、力学和化学特性。球囊扩张的支架材料必须具有足够的塑性，才能满足植入过程中被压缩至较小的尺寸。自扩张支架必须具有足够的弹性，才能保证扩张之后具有足够的径向支撑强度。支架金属材料的属性如表 10.1 所示[42, 43]。此外，这些金属材料还需要具备良好的生物相容性和抗腐蚀性，具有充分的射线显影特性以方便植入过程中显影定位，也要具备在核磁共振成像下较小的伪影的特性。较常用的材料是 316L 不锈钢，其良好的耐腐蚀性、低碳含量、易变形的特性使得其成为球囊扩张支架的标准材料。其他材料如铂合金、铌合金、钴合金等具有更好的射线显影性、高强度、耐腐蚀性、MRI兼容性，也被用作支架材料。

表 10.1　金属支架常用材料的力学性能[44, 45]

| 材料 | 屈服强度/MPa | 抗拉强度/MPa | 弹性模量/GPa | 密度/(g/cm³) |
|---|---|---|---|---|
| 316L 不锈钢（ASTM F138，F139，退火） | 331 | 586 | 190 | 7.9 |
| 钽（退火） | 138 | 207 | 185 | 16.6 |
| 工业纯钛（F67） | 485 | 760 | 110 | 4.5 |
| 镍钛合金 | 奥氏体 195～690，马氏体 70～140 | 895 | 奥氏体 83，马氏体 28～41 | 6.7 |
| 钴铬合金（ASTM F90） | 448～648 | 951～1220 | 210 | 9.2 |
| 纯铁 | 120～150 | 180～210 | 211.4 | 7.87 |
| 镁合金（WE43） | 162 | 250 | 44 | 1.84 |

　　全降解生物支架选用可完全降解的材料，能够被人体完全吸收，克服了支架留在体内导致的晚期支架内再狭窄和靶病变血运重建的问题。理想的支架在 12～24 个月内完成降解[45]。目前的可降解支架主要由可生物降解的聚合物或金属材料制成。金属包括铁和镁合金，常见的可降解聚合物支架材料有聚乳酸（polylactic acid，PLA）、左旋聚乳酸（poly-L-lactic acid，PLLA）、聚羟基乙酸（polyglycolic acid，PGA）、聚己内酯（polycaprolactone，PCL）、消旋聚乳酸［poly（DL-lactic acid），PDLLA］。聚三亚甲基碳酸酯（PTMC）等，以及上述材料的共聚物，如聚乳酸-羟基乙酸共聚物（PLGA）和聚丙交酯-己内酯共聚物（PLCL）等[46-50]。常见的可降解聚合物材料属性如表 10.2 所示。其中，聚乳酸在体内可逐步代谢成为乳酸小分子并进一步分解为二氧化碳和水作为最终产物排出体外，具有良好的生物相容性，同时聚乳酸力学强度相对较高，因此已得到广泛应用。然而，目前以聚乳酸为代表的全降解支架距离实现匹配降解规律的动态支撑性尚有一定的差距[50]，主要与以下几个方面相关：①全降解材料的综合力学性能不足以满足血管支架的完美设计需求，支架的结构为了达到支撑力要求不得不忽略降解规律的影响；②材料受力学因素和微环境影响，降解速率不均匀，容易导致降解速率快的部位结构破坏；③支架植入后对血管的诱导再生修复和重建能力不足，难以与支架降解的速度相匹配。

表 10.2　生物可降解聚合物材料属性[51]

| 材料 | 结晶度 | 玻璃化转变温度/℃ | 抗拉强度/MPa | 弹性模量/GPa | 降解时间/月 | 降解产物 |
|---|---|---|---|---|---|---|
| PGA | 半结晶 | 35～40 | 60～80 | 5～7 | 6～12 | GA |
| PGA-co-TMC | 半结晶 | — | 60 | 2.4 | 12～15 | GA |
| 85∶15 PDLLA/GA | 无定形 | 50～55 | 40～50 | 2 | 6～12 | D-LA、GA |

续表

| 材料 | 结晶度 | 玻璃化转变温度/℃ | 抗拉强度/MPa | 弹性模量/GPa | 降解时间/月 | 降解产物 |
|---|---|---|---|---|---|---|
| PDLLA | 无定形 | 55~60 | 40~50 | 2 | 12~15 | — |
| PLLA | 半结晶 | 60~65 | 60~70 | 3 | 36 | LA |
| PCL | 半结晶 | −65~−60 | 20~25 | 0.4 | 36 | CA |
| PDS | | −10~0 | — | 1.5 | 6~12 | GA、LA |
| 75/25 PDLGA | 无定形 | 50~55 | | 2.0 | 4~5 | LA、GA |
| 50/50 PDLGA | 无定形 | 45~50 | | 2.0 | 1~2 | LA、GA |
| PPF | 无定形 | — | 2~30 | 2~3 | >24 | 反丁烯二酸、PEG |

注：GA = 羟基乙酸，LA = 乳酸，CA = 己酸，PEG = 聚乙二醇，PPF = 富马酸聚丙烯。

　　支架的材料必须具备合适的力学特性和表面特性，优秀的血液相容性和生物相容性，药物输送能力，可降解性等。每种材料都有不同的优缺点，表 10.3 列举了部分材料可用于支架应用的特殊性能。单一的材料不能满足所有需求，所以合理选取材料进行组合应用是支架设计成功的关键。

表 10.3　冠脉支架不同性能的理想材料[43]

| 性能 | 材料 | 描述 |
|---|---|---|
| 延伸率 | 316L 不锈钢 | 适用于球囊扩张支架的数值 |
| 抗拉强度 | 钴铬合金 | 高强度 |
| 屈服强度 | 钴铬合金 | 远低于自身的抗拉强度 |
| 表面能量 | PTFE | 低数值 |
| 生物相容性 | 钛 | 稳定氧化层 |
| 表面电位 | 钽 | 稳定的表面氧化层 |
| 表面结构 | 电解抛光材料 | 目前最合适的抛光技术 |
| 药物涂层 | 紫杉醇 | 疏水性 |
| 射线显影性 | 金 | 高密度 |
| MRI 兼容性 | 钽/钛/镍钛合金 | 不含铁 |
| 载药性能 | 聚合物 | 可通过涂层厚度调节载药量 |
| 药物缓释 | 生物可降解材料 | 药物释放过程不会残留聚合物材料 |
| 聚合物种类 | 生物聚合物 | 减少炎症和过敏反应 |

1. 力学对材料降解规律的影响

支架植入体内后面对的是一个复杂生化物理环境，影响其降解速率的因素很多，其降解过程呈现出不均匀性，局部降解过快，导致支架尚未完全降解时即发生断裂失效，严重威胁患者生命健康。研究发现，除了降解介质、pH 值、温度、紫外光等多种生化环境的影响外[52-55]，力学环境同样会影响材料的降解速率。

力学因素对于降解速率影响的研究最早开始于 1984 年，Miller 等发现拉应力对聚乳酸的降解有促进作用[56]。Smutz 等随后发现拉压复合加载的情况比单一拉力加载更能加速聚乳酸材料的降解[57]。北京航空航天大学樊瑜波课题组对应力条件下多种聚乳酸基聚合物材料的降解行为进行了一系列研究。对 PDLLA 泡沫衬垫在不同应力状态下的降解行为进行了体外实验，研究发现，压应力对于降解速率影响较小，而拉应力和拉压复合加载的情况对其降解速率产生较大影响，能加速其降解过程[58]。Yang 等研究了 PLA 在牵张应力作用下的体外降解情况，以及各种复合应力对于聚乳酸基材料降解的影响[59]。同样的降解规律也在聚乳酸-羟基乙酸共聚物（PLGA）[60]、聚乳酸-羟基乙酸/β-磷酸三钙（PLGA/β-TCP）[61]等聚乳酸基材料上发现。并通过实验定量研究了拉应力数值对 PLGA 材料降解规律的影响[62]。

除此之外，血流对支架的剪切应力也对 PLGA 材料的降解速率产生影响，在一定阈值内，切应力的增加可以加速其降解速率，而继续增大切应力反而会限制其降解[63, 64]。由此可见，应力对降解速率的影响是十分复杂的。模拟剪切应力的循环系统如图 10.1 所示。

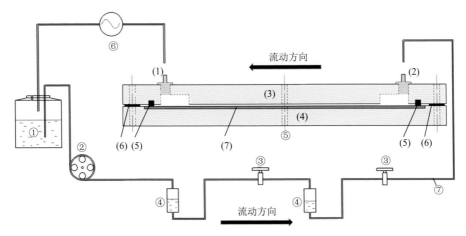

**图 10.1**　利用平行平板流动腔搭建的循环系统测量不同剪切应力对 PLGA 材料降解速率的影响[64]

①接收腔；②蠕动泵；③液阻；④液容；⑤平行流动腔；⑥流量计；⑦循环管路；
（1）出口接头；（2）入口接头；（3）上平板；（4）下平板；（5）O 型圈；（6）硅胶垫；（7）片状 PLGA 材料样本

应力在加速或减缓降解速率的同时，降解过程中材料的力学性能、几何形状也在发生着改变，同样在影响着应力的分布。支架植入人体后的应力分布局部差异性较大，血管长期的扩张收缩作用，以及血液流动过程中的切应力都将导致支架应力状态分布不均。应力状态分布的巨大差异导致支架局部降解过快，使支架提前失效，甚至导致支架断裂，进而引发急性血栓等严重后果。研究确定应力与降解速率的关系，从而改进支架设计，使之具备匹配降解规律的动态支撑性和结构完整性，是可降解支架成功的关键所在。

2. 支架的力学性能

1）径向支撑力

径向强度是衡量支架承受径向压缩力的能力。支架的径向刚度和径向强度受支架环的结构设计（如 U 形弯曲半径和幅度、轴向间距和厚度）和材料性能的影响。聚合物支架材料力学强度较低，为了达到和金属支架接近的支撑力，支架环需要设计得更加粗大。聚合物支架的厚度（120～150μm）普遍比金属支架厚（70～80μm）一倍左右，容易产生阻碍血流和延迟内皮化等问题[65]，再狭窄的发生率更高[66, 67]。同时，粗大的支架环设计也会使支架覆盖率增加。

2）弯曲性

支架需要适应血管内部复杂的环境，从理论上讲，弯曲性好的支架可以更好地适应血管的曲率，所以弯曲性被认为是支架设计的一个重要参数。良好的弯曲性可以保证支架在导管系统的引导下顺利通过复杂的血管路径[68]。支架的弯曲刚度是衡量结构抗弯曲变形能力的指标。它是弯曲性的倒数。扩张支架的弯曲刚度可以描述其与血管弯曲或与自然弯曲血管相匹配的能力。

支架的弯曲性往往采用三点法[69]或四点法[70]进行测试。支架的弯曲性主要受连接筋结构影响，连接筋的厚度和宽度决定了支架的弯曲性能的好坏。支架环的结构也会影响弯曲性能，较大的周向环形波振幅和环间距可以改善支架弯曲性能。聚合物支架厚度的增加会导致支架弯曲性的显著恶化[71]，所以聚合物支架的弯曲性能也成为研究者关注的重点之一。

3）回缩率

支架的回缩率是指由于材料特性和几何特征的因素，支架在球囊卸压后产生径向和轴向的回缩，即弹性回缩率（径向）和长度回缩率（轴向）。它是选择支架的一个非常重要的指标。弹性回缩率过大的支架需要加压扩张至更大的尺寸，这样在卸压回缩后得到适应患者血管的合适尺寸。但过大的弹性回缩率会使支架在过度加压过程中损伤血管。长度回缩率大的支架在扩张过程中长度缩短，可能不能完全覆盖血管病变位置，会迫使临床医生选择较长的支架来保证治疗效果。而较长的支架可能会导致旁侧支脉受损，增加再狭窄的风险。因此，临床上支架一般考虑较低的回缩率[72]，要求支架的弹性回缩率在 4%以下，长度回缩率在 20%以下。

4）顺应性

支架的顺应性体现在径向变形能力上。动脉在脉动血压作用下周期性收缩膨胀，顺应性好的支架可以伴随着动脉一起变形，从而保证与动脉壁面的动态贴合，减少相对位移。关于顺应性的定义和计算方法在 10.2.4 节"人工血管材料的力学性能"中有详细叙述。

## 10.2.3  人工心脏瓣膜

心脏瓣膜是保证血液单向流动的阀门。天然瓣膜是人体中耐久性最好的组织之一，但是自成年后停止生长，瓣叶组织便失去了自我修复和再生的能力。因此，瓣膜一旦出现病变，只能依靠医疗手段的介入。目前尚没有药物可以治疗瓣膜疾病，手术修复或者更换人工瓣膜是唯一有效的治疗方法。心脏瓣膜功能和环境的特殊性，对人工心脏瓣膜提出了非常严苛的挑战：既要具备快速的开闭速度以响应心脏搏动，瓣叶打开时具有较小的前向流阻力，关闭时能完全阻断返流，还要具备优良的材料力学特性，以抵抗至少十年使用寿命期间的瓣叶关闭时血流的冲击和血液压力（几十亿次）。人工心脏瓣膜的有效性和长期耐久性决定了患者的生存效率。

### 1. 人工瓣膜分类

人工瓣膜的工程学涉及多个技术领域。例如，瓣叶的材料需要同时具备抵抗衰坏和避免血栓的能力，因此需要瓣叶具备灵活的柔韧性以避免血栓形成，也要具有很强的力学强度抵抗疲劳损伤和生化环境的侵蚀，这样对材料的性能提出了新的要求。人工瓣膜自 20 世纪 50 年代问世以来，先后发展出了笼球瓣和笼碟瓣、斜碟瓣、双叶瓣等机械瓣（mechanical heart valve，MHV），采用动物源性材料制作的生物瓣（bioprosthetic valve，BPV）如牛心包瓣、猪主动脉瓣等通过开胸手术植入的手术瓣（surgical heart valve，SHV），以及通过经皮介入方式植入的介入瓣（transcatheter heart valve，THV）。目前临床上经常使用的几类人工瓣膜如图 10.2 所示。

机械瓣一般采用热解炭涂层的金属材料制成，具有强度高、耐久性好的特点。但也正是其因为机械结构的高刚度及非天然的血流动力学特性，容易引发溶血和血栓。特别是在机械瓣膜复杂的铰链结构位置，血栓会直接导致瓣膜开闭受限，功能失效。置换机械瓣的患者需要终生接受抗凝血治疗，因此人们并不认为其是理想的心脏瓣膜[73]。

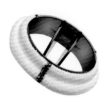 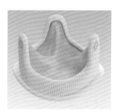 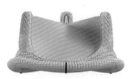

双叶机械瓣　　　　　　猪主动脉瓣　　　　　　牛心包瓣
美敦力 Open Pivot™　　美敦力 Hancock Ⅱ　　爱德华 Magna Ease

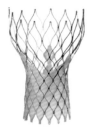 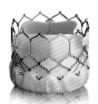

自扩张介入瓣　　　　　球囊扩张介入瓣
美敦力 CoreVavle　　　爱德华 SAPIEN 3

图 10.2　常见的几类人工心脏瓣膜

　　生物瓣是仿照人体天然主动脉瓣的三个半月瓣结构，利用猪主动脉瓣或牛心包等生物组织作为瓣叶组织材料，经过化学处理制作而成。生物瓣模拟人体天然瓣膜的力学特性，具有优越的血流动力学特性，属于中心流型，跨瓣压差小，湍流剪应力小。这种血流动力学特性能极大降低血栓形成的可能性，对血细胞也不会产生破坏。同时，一般制作瓣叶采用的动物源性材料的血液相容性好，不会产生凝血现象，植入体内后不需要长期进行抗凝治疗。然而生物瓣膜长期耐久性相对较差，瓣叶的结构性损毁（钙化、撕裂）一直是生物瓣失效的主要问题[74, 75]。

　　介入瓣的瓣叶材料与生物瓣相同，使用动物源性材料进行改性处理后得到。不同的是外支架使用的是类似于血管支架的结构，可以压缩至较小尺寸的鞘管以便通过血管通路介入放置，在指定位置通过球囊扩张或者自扩张的方式撑开固定。所以介入瓣支架材料的选择和应用类似于血管冠状动脉金属支架，10.2.2 节已经有所论述。介入瓣的巨大优势在于使用微创手术方式植入，创口小，患者恢复快，适用于年龄较大或病情复杂不适合开胸手术的患者。由于同样使用了生物瓣叶，介入瓣也同样面临长期耐久性的问题[76]。此外，介入瓣还面临瓣周漏、锚定、支架变形、中风风险等多种问题[76-80]。

　　理想的人工瓣膜材料应具备优良的耐久性和血液相容性，具有一定的变形能力，可以通过微创手术方式植入。生物瓣需要改进材料的固定或抗钙化工艺，制作出更坚韧的瓣叶材料。而机械瓣则需要改进表面处理工艺或涂层技术，改善抗血栓的能力。此外，人工瓣膜的血流动力学设计也至关重要，低湍流切应力、低跨瓣压差、低流速区的血流动力学表现都可以有效减少红细胞和血小板的损伤，减少溶血和血栓。同时，瓣叶构形的减应力设计也能够有效减少瓣叶的应力损伤，有效延长瓣膜的使用寿命。

**2. 生物瓣瓣叶材料的力学模型**

生物瓣膜具有血流动力学特性好和血栓风险低的优点，已广泛使用 40 多年了。瓣叶材料通常采用戊二醛对猪心包、牛心包等材料进行交联处理，以提高其组织的力学强度。由于动物源性材料的胶原纤维非均匀分布，其属于各向异性的材料，因此，目前生物瓣瓣叶组织的力学性能通常采用平面双轴拉伸的方法测试[81-84]。也有学者研究材料非平面的弯曲性能[85, 86]。

瓣叶材料的本构模型必须满足生物组织非线性和各向异性的特点。为了更准确描述心血管组织的本构关系，学者们进行了大量的研究，建模的研究范围涵盖从现象学的描述到细胞微观结构的描述[87]。目前常用的本构模型有以下两种。

（1）Fung 弹性模型。由冯元桢先生提出的非线性正交各向异性模型仍然是目前描述瓣叶组织力学特点的最常用的超弹性模型[88, 89]。典型的 Fung 弹性应变能函数 $W$ 如式（10.1）所示：

$$W = \frac{c}{2}[e^Q - 1] \qquad (10.1)$$

$$Q = A_1 E_{11}^2 + A_2 E_{22}^2 + 2A_3 E_{11} E_{22} + A_4 E_{12}^2 + 2A_5 E_{11} E_{22} + 2A_6 E_{22} E_{12}$$

其中，$c$ 和 $A_i (i = 1, 2, \cdots, 6)$为材料常数；$E_{ij}(i, j = 1, 2)$为格林应变张量的平面内分量。

式（10.1）有几种基于格林应力的指数形式变体，都属于典型的 Fung 弹性模型。该方程通常用来对瓣膜组织各向异性的力学响应进行描述，在有限元计算中可以比较简单地用平面应力单元进行实施，如壳单元或者膜单元[90]。

（2）基于应力不变量的纤维增强超弹性模型。虽然有不少基于不变量的本构模型，但一般所指的不变量模型为 Holzapfel 提出的如式（10.2）所示的形式[91, 92]：

$$W = C_{10}\{\exp[C_{01}(I_1 - 3)] - 1\} + \frac{k_1}{2k_2}\sum_{i=1}^{2}[\exp\{k_2[\kappa I_1 + (1 - 3\kappa)I_{4i} - 1]^2\} - 1]$$

$$(10.2)$$

在这个模型里，瓣膜组织被假定为由两簇相嵌的纤维构成的基体材料，每簇纤维都有一个主方向。应力不变量 $I_1$ 用来描述各向同性基体材料，即

$$I_1 = \text{tr}(F^T F) \qquad (10.3)$$

其中，$F$ 为形变梯度张量；应力不变量 $I_{4i}$ 为纤维方向上拉伸量的平方，用来描述

纤维的力学响应；$C_{10}$ 和 $C_{01}$ 表征基体材料；$k_1$ 和 $k_2$ 表征纤维响应。此外，弥散参数 $\kappa$ 表征纤维角度的分散度。当 $\kappa = 0$ 时，纤维方向一致；当 $\kappa = 0.33$ 时，纤维方向随机分布，材料变成各向同性。该模型也被广泛应用于计算机仿真计算中[71, 93]。

### 3. 生物瓣叶材料制备过程中的力学问题

瓣叶由内膜上皮层、弹性纤维层和中间的松质层构成。瓣叶通过伸长和回缩的变形来缓冲瓣膜开闭时较大的周期应力。其中，纤维层的大量纤维束沿周向分布，主要提供周向上的抗拉强度，而内膜上皮层的纤维沿径向生长。瓣叶的三层结构共同提供了具有平衡硬度、柔韧性和弹性的材料属性，以适应复杂的力学环境。

第一代 Hancock 猪瓣膜是在 80mmHg（$1\text{mmHg} = 1.33322 \times 10^2 \text{Pa}$）的压力下进行交联固定的，这样的方式可以使瓣叶呈较好的闭合形态。然而，这种高压力下的固定方式使得瓣叶中弯曲的胶原纤维全部伸直[94]，失去了自然弯曲的胶原纤维在受力时无法通过屈伸变形缓冲周期性应力，很快发生应力损伤。生产商随后采用低压力固定的方式（几毫米汞柱的压力）来保留主要周向纤维束的自然弯曲，这种方式处理的瓣叶材料具有更好的顺应性和耐久性。但是随后研究发现，低压力固定下的瓣叶组织的径向褶皱没有保留下来，瓣叶失去了开闭时径向方向的弹性响应[95]。只有当组织在没有跨瓣压差的环境下固定，周向和径向纤维层的自然褶皱才能保留下来，这种方式被称为"零压力固定"[96]。

然而，对于猪主动脉瓣来说，零压力固定变得非常困难。由于支撑瓣叶的主动脉瓣根部是具有弹性的，在猪体内 80～120mmHg 的压力环境中处于受力扩张的预应力状态。而当瓣膜从体内取出后根部预应力消失，瓣环收缩接近 30%[97]，使得瓣叶被拉在一起重叠起来，严重影响瓣叶对合。为了保持瓣叶的天然形状，需要在固定时还原主动脉根部在体内压力下的解剖直径。因此，瓣膜需要固定在特殊的夹具上，在其内部施加大约 80mmHg 的压力以使得根部组织撑开，而不向瓣叶施加跨瓣压差，保持瓣叶的"零压力"状态。

牛心包瓣膜并不存在零压力固定的问题。因为是将处理好的牛心包材料修剪并缝合在支架上，但这也是体现瓣膜力学设计的过程。早期的 Ionescu-Shiley 牛心包瓣膜就因为瓣角缝合节点处的应力集中导致早期损毁[98]。现在的牛心包瓣膜已采用夹合的方式或者将瓣膜包裹在支架外面的方式改善瓣角缝合点的应力集中问题。

根据瓣叶组织材料的力学和物理特点，对瓣叶形状和瓣膜支架进行设计是关键。学者们经过长期研究总结出了瓣膜设计的三大准则：弹性的支架柱、精确控制的瓣叶对合中心间隙及瓣叶 120° 角的对称性[99]。其中，对称性最容易满足，而支架柱的弹性程度及中心间隙的大小则需要根据不同瓣叶材料的力学性质进行确定。瓣叶材料在闭合时受力最大，对其受力情况进行最简化的演示分析，如图 10.3 所示，可以将悬索桥的主钢缆看作瓣膜材料的胶原纤维[100]。瓣叶腹部受到的垂直载荷传导至瓣角缝合点位置，而 $\phi$ 的角度越大，缝合点位置的力越小。虽然可以通过增加瓣角下垂的角度来减小纤维受力，但是对于弹性相对较差的牛心包组织材料来说，增加的角度会减少瓣叶对合面积，引起血液返流。实际上，对于瓣叶的受力分析远比上述的简单模型要复杂得多，瓣叶闭合时自由边对合在一起，相互支撑的结构也会在一定程度上减小瓣叶沿自由边传导至缝合点的力。这也正是需要精确控制中心间隙的原因——如果中心间隙过大，瓣叶之间的对合支撑不明显，会增大自由边应力；如果中心间隙过小，会导致自由边褶皱、弯曲及瓣叶在对合中心扭转等情况[101]。中心间隙的大小受到三个因素的影响：瓣叶形状、支架柱弹性和瓣叶材料的顺应性。只有这三个因素相互配合才能使瓣叶在闭合时精准对合。

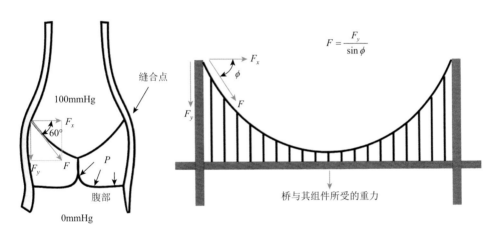

图 10.3　瓣叶受力分析的简单类比[100]

心脏收缩期的反向血液压力从瓣叶传递到瓣角缝合点位置，如同悬索桥的力传递

　　同一个瓣膜上三个瓣叶的材料物理性能也需要保持一致。首先，瓣叶材料的厚度需要一致。薄的瓣叶材料上的应力水平更大，瓣叶拉伸变形也更大，影响三瓣叶对合的平衡。其次，瓣叶的材料属性也需要一致，保持相同的拉伸性能，保证三瓣叶的中心对合。牛心包材料的各向异性特性和天然心脏瓣膜不一样，但是可以通过在材料固定阶段施加预应力，改变其各向异性特性，使之与天然心脏瓣膜组织相似[102-104]，在径向方向顺应性较大，周向方向顺应性较小。尽管如此，目前仍没有固定瓣叶材料的"最好"标准，设计瓣膜是一个不断迭代优化的过程。现在，通过采用理论分析、有限元模拟、流固耦合计算等多种分析方法，研究人

员能够设计出合适的瓣叶形状，满足瓣叶对合、应力均匀、开闭对称、血流动力学参数优秀等多种力学特征，但加工出的瓣膜还需要通过体外实验（包括稳态流实验、脉动流实验、疲劳试验）、动物实验和临床试验进行功能性、安全性等方面的验证和测试。

## 10.2.4 人工血管

### 1. 人工血管材料

人工血管用于置换血管、在血管间旁路移植或形成分流。从诞生至今，人工血管大致经历了四个发展阶段，分别是生物组织血管、合成型人工血管、生物混合型人工血管和组织工程型人工血管[105]。

生物组织血管是指从人体或动物体内取出，经处理后直接植入人体内的天然血管，其又分为自体移植血管、同种移植血管和异种移植血管三种类型。自体移植来源有限，而同种移植血管和异种移植血管受人体内免疫排斥反应的影响非常明显，因而应用较少。

合成型人工血管采用高分子材料制备，具有较强的机械强度，但生物相容性不甚理想，常见的有涤纶（dacron）、膨体聚四氟乙烯（ePTFE）、聚氨酯（PU）等。

生物混合型人工血管是在合成型人工血管的高分子材料表面接上一层生物性材料，或者直接采用天然生物材料构建。生物材料的优点在于与细胞具有较强的亲和性，可为细胞提供一个近似体内生长发育的细胞外基质支架条件。常见的涂层材料有白蛋白、胶原蛋白、纤维连接蛋白和明胶等[106]。天然生物材料多应用胶原、透明质酸、壳聚糖纤维及丝素蛋白[107-109]等。

组织工程型人工血管采用组织工程技术制备，是力学性能和生物相容性优良的一种类似天然血管的替代物。常采用生物可降解材料来构建组织工程支架，如聚二氧杂环酮（polydioxanone，PDO）、聚己内酯（polycaprolactone，PCL）、聚乙醇酸（polyglycolic acid，PGA）、聚乳酸（polylactic acid，PLA）、聚癸二酸甘油酯（polyglycerol-sebacate，PGS）等[110]。但由于技术尚不成熟，还没有得到临床应用。

目前大口径及中口径的人工血管在临床上已经取得了较为广泛的应用，但是小口径人工血管植入体内后易出现血栓问题，一直影响其进一步应用[106, 111, 112]。材料的选取和涂层的应用是构建人工血管的重要因素，其材料力学特性也是影响其长期通畅率的关键。

**2. 人工血管材料的力学性能**

由于血管承受血流血压作用的天然属性，材料的力学性能是构建人工血管的重要因素。人工血管应具备一定的力学强度以承受生理条件下的血流压力并抵抗变形。由于血管具有复杂的黏弹性，因此设计一种能够模拟天然血管力学特性的人工血管是非常困难的。在选择人工血管材料时，一般从抗拉强度、顺应性、爆破强度、缝合强度和水渗透性等几个方面进行评价。

1）抗拉强度

抗拉强度是指人工血管材料在两端拉紧时抵抗静态或外力作用的能力。人工血管在心脏收缩和舒张期会受到径向和轴向应力，径向抗拉强度是评价人工血管植入后抵抗内应力的重要指标。人体股动脉的拉伸极限应力为 1～2MPa，冠状动脉为 1.4～11.14MPa[113]，而临床使用的高分子人工血管的拉伸极限应力基本接近或者高于人体血管，如膨体聚四氟乙烯的极限应力为 6～15MPa[114]。

2）顺应性

血管是具有黏弹性的复杂器官，同时具有弹性和黏性特征。由于具有弹性特征，血管壁的运动随压力变化的特征由弹性表征，随时间变化的特征由黏性表征。构建具备这些复杂力学特性的理想血管非常具有挑战。在临床应用上，为了简化这种复杂的生理学现象，引入了顺应性这个概念对血管受力变形的特性进行描述。顺应性定义为血管管径随压力变化的关系，如式（10.4）所示：

$$C = \frac{\Delta D}{D p_p} \tag{10.4}$$

其中，$D$ 为舒张期血管内径；$\Delta D$ 为内径的变化量；$p_p$ 为脉搏压力。

顺应性越大表示血管的内径随压力的变化越大。为了方便表述，一般采用 100mmHg 压力变化下的管径变化率作为血管顺应性的表征数值。例如，人体股动脉的顺应性为 4.1%，膨体聚四氟乙烯的顺应性为 0.22%[115]。

宿主动脉和人工血管的顺应性应该相同。顺应性不匹配会导致两者之间的血管壁应变不一致，以及其他血流动力学参数如壁面切应力（WSS）也不相同，而这些生理力学参数是与血管内膜增生息息相关的[116]。

目前涤纶和膨体聚四氟乙烯是应用最广泛的人工血管材料，但其材料的刚性相对于原生血管组织更大，导致在吻合处的顺应性不匹配[117]。这种材料属性的力学差异可能改变血流流场的流型，在吻合口处产生流动分离区域[118]。图 10.4 展示了由吻合口处天然血管与人工血管尺寸变化差异导致的三种血流流型。这种收缩流和扩散流的流型可能会导致远端内膜增生[119-121]。扩散流型会降低平均壁面剪切应力，引起流动分离。收缩流型会增大剪切应力并可能导致内皮细胞损伤及血小板活化[122, 123]。早期的刚性人工血管失效的主要原因正是缺乏顺应性[119]。

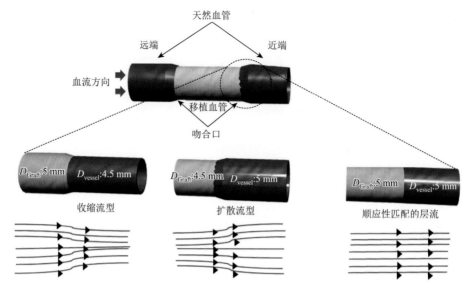

**图 10.4  顺应性不匹配对人工血管和天然血管吻合处流型的影响**

3）爆破强度

爆破压测试的目的是评估生理条件下人工血管承受血压（包括收缩压和舒张压）的能力。人工血管爆破强度越大，移植成功的可能性越高。小口径人造血管应在 80～120mmHg 脉动压条件下满足要求。人体中隐静脉的抗压能力最强，能承受约 1600mmHg 的压力，某些人工血管也能达到类似的抗爆破压[124]。

4）水渗透性

水渗透性是表征人工血管通透性的一个重要指标。对于小口径人工血管而言，水渗透性尤其重要。水渗透性合适的小口径血管有利于细胞和生物活性物质的渗透，利于提高内腔表面内皮细胞化速度，获得较高的血管通畅率。

## 10.3  口腔颌面植入物材料的力学

口腔植入材料（dental implant material）是指部分或全部埋植于口腔颌面部软硬组织内的生物材料，可用于修复口腔颌面组织缺损并重建其生理功能，也用于为口腔颌面部组织器官缺失、缺损修复重建提供固位体。

口腔植入材料作为生物材料，首先要求其具备良好的生物安全性和化学稳定性。材料植入机体后，将与人体组织界面相继发生急慢性炎症反应，理想的植入材料将与组织完全相容，与组织之间形成无界面的机械嵌合、物理结合和化学键结合。另外，植入材料本身的力学性质和在功能载荷作用下的力学传导性质，必须与植入部位宿主组织的力学属性相匹配，即具备良好的生物力学相容性，从而提高植入材料的成功率。

本节将选取口腔种植体、颌骨（牙槽骨）重建植入物、颞下颌人工关节三大类临床常见口腔颌面植入材料，对其生物力学相关特性及研究进行阐述。

### 10.3.1 口腔种植体的力学

现代口腔医学的目的是通过牙体缺损或牙列缺损修复重建，以期恢复患者正常的牙齿形貌、咀嚼咬合、舒适美观、发音发声等生理功能，使患者重获口腔健康。口腔种植体又称为牙种植体，俗称人工牙根，需通过外科手术的方式将其植入缺牙部位的牙槽骨内，待其黏膜创口愈合后，再为其安装基台及上部装置并修复义齿。口腔种植修复体的功能恢复已十分接近天然牙列，促使面部肌肉正常运动，可提高口腔患者的舒适度。

本小节将选取常规口腔种植体、天然根形种植体、骨膜下口腔种植体三种种植体，对其生物力学特性进行阐述。

1. 常规口腔种植体的力学

口腔种植修复技术是以现代科学技术包括工程学、生物学、材料学、生物力学、临床与基础医学等多学科交叉为基础，历经几十年的发展，已经成为口腔修复技术中一个重要的组成部分。对于牙列缺损及牙列缺失患者，口腔种植体已经在世界范围内广泛应用多年。

1）口腔种植体的结构组成

口腔种植体结构主要由两部分组成：一是植入牙槽骨黏膜下或骨下的种植体部分，类似天然牙牙根；二是位于口腔内的上部修复体部分，类似天然牙牙冠，主要包括基台、冠修复体和其他相关部件。

种植体部分根据不同的表面形态、结构形状及修复功能等可以分为多种类型，目前骨内根形种植体应用最为广泛。种植体结构主要分为颈部、体部和根端三个部分：种植体颈部是种植体冠方部分，位于骨内或贯穿牙槽嵴表面黏膜组织，连接体部与基台；种植体体部是种植体的骨内部分，是种植体形成骨结合与稳定的主体；种植体根端为根形种植体的末端，有锋利型和圆钝型，决定种植体是否具有自攻性。

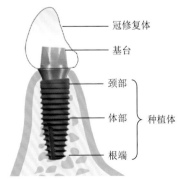

图 10.5 口腔种植体基本结构

2）骨-种植体界面的生物力学特性

口腔种植体需要植入到牙槽骨内，并穿出覆盖牙槽骨表面的软组织进入口内。因此，口腔种植体所处的环境相比骨科其他组织或器官的置换和修复更具有复杂性和特殊性。种植体植入材料不仅需要与骨组织的物理机械性能相匹配，同时需要承担口颌系统复杂的静态与动态载荷。就种植修复功能而言，修复体承担咀嚼载荷，并将应力传递到种植体，继而分散到周围的软硬组织之中。

种植体与天然牙的区别在于种植体缺乏牙周韧带（牙周膜），因而导致种植体与骨直接接触，种植体载荷产生的应力应变场通常向四周辐射。种植体手术的成功取决于骨-种植体界面的生物力学特性的演变。骨骼是一种复杂的多尺度介质，典型的骨整合种植体的界面并非由 100%的骨-种植体接触组成，它还包括种植体与骨髓型组织的接触。这种界面结构意味着种植体-骨应力传递是由多种因素决定的，包括种植体周围骨的数量和空间范围、骨与种植体表面的结合程度，以及骨和骨种植体边界的生物力学性能。

骨-种植体界面的生物力学特性是种植体稳定性的决定因素[125]。种植体被加载咬合力和力矩，反过来，咬合力和力矩在骨界面、骨-种植体界面和种植体中产生应力和应变。当界面应力和应变超过颌骨组织或种植体的机械和生物极限，就会发生失效。良好的骨愈合质量需要：①矿化骨组织和种植体的直接接触；②植入物表面与骨组织亲密接触的重要比例。种植体手术的成功取决于种植体与宿主组织的骨整合效能，并受到生物力学激励的作用。Bolind 等[126]报道成功的口腔种植体中的骨与植入物接触比（BIC）在 60%到 99%之间变化，而 BIC 与骨-种植体界面的生物力学特性相关，并在骨愈合过程中增加。

1977 年，Branemark 首次定义骨整合现象[127]，表示骨组织和植入物表面之间的直接和微观接触。根据 Branemark 和 Skalak 理论，如果口腔种植体在功能负荷下提供稳定的支持，且无疼痛、炎症或松动，则口腔种植体是骨整合的。口腔种植体周围的骨整合和成熟骨生长允许与植入物接触的骨量以及种植体周围的骨质量得到改善，从而促进机械联锁。

在种植体植入术后阶段，牙槽骨通过再生重建现象使其结构适应其经历的机械应力，并诱导骨骼特性的变化，以适应种植体的存在。骨形成依赖于对生物力学刺激敏感的复杂信号通路，虽然这些信号通路仍然不清楚，但已知可以通过膜内骨化和成骨细胞活化来实现。植入后的骨再生重建持续数月甚至数年，在此期间，骨骼特性的时空演变是高度异质的。骨再生重建的主要步骤是：①细胞外基质或类骨组织的沉积；②通过激素刺激局部钙和磷酸根离子形成编织骨（无序矿化组织）来矿化骨质；③将编织的骨重塑为成熟骨。

2. 天然根形种植体的力学

尽管口腔种植学已逐渐走向成熟，成为口腔医学领域中充满活力并且飞速发展的分支学科，但是种植治疗的周期过长，从拔牙到最终牙冠修复需要耗费半年以上甚至更长的治疗时间，并且需要多次就诊，过程复杂、费时费力。因此，现有的种植治疗方式已经不能满足广大患者日益提高的医疗需求，也跟不上现代社会日益加快的生活节奏。

当代口腔种植技术正朝着简化手术程序、缩短手术时间、降低种植成本、尽早修复、尽早恢复美观和功能的方向发展。传统种植体通常是在拔牙后 3 个月再进行植入种植体的手术［延期种植（delayed implantation）］，而在骨量适当的情况下，拔牙后即刻或者数天内就进行种植体植入手术的方式［即刻种植（immediate implantation）］，目前有越来越多的成功报道被临床广泛关注。与延期种植相比，即刻种植减少了从拔牙到种植手术之间的牙槽窝愈合时间，减少了手术的步骤，在一定程度上减少牙槽骨重建所带来的牙槽骨吸收。即刻种植恢复牙齿功能的时间更快，而且具有与延期种植相似存活率，从而更为医生和患者所青睐。

为了解决常规口腔种植体的不足，研究者已经提出了通过天然根形种植体来解决种植体与拔牙窝不一致的问题[128]。天然根形种植体（root-analogue implant，RAI）是指根据待拔除牙的原有牙根形态制作的种植体[129]，其植入体骨内段与被拔除牙的牙根或者拔牙窝形态一致，可用于由外伤、龋坏等原因致牙体缺损过大过深而无法保留，但牙槽骨吸收不严重的患牙的即刻种植，如图 10.6 所示。

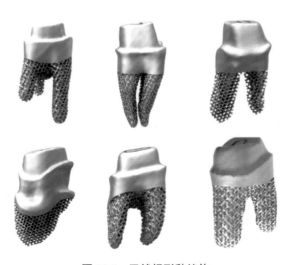

图 10.6　天然根形种植体

与常规形态口腔种植体相比，天然根形种植体具有以下优点。

（1）与拔牙窝更吻合，初期稳定性更好，无需以骨材料填补骨与植入体之间的空隙。

（2）无需逐级预备植入孔，种植手术简单，临床医生容易掌握，风险降低，缩短了手术时间。

（3）可采用种植体与基台一体的设计，减少修复步骤，降低修复难度，更利于美观和功能修复，实现即刻修复，降低了种植修复的费用。

（4）种植体周围牙槽骨的生物力学分布更接近生理状态，利于剩余牙槽骨骨量的保存，减少骨吸收。

有研究者[129]采用选择性激光熔化（SLM）增材制造技术制备了天然根形种植体，并采用有限元分析和大动物在体试验对其生物力学特性进行了研究（图 10.7）。该研究首先评测多孔结构试样的弹性模量和抗压强度，并基于临床病例提取的天然牙根数据，构建了五种不同的天然根形种植体模型：①光滑表面；②凹坑表面；③球形表面；④螺纹表面；⑤多孔表面。然后，将天然根形种植体样品植入兔股骨和比格犬下颌骨，通过在体试验分析其骨整合性能。

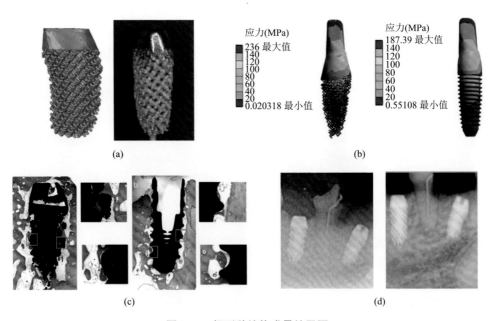

**图 10.7　根形种植体成骨结果图**

（a）根形种植体三维建模及打印后电镜扫描图；（b）根形种植体有限元分析结果；（c）动物实验硬组织切片图；（d）根形种植体植入 4 周和 8 周的 CT 影像

研究结果表明，天然根形种植体如具有多孔构型，将减少常规口腔种植体常常出现的"应力屏蔽"效应；天然根形种植体的骨整合能力高于传统口腔种植体；天然根形种植体虽然没有螺纹结构，但得益于多孔构型，可在短时间内达到足够的生物力学稳定性。在大动物在体试验中可观察到，多孔天然根形种植体周围的新骨较非多孔种植体周围的新骨多。在术后第 2 周时，新骨已经长入多孔内部。从第 2 周到第 8 周，在多孔天然根形种植体周围形成的新生骨量增加，并生长到更深的孔道之中。多孔结构的内部互连孔有利于细胞的新陈代谢，而且相互连通的孔隙为血管生成和骨再生提供了空间，有利于生物学稳定。

现有生物力学研究结果表明，天然根形种植体与常规口腔种植体相比，其周围的骨密度分布相似，应力应变分布相近，但是与天然牙的生物力学属性相比，尚存较大的差距。究其原因，主要是现有的天然根形种植体虽然在几何解剖形态上与天然牙相似，但是其材料力学属性与天然牙差异巨大。钛金属具有高弹性模量（约 110GPa），而骨组织最高弹性模量不过 20GPa 左右，导致植入物和骨组织之间的力学失配。通过多孔设计可使得天然根形种植体的弹性模量随着孔径的增加而减小，从而使得种植体具有类似人骨的机械性能，可提高天然根形种植体的生物力学相容性，增强其骨整合能力。

### 3. 骨膜下口腔种植体的力学

骨膜下口腔种植体出现在 20 世纪中叶的瑞典和美国，在 Branemark 提出骨内钛种植体之前就已广泛应用。骨膜下口腔种植体通过个性化定制式固定装置，手术置入黏骨膜下方，通过固定螺钉和覆盖其上的黏膜组织获得生物力学稳定性。与常规骨内种植系统的治疗方案相比，骨膜下口腔种植体对于严重萎缩的骨可提供特殊的优势，包括减少修复假体所需的治疗时间，避免复杂的牙槽嵴植骨手术，可减轻患者的经济负担和心理负担。

然而，早期骨膜下口腔种植体繁杂的制造工艺流程，需要在术中开创取模，导致患者严重不适。而且在手术过程中，种植体的手术植入放置精准度常常不足，术中调整种植体导致手术时间延长，从而增加感染和并发症的风险，诱发不可预测的临床后果。因此，骨膜下口腔种植体使用数年，由于其定位困难和高并发症率弊端，逐渐被骨内根形种植体所取代。但是，骨内种植体要求骨量充足，如有骨缺损，必须通过外科手术骨增量的方式予以弥补。事实上，以外科手术方式取得足够的骨增量常常十分困难，而骨膜下口腔种植体无需骨增量的优势便凸显出来。

近年来，计算机断层成像技术取得了显著进展，在三维数字设计和制造方面，软件和硬件技术也取得了显著进展，增材制造技术（3D 打印）更是为复杂植入物的制造提供了契机，使植入物与患者现有骨骼的轮廓达到最佳匹配。因此，3D 打印骨膜下口腔种植体最近又被口腔种植领域的学者所关注[130]。

3D 打印骨膜下口腔种植体已经超越了它的前身。早期的版本是用钴铬合金制成的，钴铬合金是一种缺乏骨整合特性的植入材料。而新型骨膜下口腔种植体由钛合金制成，并通过螺钉固定，可得到强大的初始稳定性。钛合金具有优良的生物相容性，可诱导骨长入和骨传导。更重要的是，先进的激光 3D 打印工艺，比传统失蜡工艺制作的骨膜下口腔种植体具备显著优势，种植体结构设计可以通过拓扑构型优化，得到最佳的生物力学性能，包括创建多孔网格结构等特殊构型等（图 10.8）。

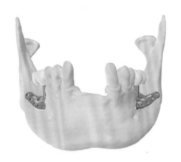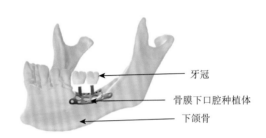

牙冠

骨膜下口腔种植体

下颌骨

图 10.8　骨膜下口腔种植体

骨膜下种植成功的重要标准是种植体具备足够的力学稳定性以承受所需的负荷并保持其生物稳定性。骨膜下口腔种植体，特别是 3D 打印骨膜下口腔种植体，具备独特的生物力学特性：

（1）对严重萎缩牙槽嵴的咬合修复，骨膜下口腔种植体生物力学稳定性良好，且通过力学优化的网格结构能更均匀地分配咬合负荷。

（2）动物试验证明，骨膜下口腔种植体与牙槽嵴之间可以形成一定程度的骨整合，从而进一步加强其生物力学稳定性。

三维有限元分析表明，骨膜下口腔种植体的网格状结构能较好地将应力均匀地分散到牙槽骨表面。种植体骨膜下最大 von Mises 应力值小于钛合金屈服强度（$\sigma = 780 \sim 950$MPa）。在设计过程中，种植体通过拓扑结构迭代能够达到最优构型。疲劳分析结果表明，种植体的最小疲劳寿命均大于 $10^7$ 次。因此，通过生物力学模拟可以证明，骨膜下口腔种植体具备优良生物力学特性，允许其在咀嚼功能负荷下保持稳定性。

在动物试验中，将基于生物力学设计的骨膜下口腔种植体植入比格犬下颌骨口内，通过随机选取牙龈愈合良好的未暴露种植体标本进行组织学切片观察。组织学切片提供了详细的骨形成情况，新骨形成可见于部分表面延伸至嵴骨和部分骨架，将植入物固定在下颌骨上的钛螺钉的周围可以看到新生骨组织，还发现有部分结缔组织形成，其中纤维结缔组织也包围了一小部分种植支架，从而证明骨膜下口腔种植体与颌骨能够形成一定程度的骨整合效果（图 10.9）。

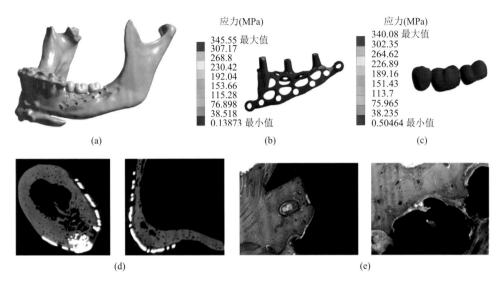

图 10.9 骨膜下口腔种植体成骨结果图

（a）骨膜下口腔种植体有限元分析模型；（b）骨膜下口腔种植体应力结果图；（c）牙冠应力结果图；（d）骨膜下口腔种植动物实验术后 CT 影像；（e）骨膜下口腔种植体硬组织切片

临床病例表明，术后 CT 影像显示种植体与患者下颌骨吻合良好。经过随访观察，种植体愈合顺利，功能可完全恢复，没有疼痛或感染的报告。种植体在咀嚼负荷下可持续承担咀嚼载荷，患者无并发症报告。随访 CT 影像显示种植体内部及周围有新的骨生长，未发现骨吸收现象。

简言之，得益于先进设计与制造技术的快速发展，结合生物力学分析优化，骨膜下口腔种植体有望焕发"第二春"！

## 10.3.2 颌骨（牙槽骨）重建植入物的力学

颌骨可分为上颌骨和下颌骨，是颅颌面骨骼的重要组成部分。自身因素如先天性疾病、恶性肿瘤，或者外部因素如交通事故、车祸损伤等，常常使得颌骨的完整性遭到破坏，称为颌骨缺损。颌骨缺损不仅会影响颜面部美观，还会导致咀嚼、吞咽、语言、表情等相关功能障碍，更甚者会引起颅脑组织的损伤。

牙槽骨俗称牙槽突，指上下颌骨包绕、支持牙根的部分。由于口腔卫生环境差、咬合不良、肿块或先天性因素、外部因素，如交通事故、创伤等，牙槽骨的完整性被破坏，临床上称为牙槽骨缺损。在正常情况下，牙槽骨包绕牙根，缺损则会造成牙齿松动、脱落；在外伤情况下，还将引起牙槽骨缺失，可能会导致咬合错乱、脸部外形改变等病症。

无论是颌骨缺损还是牙槽骨缺损，常常需要手术植入不同的植入材料，以期恢复颌骨（牙槽骨）的解剖形态和生理功能。口腔临床上常见的植入物为重建板和网状支架两种，本小节将对其生物力学特性进行探讨。

**1. 颌骨重建板的力学**

口腔颌面外科中，颌骨重建板常被用于上下颌骨骨折、缺损等病症的修复重建固位。根据材料可降解与否，可分为非降解材料和可降解材料两大类：非降解材料通常为钛及钛合金、聚醚醚酮，而降解材料通常为聚乳酸、镁合金和锌合金材料等。

**1）基于非降解材料的重建板**

临床上常应用钛及其合金、聚醚醚酮及其复合物来制备重建板。下颌骨缺损或骨折的修复重建中，要求重建板具有足够的力学性能，适应颌骨的受力环境。钛及其合金具有良好的生物相容性和优异的机械性能，常用于下颌骨。但钛及其合金构建的重建板常由于设计不合理、重建板材料与下颌骨的生物力学性能不匹配等原因，导致应力屏蔽及重建板断裂、暴露、感染等术后并发症。而聚醚醚酮聚合物因其优良的生物力学性能而广泛应用于医学中。聚醚醚酮的弹性模量（20GPa）与皮质骨弹性模量（15GPa）相近，相匹配的弹性模量可以减小应力屏蔽，但应用于下颌骨重建还需具备更高的机械强度，因此聚醚醚酮通常被用于上颌骨缺损重建或骨折固位。

有研究者[131]建立了钛合金、PEEK、30%碳纤维增强 PEEK 和 68%碳纤维增强 PEEK 的重建板有限元对比模型，研究不同植入材料修复下颌骨缺损后重建板及下颌骨应力分布特征（图 10.10）。该研究模拟了最常见的下颌骨体部缺损，通过在下前牙区和健侧后牙区施加咬合载荷以模拟最大咬合力的咀嚼运动。

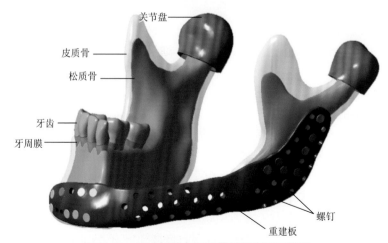

关节盘
皮质骨
松质骨
牙齿
牙周膜
螺钉
重建板

**图 10.10　重建板修复下颌骨缺损有限元模型**

文献来源：高慧，白丽云，李显，等. 聚醚醚酮（PEEK）个性化重建板修复下颌骨缺损的三维有限元分析. 医用生物力学，2019，34（2）：193-199.

在不同咀嚼载荷作用下，重建板最大应力值与其屈服强度的比值：PEEK 模型＞30%碳纤维增强 PEEK 模型＞钛合金模型＞68%碳纤维增强 PEEK 模型；颌骨最大应力值：PEEK 模型＞30%碳纤维增强 PEEK 模型＞钛合金模型＞68%碳纤维增强 PEEK 模型。其中，PEEK 模型在前牙区垂直载荷下，重建板和颌骨的最大应力超过了其屈服强度，说明 PEEK 重建板的机械性能尚未达到下颌骨缺损重建的要求。

此外，30%碳纤维增强 PEEK 模型在前牙区垂直加载时，重建板的最大等效应力接近其屈服强度。30%碳纤维增强 PEEK 的弹性模量为 18GPa，30%碳纤维增强 PEEK 重建板能有效减小应力屏蔽，但其出现断裂的风险极大。相应地，钛合金模型中，在咬合载荷下其最大等效应力与屈服强度的比值均较低，其机械性能均达到颌骨重建的要求。而在 68%碳纤维增强 PEEK 模型中，其最大等效应力与屈服强度的比值较钛合金低。

根据该研究结果可知，不同咬合载荷情况下颌骨的最大等效应力，68%碳纤维增强 PEEK 与钛合金相似，但 68%碳纤维增强 PEEK 的弹性模量略高于钛合金。与钛合金相比，应用 68%碳纤维增强 PEEK 重建板修复下颌骨缺损出现重建板断裂的风险降低，但应力屏蔽的发生率可能略高。

2）基于可降解材料的重建板

（1）高分子聚合物重建板。

基于聚乳酸等高分子聚合物的生物可降解重建板，通常可由 L-乳酸、D-乳酸及三亚甲基碳酸酯三者构成的共聚物组成。该类高分子聚合物植入物在体内会被水解成为可被人体代谢的水和二氧化碳，在体内力学支撑作用可持续 8～12 周，之后被机体所吸收。没有永久的金属元素留在体内，从而可降低植入物发生暴露和应力遮挡的风险。对于上颌骨来讲，聚乳酸材料的力学性能足够提供初期稳定性，植入后 9 周至少保持 70%的初始强度，通过降解可以逐步转移骨负载来协助骨重建，待逐渐完成骨重建后，其自身才会出现因材料降解而导致的质量损失，两年左右可以降解完全。

（2）可降解金属重建板。

镁、锌及其合金均为可降解金属材料，有研究者将其作为重建板制备材料，以用于口腔颌面外科的骨折固位或缺损重建。与高分子聚合物相比，可降解金属重建板的优势是力学性能更为优良，但目前尚未达到下颌骨承载的要求，仅能用于上颌骨的骨折固位或缺损重建，而无法用于下颌骨病例。

遗憾地是，基于镁金属的重建板由于降解速率过快且产生氢气等缺点，目前尚未完全得到临床认可；而锌金属作为更为新颖的可降解金属材料，其生物安全性还尚未得到业界共识。因而可降解金属重建板的大规模临床应用为时尚早，仍有大量科学技术问题亟待解决。

2. 三维网状支架的力学

对于颌骨修复重建和牙槽骨增量来讲，具备临床可操作性的理想颌骨（牙槽骨）修复重建材料应满足以下生物力学特性：

特性 1：具备成骨空间维持能力（space-making capability），即使在外力压迫、材料降解的情况下，也能够最大程度保持体积稳定（volume maintenance）。

特性 2：具备微流场介质传输能力，保证组织液流动、氧气和营养物质传输，孔隙结构分布合理，能够促进血管化（vascularization）的形成。

现有临床常用的成骨移植材料通常为颗粒状，难以完全达到上述两项生物力学特性要求。因此，临床上常采用三维网状支架以维持足够的成骨空间，并且保证流体介质传输代谢，增强血运以期达到优良的成骨效果。

本部分将针对下颌骨修复重建和牙槽骨增量，分别介绍不同骨再生支架的生物力学研究。

1）下颌骨重建三维支架的力学

下颌骨作为面部重要骨性框架可以实现咀嚼、吞咽、语音等重要生理机能，而包括创伤、骨髓炎、骨坏死、良性或恶性肿瘤切除等多种原因，均可导致下颌骨节段性缺损。目前针对下颌骨的节段性修复重建有以下几种途径：

（1）利用钛金属重建板，根据不同缺损情况由医生手工弯曲成型修复，由于该方法未能完成生理功能修复，总体失败率达 25%~40%［图 10.11（a）］。

（2）利用带血管蒂的自体骨移植修复，这是目前临床的"金标准"，但存在手术时间长、术区残余痛、出血等并发症等问题，且塑形困难，后期咬合重建不甚理想［图 10.11（b）］。

（3）利用牵张成骨技术也是常见手段，但手术难度大、治疗周期长，对临床医生的水平要求很高［图 10.11（c）］。

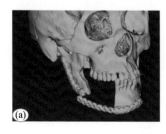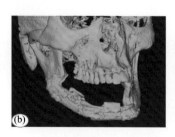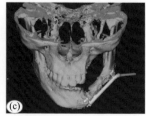

图 10.11　下颌骨的截断性修复重建技术

（a）钛金属重建板；（b）自体骨移植修复；（c）牵张成骨技术

（4）利用生物材料构建组织工程骨修复是另一途径，目前具备生物活性的材料（如羟基磷灰石、壳聚糖纤维蛋白等）能够修复局部缺损[132]，但在如下颌骨缺损区承担咀嚼咬合功能的部位，常常难以提供足够的力学强度来支撑生理负载，对节段性功能缺损修复无能为力。

长期以来，尽管学术和临床上提出了多种修复方式，但下颌骨缺损的功能性修复重建对口腔颌面外科来讲仍然是一个挑战。

由于下颌骨是承担咀嚼咬合功能的承力骨，理想的下颌骨功能性缺损修复重建必须同时具备良好的生物学和力学性能，而现有的修复材料通常生物活性尚佳，但缺乏足够的力学强度。因此有学者提出利用力学特性优良的三维网状金属作为骨组织支架，再结合植骨填充材料形成一种混凝土式修复的设想，以达到理想的下颌骨功能性承载重建[133, 134]。该类三维网状支架（图 10.12）由于具备支撑咀嚼载荷的力学性能，可为植骨材料及种子细胞提供成骨空间，并有利于细胞的黏附、增殖、分化，待成骨后可进行种植义齿修复牙列，有望解决下颌骨节段性缺损功能性修复重建的临床难题。近年来，国外著名研究机构将不同刚度的 3D 打印网状钛支架（＋自体骨）植入 19 位患者和 27 只羊的长骨内，初步验证了该混合修复模式对于治疗大范围骨缺损修复可行性[135]。然而，该支架植入物将在体内长期置留并承担咬合生理载荷，这就要求三维网状支架与宿主骨组织具备良好的力学适配性［力学适配性（mechanical adaptability）］，用来描述植入体与骨组织之间力学特性的适应匹配程度。

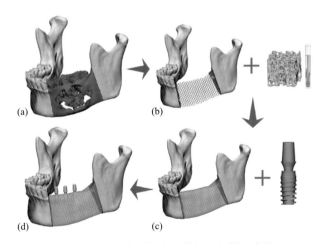

图 10.12　三维网状支架修复下颌骨示意图

（a）肿瘤截除；（b）网状支架与植骨材料、细胞因子混合修复；（c）颌骨重建后种植体植入；（d）种植修复完成

从生物力学角度出发，作为功能承载的三维网状支架其力学特性将会影响骨传导性能[136]。已有研究发现，支架的整体刚度将直接影响骨形成的数量和新生骨

的质量[137]。诚然，微结构拓扑构型会改变其宏观力学特性及微结构间组织的受力环境[138, 139]，那么在下颌骨的功能性骨缺损中，微结构通过何种生物力学机制来影响其成骨效果，采取何种微结构拓扑构型才能使其具备最优的骨传导性能，是学术界和临床界必须面对的问题。

根据 Frost 教授著名的骨"力学调控系统"（mechanostat）原理[140]：三维网状支架的生物力学适配机制可依据骨的"力学调控系统"理论来解释，即在生理负载下，通过改变三维微结构的拓扑构型使得支架间隙中骨细胞受载落在适宜的"力学调控"区间，从而达到骨生长和骨重建的最优化。进一步推论，在植入初期，由于微结构间的骨组织还未完全矿化，三维网状支架在外力作用下能产生较大的应力应变场从而促使类骨质加速成骨，而在植入后期，随着骨组织逐渐长入成熟，微应变处于适应状态的区间，从而达到支架与宿主骨组织的生物力学适配（图 10.13）。

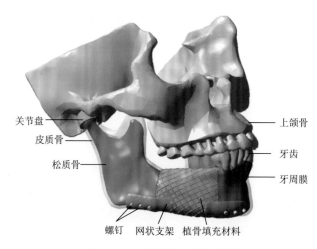

图 10.13 三维网状支架示意图

总而言之，诸多医者和学者为解决下颌骨缺损功能性重建问题进行了多种尝试，渐渐达成共识：理想的下颌骨重建不仅需要外形轮廓完整，更需要咬合等生理功能的恢复，因为咀嚼载荷的存在必须考虑力学因素在恢复正常生理功能中的作用。

2）牙槽骨重建网状支架的力学

口腔种植治疗中足够的骨量至关重要，骨量的不足会影响种植治疗的适应证、种植体的初期稳定性、种植体的功能载荷、种植美学及种植体在口腔内的有效生存时间。为了使种植体稳定植入，目前临床已有多种解决方案用于增加牙槽骨的骨量，包括骨劈开技术、骨挤压技术、上颌窦底提升术和引导骨再生技术（GBR技术）。

　　GBR 技术有利于获得稳定的种植体和理想的空间，是目前临床最常用的骨增量方法之一。在骨缺损处，覆盖生物屏障膜以维持手术建立的骨生长空间，并阻挡周围软组织增长较快的成纤维细胞长入，保证增长速度较慢的成骨细胞和血管的生长。在整个成骨过程中，生物屏障膜的存在决定成骨的质量，但目前常用的生物屏障膜强度不够，对于大面积骨缺损部位，无法维持稳定的空间，单纯应用 GBR 技术进行骨增量效果并不理想。因此，有研究者和临床医生采用网状支架配合 GBR 技术，以期获得更优良的成骨维持空间[141]。

　　近年来增材制造的个性化网状支架开始使用于种植骨增量手术。个性化网状支架具有如下的优点：

　　（1）适应证广泛，不需要种植体固位，可以用于多颗牙位连续或者间隔缺失及多种类型的大面积颌骨缺损的患者。

　　（2）通过数字化设计的个性化网状支架精准拟合于颌骨缺损形态及范围，术中无需进行弯制修整等过程，手术操作简单方便，减少手术时间。

　　（3）个性化网状支架以修复为导向进行设计。根据口腔修复体形态确定种植体位置，再根据种植体的三维理想位置进行虚拟颌骨骨增量。因此使用个性化钛网状支架进行的骨增量最终形成的骨量可以精确地预估，可以精确地植骨，避免植骨过度或者不足。

　　（4）个性化网状支架设计的边缘平滑、圆钝，可降低因边缘戳破黏膜，而导致网状支架暴露的概率。

　　（1）钛及钛合金网状支架。

　　众所周知，钛及钛合金是最常见的植入材料，易于钛金属网状支架在口腔种植骨增量的广泛使用。但是，钛金属网状支架对黏膜的力学刺激作用过大，导致钛金属网状支架的主要临床并发症是黏膜开裂且植入物暴露。因此，需选择合适的厚度、孔型、孔径的钛网状支架，优化支架的拓扑构型，以增强生物力学适配性，对促进骨生长起到积极作用。

　　有研究者利用三点弯力学测试研究钛金属网状支架的生物力学性能，通过测量钛网状支架的最大载荷及断裂时的横梁位移，得出钛网状支架的抗弯强度、比强度等（图 10.14）。不同厚度、孔型、孔径的钛网状支架的对比研究表明，随着钛网状支架厚度增加，其力学性能增加；随着孔径增加，钛网状支架的力学性能降低；相较于三角形、四边形、圆形、六边形和泰森多边形的钛网状支架，力学性能更优。

　　有限元分析结果显示，厚度为 0.35mm、孔半径为 2mm 的钛网状支架在承受 100N 咀嚼力时也没有发生断裂。因此，为了减小钛网状支架厚度和质量，降低钛网状支架暴露率，对于后牙区大面积骨缺损（两个牙位及其以上）的病例，使用厚度小于 0.35mm、大孔径的钛网状支架也能满足其维持成骨空间的要求。

　　动物实验也验证了个性化钛网状支架的生物力学性能，micro-CT 显示个性化钛网状支架很好地与比格犬颌骨贴合，未见明显的骨吸收。在骨缺损区域内，钛网状支架与骨面之间可见密度稍增高的骨组织影像及未吸收的骨粉，而硬组织切片显示在骨缺损区域内钛网状支架与骨面之间有新骨形成。

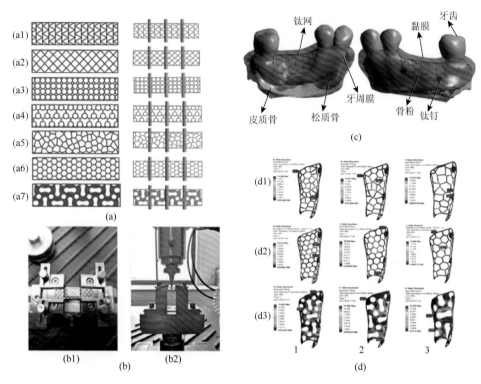

**图 10.14　牙槽骨重建网状支架**

（a）不同支架构型三维建模；（b）三点弯力学测试实验；（c）个性化网状支架有限元分析；
（d）个性化网状支架有限元分析结果

　　临床病例结果显示，钛网状支架暴露仍是常见并发症，传统钛网状支架的暴露率为 0%～52.7%，而个性化钛网状支架的暴露率为 7.7%～33.0%。根据患者颌骨形态进行设计的个性化钛网状支架应用于牙槽骨缺损时，其较好地与患者牙槽骨贴合，术后牙槽骨骨增量体积达到 247～676mm$^3$（平均 503mm$^3$），术后 6～9 个月恢复的牙槽骨骨量利于后期种植体植入。

　　（2）PEEK 网状支架。

　　如上所述，PEEK 聚合物材料具有良好的生物相容性、耐腐蚀性、耐磨损性及抗疲劳性等优良的综合性能，其弹性模量非常接近人体骨组织，被认为是一种很有前途的钛替代材料。因此，也有研究者提出使用 3D 打印 PEEK 网状支架进行牙槽骨重建修复（图 10.15）[142]。

但对 PEEK 网状支架是否具有足够的生物力学强度来维持 GBR 所需的成骨空间以及是否能实现与钛网状支架相似的垂直增骨和成骨质量，尚不清楚。因此，有学者设计并制备了最小厚度为 0.6mm 的 PEEK 网状支架，与最常用的厚度为 0.3mm 的钛网状支架进行了生物力学性能、空间维持能力和成骨性能的比较[141]。结果显示，尽管 PEEK 网状支架的生物力学强度是钛网状支架的 1/3，但两种网格的空间维持和成骨能力相近。该研究表明，PEEK 网状支架可能被用作定制牙槽骨增强的钛网状支架的替代品。

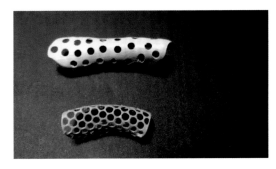

图 10.15　PEEK 网状支架

（3）镁及镁合金网状支架。

钛网状支架具有良好的机械强度和生物相容性，可以提供有效的空间支撑，已广泛应用于颌骨大面积缺损及牙槽骨重建。但钛网状支架的密度及弹性模量均远大于颌骨，会在重建区域产生应力遮挡，导致骨重建效率降低甚至失败。更甚者，无论钛金属还是 PEEK，均为不可降解材料，仍然存在植入物暴露及感染的风险，需要二次手术取出，将增加患者的疼痛和负担。因此，有研究者提出基于镁及镁合金网状支架进行骨缺损修复。

镁合金是一种新型的生物降解材料，密度为 1.74～1.84g/cm$^3$，弹性模量为 41～45GPa，相对于现在临床上应用的不锈钢钛合金等惰性金属材料，其密度和弹性模量更接近人体骨组织。它可以促进新骨的形成，具有抗菌性、耐蚀性和良好的骨传导生物活性，同时镁金属可以和体液发生化学作用，通过腐蚀逐步降解为离子状态，避免了部分植入产品二次取出的风险。个性化镁金属网状支架能够很好地支撑种植位点的解剖骨外形，但其需要足够的厚度才能在口腔环境复杂的应力下维持其三维外形。但是，过厚的镁合金网状支架会对 GBR 部位的黏膜产生刺激，使镁合金网状支架暴露于口腔环境，且炎症感染将导致 GBR 失败。

有研究者采用三维有限元方法对不同厚度镁合金网状支架及骨愈合过程中骨植入材料的应力应变进行分析[143]。研究结果表明，在骨植入材料植入初期模型中，随着镁合金网状支架厚度的增加，其应力应变呈下降趋势，其中0.5mm厚度的镁合金网状支架最大等效应力始终处于安全范围之内（屈服强度185MPa），因此0.5mm厚度的镁合金网状支架适用于前后牙区域较大面积骨缺损的GBR手术；0.3mm和0.4mm厚度的镁合金网状支架的最大等效应力分别有3.5%和1%的单元数超过了其屈服强度，有可能在正常受力时断裂，虽然厚度越薄对黏膜的刺激越小，考虑到镁合金网状支架的降解性，在中小面积骨缺损GBR中要慎重选用0.3mm和0.4mm厚度的镁合金网状支架。

现有文献表明，对于口腔种植外科来讲，颌骨牙槽骨重建网状支架尚处于发展初期，临床研究、基础研究特别是生物力学研究方兴未艾，相信通过医学界和工程界诸多研究者的共同努力，将来其会有更大的发展。

### 10.3.3　颞下颌人工关节的力学

颞下颌关节解剖结构和生理功能的复杂性使其重建成为口腔颌面外科医生所面临的最大困难之一。颞下颌人工关节（图10.16）作为颞下颌关节重建的重要方式，主要适用于颞下颌关节强直、无法复位固定的髁突粉碎性骨折、颞下颌关节肿瘤、晚期关节内紊乱及一些先天性颅面综合征等所致的颞下颌关节发育不良等

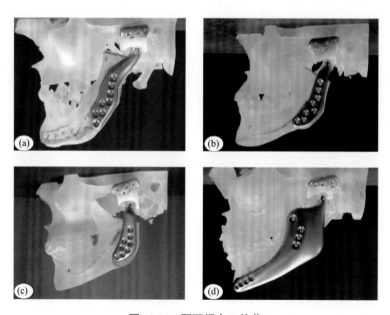

图10.16　颞下颌人工关节

病症。颞下颌人工关节旨在改善颞下颌关节的功能、减少疼痛并防止严重的并发症。颞下颌人工关节具备模拟正常解剖形态、与宿主骨贴合、不需另行取材、术后能立即进行功能训练等优点。诚然，优良的生物力学设计、牢靠的机械稳定性等都是人工颞下颌关节能够正常行使生理功能必不可少的条件。

本部分将选取髁突形态、体部形态、固位模式三个与颞下颌人工关节设计密切相关的内容进行阐述。

### 1. 髁突形态的力学影响

颞下颌关节是由髁突和颞骨关节窝形成的滑膜关节。髁突是该关节重要的负重区，人工关节中髁突的形态对术后关节假体的存活率至关重要。有研究人员利用三维有限元分析法，对髁突头部球形度和颈部长度受其标称值±30%波动的情况下进行仿真模拟[144]。波动范围被定义为再现颞下颌关节解剖结构所需的植入物几何形状的极限，考虑术中放置的变化，探究出能够承受生理负荷的生物力学上可行的颞下颌关节置换假体。

研究发现在生理咀嚼和最大咬合力的情况下，增加假体髁突头部的球形度会降低假体受力的大小，而降低髁突头部的球形度会增加假体的受力，但是改变髁突头部的球形度对髁突固定螺钉的应力和张力影响不大。

另外，在生理咀嚼和最大咬合力的情况下，将假体髁突颈部长度增加 30%会增加假体受力的大小，而颈部长度减少 30%可降低假体的受力值。改变颈部长度对人工颞下颌关节内外侧受力的大小也有一定影响。例如，增加髁突颈部的长度导致内侧关节假体受力增加，生理咀嚼情况下差值为 29.4N，最大咬合力的情况下差值为 20.3N。

此外，与标准假体几何结构相比，髁突颈部缩短 30%和延长 30%后，咀嚼时假体髁突的峰值应力显著减小，假体髁突应变也相应减小。在最大咬合力时，增加假体髁突颈部长度导致髁突峰值应力增加，而减少颈部长度导致髁突峰值应力减小。相对于假体材料的屈服应力，改变颈部长度后计算的颞下颌关节接触应力仍然较小（<60MPa）。

### 2. 体部形态的力学影响

颞下颌关节假体的几何形状设计不仅要符合患者下颌支和关节窝的固有解剖结构，同时还要避免关键的神经血管结构并最大限度地提高固定强度。有研究者设想了一种新的体部形态，体部设计为沿着下颌升支的上升轮廓，并用六枚双皮质螺钉固定在下颌升支上，螺钉紧靠下颌骨的后缘和下缘，这样就避免了对下颌神经和下牙管的损伤可能，此外体部形态中的梨形窗口有助于咬肌的重新连接[145]。

研究人员采用三维有限元分析法对比新型体部形态与商用 Biomet 微固定人

工关节假体的生物力学性能差异，以及不同体部厚度对关节假体的生物力学性能的影响。该研究发现在生理咀嚼和最大咬合力两种情况下，新型人工关节假体颞下颌关节的关节接触压力峰值高于 Biomet 微固定人工关节假体，但新型人工关节假体髁突的最大应力低于 Biomet 微固定人工关节假体，在假体应变中观察到类似的趋势。此外，与 Biomet 微固定人工关节假体相比，新型人工关节假体附近的相关最大骨应力和应变也显著降低。

新型体部形态不同厚度的研究结果表明，减小体部形态的厚度会降低假体受力的大小，而增加厚度则会在生理咀嚼和最大咬合力的情况下均产生相应的更大的假体受力，然而，对侧颞下颌关节力通常不受假体髁突厚度变化的实质性影响。此外，降低体部形态的厚度可使假体髁突的峰值应力增大，所有螺钉的应力也随着髁状突板厚度的减小而增加。

### 3. 固位模式的力学影响

人工颞下颌关节的固位模式对其完成植体固位并行使生理咀嚼功能具有重要的作用，研究人员利用三维有限元分析法，对不同的固位模式装配的颌骨-植入体-钛钉系统模型进行生物力学分析，探寻出最佳的人工颞下颌关节固位模式。

该系统模型主要由患者头面部骨骼、关节窝假体、下颌升支假体和上下颌固位螺钉四部分组成。其中下颌升支假体、关节窝假体与患者头部骨骼固定装配，由于下颌升支假体和关节窝假体的设计主要基于患者头面部骨骼的形态，故下颌支假体和关节窝假体设计完成之后即为正确的位置。而固位螺钉的装配则需要依靠移动命令，通过设置合适的参数以使固位螺钉到达合适的位置，然后使用布尔减操作，在下颌支假体、关节窝假体和患者头面部骨骼上生成螺孔，从而完成装配。完成装配后的模型如图 10.17 所示。

该仿真结果中主要关注的生物力学指标包括以下三个方面。

（1）下颌牙槽骨在不同固位模式下，螺孔周围的 von Mises 应力分布情况。

螺孔周围的 von Mises 应力可以反映牙槽骨发生骨吸收从而导致螺钉发生松动的风险，von Mises 应力越大牙槽骨发生骨吸收的风险越高。故对应力数据的采集和处理方式为取螺孔壁上单元的应力值作为应力数据，分别对螺孔周围的应力数据取平均值、最大值和前 25% 数据的平均值。

（2）下颌牙槽骨在不同固位模式下，螺孔周围的骨组织应变情况。

不同于应力，螺孔壁上的应变值并非越小越好。当螺钉周围的骨组织的应变值小于 200μm 时不会发生骨重建，不利于形成良好的固定；当螺钉周围的骨组织应力值大于 200μm 但是小于 1000μm 时，骨重建与骨吸收达到动态平衡，有利于形成良好的固定；当螺钉周围骨组织的应力值大于 1000μm 时，骨重建与骨吸收的动态平衡被打破，不利于形成良好的固定。因此，对应变数据的采集和处理方式为：对螺孔周围的应变数据取平均值，以及统计应变数据中在骨适应范围内的数据所占的百分比。

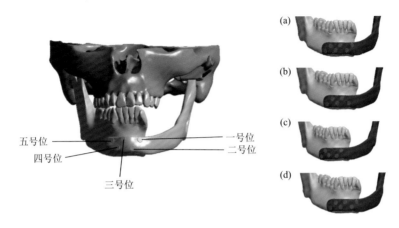

图 10.17　人工颞下颌关节固位模式

（a）、（b）不同螺钉数量；（c）、（d）不同螺钉间隔

（3）在不同的固位模式下，固位螺钉的位移情况。

螺钉的位移可以在一定程度上反映螺钉的松动情况，对螺钉位移数据的采集和处理方式为在不同固位模式下采集各个螺钉的位移最大值进行统计、分析。

研究不同固位模式下螺孔周围的应力、应变与螺钉位移数据并进行分析后得出以下结论：

（1）从应力的分布情况来考虑，螺钉数量为 5 个的固位模式可以使应力最小，而螺钉间隔的不同并没有对应力分布情况产生显著影响。

（2）从应变的分布情况来考虑，螺钉数量越少，螺钉间隔越大，螺孔周围应变在骨适应区的数据占比越高，这在一定程度上表明螺钉数量过多反而会导致固定效果变差。

（3）不同固位模式中，螺钉间隔为 9mm 时的螺钉位移数据要略大于螺钉间隔为 7mm 和 8mm 时。

（4）在固位螺钉中，靠近两端的螺孔会由于杠杆效应而受到较大的应力，产生较大的应变，这也从另一个角度说明了固位螺钉不宜过多。

综上所述，根据不同固位模式下的应力与应变分布情况，5 个为较合适的螺钉数量，而螺钉间隔与应力和应变之间没有显著的相关性，在术中可以根据实际情况进行调整。临床应用也显示，固位螺钉数量为 5 个时一般不会发生松动，与该研究结果一致[125-145]。

## 参 考 文 献

[1] Frost H M. Perspectives: On artificial joint design. Anatomical Record-Advances in Intergrative Anatomy and Evolutionary Biology,1992,2: 9-35.

[2] Frost H M. Perspectives: Bone's mechanical usage windows. Bone and Mineral,1992,19: 257-271.

[3] Frost H M. Wolff's Law and bone's structural adaptations to mechanical usage: an overview for clinicians. Angle Orthodontist,1994,64: 187-212.

[4] Frost H M,Jee W S S. Perspectives: a vital biomechanical model of the endochondral ossification mechanism. Anatomical Record-Advances in Intergrative Anatomy and Evolutionary Biology,1994,240: 435-446.

[5] Frost H M,Jee W S S. Perspectives: applications of a biomechanical model of the endochondral ossification mechanism. Anatomical Record-Advances in Intergrative Anatomy and Evolutionary Biology,1994,240: 447-455.

[6] Frost H M. Perspectives: A proposed general model of the "mechanostat"(suggestions from a new paradigm). Anatomical Record-Advances in Intergrative Anatomy and Evolutionary Biology,1996,244: 139-147.

[7] Frost H M. Perspectives. on increased fractures during the human adolescent growth spurt: Summary of a new vital-biomechanical explanation. Journal of Bone Mineral Metabolism,1997,15: 115-121.

[8] Frost H M. Osteoporoses: new concepts and some implications for future diagnosis, treatment and research(based on insights from the Utah paradigm). Ernst Schering Res Found AG. 1998: 7-57.

[9] Frost H M. On rho, a marrow mediator and estrogen: their roles in bone strength and "mass" in human females, osteopenias and osteoporoses(insights from a new paradigm). Journal of Bone Mineral Metabolism,1998,16: 113-123.

[10] Frost H M. Some vital biomechanics of bone grafting and loadbearing implants in dental and maxillofacial surgery: A brief tutorial//Jensen O T. The Sinus Bone Graft. Ill: Quintessence Publishing Co, Inc,1998: 17-29.

[11] Frost H M. Could some biomechanical effects of growth hormone help to explain its effects on bone formation and resorption?. Bone,1998,23: 395-398.

[12] 刘永庆,李琪佳,崔逸爽,等. 多孔金属骨科内植物的研究进展. 中国老年学杂志,2017,37(12):3080-3083.

[13] 杨俊宇,徐永清,何晓清. 镁及镁合金材料作为骨科内植物研究进展. 中国修复重建外科杂志,2016,30(12): 1562-1566.

[14] Pai P,Chaturvedi R K,Mishra A,et al. To develop biodegradable Mg-based metal ceramic composites as bone implant material. Bulletin of Materials Science: Published by the Indian Academy of Sciences,2020,43(1).

[15] Pichler K,Kraus T,Martinelli E,et al. Cellular reactions to biodegradable magnesium alloys on human growth plate chondrocytes and osteoblasts. International Orthopaedics,2014,38(4): 881-889.

[16] 袁广银,张佳,丁文江. 可降解医用镁基生物材料的研究进展. 中国材料进展,2011,30(2):44-50.

[17] 王义生,王建儒. 可降解镁合金作为骨科应用生物材料的研究进展. 河南医学研究,2009,18(1):75-77.

[18] 张文毓. 生物陶瓷材料的研究与应用. 陶瓷,2019(8):22-27.

[19] 崔福斋,郭牧遥. 生物陶瓷材料的应用及其发展前景. 药物分析杂志,2010,30(7):1343-1347.

[20] Tateishi S T. Promotion of bone formation using highly pure porous β-TCP combined with bone marrow-derived osteoprogenitor cells. Biomaterials,2002,23: 4493-4502.

[21] 张文毓. 生物医用金属材料研究现状与应用进展. 金属世界,2020(1):21-27.

[22] 王青川,张炳春,任伊宾,等. 医用无镍不锈钢作为骨植入材料的研究与应用. 中国医疗设备,2018,33(5):18-20,31.

[23]　梁新杰，杨俊英. 生物医用材料的研究现状与发展趋势. 新材料产业，2016（2）：2-5.

[24]　付军. 医用钛合金植入材料生物相容性改进方法及对成骨影响的研究. 第四军医大学，2008.

[25]　杨坤，汤慧萍，李元元. 粉末床电子束 3D 打印医用金属材料的研究进展. 功能材料，2020，51（3）：3038-3046.

[26]　Tang H P，Wang J，Song C N，et al. Microstructure，mechanical properties，and flatness of SEBM Ti-6Al-4V sheet in As-built and hot isostatically pressed conditions. JOM，2017，69（3）：466-471.

[27]　吕美，王利涛. 医用聚醚醚酮复合材料改性方法研究进展. 淮阴工学院学报，2019，28（3）：1-5.

[28]　宗倩颖，叶霖，张爱英，等. 聚醚醚酮及其复合材料在生物医用领域的应用. 合成树脂及塑料，2016，33（3）：93-96.

[29]　刘许，宋阳. 用于 3D 打印的生物相容性高分子材料[J]. 合成树脂及塑料，2015，32（4）：96-99，102.

[30]　张志丹，徐娟，孙克原，等. 聚醚醚酮复合材料耐磨性能的研究进展. 玻璃钢/复合材料，2013（1）：94-98.

[31]　William C，Shaun M M，James N，et al. Anterior cruciate ligament revision of a relatively new implant system. Orthopedics，2009，32（5）：326.

[32]　Kim S W，Jung H D，Kang M H，et al. Fabrication of porous titanium scaffold with controlled porous structure and net-shape using magnesium as spacer. Materials Science & Engineering C，2013，33（5）：2808-2815.

[33]　Kinraide T B，Yermiyahu U. A scale of metal ion binding strengths correlating with ionic charge，Pauling electronegativity，toxicity，and other physiological effects. Journal of Inorganic Biochemistry，2007，101（9）：1201-1213.

[34]　Morice M C，Serruys P W，Sousa J E，et al. A randomized comparison of a sirolimus-eluting stent with a standard stent for coronary revascularization. New England Journal of Medicine，2002，346（23）：1773-1780.

[35]　Moses J W，Leon M B，Popma J J，et al. Sirolimus-eluting stents versus standard stents in patients with stenosis in a native coronary artery. New England Journal of Medicine，2003，349（14）：1315-1323.

[36]　Ong A T L，Domburg R T V，Aoki J，et al. Sirolimus-eluting stents remain superior to bare-metal stents at two years：Medium-term results from the rapamycin-eluting stent evaluated at Rotterdam cardiology hospital（RESEARCH）registry. Journal of the American College of Cardiology，2006，47（7）：1356-1360.

[37]　Finn A，Gold H. One-year clinical results with the slow-release，polymer-based，paclitaxel-eluting TAXUS stent in patients with diabetes mellitus. Circulation，2004，110 12：e318-e319.

[38]　Santo P D，Simard T，Ramirez F D，et al. Does stent strut design impact clinical outcomes：Comparative safety and efficacy of Endeavor Resolute versus Resolute Integrity zotarolimus-eluting stents. Clinical & Investigative Medicine Medecine Clinique Et Experimentale，2015，38（5）：E296.

[39]　Son J W，Kim U，Park J S，et al. Clinical outcomes between different stent designs with the same polymer and drug：Comparison between the Taxus Express and Taxus Liberte stents. Korean Journal of Internal Medicine，2013，28（1）：72-80.

[40]　Blomberg E，Claesson P M，Frberg J C. Surfaces coated with protein layers：A surface force and ESCA study. Biomaterials，1998，19（4-5）：371.

[41]　Dyet J F，Watts W G，Ettles D F，et al. Mechanical properties of metallic stents: How do these properties influence the choice of stent for specific lesions？. Cardio Vascular and Interventional Radiology，2012，23（1）：47-54.

[42]　Mori K，Saito T. Effects of stent structure on stent flexibility measurements. Annals of Biomedical Engineering，2005，33（6）：733.

[43]　Mani G，Feldman M D，Patel D，et al. Coronary stents：A materials perspective. Biomaterials，2007，28（9）：1689-1710.

[44]　Serruys P W，Mjb K，Atl O. Coronary-artery stents. New England Journal of Medicine，2006，354（5）：483-495.

[45] Waksman R. Biodegradable stents: They do their job and disappear. Journal of Invasive Cardiology, 2006, 18 (2): 70.

[46] Kleiner L W, Wright J C, Wang Y B. Evolution of implantable and insertable drug delivery systems. Journal of Controlled Release, 2014, 181 (1): 1-10.

[47] Grabow D N, Martin D P, Schmitz K P, et al. Absorbable polymer stent technologies for vascular regeneration. Journal of Chemical Technology and Biotechnology, 2010, 85 (6): 744-751.

[48] Tamai H, Igaki K, Tsuji T, et al. A biodegradable poly-L-lactic acid coronary stent in the porcine coronary artery. Journal of Interventional Cardiology, 1999, 12 (6): 443-450.

[49] Venkatraman S S, Tan L P, Joso J F D, et al. Biodegradable stents with elastic memory. Biomaterials, 2006, 27 (8): 1573-1578.

[50] Xue L, Dai S, Li Z. Biodegradable shape-memory block co-polymers for fast self-expandable stents. Biomaterials, 2010, 31 (32): 8132-8140.

[51] Hou L D, Zhen L I, Pan Y, et al. A review on biodegradable materials for cardiovascular stent application. Frontiers of Materials Science, 2016, 10 (3): 238-259.

[52] 马晓妍. 聚乳酸及其共聚物的制备和降解性能研究. 北京化工大学学报, 2004, 31 (1): 6.

[53] 王媛, 纪乐, 王庭慰. 聚乳酸的紫外光解和沸水降解. 南京工业大学学报 (自然科学版), 2009, 31 (2): 69-72, 6.

[54] Deng M, Chen G, Burkley D, et al. A study on *in vitro* degradation behavior of a poly (glycolide-*co*-L-lactide) monofilament. Acta Biomaterialia, 2008, 4 (5): 1382-1391.

[55] Zolnik B S, Burgess D J. Effect of acidic pH on PLGA microsphere degradation and release. Journal of Controlled Release, 2007, 122 (3): 338-344.

[56] Miller N D, Williams D F. The *in vivo* and *in vitro* degradation of poly (glycolic acid) suture material as a function of applied strain. Biomaterials, 1984, 5 (6): 365-368.

[57] Smutz W P, Daniels A U, Andriano K P, et al. Mechanical test methodology for environmental exposure testing of biodegradable polymers. Journal of Applied Biomaterials, 2010, 2 (1): 13-22.

[58] Fan Y B, Li P, Zeng L, et al. Effects of mechanical load on the degradation of poly (D, L-lactic acid) foam. Polymer Degradation and Stability, 2008, 93 (3): 677-683.

[59] Yang Y, Tang G, Zhao Y, et al. Effect of cyclic loading on *in vitro* degradation of poly (L-lactide-*co*-glycolide) scaffolds. Journal of Biomaterials Science Polymer Edition, 2010, 21 (1): 53-66.

[60] Li P, Feng X L, Jia X L, et al. Influences of tensile load on *in vitro* degradation of an electrospun poly (L-lactide-*co*-glycolide) scaffold. Acta Biomaterialia, 2010, 6 (8): 2991-2996.

[61] Yang Y, Zhao Y, Tang G, et al. *In vitro* degradation of porous poly (L-lactide-*co*-glycolide) /β-tricalcium phosphate (PLGA/β-TCP) scaffolds under dynamic and static conditions. Polymer Degradation and Stability, 2008, 93 (10): 1838-1845.

[62] Meng G, Chu Z, Jie Y, et al. The effects of tensile stress on degradation of biodegradable PLGA membranes: A quantitative study. Polymer Degradation and Stability, 2016, 124 (feb.): 95-100.

[63] Chu Z W, Li X M, Li Y, et al. Effects of different fluid shear stress patterns on the *in vitro* degradation of poly (lactide-*co*-glycolide) acid membranes. Journal of Biomedical Materials Research, Part A, 2016, 105 (1): 1-8.

[64] Chu Z W, Zheng Q, Guo M, et al. The effect of fluid shear stress on the *in vitro* degradation of poly (lactide-*co*-glycolide) acid membranes. Journal of Biomedical Materials Research, Part A, 2016, 104 (9): 2315-2324.

[65] Foin N, Luis J, Chico G, et al. Incomplete stent apposition causes high shear flow disturbances and delay in

neointimal coverage as a function of strut to wall detachment distance: Implications for the management of incomplete stent apposition. Circulation Cardiovascular Interventions, 2014, 7 (2): 180-189.

[66] Kastrati A, Schomig A, Dirschinger J, et al. Increased risk of restenosis after placement of gold-coated stents: Results of a randomized trial comparing gold-coated with uncoated steel stents in patients with coronary artery disease. Circulation, 2001, 104 (21): 2478-2483.

[67] Pache J, Kastrati A, Mehilli J, et al. Intracoronary stenting and angiographic results: Strut thickness effect on restenosis outcome (ISAR-STEREO-2) trial. Journal of the American College of Cardiology, 2003, 41 (8): 1283-1288.

[68] Wu W, Yang D Z, Qi M, et al. An FEA method to study flexibility of expanded coronary stents. Journal of Materials Processing Technology, 2007, 184 (1-3): 447-450.

[69] Chen C, Xiong Y, Li Z, et al. Flexibility of biodegradable polymer stents with different strut geometries. Materials (Basel), 2020, 13 (15): 3332.

[70] Wang Q, Martin C, Kodali S, et al. Abstract 20549: Patient-specific CT image-based engineering analysis of transcatheter aortic valve replacement-implications for aortic root rupture. Circulation, 2014, 7 (5): 526-528.

[71] Bailey S R. DES design: Theoretical advantages and disadvantages of stent strut materials, design, thickness, and surface characteristics. Journal of Interventional Cardiology, 2010, 22 (s1): S3-S17.

[72] di Mario C, Karvouni E. The bigger, the better: True also for in-stent restenosis? . European Heart Journal, 2000, 21 (9): 710-711.

[73] Healey J S, Simpson C S, Essebag V, et al. Anticoagulation of patients on chronic warfarin undergoing arrhythmia device surgery: Wide variability of perioperative bridging in Canada. Heart Rhythm, 2009, 6 (9): 1276-1279.

[74] Cunanan C M, Cabiling C M, Dinh T T, et al. Tissue characterization and calcification potential of commercial bioprosthetic heart valves. Annals of Thoracic Surgery, 2001, 71 (5 Suppl): S417-S421.

[75] Goldman S, Cheung A, Bavaria J E, et al. Midterm, multicenter clinical and hemodynamic results for the Trifecta aortic pericardial valve. The Journal of Thoracic and Cardiovascular Surgery, 2017, 153 (3): 561-569.

[76] Zegdi R, Ciobotaru V, Noghin M, et al. Is it reasonable to treat all calcified stenotic aortic valves with a valved stent? Results from a human anatomic study in adults. Journal of the American College of Cardiology, 2008, 51 (5): 579-584.

[77] Berry C, Cartier R, Bonan R. Fatal ischemic stroke related to nonpermissive peripheral artery access for percutaneous aortic valve replacement. Catheterization and Cardiovascular Interventions, 2010, 69 (1): 56-63.

[78] Cribier A, Eltchaninoff H, Tron C, et al. Treatment of calcific aortic stenosis with the percutaneous heart valve: mid-term follow-up from the initial feasibility studies: The French experience. Journal of American College of Cardiology, 2006, 47 (6): 1214-1223.

[79] Lichtenstein S V, Cheung A, Ye J, et al. Transapical transcatheter aortic valve implantation in humans: Initial clinical experience. Circulation, 2006, 114 (6): 591-596.

[80] Webb J G, Pasupati S, Humphries K, et al. Percutaneous transarterial aortic valve replacement in selected high-risk patients with aortic stenosis. Circulation, 2007, 116 (7): 755-763.

[81] Aguiari P, Fiorese M, Iop L, et al. Mechanical testing of pericardium for manufacturing prosthetic heart valves. Interact Cardiovasc Thorac Surg, 2016, 22 (1): 72-84.

[82] Caballero A, Sulejmani F, Martin C, et al. Evaluation of transcatheter heart valve biomaterials: Biomechanical characterization of bovine and porcine pericardium. Journal of the Mechanical Behavior of Biomedical Materials, 2017, 75: 486-494.

[83] Oswal D, Korossis S, Mirsadraee S, et al. Biomechanical characterization of decellularized and cross-linked bovine pericardium. The Journal of Heart Valve Disease, 2007, 16 (2): 165-174.

[84] Páez J M G, Jorge E, Rocha A, et al. Mechanical effects of increases in the load applied in uniaxial and biaxial tensile testing. Part II. Porcine pericardium. Journal of Materials Science Materials in Medicine, 2002, 13 (5): 477-483.

[85] Mirnajafi A, Raymer J, Scott M J, et al. The effects of collagen fiber orientation on the flexural properties of pericardial heterograft biomaterials. Biomaterials, 2005, 26 (7): 795-804.

[86] Murdock K, Martin C, Sun W. Characterization of mechanical properties of pericardium tissue using planar biaxial tension and flexural deformation. Journal of the Mechanical Behavior of Biomedical Materials, 2018, 77: 148-156.

[87] Kheradvar A, Groves E M, Falahatpisheh A, et al. Emerging trends in heart valve engineering: Part IV. Computational modeling and experimental studies. Annals of Biomedical Engineering, 2015, 43 (10): 2314-2333.

[88] Humphrey J D. Cardiovascular Solid Mechanics. Springer, 2002.

[89] Fung Y C. Biomechanics: Mechanical properties of living tissues. Journal of Biomechanical Engineering, 1981, 103 (4): 231-298.

[90] Sun W. Biomechanical simulations of heart valve biomaterials. Pittsburgh: University of Pittsburgh, 2004.

[91] Gerhard A H, Gasser T C, Ogden R W. A new constitutive framework for arterial wall mechanics and a comparative study of material models. Journal of Elasticity & the Physical Science of Solids, 2000, 61 (1-3): 1-4.

[92] Gasser T C, Ogden R W, Holzapfel G A. Hyperelastic modelling of arterial layers with distributed collagen fibre orientations. Journal of the Royal Society Interface, 2006, 3 (6): 15-35.

[93] Wang Q, Kodali S, Primiano C, et al. Simulations of transcatheter aortic valve implantation: Implications for aortic root rupture. Biomechanics and Modeling in Mechanobiology, 2015, 14 (1): 29-38.

[94] Flomenbaum M A, Schoen F J. Effects of fixation back pressure and antimineralization treatment on the morphology of porcine aortic bioprosthetic valves. Journal of Thoracic & Cardiovascular Surgery, 1993, 105 (1): 154.

[95] Vesely I, Noseworthy R. Micromechanics of the fibrosa and the ventricularis in aortic valve leaflets. Journal of Biomechanics, 1992, 25 (1): 101-113.

[96] Barratt-Boyes B G, Ko P H, Jaffe W M. The zero pressure fixed medtronic intact porcine valve: Clinical results over a 6-year period, including serial echocardiographic assessment. Journal of Cardiac Surgery, 1991, 6 (4S): 606-612.

[97] Hansen B, Menkis A H, Vesely I. Longitudinal and radial distensibility of the porcine aortic root. Annals of Thoracic Surgery, 1995, 60 (2 Suppl): 384-390.

[98] Walley V M, Keon W J. Patterns of failure in Ionescu-Shiley bovine pericardial bioprosthetic valves. Journal of Thoracic and Cardiovascular Surgery, 1987, 93 (6): 925-933.

[99] Vesely I. Transcatheter valves: A brave new world. Journal of Heart Valve Disease, 2010, 19 (5): 543.

[100] Vesely I. Aortic root dilation prior to valve opening explained by passive hemodynamics. Journal of Heart Valve Disease, 2000, 9 (1): 16.

[101] Vesely I, Boughner D, Song T. Tissue buckling as a mechanism of bioprosthetic valve failure. Annals of Thoracic Surgery, 1988, 46 (3): 302-308.

[102] Lee J M, Ku M, Haberer S A. The bovine pericardial xenograft: III. Effect of uniaxial and sequential biaxial stress during fixation on the tensile viscoelastic properties of bovine pericardium. Journal of Biomedical Materials

Research，1989，23：491-506.

[103] Lee J M，Corrente R，Haberer S A. The bovine pericardial xenograft：Ⅱ. Effect of tethering or pressurization during fixation on the tensile viscoelastic properties of bovine pericardium. Journal of Biomedical Materials Research，1989，23（5）：477-489.

[104] Lee J M，Haberer S A，Boughner D R. The bovine pericardial xenograft：Ⅰ. Effect of fixation in aldehydes without constraint on the tensile viscoelastic properties of bovine pericardium. Journal of Biomedical Materials Research，1989，23（5）：457-475.

[105] 霍丹群，陈柄灿，侯长军，等. 人工血管及其研究进展. 中国医疗器械杂志，2004，28（3）：200-202.

[106] Mori E，Komori K，Kume M，et al. Comparison of the long-term results between surgical and conservative treatment in patients with intermittent claudication. Surgery，2002，131（1）：S269-S274.

[107] Ding X，Zou T，Gong X，et al. Tri-layered sulfated silk fibroin vascular grafts enhanced with braided silk tube. Journal of Bioactive & Compatible Polymers，2016，31（6）：17.

[108] Tillman B W，Yazdani S K，Lee S J，et al. The *in vivo* stability of electrospun polycaprolactone-collagen scaffolds in vascular reconstruction. Biomaterials，2009，30（4）：583-588.

[109] Wang Y H，Wang F S，Gou X P. Angiogenesis effects of low molecular weight hyaluronic acid. Chinese Pharmaceutical Journal，2007，42（9）：664-666.

[110] Obiweluozor F O，Emechebe G A，Kim D W，et al. Considerations in the development of small-diameter vascular graft as an alternative for bypass and reconstructive surgeries：A review. Cardiovascular Engineering and Technology，2020（2）：495-521.

[111] Niklason L E，Gao J，Abbott W M，et al. Functional Arteries grown *in vitro*. Science，1998，284（5413）：489-493.

[112] L' Heureux N，Paquet S，Labbe R，et al. A completely biological tissue-engineered human blood vessel. Faseb Journal Official Publication of the Federation of American Societies for Experimental Biology，1998，12（1）：47-56.

[113] He W，Yong T，Teo W E，et al. Fabrication and endothelialization of collagen-blended biodegradable polymer nanofibers：Potential vascular graft for blood vessel tissue engineering. Tissue Engineering，2005，11（9-10）：1574-1588.

[114] Sell S A，Mcclure M J，Barnes C P，et al. Electrospun polydioxanone-elastin blends：Potential for bioresorbable vascular grafts. Biomedical Materials，2006，1（2）：72-80.

[115] 张纪蔚. 人工血管性能要求和研究现状. 中国实用外科杂志，2007，27（7）：560-561.

[116] Rhee K，Tarbell J M. A study of the wall shear rate distribution near the end-to-end anastomosis of a rigid graft and a compliant artery. Journal of Biomechanics，1994，27（3）：329-338.

[117] Greisler H P，Joyce K A，Kim D U，et al. Spatial and temporal changes in compliance following implantation of bioresorbable vascular grafts. Journal of Biomedical Materials Research，1992，26（11）：1449-1461.

[118] Asakura T，Karino T. Flow patterns and spatial distribution of atherosclerotic lesions in human coronary arteries. Circulation Research，1990，66（4）：1045-1066.

[119] Abbott W M，Megerman J，Hasson J E，et al. Effect of compliance mismatch on vascular graft patency. Journal of Vascular Surgery，1987，5（2）：376-382.

[120] Binns R L，Ku D N，Stewart M T，et al. Optimal graft diameter：Effect of wall shear stress on vascular healing. Journal of Vascular Surgery，1989，10（3）：326-337.

[121] Matsumoto T，Naiki T，Hayashi K. Flow visualization analysis in a model of artery-graft anastomosis. Bio-medical Materials and Engineering，1992，2（4）：171.

[122] Kim Y H，Chandran K B，Bower T J，et al. Flow dynamics across end-to-end vascular bypass graft anastomoses. Annals of Biomedical Engineering，1993，21（4）：311.

[123] Kinley C E，Marble A E. Compliance：A continuing problem with vascular grafts. Journal of Cardiovascular Surgery，1980，21（2）：163.

[124] Lovett M，Cannizzaro C，Daheron L，et al. Silk fibroin microtubes for blood vessel engineering. Biomaterials，2007，28（35）：5271-5279.

[125] Brunski J B. Biomechanical aspects of oral/maxillofacial implants. The International Journal of Prosthodontics，2003，16：30-32.

[126] Bolind P，Johansson C B，Balshi T J，et al. A study of 275 retrieved Brånemark oral implants. The International Journal of Periodontics & Restorative Dentistry，2005，25（5）：425-437.

[127] Brånemark P I，Hansson B O，Adell R，et al. Osseointegrated implants in the treatment of the edentulous jaw：experience from a 10-year period. Scandinavian Journal of Plastic and Reconstructive Surgery，1977，16：1-132.

[128] Saeidi Pour R，Freitas Rafael C，Engler M，et al. Historical development of root analogue implants：a review of published papers. The British Journal of Oral & Maxillofacial Surgery，2019，57（6）：496-504.

[129] Liu T，Chen Y，Apicella A，et al. Effect of porous microstructures on the biomechanical characteristics of a root analogue implant：an animal study and a finite element analysis. ACS Biomaterials Science & Engineering，2020，6（11）：6356-6367.

[130] Bai L，Zheng L，Ji P，et al. Additively manufactured lattice-like subperiosteal implants for rehabilitation of the severely atrophic ridge. ACS Biomaterials Science & Engineering，2022，8（2）：912-920.

[131] 高慧，白丽云，李显，等. 聚醚醚酮（PEEK）个性化重建板修复下颌骨缺损的三维有限元分析. 医用生物力学，2019，34（2）：193-199.

[132] Diba M，Wang H，Kodger T E，et al. Highly elastic and self-healing composite colloidal gels. Advanced Materials，2017，29（11）.

[133] Liu C，Jing C，Tan X，et al. Using three-dimensional porous internal titanium scaffold or allogenic bone scaffold for tissue-engineering condyle as a novel reconstruction of mandibular condylar defects. Journal of Medical Hypotheses and Ideas，2014，8（2）：69-73.

[134] Zheng L，Wang C，Hu M，et al. An innovative additively manufactured implant for mandibular injuries：design and preparation processes based on simulation model. Frontiers in Bioengineering and Biotechnology，2022，10：1065971.

[135] Pobloth A M，Checa S，Razi H，et al. Mechanobiologically optimized 3D titanium-mesh scaffolds enhance bone regeneration in critical segmental defects in sheep. Science Translational Medicine，2018，10（423）：eaam8828.

[136] Zadpoor A A. Design for additive bio-manufacturing：from patient-specific medical devices to rationally designed meta-biomaterials. International Journal of Molecular Sciences，2017，18（8）：1607.

[137] van der Stok J，Wang H，Yavari S A，et al. Enhanced bone regeneration of cortical segmental bone defects using porous titanium scaffolds incorporated with colloidal gelatin gels for time- and dose-controlled delivery of dual growth factors. Tissue Engineering，Part A，2013，19（23-24）：2605-2614.

[138] Zadpoor A A. Bone tissue regeneration：the role of scaffold geometry. Biomaterials Science，2015，3（2）：231-245.

[139] Gao H，Li X，Wang C，et al. Mechanobiologically optimization of a 3D titanium-mesh implant for mandibular large defect：a simulated study. Materials Science & Engineering：C，2019，104：109934.

[140] Frost H M. Bone's mechanostat：a 2003 update. The Anatomical Record，Part A，Discoveries in Molecular，Cellular，and evolutionary Biology，2003，275（2）：1081-101.

[141] 李林芝，陈丹，黄元丁，等. 三维打印个性化钛网联合引导骨再生术修复牙槽骨缺损的临床初探. 中华口腔医学杂志，2019，(9)：623-627.

[142] Li L，Gao H，Wang C，et al. Assessment of customized alveolar bone augmentation using titanium scaffolds vs polyetheretherketone (PEEK) scaffolds: a comparative study based on 3D printing technology. ACS Biomaterials Science & Engineering，2022，8（5）：2028-2039.

[143] 杨志强，季平，白丽云，等. 不同厚度的个性化镁合金网的有限元分析. 第三军医大学学报，2019，41（15）：1506-1510.

[144] Ackland D C，Moskaljuk A，Hart C，et al. Prosthesis loading after temporomandibular joint replacement surgery: a musculoskeletal modeling study. Journal of Biomechanical Engineering，2015，137（4）：041001.

[145] Ackland D，Robinson D，Lee P V S，et al. Design and clinical outcome of a novel 3D-printed prosthetic joint replacement for the human temporomandibular joint. Clinical Biomechanics，2018，56：52-60.

# 关键词索引